正常人体学

供高职高专、中高职贯通和中本贯通相关医学专业使用

第二版

主　编　杨智昉　鲍建瑛

副主编　施曼娟　王从荣　顾春娟
　　　　王　珏　曹晓娥　李志宏

上海科学技术出版社

图书在版编目(CIP)数据

正常人体学 / 杨智昉,鲍建瑛主编. —2 版. —上海:上海科学技术出版社,2016.8(2022.8重印)

供高职高专、中高职贯通和中本贯通相关医学专业使用

ISBN 978 - 7 - 5478 - 3224 - 0

Ⅰ.①正…　Ⅱ.①杨…②鲍…　Ⅲ.①人体科学-高等职业教育-教材　Ⅳ.①Q98

中国版本图书馆 CIP 数据核字(2016)第 191656 号

正常人体学(第二版)

主编　杨智昉　鲍建瑛

上海世纪出版(集团)有限公司
上海 科 学 技 术 出 版 社　出版、发行
(上海市闵行区号景路 159 弄 A 座 9F - 10F)
邮政编码 201101　www.sstp.cn
常熟市华顺印刷有限公司印刷
开本 787×1092　1/16　印张 26.5
字数:550 千
2013 年 8 月第 1 版
2016 年 8 月第 2 版　2022 年 8 月第 9 次印刷
ISBN 978 - 7 - 5478 - 3224 - 0/R·1209
定价:138.00 元

编 委 会 名 单

主　编

杨智昉　鲍建瑛

副主编

施曼娟　王从荣　顾春娟　王　珏　曹晓娥　李志宏

编　者（以姓氏笔画为序）

王　征　王　珏　王从荣　王红卫　王超美　王新艳

卞　杰　孔卫兵　托　娅　吕叶辉　刘　丽　严晓群

李志宏　李芳兰　杨　玲　杨智昉　周培华　施曼娟

姚　磊　顾　峻　顾春娟　钱　能　黄伟革　黄　鹏

曹晓娥　鲍建瑛

再 版 说 明

本教材自 2013 年 6 月出版至今已有 3 年。本书在推动上海医药高等专科学校基础医学融通式教学改革中起到了积极作用,得到同行和学生的好评,在上海市教委组织的第三届教材展示交流评比活动中被评为优秀教材。

2015 年 5 月,原上海医药高等专科学校、上海健康职业技术学院、上海医疗器械高等专科学校合并为上海健康医学院,因此高职高专、中高职贯通、中本贯通相关医学专业的学生显著扩增。学校各专业的基础医学课程归基础医学院教授,针对不同的专业进行分层教学,设置不同的课程,制订不同的课时和教学大纲。为了适应发展的需要,更好地培养医学应用型人才,对本教材进行修订。

正常人体学除了包含人体解剖学、组织胚胎学和生理学三门经典医学基础学科外,课程中还包括生物化学。因此,本教材在原编委会的基础上吸纳了新的授课教师组成编委会,修订时继续保持第一版的编写风格,注重基础,语言精练,图文并茂,在前期整合正常人体学的基础上全面修订,增加了第十三章生物大分子与物质代谢,以使本教材的结构更趋完整。

本教材编委会恳切期望广大师生一如既往地给予支持,对书中的错误和疏忽给予批评指正,也希望读者与我们交流正常人体学课程的教学心得,共同推动基础医学课程融通式教学改革的发展。

《正常人体学》编委会

2016 年 7 月

第 一 版 前 言

上海医药高等专科学校基础部将传统医学教学中的人体解剖学、组织胚胎学、生理学课程有机整合为正常人体学,在中高职贯通和高职高专医学相关专业尝试正常人体学整合式教学已有多年。但是公开出版的正常人体学教材不适合中高职贯通和高职高专医学相关专业。近期我们结合中高职贯通和高职高专医学相关专业的特点,制定了正常人体学的课程标准,并在此基础上,我们组织上海医药高等专科学校和浙江医学高等专科学校的资深教师,编写本教材。

本教材的特点是把原来的人体解剖学、组织胚胎学、生理学内容有机地整合在一起,按器官系统来编写,如消化系统,先介绍消化系统的大体和微观结构,然后讲解消化系统的生理功能。这样既能提高授课的效率,又有助于学生理解某一系统的结构和功能,特别是结构和功能之间的内在联系,为学生后续医学基础课程和专业课程的学习打下扎实基础,也使学生易于理解和掌握深奥的正常人体学知识。我们根据中高职贯通专业和高职高专相关医学专业的培养计划和正常人体学的课程标准,由上海医药高等专科学校和浙江医学高等专科学校的相关老师组成编写组,通过编写研讨会,拟定编写目录和编写格式,监控和协商编写过程,保证本教材的编写质量。本教材体现职业教育的特色,也更符合未来职业的岗位需求。在编写过程中,我们力求条理清晰、语言流畅、图文并茂,并始终强调理论与实践的高度统一。

本书按180学时(128学时理论课,52学时实训课)编写,在中高职贯通护理、口腔专业以及高职高专医学相关专业的第一学年使用。在实际使用过程中,根据需要和实训课条件做适当调整。实训项目可穿插在各系统间进行(我们还为本教材配套了相应的实训指导)。

本书在编写过程中,得到了上海医药高等专科学校和浙江医学高等专科学校领导的支持和鼓励。编者中杨智昉、施曼娟、王从荣、顾春娟、孔卫兵、黄伟革、王新艳、姚磊均是上海医药高等专科学校基础部老师;王珏、王征为浙江医学高等专科学校基础部老师。

鉴于编者的水平有限及正常人体学整合尚在摸索之中,难免存在不足和疏漏之处,恳切希望广大读者予以批评指正,以便再版时修正。

《正常人体学》编委会

2013 年 6 月

目 录

第一章
总 论

第二章
运 动 系 统

第三章
血 液

第四章
呼 吸 系 统

第五章
消 化 系 统

第六章

泌 尿 系 统

第七章

生 殖 系 统

第八章

脉 管 系 统

第九章
感 觉 器 官

第十章
神 经 系 统

第十一章
内 分 泌 系 统

第十二章

能量代谢和体温

第十三章

生物大分子与物质代谢

第一章

总　论

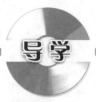

导学

◆ **认知目标**

掌握:正常人体学的概念、内容以及如何学习正常人体学;人体的组成、分部;生命活动的基本特征和人体内环境的特点;人体功能活动的调节方式;细胞膜的分子结构,细胞核的基本结构及主要细胞器的形态与作用;细胞膜的物质转运功能、细胞生物电现象;人体四大组织的种类。熟悉:正常人体学的常用术语;被覆上皮的分类、分布和功能;疏松结缔组织的结构和功能;肌组织的结构和功能;神经组织的结构和功能;植入的概念及部位;脐带的位置、结构和功能;胎盘的形态结构和功能。了解:被覆上皮的特殊结构;腺上皮与腺的概

念;结缔组织的分类;软骨与骨组织的组成;受精、卵裂、胚泡形成、蜕膜的概念及分部;三胚层的形成和分化。

◆ **技能目标**

了解显微镜的结构,并能正确地使用显微镜。在镜下认识细胞的基本结构的基础上,能分析、推理细胞的结构与功能之间的内在联系;学会在显微镜下识别四大基本组织的结构特点;学会坐骨神经腓肠肌标本的制备和骨骼肌收缩复合的实训操作;能在观察胚胎发育的各种标本、模型过程中,总结胚胎发育的规律和结构特点。

第一节　绪　论

一、概述

(一) 正常人体学的研究对象及其在医学中的地位

正常人体学是一门重要的综合性的医学基础课程,是研究正常人体形态结构和生命活动规律的科学。其任务是阐明正常人体各系统、器官的位置、形态、微细结构和生命活动的过程,以利于掌握正常人体形态结构和生理活动发生、发展的规律。

正常人体学是临床医学相关专业重要的医学基础学科,其中的许多知识与临床医学有着密切联系。只有掌握正常人体的形态结构和生命活动规律,才能正确理解人体的生理现象及病理过程,判断人体的正常与异常。因此,正常人体学无疑是医学相关专业教学中重要的基础课。在正常人体学的学习中应善于把正常人体学相关的知识与临床医学专业的应用结合起来,为临床医学相关专业的学习奠定扎实的基础。

（二）正常人体学学习的方法

正常人体学是一门以人体的形态结构和各种生命活动为研究对象的课程,存在着名词多,形态、功能描述多及记忆困难等问题,故单纯理论上的死记硬背只能是记不牢。所以,在学习过程中要做到课后及时复习,善于归纳总结;同时一定要十分重视观察标本、模型和插图,并在活体上反复对照;认真观察组织切片,深刻认识和理解人体的微细结构;结合功能实验深刻领会有关功能理论。这样就可以从实际观察与实验中获得直接的感性认识,不仅能加强对理论知识的理解和记忆,还能大大提高自己的操作水平和动手能力,为以后从事医学相关专业的工作打下扎实的基础。

（三）人体的组成和分部

1. 人体的组成　人体由细胞—组织—器官—系统组成(图1-1)。

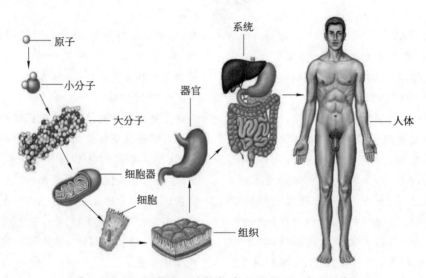

图 1-1　人体的微观结构与宏观结构(人体的组成)

（1）细胞:**细胞**是人体结构和功能的基本单位。

（2）组织:**组织**由形态相似、功能相近的细胞和细胞间质组成。人体有四种基本组织,即上皮组织、结缔组织、肌组织和神经组织。

（3）器官:几种不同的组织组合成具有一定形态和功能的结构称为**器官**,如心、肝、肺、肾等。

（4）系统:若干器官组合起来共同完成某种生理功能,构成**系统**。人体有运动系统、血液系统、呼吸系统、消化系统、泌尿系统、生殖系统、脉管系统、神经系统和内分泌系统等。

呼吸系统、消化系统、泌尿系统、生殖系统的大部分器官位于胸腔、腹腔和盆腔内,并借孔道与外界相通,总称为内脏。人体的器官系统虽各有其形态特征和特定的功能,但它们在神经体液的调节下,相互联系,密切配合,共同构成一个完整统一的人体。

2. 人体的分部　人体可分头、颈、躯干和四肢。头的前部称面,颈的后部称项。躯干的前面又分为胸部、腹部、盆部和会阴;后面的上部称背,下部称腰。四肢分为上肢和下肢。上肢又分肩、臂、前臂和手;下肢又分臀、股、小腿和足(图1-2)。

（四）正常人体学基础常用的术语

为了方便描述各部结构的位置及其关系,统一规定了标准的解剖学姿势,并确定了常用的方位和面的术语。

2

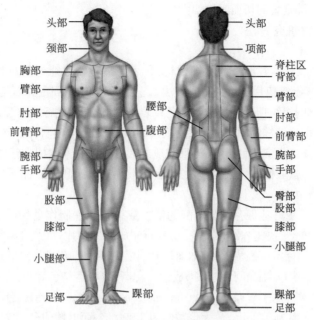

图 1-2 人体的分部及解剖标准姿势

1. 人体解剖学姿势　人体直立,两眼平视前方,上肢下垂于躯干的两侧,手掌向前,下肢并拢,足尖向前。这样的姿势,称为解剖学姿势(图 1-2)。在描述人体各部结构的位置关系时,不论标本、模型以何种方位放置,都以解剖姿势为依据。

2. 方位　方位术语是用以描述人体结构相互位置关系的。常用的有:

(1)上和下:近头者为上,近足者为下。四肢通常用近侧和远侧来代替上和下,近躯干者为近侧,远离躯干者为远侧。

(2)前和后:近胸腹者为前,近腰背者为后。前、后也可分别称为腹侧和背侧。

(3)内侧和外侧:近身体正中矢状面者为内侧,反之为外侧。

(4)内和外:是描述与空腔器官相关的位置关系术语。近腔者为内,反之为外侧。

(5)浅和深:近皮肤或器官表面者为浅,反之为深。

3. 面　常用的面有矢状面、冠状面和水平面三种(图 1-3)。

(1)矢状面:沿前、后方向将人体分为左、右两部分的切面。通过正中线的矢状面,称正中矢状切面或正中面。

(2)冠状面:也称额状面。将人体分为前、后两部分的切面。

(3)水平面:与人体长轴垂直,将人体分为上、下两部分的切面。

器官的切面:一般以器官的长轴为依据,凡与长轴平行

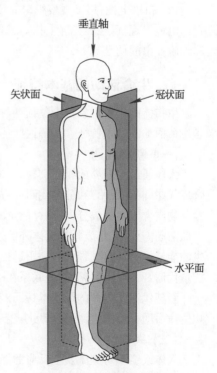

图 1-3 人体的轴和面

3

的切面叫纵切面,与长轴垂直的切面叫横切面。

（五）组织结构的研究方法

1. 一般光学显微镜

（1）一般组织切片:机体各部分的微细结构,必须用显微镜才能进行观察。应用光学显微镜(light microscope)观察组织切片是最常用的方法。它要通过取材、固定和石蜡包埋等步骤,然后用切片机切成5～10 μm的组织切片,经脱蜡、染色以增加反差,再经透明封固后即可在光镜下观察,所见结构称为**光镜结构**。最常用的切片染色是苏木精(hematoxylin)-伊红(eosin)染色,简称 **H－E染色**。苏木精将细胞核染成紫蓝色,伊红将细胞质染成粉红色。苏木精为碱性染料,组织结构与碱性染料亲和力强者称为**嗜碱性**。伊红为酸性染料,与酸性染料亲和力强者,称为**嗜酸性**。若与两者亲和力都不强,则称为**中性**。

（2）冰冻切片:为了更好地保存细胞内酶的活性或缩短切片制作过程,组织块也可不予固定,而立即投入液氮(－196 ℃)快速冻结,用恒冷切片机制成冰冻切片,再经过染色并观察。

（3）其他切片:液态标本可制成涂片(如血涂片、精液涂片)。疏松的组织可撕成薄片铺在玻片上制成铺片。坚硬的组织(如骨和牙)则需磨成薄片称磨片,再经染色后观察。

2. 电子显微镜技术　　**电子显微镜**(electron microscopy)的发明和使用,使组织胚胎学研究发生了深刻变化。光镜分辨率为0.2 μm,放大倍数约为1 000倍,而电镜的分辨率为0.2 nm,比光镜高1 000倍,可放大几万倍至几十万倍,因此电镜能观察到更微细的结构。在电镜下所见的结构称为**超微结构**。

（1）透射电镜:用于观察细胞内部结构。标本制备比光镜的要求更严格,组织块要更新鲜,体积更小(1 mm³),常用戊二醛和锇酸固定。切片则用超薄切片机,制成50～80 nm的超薄切片,用醋酸铀和柠檬酸铅染色,然后在电镜下观察并摄片。

（2）扫描电镜:用于观察组织或细胞表面的微细结构,标本需经喷镀金属膜特殊处理,然后在扫描电镜下观察,在荧光屏上扫描成像,呈现富于立体感的表面图像,如细胞表面的微绒毛、纤毛和细胞伸出的伪足等。

二、生命活动的基本特征

生物体的生命现象至少包括两种基本活动,即新陈代谢和兴奋性。因此,新陈代谢和兴奋性是生命活动的基本特征。了解这些特征,有助于对正常人体生命活动规律的理解。

（一）新陈代谢

人体通过与外界的物质交换,不断地进行新老交替自我更新的过程,称为新陈代谢。它包括合成代谢(同化作用)和分解代谢(异化作用)两个方面。**合成代谢**是指人体不断从外界环境中摄取营养物质合成自身成分,并储存能量的过程;**分解代谢**是指人体不断分解自身物质,释放能量供给生命活动需要,并将废物排出体外的过程。物质的合成与分解,称为物质代谢。伴随物质代谢而产生的能量储存、转化、释放和利用过程,称为**能量代谢**。因此,新陈代谢过程中既有物质代谢,又有能量代谢,两者是不可分割地联系在一起的。

新陈代谢是生命的最基本特征。人体在新陈代谢的基础上表现出生长、发育、生殖、运动等一切生命活动。新陈代谢一旦停止,生命活动也就停止了。

（二）兴奋性

人体或组织对刺激发生反应的能力或特性,称**兴奋性**(excitability)。

1. 刺激与反应

（1）刺激的概念及种类：能引起人体或组织、器官产生反应的各种内外环境变化，称为**刺激**。刺激的种类很多，按其性质可分为物理性刺激，如声、电、光、温度、放射线等；化学性刺激，如酸、碱、药物等；生物性刺激，如细菌、病毒等。对于人类来说，语言、文字、思维、情绪等社会因素和心理活动构成的刺激对人体的生理功能和疾病的发生、发展具有十分重要的作用。

（2）反应的概念及其表现形式：人体或组织接受刺激后发生活动状态的改变称为反应。反应是刺激的结果，反应的表现是人体功能状态的变化，例如肌肉收缩、腺体分泌、神经传导等。

反应有两种表现形式，即兴奋和抑制。**兴奋**是指人体接受刺激后，由相对静止状态转为活动状态，或活动状态由弱变强。例如，在高温环境下，出汗增多，就是汗腺兴奋的表现。**抑制**是指人体接受刺激后，由活动状态转为静止状态，或活动状态由强变弱。例如，当环境温度下降时，出汗就会减少，这是汗腺抑制的表现。兴奋和抑制是人体功能状态的两种基本表现形式。组织接受刺激后究竟发生兴奋还是抑制，主要取决于刺激的质和量以及组织当时的功能状态。例如，饥饿和饱食的人对于食物的刺激所发生的反应是不同的。

刺激要引起机体产生反应，必须具备三个条件：刺激的强度、刺激的时间、刺激的强度-时间变化率。刺激要达到一定的强度、时间和变化率才能引起机体发生反应。通常在刺激时间和强度-时间变化率固定的前提下，用阈值作为判断兴奋性高低的客观指标。

2. 判断兴奋性的指标——阈值 各种组织兴奋性的高低不同，即使同一组织处于不同的功能状态时，它的兴奋性高低也不同。通常使用阈值作为判断兴奋性高低的客观指标。能引起组织发生反应的最小刺激强度，称为**阈强度**（threshold intensity），简称**阈值**。强度等于阈值的刺激，称阈刺激。强度小于阈值的刺激，称阈下刺激；强度大于阈值的刺激，称为阈上刺激。阈值的大小与组织的兴奋性高低呈反变关系。阈值愈小，说明该组织愈易兴奋，也就是兴奋性愈高；反之阈值愈大，组织的兴奋性愈低。人体内的各种组织，以神经组织、肌组织和腺体的兴奋性最高，称之为"可兴奋组织"。

三、人体的内环境

人体所发生的一切功能活动，与其内外环境的变化密切相关，并保持平衡协调。人体的生活环境有内环境和外环境之分。

（一）人体与外环境

人体生活在不断变化着的外环境中，它与外环境之间存在两方面的关系。一方面是人的活动对外环境的影响；另一方面是外环境的变化对人的作用。只有这两方面的关系达到良性平衡时，人才能保持正常的生理状态。对人类来说，外环境包括自然环境和社会环境。

自然环境随气温、气压、放射线和光照的变化，对人体都会产生不同的刺激，人体不断地做出反应，以适应自然环境的变化，取得人体与环境的平衡统一。例如，在炎热的环境中，通过增加汗液的蒸发来降温，保持体温相对稳定。而在寒冷的环境中，人体就会通过减少散热量、增加产热量维持体温的稳定。

社会环境对人体影响的重要性越来越明显。社会环境的影响包括社会因素和心理因素。由于心理因素与社会环境联系密切，故常称为社会心理因素。人是生理、心理、社会等多方面因素构成的统一整体，而在患病以后这些因素都可能发生一定的变化，会产生疑虑、恐惧、紧张等心理反应。医护人员和蔼可亲的态度、熟练的操作、体贴入微的安慰和鼓励，均能减轻患者的心理压力，树立战胜疾病的信心。故社会心理因素在影响人类健康问题中起着很重要的作用。因此，如何通过改善社会环境、提高人们的心理素质以增进人类健康,将是 21 世纪医学的重要课题。

(二) 内环境及其稳态

人体内的液体总称为体液,占体重的 60%,可分为两大部分:存在于细胞内的称细胞内液;存在于细胞外的称细胞外液,包括组织液、血浆、淋巴液等。人体绝大部分细胞是生活在细胞外液中的。这个由细胞外液组成的细胞生存环境称为**内环境**(internal environment)。

内环境与外环境明显不同的是,其理化性质经常保持相对的恒定。这种内环境的理化性质相对恒定的状态称为**稳态**(homeostasis)。内环境的稳态是细胞进行正常生命活动的必要条件,由于新陈代谢本身将不断扰乱内环境的稳态,外环境的变化也不断干扰稳态。因此,人体必须通过各种生理活动的调节来维持稳态,如果内环境的稳态遭到破坏,人体就会发生疾病甚至危及生命。例如,临床上的酸中毒,就是内环境中的氢离子(H^+)浓度超过正常范围,破坏了内环境的正常酸碱环境,如不迅速纠正将会引起严重的后果。因此稳态的维持是极其重要的。

四、人体功能的调节

人体各器官、系统相互协调,保持完整统一,以及人体适应于不断变化的周围环境,是通过体内复杂的生理调节过程而实现的。其调节方式有神经调节、体液调节和自身调节三种(表 1-1)。

表 1-1　人体功能调节的方式和特点

调节方法	调节特点
神经调节	迅速、精确、持续时间短
体液调节	缓慢、持久、调节幅度大,范围广
自身调节	调节幅度小、灵敏度差

(一) 人体功能的调节方式

1. 神经调节　**神经调节**(neuroregulation)是指通过神经系统的活动对人体功能进行的调节。它是调节人体功能活动的主要方式。神经调节的基本方式是反射。**反射**(reflex)是指在中枢神经系统的参与下,机体对刺激做出规律性的反应。反射活动的结构基础是**反射弧**,它包括五个基本环节(图 1-4)。按其信息传递的顺序用箭头表示如下:感受器→传入神经(感觉神经)→中枢→传出神经(运动神经)→效应器。机体有各种各样的感受器,专门感受内外环境的某种特定的变化,并将这种变化转变为一定形式的神经信号,通过传入神经传至相应的神经中枢(指位于中枢神经系统中管理某一反射活动的神经细胞群),中枢对传入信号进行分析,并做出反应,通过传出神经改变相应的效应器官的活动。例如,手无意中受到针刺时会立即缩回,就是通过屈反射完成的。针刺到手部的皮肤,皮肤上的痛觉感受器把痛刺激转换成电信号,以神经冲

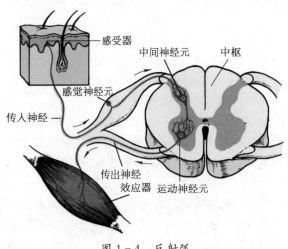

图 1-4　反射弧

动的方式沿传入神经传向屈反射中枢,反射中枢经过分析判断,发出的指令再以神经冲动的方式沿传出神经传到相应部位的肌肉,使屈肌收缩,伸肌舒张,协调配合,完成缩手动作。由此可以看出,反射是由刺激(指能引起机体发生反应的各种内外环境变化)引起的经反射弧完成的一种规律性应答。反射的完成依赖于反射弧结构和功能的完整,任何一部分的结构受到损伤或功能发生障碍都会使反射减弱或消失。临床上常用各种反射来检查患者的病情,为疾病的诊断提供依据。

反射有条件反射和非条件反射两类(见神经系统)。

神经反射的调节特点是迅速而精确,作用部位比较局限,作用时间比较短暂,适应于快速变化的生理过程,如对躯体运动和内脏活动的调节。

2. 体液调节 **体液调节**(humoral regulation)是指激素等体内产生的化学物质,通过体液的运输,对机体各部分发挥的调节作用。

大多数内分泌腺或内分泌细胞是直接或间接受中枢神经系统控制的。在这种情况下,体液调节就成为神经调节的一个环节,相当于传出通路的延伸部分,因此称为神经-体液调节。体液调节的特点是作用缓慢、历时持久、影响广泛,但精确度差。适用于持久而缓慢的生理过程。对新陈代谢、生长发育和生殖等生理过程都有重要调节意义。

近些年来发现,免疫细胞分泌的一些化学物质如细胞因子也参与体液调节,神经系统、内分泌系统和免疫系统间存在复杂的反馈联系。因此,目前人们倾向认为,人体功能的调节是神经系统、内分泌系统和免疫系统相互作用的结果。

3. 自身调节 **自身调节**(autoregulation)是指当细胞、组织或器官受到环境变化的刺激时,其本身所呈现的一种适应性的反应。自身调节的特点是调节幅度小,灵敏度低。

(二) 人体功能调节的反馈作用

人体功能的各种调节活动,在控制系统(如反射中枢、内分泌腺)和受控系统(如效应器)之间存在着双向联系的闭合回路。由调节者发出的影响被调节者的信息,称为控制信息。由被调节者送回的修正调节者活动的信息,称为反馈信息。由被调节者通过反馈信息来影响和纠正调节者活动的作用,称为**反馈**(feedback)。

根据反馈信息的性质和作用不同,可分为正反馈和负反馈两种(图 1-5)。

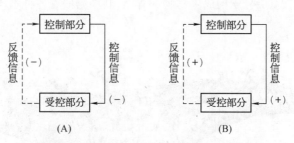

图 1-5 负反馈(A)与正反馈(B)示意图

正反馈(positive feedback)是指反馈信息与原控制信息作用一致的反馈。在生理功能的调节中起到促进或加强原效应的作用。在正常情况下,人体通过这一机制参与的调节活动较少,只有如血液凝固、排尿和排便反射以及分娩过程等生理活动。其生理意义在于使某种生理活动逐步增强并在短时间内完成。

但在病理条件下,如果病情得不到控制,则因正反馈而形成"恶性循环",其后果将是严重的。

负反馈(negative feedback)是指反馈信息与原控制信息作用相反的反馈。也可理解为反馈作用与原效应作用相反的一种控制方式。例如,一旦动脉血压突然升高,体内动脉压力感受器受到压力的刺激加强,经传入神经将反馈信息传至心血管中枢(控制部分),经分析处理后再由传出神经发出控制信息,使效应器中的心脏和血管活动(受控部分)改变,表现为心率减慢,心输出量减少以及外周阻力血管舒张等,结果引起血压下降;反之,如果体内动脉血压下降时,通过上述相反调节作用,即负反馈作用减弱,结果引起血压回升。显然,负反馈调节有利于动脉血压的稳定。在正常人体内,大多数的调节活动均属于负反馈调节。例如体温、呼吸、血糖浓度等各种生理功能活动的调节。

因此,在维持机体稳态的活动中,负反馈的调节方式大量存在,对内环境稳态的维持具有极其重要的作用。

(杨智昉　王　珏　王红卫)

第二节　细胞的结构与功能

一、细胞的结构

细胞(cell)是人体结构和功能的基本单位。构成人体的细胞种类繁多、形态各异、功能不同,但它们具有共同的基本结构。光镜下观察,通常可将细胞分成细胞膜、细胞质和细胞核三部分。

(一)细胞膜

细胞膜(cell membrane)又称**质膜**(plasma membrane),包围在细胞表面,将细胞与外界环境分隔开。在电镜下细胞膜分为3层结构,即内、外层密度高,中间层密度低,这种结构称**单位膜**。除了细胞表面的细胞膜外,细胞内的许多结构也有类似细胞膜的膜性结构包裹,构成内膜系统,如线粒体、内质网、高尔基复合体、溶酶体、细胞核等。细胞膜和细胞内膜统称为**生物膜**。

生物膜(biomembrane)主要由脂质、蛋白质和糖类构成,其中以脂质和蛋白质为主。目前较为公认的生物膜结构模型是由 Singer 和 Nicolson(1972 年)提出的**液态镶嵌模型**(fluid mosaic model)学说(图 1-6):液态脂质双层分子构成生物膜的骨架,其中镶嵌着各种不同分子结构和不同生理功能的蛋白质。

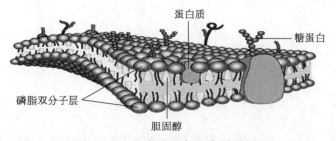

蛋白质
糖蛋白
磷脂双分子层
胆固醇

图 1-6　细胞膜液态镶嵌模型图

每个脂质分子的一端为亲水性的头部,另一端为疏水性的尾部。在脂质双分子层中,亲水性头部朝向膜的内、外表面,而疏水性的尾部伸向膜的内部。脂质的熔点较低,这决定了膜中脂质分子在一般体温条件下是呈液态的,即膜具有某种程度的流动性,因此,镶嵌在脂质层中的蛋白质是可移动的,这对于膜的生理功能具有重要意义。

根据膜蛋白质在脂质双层分子中的分布位置,将膜蛋白分成外周膜蛋白和整合膜蛋白两类。外周膜蛋白结合于膜内、外表面,其中胞质面较多。整合膜蛋白以不同的深度嵌入膜内或跨越膜层。整合膜蛋白的种类较多,如受体、酶、通道蛋白、载体蛋白、组织相容性抗原等。生物膜所具有的各种功能,在很大程度上取决于膜所含的蛋白质;细胞和周围环境之间的物质、能量和信息交换,大都与细胞膜上的蛋白质分子有关。

细胞膜所含糖类甚少,主要是一些寡糖和多糖链,它们都以共价键的形式和膜脂质或蛋白质结合,形成糖脂和糖蛋白;这些糖链绝大多数是裸露在膜的外面一侧。这些糖链的意义之一在于以其单糖排列顺序上的特异性,可以作为它们所结合的蛋白质的特异性的"标志"(如可作为红细胞血型分型的依据)。

(二) 细胞核

细胞核(nucleus)是细胞遗传和代谢活动的控制中心(图1-7)。多数细胞只有一个核,少数细胞可有双核(如肝细胞)、多核(如骨骼肌细胞、破骨细胞)或无核(如红细胞)。细胞核由核膜、染色质、核仁和核基质构成。

1. 核膜 **核膜**(nuclear membrane)由内、外两层生物膜构成,分别称核内膜和核外膜。两层膜之间的间隙称**核周隙**。核外膜上附有核糖体,可与粗面内质网相通连。核膜上有**核孔**,是核内外物质交换的通道。

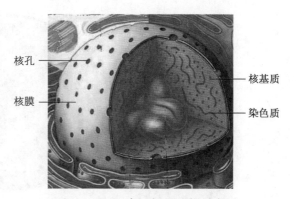

图1-7 细胞核超微结构模式图

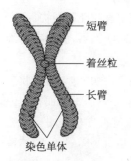

图1-8 染色体分子结构示意图

2. 染色质与染色体 **染色质**(chromatin)和**染色体**(chromosome)是遗传物质的载体,两者均由脱氧核糖核酸(DNA)和蛋白质构成。两者拥有不同的名称,是因为它们分别代表了细胞间期和分裂期的存在形式。细胞间期时,核内的遗传物质呈细丝状,称染色质;细胞分裂时,染色质丝盘绕卷曲成具有特定形态结构的棒状小体,称染色体。电镜下间期核内的染色质分为**异染色质**和**常染色质**。异染色质呈电子密度较高的颗粒团块状,其转录功能不活跃;异染色质之间的浅染区域为常染色质,其转录功能相对活跃。

染色质的基本结构单位是核小体,由双螺旋DNA链包绕组蛋白核心(八聚体)1.75圈而形成。许多核小体序贯连接形成核小体链,串珠样的核小体链可螺旋、折叠成高度密集的分裂期染色体(图1-8)。

拓展知识:染色体与基因

染色体是遗传物质——基因的载体,控制人类形态、生理和生化等特征的结构基因呈直线排列在染色体上。基因代表了生物的遗传信息,而基因在染色体上,所以染色体就间接地成了遗传信息的载体。染色体的结构、数量会影响遗传信息的质量。很多变异就是因为染色体变异了,导致遗传信息发生改变。

3. 核仁　**核仁**(nucleolus)是间期细胞核内的球形小体,无膜包被,多数细胞含 1～2 个。核仁由蛋白质和少量 RNA、DNA 构成,是合成核糖体大、小亚基的场所。

4. 核基质和核内骨架　细胞核内无定形的液体称**核基质**,基质内含有酸性蛋白质组成的三维细丝网架结构,称**核内骨架**。核内骨架能维持核的形态、对染色质和核仁起支架作用、对 DNA 的复制和 RNA 转录及各种酶的活动提供空间支架。

(三)细胞质

细胞质(cytoplasm)由细胞基质、细胞器和内涵物组成。

1. 细胞基质　**细胞基质**又称**细胞液**,为细胞内半透明的液态胶状物,各种细胞器(图 1-9)和内涵物悬浮于基质内。基质的化学成分包括水、离子和无机盐等小分子类物质,还包括脂类、糖类、核酸、酶蛋白等大分子物质。细胞基质在细胞的生命活动中起重要作用。

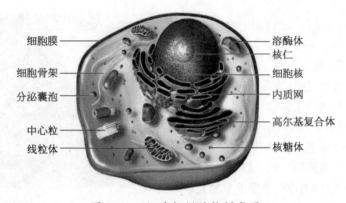

图 1-9　细胞超微结构模式图

2. 细胞器　**细胞器**(cell organ)是指细胞质内具有特定形态结构和一定生理功能的结构。

(1)线粒体:**线粒体**(mitochondrion)是为细胞的各种生命活动提供能量的细胞器,故被喻为细胞的"动力工厂"。

线粒体通常呈卵圆形或杆状,由内、外两层膜围成。外膜较薄,表面光滑。内膜稍厚,由内膜包围的内腔称内室。内膜向内室折叠,形成大小不一的板层状或小管状嵴,扩大了内膜的表面积。内膜和线粒体嵴的内表面均有内膜基粒,基粒中含有 ATP 酶,是生物膜的能量转换单位。内室中充满胶状基质,含有多种酶系。基质内还有线粒体基因组 DNA,以及基因组表达所必需的、线粒体特有的核糖体和 RNA 等成分,表明线粒体具有自我更新和自我复制能力。

(2)核糖体:**核糖体**(ribosome)又称**核蛋白体**,是将氨基酸合成肽链的细胞器。核糖体呈细小颗粒状,由 rRNA 和蛋白质组成,分大、小两个亚基。单个核糖体并不具有功能活性,当多个核糖体串联到一条 mRNA 上,称多聚核糖体,才能有效地合成蛋白质。核糖体以两种形式存在,一种游离于细胞基质内,称游离核糖体;另一种附着于内质网上,称固着核糖体。前者主要合成结构蛋白和细胞更新所需的酶,所以在一些分化程度低、生长繁殖活跃的细胞如未分化细胞和肿瘤细胞中较为丰富。后者主要合成分泌蛋白,因此在蛋白分泌类细胞,如分泌抗体的浆细胞、分泌消化酶的胰腺细胞等,该类核糖体较为丰富。

(3)内质网:**内质网**(endoplasmic reticulum)是由生物膜围成的小管状、扁囊状结构,相互吻合成网。根据其表面有无核糖体附着,分为两类。

1)**粗面内质网**(rough endoplasmic reticulum,RER):多为扁囊状,因其表面附着大量核糖体而得名。固着核糖体合成的多肽链首先进入内质网腔,经加工后形成运输小泡,转运至高尔基复合体进一步加工。蛋白分泌类细胞富含 RER,主要合成分泌蛋白,多为糖蛋白。

2) 滑面内质网(smooth endoplasmic reticulum, SER):呈分支小管状,无核糖体附着,表面光滑。SER 的膜上有多种酶系等,参与细胞的多种代谢活动,如与脂类、糖类和类固醇激素代谢、生物转化和解毒等功能有关。但不同细胞的 SER 含有的酶系差异较大,因此富含 SER 的各种细胞,它们的功能可能迥异。肌细胞的 SER 膜上有钙泵,能贮存和释放钙离子(Ca^{2+}),与细胞的收缩活动有关。

(4) 高尔基复合体:**高尔基复合体**(Golgi complex)是蛋白质加工的场所,由扁平囊、小泡和大泡三种基本成分构成,均为膜性结构。

扁平囊略呈弓形,通常有 3~8 层,平行排列。扁平囊分凹凸两面,凸面称生成面或形成面,朝向细胞核一侧;凹面称成熟面或分泌面,朝向细胞膜。小泡位于扁平囊的生成面及两端,通常由 RER 以出芽方式形成,故又称运输小泡,小泡可与扁平囊融合。大泡分布于成熟面,由扁平囊周边或成熟面局部球形膨大并脱离而成。大泡逐渐移向细胞膜,以胞吐方式将分泌物排出。

(5) 溶酶体:**溶酶体**(lysosome)是由生物膜包裹而成的球形小体,含有各种水解酶,包括蛋白酶、糖苷酶、核酸酶、磷脂酶和磷酸酶等,被视为细胞内的"消化器"。

由高尔基复合体新形成的溶酶体称初级溶酶体,其与来自细胞内、外部的物质融合后形成次级溶酶体。根据被融合物质的来源不同,将溶酶体分为吞噬溶酶体和自噬溶酶体,前者融合外源性物质如被吞噬的细菌、异物等,后者融合内源性物质,如自身衰老、退化的细胞器等。次级溶酶体内的酶具有活性,能消化被吞噬的物质。消化后的产物通过膜上的载体蛋白转运到细胞质内,供细胞利用。未被消化的残物留在溶酶体内,此时的溶酶体称残余体。残余体可经胞吐方式排出细胞外,也可累积在细胞内,如神经元和肝细胞内的脂褐素是一种长期累积在细胞内的残余体。

(6) 过氧化物酶体:**过氧化物酶体**(peroxisome)又称**微体**,是由生物膜包裹的圆形或卵圆形小体,内含多种过氧化氢酶、过氧化物酶和氧化酶。氧化酶利用分子氧在氧化反应中生成过氧化氢(H_2O_2),过氧化氢酶则能催化过氧化氢,生成水和氧气,以解除过氧化氢的细胞毒性作用。

拓展知识:过氧化氢酶的生物学作用

过氧化氢是一种细胞代谢过程中产生的毒性物质,而过氧化氢酶能快速地分解过氧化氢为氧气和水,从而使机体细胞免于遭受损伤。另外科学家研究发现,过氧化氢酶能清除细胞代谢产生的,导致机体衰老的自由基。因此,过氧化氢酶是机体内一种抗氧化、抗衰老的重要物质。

---

(7) 中心体:**中心体**(centrosome)是位于细胞核附近的球形小体,由中心粒和中心球构成。光镜下中心粒是中心体内两个互相垂直排列的杆状颗粒,其周围致密的细胞物质称中心球。电镜下每个中心粒由 9 组三联微管组成。细胞分裂时,中心粒与纺锤体的形成及染色体的移动有关。

(8) 细胞骨架:**细胞骨架**(cytoskeleton)是细胞内细丝状蛋白构成的网架结构,包括微丝、微管和中间丝。细胞骨架起支撑作用,以维持细胞形态和细胞内各种成分的空间定位。此外,细胞骨架还与细胞运动、细胞内的物质运输等重要功能有关。

微丝(microfilament)主要由肌动蛋白组成,直径 5~7 nm,长约 1 μm。微丝普遍存在于各种细胞内,与细胞的运动有关。肌细胞内的微丝特别发达,并构成收缩成分。

微管(microtubule)呈小管状,主要由微管蛋白和少量微管结合蛋白组成,直径 21~27nm,壁厚约 5nm。许多微管蛋白先连接成原丝,再由 13 条原丝环列组合成微管。微管与微丝一起共同维持

11

细胞的形态、参与细胞内的物质运输。此外,微管是构成细胞分裂时出现的纺锤体、细胞表面的纤毛、精子尾部的鞭毛以及中心体的主要成分。

中间丝(intermediate filament)直径 8～11nm,介于微管和微丝之间。根据中间丝的化学组成,将其分成角蛋白丝、波形蛋白丝和神经纤维蛋白丝三种类型。通常每种细胞表达一种类型的中间丝,仅少数细胞可同时表达两种中间丝。中间丝是细胞内重要的骨架成分,除支持作用外,其对细胞器的空间定位起重要作用。

(9)内涵物:内涵物(inclusion)是指细胞内储积的、具有一定形态结构的代谢产物,无生物膜包被,如糖原、脂滴和色素颗粒等。

(四)细胞增殖

细胞增殖是生命体的基本特征之一,细胞以分裂的方式进行增殖,一个细胞分裂后形成 2 个子细胞。细胞增殖有三种形式:**无丝分裂**(低等动物或高等植物)、**有丝分裂**(高等动植物)、**成熟分裂或减数分裂**(生殖细胞)。

1. 细胞增殖周期与有丝分裂 **细胞周期**(cell cycle)是指细胞从第一次分裂结束产生新细胞到第二次分裂结束所经历的全过程。有丝分裂分为**间期**与**分裂期**两个阶段(图 1-10)。

(1)间期:又分为三期,即 DNA 合成前期(G_1 期)、DNA 合成期(S 期)与 DNA 合成后期(G_2 期)。

1)G_1 期:从有丝分裂到 DNA 复制前的一段时期,又称合成前期,是细胞生长的主要阶段。此期主要合成 RNA 和核糖体,为进入 S 期做物质准备。

在体内根据细胞的分裂能力可把它们分为三类:①**增殖细胞群**,如造血干细胞,表皮与胃肠黏膜上皮的干细胞。这类细胞始终保持活跃的分裂能力,连续进入细胞周期循环。②**不再增殖细胞群**,如成熟的红细胞、神经细胞、心肌细胞等高度分化的细胞,它们丧失了分裂能力,又称终末细胞(end cell)。③**暂不增殖细胞群**,如肝细胞、肾小管上皮细胞、甲状腺滤泡上皮细胞。它们是分化的,并执行特定功能的细胞,在通常情况下处于 G_0 期,故又称 G_0 期细胞。在某种刺激下,这些细胞重新进入细胞周期。如肝部分切除术后,剩余的肝细胞迅速分裂。

2)S 期:为 DNA 合成期,在此期,除了合成 DNA 外,同时还要合成组蛋白。DNA 复制所需要的酶都在这一时期合成。

3)G_2 期:为 DNA 合成后期,是有丝分裂的准备期。在这一时期,大量合成 RNA 及蛋白质,包括微管蛋白和促成熟因子等。

(2)分裂期(M 期):细胞的有丝分裂(mitosis)需经前、中、后、末期,是一个连续变化过程,由一个母细胞分裂成为两个子细胞。一般需 1～2 h(图 1-10)。

1)**前期**:染色质丝高度螺旋化,逐渐形成染色体。染色体短而粗,强嗜碱性。两个中心体向相反方向移动,在细胞中形成两极;而后以中心粒随体为起始点开始合成微管,形成纺锤体。随着核仁相随染色质的螺旋化,核仁逐渐消失。核被膜开始瓦解为离散的囊泡状内质网。

2)**中期**:细胞变为球形,核仁与核被膜已完全消失。染色体均移到细胞的赤道平面,从纺锤体两极发出的微管附着于每一个染色体的着丝点上。从中期细胞可分离得到完整的**染色体群**。

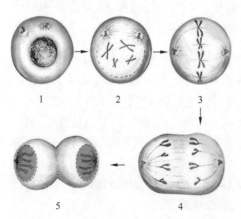

图 1-10 动物细胞有丝分裂示意图

3）**后期**：由于纺锤体微管的活动，着丝点纵裂，每一染色体的两个染色单体分开，并向相反方向移动，接近各自的中心体，染色单体遂分为两组。与此同时，纺锤丝拉长，并由于赤道部细胞膜下方环行微丝束的活动，该部缩窄，细胞遂呈哑铃形。

4）**末期**：染色单体逐渐解螺旋，重新出现染色质丝与核仁；内质网囊泡组合为核被膜；细胞赤道部缩窄加深，最后完全分裂为两个 2 倍体的子细胞。

2. **减数分裂**　**减数分裂**是一种特殊方式的有丝分裂，它与有性生殖细胞的形成有关。进行有性生殖的生物，在原始的生殖细胞（如动物的精原细胞或卵原细胞）发展为成熟的生殖细胞（精子或卵细胞）的过程中，要经过减数分裂。在整个减数分裂过程中，染色体只复制一次，而细胞连续分裂两次。减数分裂的结果是，新产生的生殖细胞中的染色体数目，比原始的生殖细胞减少一半。例如，人的精原细胞和卵原细胞中各有 46 条染色体，而经过减数分裂形成的精子和卵细胞中，只含有 23 条染色体（图 1-11）。

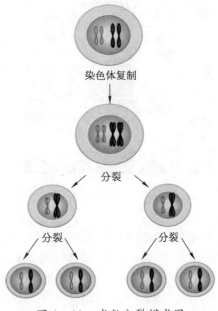

图 1-11　减数分裂模式图

拓展知识：细胞增殖与癌症的关系

　　正常细胞一般都会在机体的精确调控下经历生长、分裂、分化和凋亡这些过程，但有些细胞因为受到致癌因子的作用，使细胞中的 DNA 分子受伤，导致原癌基因和抑癌基因发生突变，那么这个正常的细胞就会成为生长和分裂失去控制，进行连续分裂的恶性增殖细胞，也就是癌细胞。癌细胞由于遗传物质受到了影响，在基因的表达上也会和正常细胞有差异，比如形态结构会发生变化，细胞膜上的物质也会改变等。致癌因子一般分为物理致癌因子（射线等）、化学致癌因子（黄曲霉素等）和病毒致癌因子（或者说生物致癌因子）。

二、细胞膜的物质转运和信号传导功能

（一）细胞膜的物质转运

　　细胞是人体和其他生物体的基本结构和功能单位。体内所有的生理功能和生化反应都是在细胞及其产物（如细胞间隙中的胶原蛋白和蛋白聚糖）的物质基础上进行的。一百多年来，通过对细胞结构和功能的研究，从细胞这个小小的单位里揭示出众多生命现象的机制，积累了极其丰富的科学资料，为阐明整个人体和各系统、器官的功能活动的机制奠定了基础。

　　细胞要维持正常的生命活动，需要经常从外界得到氧气和营养物质并排出细胞的代谢产物。而这些物质的进入和排出，都必须经过细胞膜，这就涉及物的跨膜转运过程。

　　1. **单纯扩散**　脂溶性的小分子物质依靠浓度差，由膜的高浓度一侧扩散到低浓度一侧转运的过程，称为**单纯扩散**（simple diffusion）。物质跨膜转运量的大小，除了取决于它们在膜两侧的浓度外，还要看这些物质脂溶性的大小以及该物质通过膜的难易程度，即膜对该物质的通透性。人体

13

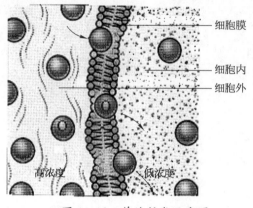

图 1-12 单纯扩散示意图

体液中存在的脂溶性物质的数量不多,因而靠单纯扩散方式进出细胞膜的物质也不多。比较肯定的是氧气(O_2)和二氧化碳(CO_2)等气体分子,它们能溶于水,也溶于脂质,因而可以靠各自的浓度差通过细胞膜。单纯扩散的主要特点:顺浓度差扩散,细胞不消耗能量(图 1-12)。

2. **易化扩散**　非脂溶性或脂溶性很小的小分子物质在细胞膜特殊镶嵌蛋白质帮助下,由膜的高浓度一侧向低浓度一侧转运的过程,称为**易化扩散**(facilitated diffusion)。易化扩散的特点是:顺浓度差扩散,细胞不消耗能量。但是它与单纯扩散不同的是必须依靠膜上一些具有特殊结构的蛋白质分子的功能活动,才能完成物质的跨膜转运。根据参加帮助的膜蛋白的不同,又将易化扩散分为**通道转运**(channel transport)和**载体转运**(carrier transport)。

(1) 通道转运:由通道蛋白介导的易化扩散常与一些带电的离子如 Na^+、K^+、Ca^{2+}、Cl^- 等由膜的高浓度一侧向膜的低浓度一侧的快速移动有关(图 1-13)。对于不同离子的转运,膜上都有结构特异的通道蛋白参与,分别称为钠通道、钾通道、钙通道等。大多数通道的开放时间都十分短促,仅在特定刺激发生反应时才打开,其他时间则是关闭的。有些通道只有在它所在膜两侧(主要是外侧)出现某种化学物质(配体)与表面受体结合,引起通道蛋白构型发生改变时通道才打开,称为**化学门控通道**或**配体门控通道**;有些通道则由所在膜两侧电位差或特异离子浓度发生改变决定其开闭,称为**电压门控通道**;另外在不少细胞上还有感受机械性刺激的**机械门控通道**。很多通道都有其特异性的阻滞剂,如河豚毒素能阻断钠通道剂,钾通道阻滞剂是四乙铵,维拉帕米是钙通道阻断剂。

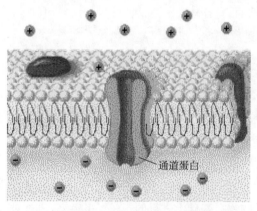

图 1-13　通道运输示意图

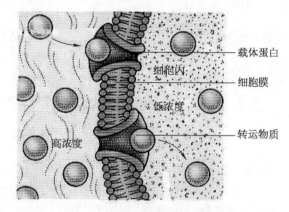

图 1-14　载体运输示意图

(2) 载体转运:许多重要的营养物质,如葡萄糖、氨基酸等由载体蛋白介导的易化扩散转运,当载体蛋白与被转运的物质结合时,构象发生改变,将被转运物质从膜的一侧移至膜的另一侧(图 1-14)。载体与物质分离后,又恢复原有构象。以载体蛋白为中介的易化扩散都具有如下的特点:①特异性:载体的结合位点只能选择性地与具有特定化学结构的物质结合。②饱和现象:膜两侧的物质浓度差超过一定限度时,再增加该物质的浓度差也不能使转运量增加。饱和现象的合理解释是:膜结构中载体蛋白质分子的数目或每一载体分子上能与该物质结合的位点的数目是固定的,所能结合的物质数量因此受到限制。③竞争性抑制:如果某一载体对结构类似的 A、B 两种物质都有转运能力,那么在环境中加入 B 物质将会减弱它对 A 物质的转运能力,这是因为有一定数量的载体或其结合位点竞争性地被 B 所占据的结果。

由于单纯扩散和易化扩散转运物质的动能是膜两侧该物质的浓度差,不需要细胞另外提供能量,因而也将它们称为**被动转运**(passive transport)。

3. **主动转运** **主动转运**(active transport)指细胞通过本身的耗能过程,在膜上特殊蛋白质的帮助下,将物质的分子或离子由膜的低浓度一侧转运至高浓度一侧的过程。介导这一过程的特殊膜蛋白,即**生物泵**。

生物泵种类很多,常以它们转运的物质而命名,例如转运 Na^+ 和 K^+ 的钠-钾泵、转运 Ca^{2+} 的钙泵、转运 H^+ 的氢泵(质子泵)和转运 I^+ 的碘泵。在各种生物泵中,以钠-钾泵的作用最重要,它几乎存在于机体所有细胞的细胞膜上(图 1-15)。

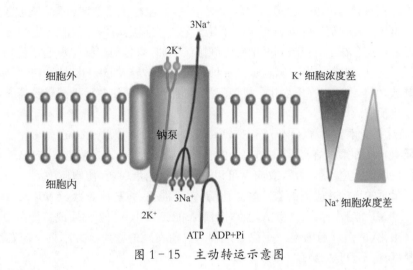

图 1-15 主动转运示意图

钠-钾泵简称**钠泵**,是由 α 和 β 两个亚单位组成的二聚体蛋白,它除了有对 Na^+、K^+ 的转运功能外,还具有 ATP 酶的活性,可以分解 ATP 使之释放能量,并能利用此能量进行 Na^+ 和 K^+ 的主动转运;因此,钠泵的本质是 Na^+-K^+ 依赖式 ATP 酶。一般情况下,分解 1 分子 ATP 释放的能量可以将 3 个 Na^+ 运到细胞外,而将 2 个 K^+ 运入细胞内。细胞膜上的钠泵活动的生理意义:①钠泵活动形成的膜内外 Na^+ 和 K^+ 的浓度差,是细胞生物电活动的前提条件;②细胞内高 K^+、低 Na^+ 能阻止细胞外水分大量进入细胞,维持细胞的正常体积、形态和功能;③钠泵活动能建立起一种势能贮备,供细胞的其他耗能过程来利用。例如小肠上皮细胞对葡萄糖、氨基酸的吸收所需的能量就是来自于钠泵活动建立的势能,为此把这种类型的转运称为**继发性主动转运**。

4. **胞吐(出胞)与胞吞(入胞)** 细胞对一些大分子物质或固态、液态的物质团块,可通过**胞吐**和**胞吞**进行转运。

(1)胞吐:指细胞把大分子内容物排出细胞的过程。主要见于细胞的分泌活动,如内分泌细胞分泌激素、消化腺细胞分泌消化酶等。

(2)胞吞:和胞吐相反,指细胞外某些物质团块(如侵入体内的细菌、病毒、异物或血浆中脂蛋白颗粒、大分子营养物质等)进入细胞的过程。如果进入细胞的物质是固态,称**吞噬**;如果进入细胞的物质是液态,称为**吞饮**。

15

胞吐与胞吞主要依靠细胞本身复杂的吞吐活动来完成,也需要细胞提供能量。

(二)细胞膜的跨膜信号转导功能

细胞膜除物质转运功能外还具有跨膜信号传递功能。细胞在生命过程中,会不断受到来自外部环境的各种理化因素的影响,不论是化学信号中的激素分子和递质分子,以及非化学性的外界刺激信号,当它们作用于相应的靶细胞时,都是通过为数不多、作用形式也较为类似的途径来完成跨膜信号传递的。

1. 由具有特异感受结构的通道蛋白完成的跨膜信号传递 由通道蛋白完成的跨膜信号转导,包括化学门控通道、电压门控通道和机械门控通道。化学门控通道主要分布在肌细胞终板膜、神经细胞的突触后膜以及某些嗅、味感受细胞的膜中,使所在膜产生终板电位、突触后电位以及感受器电位等局部电反应。电压门控通道主要分布在神经轴突和骨骼肌、心肌细胞的细胞膜中,使之具有产生动作电位和出现自律性兴奋的能力。这类通道的开放是由膜电位控制。由于这类通道的分子结构中存在对膜电位改变敏感的基因和亚单位,当膜电位改变时,可引起通道分子变构而使通道开放。电压门控通道广泛存在于很多细胞。它们在细胞动作电位的产生和传导中起重要作用。机械门控通道存在于对机械刺激敏感的细胞。例如,内耳毛细胞的听毛在受到外力作用发生弯曲时,毛细胞会出现感受器电位,这也是一种跨膜信号转导,即外来机械性信号使膜结构的机械门控通道开放,引起细胞出现电变化。机械门控通道的存在则使各种机械感受器细胞能对所受的机械刺激发生反应。

2. 由膜的特异受体蛋白质、G 蛋白和膜的效应器组成的跨膜信号传递系统 外来化学信息(如激素、递质等),又称第一信使,首先与膜上的受体蛋白质结合,通过膜上鸟苷酸结合蛋白(G 蛋白)传递信息,使膜中效应器被激活,效应器可以是酶或其他蛋白质,使胞质中第二信使物质生成增加或减少。最早知道的效应器是腺苷酸环化酶,它可催化 ATP 转变为 cAMP,cAMP 具有第二信使的作用。cAMP 能激活蛋白激酶 A,蛋白激酶 A 能使另外一些蛋白质或酶蛋白中的丝氨酸和苏氨酸残基磷酸化,进而影响细胞一些代谢过程。目前发现的效应器并不只是腺苷酸环化酶一种,第二信使物质也不只是 cAMP 一种。

上述两种主要的跨膜信号传递方式的作用过程,有以下几点值得注意。第一,这两种作用形式并不是绝对分离的,两者之间可以互相影响或在作用上有交叉。第二,对于许多外来化学信号分子,并不是一种化学信号只能作用于两种跨膜信号传递系统中的一种。第三,跨膜信号传递的方式虽然相对地较少,但也不一定只限于上述两种。近年来有一些特殊的化学信号影响其靶细胞的方式受到广泛的重视,很可能成为跨膜信号传递的一种新类型,如受体酪氨酸激酶的跨膜信号转导等。

三、细胞的生物电活动

(一)细胞的生物电现象和兴奋性及其产生机制

一切活细胞无论处于静息或活动状态都存在电现象,这种电活动现象称为生物电。生物电是一种普遍存在又十分重要的生命现象,目前被广泛应用于临床医学,对疾病的诊断具有重要的辅助作用。细胞生物电现象主要表现为两种形式,就是细胞处于安静状态下的静息电位和受到刺激后产生的动作电位。

1. 静息电位

(1) 静息电位的概念:**静息电位**(resting potential, RP)是指细胞在静息时,存在于细胞膜内外的电位差。它是一切生物电产生或变化的基础,是细胞处于安静时的标志。实验表明:①这一电位差存在于安静细胞的膜两侧,故称为跨膜电位。②细胞外电位高于细胞内的电位,如规定细胞外电位为零,则细胞内为负电位(少数植物细胞例外)(图1-16)。

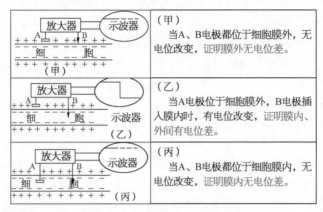

(甲) 当A、B电极都位于细胞膜外,无电位改变,证明膜外无电位差。	
(乙) 当A电极位于细胞膜外,B电极插入膜内时,有电位改变,证明膜内、外间有电位差。	
(丙) 当A、B电极都位于细胞膜内,无电位改变,证明膜内无电位差。	

图1-16 静息电位的测量

大多数细胞的静息电位都在-100~-10 mV。例如,枪乌贼巨大神经轴突和蛙骨骼肌细胞的静息电位为-70~-50 mV;高等哺乳动物的神经细胞和肌细胞为-90~-70 mV;平滑肌细胞为-60~-50 mV;人的红细胞只有-10 mV。

为了较好描述膜内外电位差的变化,人们常常把细胞在安静状态下所保持的膜外带正电、膜内带负电的状态称为**极化**状态。在静息电位的基础上,膜内电位的数值向负值减小方向变化,称为**去极化**,例如膜内电位由-70 mV到-40 mV。反之,膜内电位的数值向负值增大的方向变化时,称为**超极化**,例如从-70 mV到-90 mV。在去极化的前提下,膜内电位向静息电位方向恢复,称为**复极化**。

(2)静息电位产生的机制:静息电位的产生一般用膜离子流学说来解释。该学说的主要论点和依据是:①由于钠泵的活动,细胞内外各种离子的浓度分布不均,即存在浓度差(表1-2)。②在不同状态下,细胞膜对各种离子的通透性不同。细胞处于静息状态时,K^+的通透性最大,对Na^+通透性很小,而对A^-(蛋白质离子)几乎没有通透性。因此,细胞静息时K^+顺浓度差外流,K^+外流必然带有正电荷的向外转移,膜内的A^-不能通过细胞膜而留在细胞内,这样就形成了细胞膜外侧带正电荷,电位升高,细胞膜内侧则带负电荷,电位降低的状态。但是K^+外流并不能无限制地进行下去,这是因为随着K^+顺浓度差形成的外正内负的电场力会阻止带正电荷的K^+继续外流。当浓度差形成的促使K^+外流的力量与电场力形成的阻止K^+外流的力量达到平衡时,K^+的净移动就会等于零,此时,细胞膜两侧就形成了一个相对稳定的电位差,这就是静息电位。因为静息电位主要是K^+外流达到平衡时的电位,所以又称它为K^+平衡电位。可见K^+外流是静息电位形成的基础。实验证明静息电位的产生不只有K^+的外流,还有少量Na^+和Cl^-的内流。

表1-2 哺乳动物神经轴突内外离子的浓度(mmol/L)和流动趋势

项目	K^+	Na^+	Cl^-	A^-
细胞内	140	10	4	多
细胞外	5	130	120	少
流动趋势	向外流	向内流	向内流	向外流

17

综上所述,从静息电位的形成机制不难看出,影响静息电位水平的因素主要有:①静息电位的大小,主要与细胞内外 K^+ 浓度的差值有关。例如细胞外 K^+ 浓度增高,可使细胞内外 K^+ 浓度差减小,从而使 K^+ 向细胞外扩散的动力减弱, K^+ 外流减少,结果是静息电位减小。反之,如细胞外的 K^+ 浓度降低,将引起静息电位增大。②细胞膜对 K^+ 和 Na^+ 的相对通透性,对 K^+ 的通透性增大,静息电位也增大;对 Na^+ 通透性减小。③钠-钾泵活动水平对静息电位也有影响,如当细胞缺血、缺氧或 H^+ 增多(酸中毒)时,可导致细胞代谢障碍,影响细胞向钠泵提供能量,从而 K^+ 即不能顺利泵回细胞内,将使细胞内外 K^+ 的浓度差逐渐减小,甚至消失。

值得注意的是,并不是所有的细胞都有静息电位,在心脏的特殊传导系统,如窦房结、房室交界、房室束和浦肯野纤维等,这些细胞由于具有自动节律性,静息电位被最大复极电位取代。

2. 动作电位

(1) 动作电位的概念:活细胞受到有效刺激时在静息电位基础上产生迅速的一过性、可传布的膜电位变化过程,称为**动作电位**(action potential, AP)。动作电位是膜电位的一个连续变化过程,它一旦在细胞膜某一部位产生,就会迅速向四周传播,是细胞处于兴奋状态的标志。

(2) 动作电位的演变过程:在神经轴突上纪录到的动作电位波形是由锋电位和后电位两部分组成。由图 1-17 可见,当细胞在安静状况下受到一次短促的刺激如外加电刺激,只要刺激达到一定强度,将会看到膜内原来存在的负电位迅速消失,进而变成正电位,即膜内电位在短时间内由原

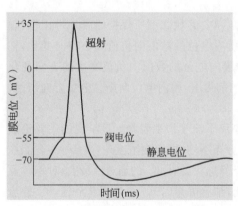

图 1-17　神经纤维动作电位示意图

来的 $-90\sim-70$ mV 变到 $+20\sim+40$ mV 的水平,由原来的内负外正变为内正外负。这样整个膜内外电位变化幅度为 $90\sim130$ mV,构成动作电位变化的上升支;另外,以动作电位上升支中零位线以上部分(由 0 mV 升高到 $+30$ mV)称为超射值。但是由刺激引起的动作电位上升支历时很短,大约为 0.5 ms,很快就出现膜内电位的下降,由正值的减小发展到膜内出现刺激前膜内原有的负电位状态,这就构成了动作电位的下降支。神经纤维的动作电位一般持续 $0.5\sim$ 2.0 ms,在描记的图像上波形为一次短促而又尖锐的脉冲样变化,所以人们常把构成动作电位的主要部分的脉冲样变化,称为**锋电位**(spike potential),锋电位是动作电位的标志。

在锋电位下降支恢复到静息电位之前,膜两侧电位还要经历一些微小而缓慢的波动过程,称为**后电位**(after-potential)。

(3) 动作电位的产生机制:动作电位产生的机制也用离子流学说来解释。前已述及,细胞外 Na^+ 的浓度比细胞内高得多,它有从细胞外向细胞内扩散的趋势,但 Na^+ 能否进入细胞是由细胞膜上通道的状态来控制的。当细胞受到刺激产生兴奋时,首先是受刺激部位细胞膜上少量的钠通道开放,对 Na^+ 的通透性开始增大,少量 Na^+ 顺浓度差流入细胞,使静息电位减小。当静息电位减小到一定数值(阈电位)时,会引起膜上大量电压门控钠通道开放,对 Na^+ 的通透性在短时间内突然增大,使细胞外的 Na^+ 快速、大量内流,结果先造成膜内负电位迅速消失;而且由于膜外 Na^+ 较高的浓度势能, Na^+ 在膜内负电位减小到零时仍可继续内移,直到内移的 Na^+ 在膜内形成的正电位足以阻止 Na^+ 内流时,使膜电位达到一个新的平衡点,这就是 Na^+ 平衡电位。随后大量钠通道迅速失活而关闭,导致 Na^+ 内流停止,钾通道(电压门控通道)则被激活而开放,并产生 K^+ 的快速外流,

细胞内电位迅速下降,又恢复到负电位状态,形成锋电位的下降支。这时细胞的膜电位基本恢复,但离子分布状态并未恢复,因为去极化进入细胞的 Na^+ 和复极化流出细胞的 K^+ 并未各回原位,这就需要通过钠泵的活动,将流入细胞内的钠泵出,流出细胞的钾泵入,恢复细胞膜两侧 Na^+、K^+ 原先的不均衡分布状态。钠泵的活动对细胞内的电位影响很小,但可能是后电位产生的原因之一。由于钠泵转运 Na^+、K^+ 是逆浓度差进行的,属于主动转运,故后电位阶段需要细胞代谢供能,而锋电位上升支 Na^+ 内流和下降支 K^+ 外流都属于易化扩散的通道转运,故不需细胞代谢供能。

简言之,锋电位的上升支主要是由电压门控 Na^+ 通道的开放,使 Na^+ 大量、快速内流,形成 Na^+ 平衡电位;下降支则主要是由于电压门控 K^+ 通道的开放,K^+ 快速外流的结果。河豚毒素和四乙铵分别是电压门控 Na^+ 通道和 K^+ 通道特异阻滞剂。

(4)动作电位的产生条件与阈电位:动作电位产生的条件是刺激作用于细胞可以引起动作电位,但不是任何刺激都能触发动作电位。在某些情况下,刺激引起的是细胞膜的超极化,此时细胞的兴奋性低于正常水平。有些刺激引起膜内正电荷增加,静息电位减小(去极化),当减小到一个临界值时,细胞膜中大量钠通道开放而触发动作电位,这个能触发动作电位的膜电位临界值称为**阈电位**(threshold potential)。因此静息电位去极化达到阈电位是产生动作电位的必要条件。阈电位的数值比静息电位小 $10\sim20mV$。一般来说,细胞兴奋性的高低与细胞的静息电位和阈电位的差值呈反变关系,即差值愈大,细胞的兴奋性愈低;差值愈小,细胞的兴奋性愈高。

(5)细胞兴奋过程中兴奋性的周期性变化:当细胞受到刺激发生兴奋时,它的兴奋性会发生一系列规律性的变化,其变化规律是:绝对不应期→相对不应期→超常期→低常期→恢复正常。

在兴奋最初的一段时间,无论施加多大的刺激,细胞都不会再次兴奋,这段时期称为**绝对不应期**,一般相当于锋电位持续的时间。从离子通道状态来看,这段时间为电压门控的 Na^+ 通道处于开放后暂时失活状态,在膜电位复极至 $-40\ mV$ 以前,Na^+ 通道是无法再次打开,也就不可能有 Na^+ 的进一步内流,所以是绝对不应期。绝对不应期之后的一段时期内,细胞的兴奋性有所恢复,但仍低于正常,此时须给予阈上刺激才能引起兴奋,这段时期称为**相对不应期**。在相对不应期内,有部分 Na^+ 通道处于复活状态,所以要使细胞兴奋,必须给予阈上刺激才能完成。有些细胞在相对不应期之后,还要经历一个兴奋性轻度增高和轻度降低时期,分别称为**超常期**和**低常期**。在超常期细胞膜上的 Na^+ 通道基本恢复,但还没有达到静息电位水平,离阈电位较近,所以兴奋性高于正常,给予阈下刺激即可引起兴奋;而在低常期,膜电位已经低于静息电位,离阈电位水平较远,兴奋性降低,则须阈上刺激才能引起兴奋。

表1-3　细胞兴奋性的周期性变化

周期	兴奋性	何种刺激可引起动作电位
绝对不应期	0	任何刺激都无动作电位
相对不应期	<正常	阈上刺激
超常期	>正常	阈下刺激
低常期	<正常	阈上刺激

组织兴奋时兴奋性的变化具有十分重要的意义,特别是绝对不应期,它的长短决定了组织两次兴奋间的最短时间间隔,即决定了组织在单位时间内能够产生动作电位的最多次数。也就是说,不管给组织的刺激频率有多高,组织依其绝对不应期的长短,在单位时间内最多只能产生一定

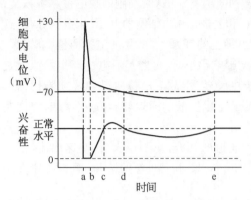

图 1-18　动作电位与兴奋性变化的时间关系

ab:锋电位——绝对不应期;bc:负后电位前部分——相
对不应期;cd:负后电位后部分——超常期;de:正后电
位——低常期

次数的反应。例如,哺乳动物的粗大神经纤维的
绝对不应期为 0.3 ms,那么,它在 1 s 内理论上最
多能兴奋 3 333 次;而心室肌细胞的绝对不应期为
250 ms,它 1 s 内最多只能兴奋 4 次。实际上在体
内,它们产生兴奋的最高频率大大低于理论上的
数值。组织绝对不应期时间的长短,与其功能有
密切的关系。

(6) 动作电位的特点:①"全或无"现象。动作
电位一旦产生就达到最大值,其变化幅度不会因
刺激强度加强而增大。②不衰减性传导。动作电
位一旦在细胞膜的某一部位产生,它就会立即向
整个细胞膜传布,而且在传导过程中它的幅度不
会因为传布距离的增加而减小。③脉冲式。由于
不应期的存在,动作电位不会重合,动作电位之间
总有一定间隔而形成脉冲样图形。

(二) 动作电位的传导与局部电流

在细胞膜的任何一个部位一旦产生动作电位,就会沿着细胞膜向周围进行不衰减地传播,使
整个细胞都经历一次与被刺激部位同样的跨膜离子移动,表现为动作电位沿整个细胞膜的传导。
在神经纤维上传导的动作电位又称为**神经冲动**(nerve impulse)。动作电位传导的原理用局部电流
学说来解释。以无髓鞘神经纤维为例加以说明。如图 1-19 所示,在兴奋点产生动作电位,出现内
正外负的反极化状态,但与它相邻的未兴奋点仍为外正内负的极化(静息)状态,这样在膜两侧兴
奋点与未兴奋点之间就有了电位差。由于膜两侧的溶液都是导电的,因此会产生由正电位到负电
位的电流流动。其流动的方向是,在膜外侧,电流由未兴奋点流向兴奋点;在膜内侧,电流则由兴奋
点流向未兴奋点。这种在兴奋点与未兴奋点之间产生的电流称为**局部电流**(local current)。局部
电流流动的结果,造成未兴奋膜内电位升高,而膜外电位下降,即引起该处膜产生去极化,去极化
达到阈电位,即触发相邻未兴奋点爆发自己的动作电位,使它转变为新的兴奋点。这就是说,所谓
的动作电位的传导,实际是已兴奋的膜部分通过局部电流作用于未兴奋的膜部分,使之产生动作

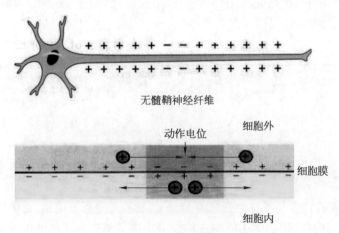

图 1-19　动作电位在无髓神经纤维上传导

电位;这样的过程在膜表面连续进行下去,就表现为兴奋在整个细胞上的传导。动作电位是从受刺激的兴奋点向两侧未兴奋点传导,称为**双向传导**(图1-19)。

上述动作电位的传导过程和机制是在无髓鞘神经纤维和肌纤维等细胞上发生的,在有髓神经纤维上则不同。它们的**髓鞘**由神经胶质细胞反复包绕轴突形成,每段髓鞘长1～2 mm,两段髓鞘之间有1～2 μm的轴突膜裸露区,称为朗飞结。髓鞘即不导电又不允许离子通过,所以动作电位只能在没有髓鞘的**朗飞结**处进行传导,即在发生动作电位的郎飞结与它相邻静息的郎飞结之间产生,动作电位的这种传导方式称为跳跃式传导(图1-20)。因为有髓神经纤维动作电位呈跳跃式传导,故其传导速度比无髓神经纤维快得多。

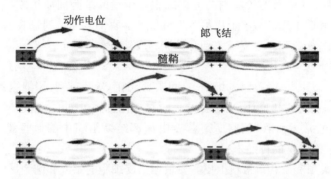

图1-20 动作电位在有髓神经纤维上传导

1. 局部电位的概念和类型 如前所述,可兴奋组织或细胞只有在接受了阈刺激或阈上刺激时,引发少量的Na^+内流,使受刺激处的细胞膜去极化;当去极化达到阈电位时,即可引起大量的Na^+内流产生动作电位,进而引起整个细胞发生一次动作电位。如果细胞在阈下刺激作用下,在受刺激的部位也会引起Na^+内流,只不过Na^+内流的量要少,产生的去极化幅度较小,不能足以使膜电位达到阈电位水平,从而使得膜电位的变化只局限于受刺激的部位。这种产生于膜的局部、较小的去极化反应称为局部反应或局部兴奋,产生的电位称为**局部电位**或**电紧张电位**。

2. 局部电位的特点

(1) 它不是"全或无"式的:在阈下刺激范围内,局部兴奋可随阈下刺激的增强而增大。

(2) 衰减性传导:局部兴奋随传播距离的增加而减小,最后消失,因此不能在膜上做远距离传导。

(3) 总和效应:两个以上的局部兴奋可因时间(多个刺激在同一部位连续给予)或空间上(多个刺激同时在相邻的部位给予)相互接近而叠加起来,这种现象称为**总和**。多个局部兴奋如果叠加起来达到阈电位,从而引发动作电位。因此,动作电位可以由一次阈刺激或阈上刺激引起,也可以由多个阈下刺激产生的局部兴奋的总和而引发(图1-21)。

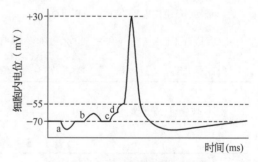

图1-21 刺激引起膜超级化、局部反应及其总和效应

a、b、c、d均为阈下刺激

(施曼娟 王超美)

第三节　基本组织

组成人体的基本结构和功能单位是细胞。人体细胞数量众多,种类也有成百上千种,其形态结构和功能也各有差异。在机体中,一些形态结构相类似、功能相关的细胞和细胞间质组合在一起,构成人体四大组织,即**上皮组织、结缔组织、肌组织和神经组织**。

一、上皮组织

上皮组织由排列密集的形态较规则的上皮细胞和少量的细胞间质组成。按其分布和功能不同,可分为被覆上皮和腺上皮。被覆上皮覆盖于机体和器官的表面或衬贴在有腔器官的腔面。腺上皮以分泌功能为主,构成腺。上皮组织具有保护、分泌、吸收等功能。

(一)被覆上皮

被覆上皮都具有以下共同特征:①细胞多、间质少,细胞紧密排列;②细胞具有明显的极性,其朝向基膜的一面称基底面,朝向腔面或体表的一面称游离面;③上皮组织通过基膜附着在结缔组织上;④上皮组织内通常无血管,细胞所需营养由深部结缔组织中的血管渗出,透过基膜供给;⑤有些上皮组织中可有丰富的神经末梢。

1. 被覆上皮的类型和结构　被覆上皮主要根据上皮细胞的层数和细胞形状(复层上皮根据表层细胞的形状)来分类。

(1)被覆上皮的类型和主要分布:见表1-4。

表1-4　被覆上皮的类型和主要分布

上皮类型		主要分布	主要功能
单层上皮	单层扁平上皮	内皮:心、血管和淋巴管腔面	表面光滑、薄,利于血液和淋巴的流动及物质交换
		间皮:胸膜、腹膜和心包膜表面	游离面湿润光滑,便于内脏器官运动
		其他:肺泡及肾小囊壁层等	气体交换和保护
	单层立方上皮	肾小管、甲状腺滤泡	被覆、吸收、分泌
	单层柱状上皮	胃、肠黏膜和子宫内膜	保护、吸收、分泌、润滑
	假复层纤毛柱状上皮	呼吸道黏膜	保护、分泌及将尘粒排出
复层上皮	复层扁平上皮	未角化:口腔、食管、肛门和阴道的腔面	保护、分泌、防止水分丢失
		角化:皮肤的表皮	保护、分泌、防止水分丢失
	变移上皮	肾盏、肾盂、输尿管和膀胱黏膜	保护及有利于器官的活动

(2)被覆上皮的结构:见表1-5。

表1-5　各类被覆上皮的结构

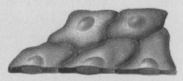

单层扁平上皮
由一层扁平细胞组成,表面观细胞为多边形。核圆、居中。
侧面观细胞较扁,有利于物质的通透

单层扁平上皮模式图

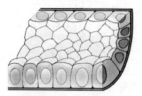

单层立方上皮模式图

单层立方上皮

由一层立方细胞组成，表面观细胞为六角形，侧面观细胞呈立方形，核圆、居中

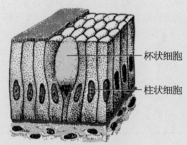

——杯状细胞

——柱状细胞

单层柱状上皮模式图

单层柱状上皮

由一层棱柱状细胞组成，表面观为六角形，侧面观细胞呈柱状，核长椭圆形。柱状上皮之间常夹有一些杯状细胞，顶部胞质充满黏原颗粒。杯状细胞属腺细胞，分泌的黏液具有润滑和保护作用

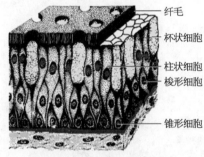

——纤毛

——杯状细胞

——柱状细胞

——梭形细胞

——锥形细胞

假复层纤毛柱状上皮模式图

假复层纤毛柱状上皮

上皮由柱状、杯状、梭形和锥形细胞组成，由于细胞高低不一，细胞核的位置不在同一水平上，形似复层。但所有细胞的基部都附着于基膜，故实为单层上皮。柱状上皮表面有纤毛，柱状上皮之间常夹有一些杯状细胞

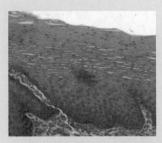

未角化的复层扁平上皮（低倍镜）

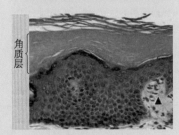

角质层

角化的复层扁平上皮（高倍镜）

复层扁平上皮

由多层细胞组成，浅层细胞呈扁平状，深层细胞则从矮柱状至多边形不等。基底层的矮柱状细胞具有分裂能力，新生细胞渐向浅层推移，以补充衰老、脱落的表层细胞

未角化的复层扁平上皮：位于口腔、食管、肛门和阴道等腔面

角化的复层扁平上皮：位于皮肤的表皮，其浅层的细胞富含角蛋白，构成角质层，称角化的复层扁平上皮

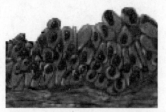

变移上皮(高倍镜)（膀胱空虚时）

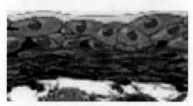

变移上皮(高倍镜)（膀胱充盈时）

变移上皮
　　上皮细胞的层数和细胞形状可随所在器官的舒缩而变化
　　当器官空虚时,上皮变厚,表层细胞体积较大呈立方形,核圆,可有双核;基层细胞为立方形,中间层细胞呈多边形
　　当器官充盈时,上皮变薄,表层细胞呈扁平状

2. 被覆上皮的特殊结构
(1) 被覆上皮的游离面:见表1-6。

表1-6　上皮组织游离面的结构与功能

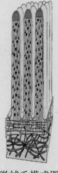

微绒毛模式图

微绒毛
　　电镜下观察,是细胞膜和细胞质向游离面伸出的细小指状突起,胞质内含有许多纵行的肌动蛋白微丝
　　小肠上皮细胞的微绒毛发达,构成光镜下的纹状缘。微绒毛可扩大细胞的表面积,有助于细胞的吸收功能

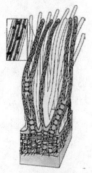

纤毛模式图

纤毛
　　是细胞膜和细胞质向游离面伸出的细长突起,比微绒毛粗而长,光镜下也能观察到。纤毛的胞质内纵向排列的微管与纤毛的摆动有关
　　分布于呼吸道黏膜的假复层纤毛柱状上皮等处

　　(2) 被覆上皮的侧面:相邻上皮细胞的侧面有一些特殊的细胞连接结构,由浅入深有紧密连接、中间连接、桥粒和缝隙连接。它们主要由相邻细胞间局部特化的细胞膜、细胞质和细胞间隙组

成。有两个或两个以上连接同时存在,称为连接复合体。细胞连接也存在于结缔组织、肌组织和神经组织的细胞之间(表1-7)。

表1-7 上皮细胞侧面的连接结构与功能

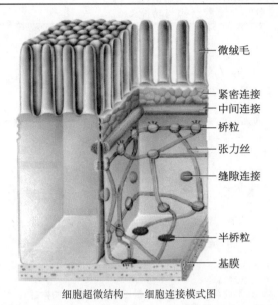

微绒毛
紧密连接
中间连接
桥粒
张力丝
缝隙连接
半桥粒
基膜

细胞超微结构——细胞连接模式图

紧密连接
阻止大分子物质进入细胞间隙;有一定的机械性连接作用

中间连接
加强细胞间连接;保持细胞形状和传递细胞收缩力的作用

桥粒
是一种最牢固的细胞间连接,多见于机械刺激或摩擦较多的部位

缝隙连接
有利于细胞之间小分子物质和离子的交换,协调各细胞的功能;有利于细胞之间传递电冲动

(3)被覆上皮的基底面:上皮细胞的基底面由基膜、半桥粒和质膜内褶等结构构成。具有支持、连接、扩大细胞基底部接触面积和物质通透等功能(表1-8)。

表1-8 上皮细胞基底面的连接结构与功能

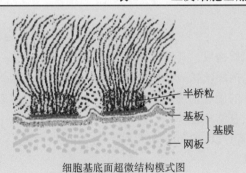

半桥粒
基板
网板 }基膜

细胞基底面超微结构模式图

基膜
基膜是位于上皮细胞的基底面与深部结缔组织之间的薄膜。由基板和网板组成。具有支持、连接和物质通透等功能
半桥粒
在上皮细胞的基底面,与基膜之间形成半桥粒。可将上皮细胞固定在基膜上

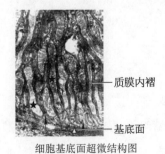

质膜内褶
基底面

细胞基底面超微结构图

质膜内褶
由基底面的细胞膜向胞质内凹陷形成,内褶周围的胞质内有许多纵行排列的线粒体。质膜内褶可扩大细胞基底部的表面积,有利于水和电解质的转运

25

（二）腺上皮和腺

以分泌功能为主的上皮称**腺上皮**（glandular epithelium）。以腺上皮为主要成分的器官称**腺**（gland）。人体内腺体根据有无导管，分为两类腺体，即**内分泌腺**和**外分泌腺**（表1-9）。

表1-9　内分泌腺和外分泌腺结构与功能

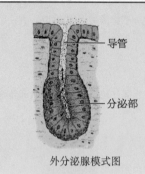

外分泌腺模式图

外分泌腺
　　由分泌部和导管两部分组成。部分外分泌腺，根据其分泌部的分泌物性质，可分成浆液性腺、黏液性腺和混合性腺三种。其分泌物可通过导管排出，如汗腺和胃腺等

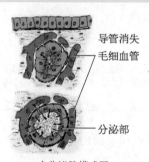

内分泌腺模式图

内分泌腺
　　无导管，分泌物经血液或淋巴输送，其分泌物称激素，如甲状腺和肾上腺等

二、结缔组织

结缔组织（connective tissue）由细胞和细胞间质构成。其结构特点：①细胞少，但种类多。②细胞散在分布于间质内，无极性。③细胞间质多，包括细丝状的纤维和均质状的基质。结缔组织中有丰富的血管和神经。广义的结缔组织包括胶态状的固有结缔组织，液态状的血液、淋巴，固态状的软骨组织和骨组织。一般所称的结缔组织即指固有结缔组织。

结缔组织在体内分布广泛，具有支持、连接、营养、保护和防御等功能。

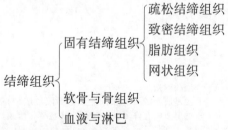

（一）固有结缔组织

固有结缔组织按其结构和功能的不同分为疏松结缔组织、致密结缔组织、脂肪组织和网状组织。

1. 疏松结缔组织 **疏松结缔组织**(loose connective tissue)是由细胞、基质和纤维构成。其主要的结构特点是细胞少,基质多,纤维较少且排列稀疏,故称疏松结缔组织(图1-22)。该组织在体内分布最广泛。

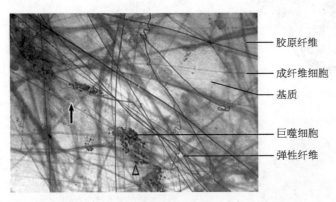

图1-22 疏松结缔组织铺片(高倍镜)

(1)细胞:在疏松结缔组织中,虽然细胞数量少,但种类多。有成纤维细胞(fibroblast)、巨噬细胞(macrophage)、肥大细胞(mast cell)、浆细胞(plasma cell)、脂肪细胞(fat cell)和未分化间充质细胞等(图1-23,表1-10)。

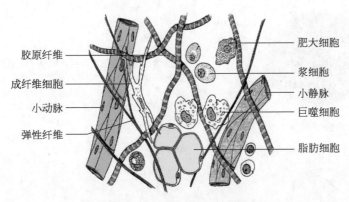

图1-23 疏松结缔组织模式图

表1-10 **疏松结缔组织各种细胞的结构与功能**

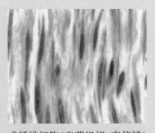

成纤维细胞(肉芽组织,高倍镜)

成纤维细胞
　　细胞扁平多凸起,呈星形。细胞质弱嗜碱性,核大,卵圆形,着色浅。电镜下可见细胞质内富含粗面内质网、游离核糖体和发达的高尔基复合体。能形成结缔组织的纤维和基质

27

（续表）

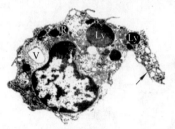

巨噬细胞（电镜）

巨噬细胞

细胞形态多样。胞质嗜酸性，核卵圆形或肾形。电镜下胞质内含大量溶酶体、吞饮小泡和吞噬体、残余体等。具有变形运动趋化性，能吞噬异物及衰老死亡的细胞，能分泌多种生物活性物质，并可作为抗原呈递细胞参与机体免疫应答

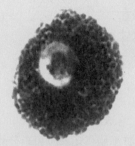

肥大细胞（高倍镜）

肥大细胞

细胞常成群分布于小血管和小淋巴管周围。细胞较大，呈圆形或卵圆形。核小而圆，位居中央。细胞质内充满粗大的异染性分泌颗粒。颗粒内含有组胺、嗜酸性粒细胞趋化因子和肝素，细胞质中含有白三烯，在致敏原的刺激下，肥大细胞可脱颗粒，释放上述物质，导致过敏反应发生

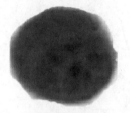

浆细胞（高倍镜）

浆细胞

细胞呈圆形或卵圆形，胞质嗜碱性。核圆，常偏位。核内染色质沿核膜呈轮辐状排列。电镜下可见细胞质内有大量平行排列的粗面内质网和游离核糖体，核旁有发达的高尔基复合体。浆细胞主要存在于消化道、呼吸道黏膜和慢性炎症部位。浆细胞能合成和分泌免疫球蛋白即抗体，参与体液免疫应答

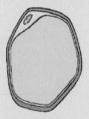

脂肪细胞模式图

脂肪细胞

细胞单个或成群分布，体积较大，细胞质内含脂滴，核被挤成扁圆形，与核周胞质一起被挤至细胞边缘。脂肪细胞能合成和储存脂肪，参与脂质代谢

（2）纤维：疏松结缔组织中的纤维呈细丝状的，有胶原纤维（collagenous fiber）、弹性纤维（elastic fiber）和网状纤维（reticular fiber）三种（图 1-22，表 1-11）。

（3）基质（ground substance）：疏松结缔组织的基质较多，呈胶态状，充满于细胞和纤维之间，具有一定的黏稠度。**基质**的化学成分主要由蛋白多糖、糖蛋白和组织液构成。**蛋白多糖**是由蛋白质与大量糖胺多糖结合的一种大分子复合物。糖胺多糖包括透明质酸、硫酸软骨素和硫酸角质素等，其中以透明质酸含量最多。

表 1-11 疏松结缔组织三种纤维的结构与功能

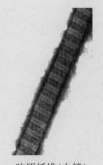

胶原纤维（电镜）

胶原纤维
数量较多，新鲜时呈白色，H-E染色呈粉红色。胶原纤维较粗，常交织成网，化学成分为胶原蛋白
电镜下可见胶原纤维由更细的胶原原纤维黏合而成，有明暗相间的横纹
胶原纤维韧性大、抗拉力强

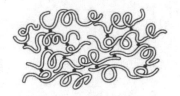

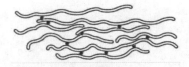

弹性纤维模式图

弹性纤维
数量较少，新鲜时呈黄色，H-E染色呈浅粉红色，折光性较强。弹性纤维较细，常分支并交织成网，主要化学成分为弹性蛋白
弹性纤维有弹性，但韧性较差

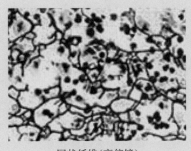

网状纤维（高倍镜）

网状纤维
纤维较细，分支多，交织成网，由胶原蛋白构成。由于网状纤维表面有较多的酸性多糖，H-E染色难以显示，而用银染法呈棕黑色，故又名嗜银纤维
网状纤维在结缔组织中较少，主要分布在基膜、骨髓和淋巴器官内

透明质酸是一种曲折盘绕的长链大分子，并通过连接蛋白与其他糖胺多糖相连接，形成具有许多微孔的分子筛（图 1-24）。分子筛结构具有屏障作用，容许小于孔隙的物质（如营养物质、代谢产物和气体分子等）自由通过，而大于孔隙的物质（如病原菌等）不能通过。溶血性链球菌和癌细胞能分泌透明质酸酶，通过分解透明质酸而破坏分子筛结构，导致炎症和癌细胞扩散蔓延。

糖蛋白主要有纤维粘连蛋白、层粘连蛋白、软骨粘连蛋白等，通过它们的连接和介导作用，可影响细胞的活动。

基质中还含有少量的**组织液**（tissue fluid），是从毛细血管动脉端渗出的部分液体，然后经毛细血管静脉端或毛细淋巴管回流入血液或淋巴，处于不断更新的动态平衡之中，有利于血液和组织细胞间的物质交换。病理情况下，组织液增多或减少，分别可导致水肿或脱水。

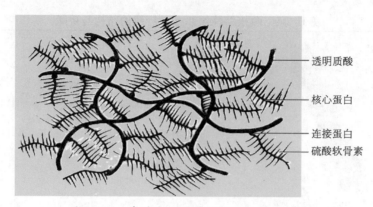

透明质酸
核心蛋白
连接蛋白
硫酸软骨素

图 1-24　基质内分子筛的分子结构模式图

2. 致密结缔组织　**致密结缔组织**(dense connective tissue)的组成成分与疏松结缔组织相似,但以纤维为主,纤维粗大且排列紧密;细胞较少,主要是成纤维细胞。根据纤维性质和排列方式不同,可分为不规则的致密结缔组织(如真皮和巩膜)和弹性组织(如项韧带和黄韧带)(图 1-25),以及规则的致密结缔组织(如肌腱和腱膜)(图 1-26)。

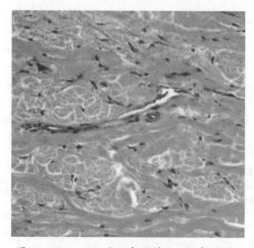

图 1-25　不规则致密结缔组织(高倍镜)

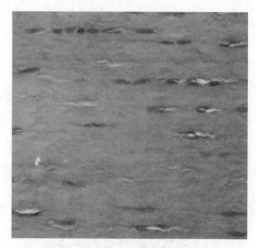

图 1-26　规则致密结缔组织(高倍镜)

3. 脂肪组织　**脂肪组织**(adipose tissue)由大量的脂肪细胞聚集而成,其间有少量的疏松结缔组织将其分割成脂肪小叶(图 1-27,图 1-28)。主要分布在皮下组织、网膜和系膜等处。

4. 网状组织　**网状组织**(reticular tissue)由网状细胞、网状纤维和基质构成。网状细胞呈星形多凸起,细胞质弱嗜碱性,核大、着色浅,核仁明显。相邻细胞的突起彼此连接成网(图 1-29)。网状细胞能产生网状纤维,后者沿网状细胞分布,两者共同构成器官的支架。网状组织主要分布在造血器官和淋巴器官内,构成血细胞和淋巴细胞发育的微环境。

（二）软骨与骨

软骨和骨是构成机体支架的器官,分别以软骨组织和骨组织为主要结构成分。人的一生中,这两种组织尤其是骨组织不断地更新与改建,以适应机体的生长发育和支持功能的变化需求。

1. 软骨　**软骨**(cartilage)为固态的结缔组织,由软骨组织及其周围的软骨膜构成(图 1-30)。软骨略有弹性,可承受压力和摩擦力,有一定的支持和保护作用。

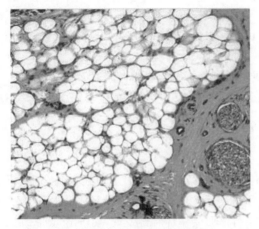

图 1-27 脂肪组织(低倍镜)

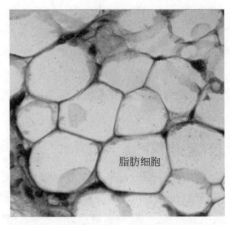

图 1-28 脂肪组织(高倍镜)

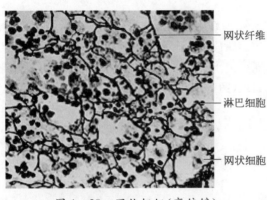

图 1-29 网状组织(高倍镜)

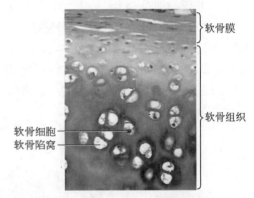

图 1-30 软骨组织(透明软骨,高倍镜)

(1) 软骨组织(cartilage tissue):**软骨组织**由软骨细胞、基质和纤维构成。软骨组织内无血管和神经,软骨细胞所需营养由软骨膜内的血管渗出供给。

(2) 软骨膜:除关节面软骨外,软骨表面均覆有一层由致密结缔组织构成的**软骨膜**(perichondrium),具有营养和保护作用(图 1-30)。

2. 骨 骨(bone)由骨组织、骨膜和骨髓等构成。骨组织结构坚硬并具有一定韧性,含有人体99%以上的钙和85%以上的磷,因此骨不但具有支持、保护功能,也是人体最大的钙、磷储存库。

骨组织(osseous tissue)由钙化的骨间质即骨质和细胞组成。

骨质由有机成分和无机成分构成。有机成分约占成人骨干重的35%,包括大量的胶原纤维和少量基质,与骨的韧性有关。无机成分约占骨干重的65%,主要为钙盐,是骨质坚硬的原因。

骨组织中的细胞包括骨原细胞、成骨细胞、骨细胞和破骨细胞(图 1-31)。其中**骨细胞**的数量

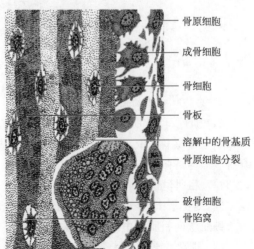

图 1-31 骨组织中的细胞(模式图)

31

最多,位于骨质内,具有成骨作用。**破骨细胞**常位于骨组织被吸收部位的凹陷处。破骨细胞由许多单核细胞融合而成,故体积较大,多核。破骨细胞可向其内释放蛋白水解酶和乳酸等,溶解骨质,并将被降解成分摄入细胞内以再利用。

骨膜由致密结缔组织构成,包绕在骨外表面的称**骨外膜**。覆盖在骨髓腔内面、骨小梁表面、中央管和穿通管腔面的称**骨内膜**。骨膜除对骨具有营养、保护作用外,在骨的生长、改建和修复过程中也起重要的作用。

三、肌组织

肌组织(muscular tissue)主要由肌细胞及细胞间的少量结缔组织组成。肌细胞细长呈纤维状,又称**肌纤维**(muscle fiber)。其细胞膜和细胞质分别称肌膜和肌质,滑面内质网称肌质网。人的肌组织包括骨骼肌、心肌和平滑肌,前两种属横纹肌。骨骼肌受躯体神经支配,属于随意肌。心肌和平滑肌受自主神经支配,为非随意肌。

(一)骨骼肌的结构

1. 骨骼肌纤维的光镜结构　**骨骼肌**(skeletal muscle)纤维呈长圆柱形(图 1-32),多核,每条肌纤维可含有几十至几百个细胞核,分布在肌膜下方。肌质内含有大量与肌纤维长轴平行排列的肌原纤维,每条肌原纤维上都有明带、暗带相间的条纹,由于所有肌原纤维的明带和暗带均整齐地排列在同一平面上,因此使肌纤维呈现明暗交替的横纹(图 1-33)。

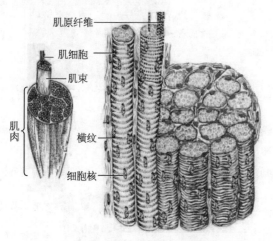

图 1-32　骨骼肌细胞结构立体模式图

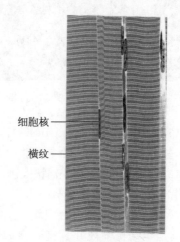

图 1-33　骨骼肌细胞的光镜结构

2. 骨骼肌纤维的超微结构

(1)肌原纤维:**肌原纤维**上的暗带又称 A 带,中间的浅色区称 H 带,H 带中央有一条深色的 M 线。明带又称 I 带,中央有一条深色的 Z 线。相邻两条 Z 线之间的一段肌原纤维称**肌节**,是肌纤维收缩与舒张的基本结构单位。电镜下可见肌原纤维由粗、细肌丝有规律地平行排列而成(图 1-34)。粗肌丝位于肌节的 A 带,中央固着于 M 线。细肌丝一端固着于 Z 线,另一端插入粗肌丝之间,终止于 H 带外缘。根据肌丝滑行学说(详见骨骼肌收缩的滑行理论),肌纤维的收缩是由于细肌丝向粗肌丝中央的 M 线方向滑行,导致肌纤维收缩。

(2)肌管系统:指包绕在每一条肌原纤维周围的两套独立的膜性管道结构。一种是走向与肌原纤维垂直的管道,称**横小管**,又称 T 小管(图 1-35)。另一种是走向与肌原纤维平行的管道,称

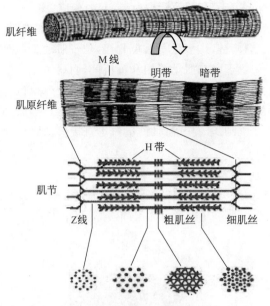

图 1-34 肌原纤维超微结构模式图

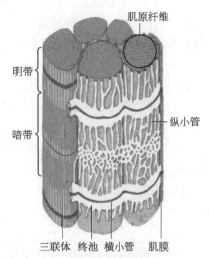

图 1-35 骨骼肌超微结构模式图

纵小管,又称 L 小管。横小管是由肌膜向肌质内凹陷形成的小管,其功能是将肌膜的电兴奋迅速传入细胞内部。纵小管属于肌质内的滑面内质网,即肌质网,分布在横小管之间,纵行包绕于每条肌原纤维的周围。位于横小管两侧的肌质网末端膨大呈扁囊状,称**终池**。每一横小管与其两侧的终池紧密相贴,构成**三联体**。三联体的功能是将横小管传来的电兴奋(动作电位)传至肌质网,完成横小管向纵小管的信息传递。肌质网上有丰富的钙泵和钙通道,钙泵能逆浓度将肌质中的 Ca^{2+} 泵入肌质网内储存,当肌质网兴奋后,钙通道开放,大量 Ca^{2+} 释放入肌质内,激发肌原纤维收缩。

(3) 肌丝的分子结构:粗肌丝由许多肌球蛋白(myosin,又称肌凝蛋白)构成,每个肌球蛋白分子呈豆芽状,分为杆部和头部两部分(图 1-36)。在粗肌丝内,杆部朝向 M 线聚集成束,构成粗肌丝的主干;头部则朝向两端,呈螺旋状规律地暴露于粗肌丝表面,形成所谓横桥。横桥的主要特性是:①具有 ATP 酶的活性,可分解 ATP 释放能量,提供横桥扭动的能量来源。②具有与细肌丝的肌动蛋白可逆性结合的位点,当横桥的位点与细肌丝的肌动蛋白结合时,能激活 ATP 酶释放能量,引起横桥向 M 线方向扭动。横桥继而与肌动蛋白分离,再与新的肌动蛋白结合,这样产生的同方向连续摆动,拉动细肌丝向 M 线方向滑行。

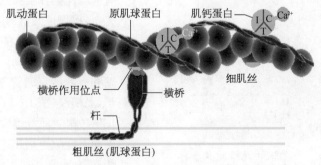

图 1-36 肌丝的分子结构与肌丝滑行示意图

33

细肌丝由肌动蛋白(actin)、原肌球蛋白(tropomyosin)和肌钙蛋白(troponin)构成(图1-36)。肌动蛋白单体呈球形,上有与横桥结合的位点。许多球形的肌动蛋白分子聚合成双股螺旋链,构成细肌丝的主干。原肌球蛋白分子为较短的双股螺旋链,许多分子首尾相接,位于肌动蛋白双螺旋链两侧的浅沟内。肌肉静止时,原肌球蛋白的位置正好在肌动蛋白和横桥间,阻碍了肌动蛋白与横桥的结合。肌钙蛋白固定于原肌球蛋白分子上,由三个亚单位组成,其中的一个亚单位与肌质中的 Ca^{2+} 亲和力大,当其与 Ca^{2+} 结合时,可通过构象的改变启动收缩过程。肌球蛋白和肌动蛋白直接与肌细胞的收缩有关,故被称为收缩蛋白。原肌球蛋白和肌钙蛋白不直接参加肌细胞收缩,但可对收缩过程起调控作用,故被称为调节蛋白。

(二)心肌的结构

1. 心肌纤维的光镜结构　**心肌**(cardiac muscle)纤维呈短柱状(图1-37),有分支,相互连接成网,其连接处染色较深,称**闰盘**(intercalated disk)。心肌纤维通常有一个椭圆形核,位居中央,偶见双核。心肌纤维也有横纹,但不如骨骼肌的明显。

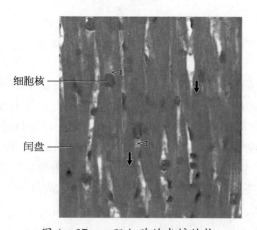

图1-37　心肌细胞的光镜结构

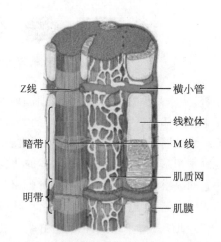

图1-38　心肌细胞超微结构立体模式图

2. 心肌纤维的超微结构　心肌纤维的超微结构与骨骼肌纤维类似,但具有下述特点:肌原纤维被肌质分割成粗细不等的束,故心肌纤维的横纹不明显;横小管较粗,位于 Z 线水平;肌质网稀疏,终池小而少,常与横小管形成**二联体**。(图1-38)闰盘为心肌特有的结构,该处有缝隙连接,能在心肌纤维间迅速传递电兴奋,以保证心肌的同步收缩。

(三)平滑肌的结构

平滑肌(smooth muscle)分布于血管壁和有腔器官的管壁内。肌纤维呈长梭形,无横纹(图1-39)。单核,长椭圆形,位居中央。肌纤维常成束或成层分布,细胞间有缝隙连接相连,便于传递化学信息和兴奋,有利于肌群的同步收缩。

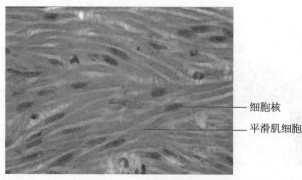

图1-39　平滑肌的光镜结构

表 1 - 12 三种肌纤维的结构与功能特点

分类	骨骼肌	心 肌	平滑肌
分布	骨骼上	心脏	血管、内脏
功能特点	收缩迅速有力,易疲劳,属于随意肌	收缩呈节律性,不易疲劳,属不随意肌	收缩缓慢持久,属不随意肌
形态	细长圆柱形	短柱状,有分叉,彼此吻合成网	长梭形
核	有几个至几百个核,椭圆形,位于肌膜下	核一个,偶见二个核,椭圆形,位于细胞中央	核一个,椭圆形,位于细胞中央
特殊结构	肌原纤维的明带和暗带对位整齐,形成横纹	心肌纤维相接处形成闰盘,横纹不明显	无横纹、无闰盘

(四) 肌细胞的收缩功能

人体三种肌肉的基本功能是收缩。就收缩的原理而言,三种肌细胞基本相同,都是与细胞内的收缩蛋白(主要是肌球蛋白和肌动蛋白等)有关。骨骼肌是体内最多的肌组织,约占体重的 40%,在骨骼和关节的配合下,通过骨骼肌的收缩和舒张完成各种躯体运动。下面主要讨论骨骼肌细胞的收缩功能,心肌和平滑肌的一些特点将分别在循环及消化与吸收章节中介绍。

1. 骨骼肌收缩原理

(1) 骨骼肌收缩的滑行理论:骨骼肌细胞的收缩机制现在公认的是肌丝滑行学说。它的要点是:肌细胞收缩时肌原纤维的缩短,并不是由于肌丝本身的缩短或卷曲,而是细肌丝向粗肌丝中间滑行的结果。肌丝滑行学说的实验证据是:当肌细胞收缩变短时,暗带的长度不变,而明带变短、H区变窄,暗带中粗细肌丝重叠部分增加,相邻的 Z 线互相靠拢,肌节缩短,整个肌原纤维、肌细胞乃至整条肌肉的长度缩短。

肌肉收缩的过程:肌肉处于静息状态时,原肌球蛋白遮盖肌动蛋白与横桥的结合位点,横桥无法与位点结合。当胞质内 Ca^{2+} 浓度升高时,肌钙蛋白在结合了足够的 Ca^{2+} 后发生构象变化,这种变构又导致肌钙蛋白与肌动蛋白的结合减弱而位移,从而暴露出肌动蛋白上与横桥结合的位点,使横桥与肌动蛋白结合;并同时激活横桥上的 ATP 酶,分解 ATP,释放出能量,使获得能量的横桥向桥臂方向摆动 45°,并拖动细肌丝向 M 线方向滑动。经过横桥的反复运动,肌节缩短,肌细胞收缩。如果胞质内 Ca^{2+} 浓度降低,则肌钙蛋白与 Ca^{2+} 解离,肌钙蛋白与原肌球蛋白的复合物恢复原来的构象,竖起的横桥头部便不能与肌动蛋白上新的位点结合,肌肉进入舒张状态(图 1 - 36)。

(2) 骨骼肌的兴奋-收缩耦联:将肌细胞的电兴奋和机械收缩联系起来的中介机制,称为**兴奋-收缩耦联**(excitation-contraction coupling)。从上述肌肉收缩的滑行理论可见,胞质中 Ca^{2+} 浓度升高和降低是引起肌肉收缩和舒张过程的关键因素。而细胞内 Ca^{2+} 的变化是一个涉及许多 Ca^{2+} 转运蛋白活动的复杂过程。

当一个动作电位引起肌细胞发生一次收缩时,其兴奋-收缩耦联基本过程包括:①肌膜上的动作电位沿肌膜和 T 管上迅速传播,激活肌膜和 T 管膜上的 L 型钙通道。②激活的 L 型钙通道通过变构,激活终池膜上的钙通道(ryanodine 受体)开放,贮存在终池内的 Ca^{2+} 顺浓度差进入胞质到达肌丝区域,胞质内 Ca^{2+} 的浓度由静息时 10^{-7} mmol/L 的水平升高到 10^{-5} mmol/L。③胞质中升高的 Ca^{2+} 与肌钙蛋白结合,引起肌细胞收缩。④胞质中 Ca^{2+} 浓度升高的同时,激活终池膜上的钙泵,Ca^{2+} 又被钙泵逆浓度差转运回终池,胞质内 Ca^{2+} 的减少,引起肌细胞舒张。

从以上过程可以看出,把肌细胞兴奋和收缩过程耦联在一起的关键物质是 Ca^{2+},故也将 Ca^{2+} 称为耦联因子。如果肌质中缺少 Ca^{2+},纵然肌细胞的兴奋仍可以发生,但因为缺少 Ca^{2+} 而不能引起肌细胞的收缩,这种只产生兴奋不能引发收缩的现象称为"兴奋-收缩脱耦联"。

2. **骨骼肌神经-肌接头处的兴奋传递** 在体内骨骼肌的收缩是由支配它的运动神经元活动所决定,也就是说,只有神经上产生了动作电位,并且动作电位经**神经肌肉接头**传给骨骼肌时,才能引起做支配的肌肉收缩产生动作电位,进而引起收缩。

(1) 神经-肌接头的结构:骨骼肌的神经-肌接头(neuro-muscular junction)是由运动神经末梢和与它接触的骨骼肌细胞膜形成的,光镜下称运动终板。运动神经接近骨骼肌细胞时失去髓鞘,

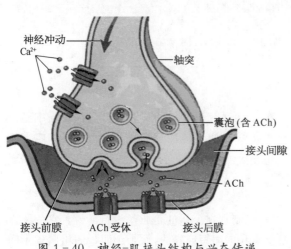

图 1-40 神经-肌接头结构与兴奋传递

末梢部位膨大,裸露的轴突末梢沿肌膜表面深入到一些向内凹陷的突触沟槽,这部分轴突末梢也称为**接头前膜**,与其相对的肌膜,称为**接头后膜**,又称**终板膜**,两者之间还有间隔约 50 nm 的**接头间隙**,其中充满细胞外液(图 1-40)。轴突末梢中含有许多囊泡,称为**突触小泡**,小泡内含有大量乙酰胆碱(ACh)(每个小泡约含有 1 万个 ACh 分子)。终板膜又进一步向内凹陷形成许多接头皱褶,这样可以扩大它与接头前膜的接触面积;在褶皱的开口处集中分布有 N_2 型 ACh 受体。在终板膜表面还分布有可将 ACh 分解为胆碱和乙酸的**胆碱酯酶**。

(2) 神经-肌接头的兴奋传递过程:当神经冲动到达神经末梢时,造成接头前膜的去极化引起膜上特有的电压门控 Ca^{2+} 通道的瞬间开放,Ca^{2+} 借助于膜两侧的电化学驱动力流入神经末梢内,使末梢内 Ca^{2+} 浓度升高。Ca^{2+} 可启动突触小泡的胞吐机制,使其与接头前膜融合,并将小泡内的 ACh 排放到接头间隙内。当动作电位到来时释放小泡数量的多少,取决于进入细胞内的 Ca^{2+},一次动作电位能使 200～300 个小泡内的 ACh 全部释放。被释放到突触间隙的 ACh 分子通过扩散到达终板膜。当 ACh 在接头间隙内扩散至终板膜时,立即与 N_2 型 ACh 受体(通道)上的两个亚单位结合,引起通道蛋白分子内部构象发生改变和通道开放。这种通道可允许 Na^+、K^+ 和少量 Ca^{2+} 通过,并在跨膜浓度差的驱动下,出现了 Na^+ 内流和少量 K^+ 的外流,使终板膜发生去极化。由于这一去极化发生在终板膜,所以又称为**终板电位**。终板电位属于局部电位,因此终板电位大小与突触前膜释放的 ACh 的量成正比。终板膜本身没有电压门控 Na^+ 通道,因而不会产生动作电位;但是,终板电位的电紧张扩布,可使与之相邻的一般肌细胞膜去极化而使之达到阈电位,激活该处膜上的电压门控钠通道,使之产生动作电位,并引发沿整个细胞膜传导的动作电位。

(3) 神经-肌接头处兴奋传递的特征:神经-肌接头处兴奋传递的过程可概括为电-化学-电的传递。正常情况下,一次神经冲动所释放的 ACh 以及它所引起的终板电位的大小,超过引起肌细胞膜动作电位所需阈值的 3～4 倍,因此神经-肌接头处的兴奋传递通常是一对一的,亦即运动纤维每有一次神经冲动到达末梢,都能"可靠地"使肌细胞兴奋一次,诱发一次收缩。每一次神经冲动所释放的 ACh 能够在它引起一次肌肉兴奋后被接头间隙中的胆碱酯酶迅速清除,否则它将持续作用于终板而使终板膜持续去极化,并影响下次到来的神经冲动的效应。这一过程的特点是:①单向性传递。即兴奋只能由接头前膜传向接头后膜,因为 ACh 只存在于轴突囊泡的缘故。②时间延搁。这是因为化学物质传递的速度比神经冲动的传导慢。③易受环境变化的影响。许多药物可以作用于接头传递过程中的不同阶段,影响正常的接头功能。

3. **骨骼肌收缩的形式** 在体内,躯体运动神经支配骨骼肌收缩,完成躯体的运动。骨骼肌收缩时产生两种变化:一是长度的缩短,一是张力的增加。在不同情况下,肌肉收缩有不同的表现形式。

(1) 等长收缩与等张收缩

1) **等长收缩**:肌肉收缩时只有张力的增加而无长度的缩短称为等长收缩(isometric contraction)。这时虽然有粗肌丝产生的力作用于细肌丝,但是没有发生细肌丝滑行。由于没有肌肉长度的缩短,纵然产生了很大的张力,被肌肉作用的物体也不会发生位移。等长收缩的作用主要是维持人体的姿势。例如,人体站立时,为了对抗重力和维持一定姿势而发生的有关肌肉的收缩主要就是等长收缩。

2) **等张收缩**:肌肉收缩时只有长度的缩短而无肌张力的变化称为等张收缩(isotonic contraction)。此时,粗肌丝产生的力作用于细肌丝,拉动细肌丝滑行,故肌肉缩短,使负荷发生位移,而张力不再增加。

人体骨骼肌的收缩大多数情况下是混合式的,就是说既有等张收缩又有等长收缩,而且总是等长收缩在前,等张收缩在后。当肌肉开始收缩时,一般只有肌张力的增加,当肌张力等于或超过负荷时,肌肉才会出现缩短。

(2) 单收缩与强直收缩

1) **单收缩**:骨骼肌在受到一次刺激后,爆发一次动作电位,引起一次迅速地收缩和舒张活动,称为单收缩(single twitch)。单收缩可分为三个时期:①潜伏期,是指从给予刺激到肌肉开始发生张力(或缩短)变化之间的时间。②收缩期,是指从收缩开始到收缩达到顶点的时间。③舒张期,是指从肌肉收缩顶点回到收缩基线的时间,舒张期略长于缩短期。不同肌肉单收缩的时程也不一样,如眼外肌一次单收缩不超过 10 ms,而腓肠肌可长达 100 ms。

2) **强直收缩**:在连续刺激下,肌肉产生多个单收缩,这些单收缩的复合称为强直收缩(tetanus)。强直收缩的状态随刺激频率的高低而不同。如图 1-41 所示,每个刺激都可引起肌细胞产生一个动作电位,每个动作电位都会产生一个单收缩。肌肉收缩可以复合,而动作电位是不能复合。依据刺激频率的不同,强直收缩又分为以下两种情况。如果刺激频率较低,后一刺激落在前一刺激引起收缩的舒张期内,就会形成在第一次收缩的舒张期还没有完结时发生第二次收缩,表现为舒张不完全,这种情况记录的收缩曲线成锯齿状,称为**不完全强直收缩**。不完全强直收缩的幅度大于单收缩。如果刺激频率较高,后一刺激引起的收缩落在前一刺激引起收缩的收缩期内,就会出现收缩力的叠加,称为**完全强直收缩**。强直收缩产生的张力大于单收缩和不完全强直收缩,一般是单收缩的 4~5 倍。人体的骨骼肌收缩是以整块肌肉为单位进行的,运动神经总是传来连续的神经冲动。因此,在人体内骨骼肌的收缩基本上都是完全强直收缩。

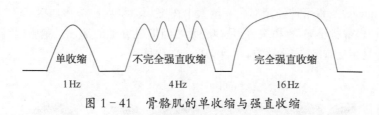

图 1-41 骨骼肌的单收缩与强直收缩

四、神经组织

神经组织(nerve tissue)由神经细胞和神经胶质细胞组成,它们都是有突起的细胞。神经细胞又称神经元,是神经系统的结构和功能单位,具有接受刺激和传导冲动的能力。神经元之间通过突触相互连接,形成复杂的神经网络和通路,将接受的信息从一个神经元传给另一个神经元或其他细胞,产生神经冲动。神经胶质细胞的数量比神经元多,对神经元起支持、营养、绝缘和保护等作用。

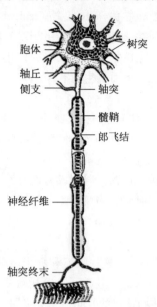

图 1-42 神经元和神经纤维结构模式图

（一）神经元

神经元(neuron)形态大小各异,可分为胞体、树突和轴突三部分(图1-42)。

1. 胞体 神经元的胞体主要位于中枢神经系统的灰质和周围神经系统的神经节内,是神经元代谢营养和整合信息的中心。胞体的大小不一,直径5～120μm,由细胞膜、细胞核和核周质构成。

（1）细胞膜:为可兴奋膜,有的膜蛋白是离子通道,有的膜蛋白是神经递质的受体。因此,细胞膜能接受刺激、产生和传导神经冲动。

（2）细胞核:位居中央,大而圆,着色浅,核仁明显。

（3）核周质:除一般的细胞器外,还有两种特殊的细胞器。①尼氏体(Nissl body):光镜下呈斑块状或颗粒状,为嗜碱性(图1-43)。电镜下可见尼氏体由许多平行排列的粗面内质网和散在其间的游离核糖体组成。功能是合成结构蛋白和分泌蛋白。②**神经原纤维**(neurofibril):在银染标本中呈棕褐色细丝,相互交织成网,并伸入到突起内(图1-44)。电镜下显示由神经丝和微管组成,构成神经元的细胞骨架,并有维持细胞形态、参与物质运输的功能。

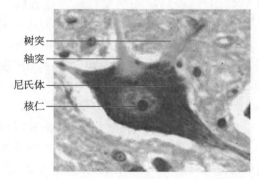

图 1-43 神经元光镜结构 H-E 染色

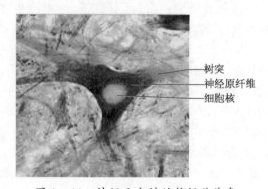

图 1-44 神经元光镜结构银盐染色

2. 树突(dendrite) 每个神经元都有一至数个树突,其反复分支,形如树枝状(图1-42)。树突表面粗糙,有许多棘状小突,称树突棘,是神经元之间形成突触的部位。胞质内结构同核周质相似。树突的功能是接受刺激,产生兴奋,并将兴奋传向胞体。

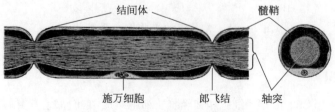

图 1-45 有髓神经纤维模式图

3. 轴突(axon)　每个神经元只有一个轴突,由胞体发出轴突的部位称轴丘,呈圆锥形,染色较浅,无尼氏体(图1-42)。轴突一般较为细长,表面光滑,分支少,可有侧支。轴突末端分支较多,构成轴突终末。轴突内有许多与轴突平行的神经原纤维,无尼氏体。轴突的功能是将神经冲动传向其他神经元或效应器。

(二) 神经胶质细胞

神经胶质细胞(neuroglial cell)广泛分布于神经系统。H-E染色方法只能显示其细胞核,用镀银法或免疫细胞化学法可显示其全貌。

1. 中枢神经系统的胶质细胞　中枢神经系统的胶质细胞由星形胶质细胞、少突胶质细胞、小胶质细胞组成(表1-13)。

表1-13　中枢神经系统内胶质细胞的结构和功能

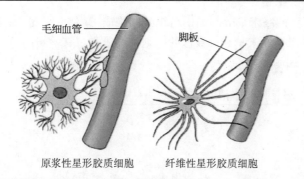

星形胶质细胞
　数量最多,体积最大,呈星形多突起,可分为纤维性星形胶质细胞和原浆性星形胶质细胞
　星形胶质细胞具有支持、营养、绝缘、修复和构成血脑屏障等功能

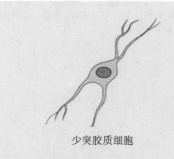

少突胶质细胞
　胞体呈梨形,突起较少,突起末端扩展成扁平薄膜状,包卷在神经元突起外,形成中枢神经系统有髓神经纤维的髓鞘

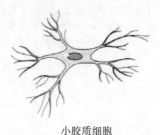

小胶质细胞
　胞体小、呈椭圆形。突起细长有分支,表面有许多小棘突。该细胞起源于血液单核细胞,当中枢神经受损时,可吞噬死亡变性的细胞和髓鞘

2. 周围神经系统的胶质细胞

(1) **神经膜细胞**:又称施万细胞(Schwann cell),细胞排列成串,一个连一个地包裹在轴突的表面,形成周围神经系统有髓神经纤维的髓鞘(图1-45)。

(2) **卫星细胞**:为神经节内包裹神经元胞体的一层扁平细胞。

3. 神经纤维　**神经纤维**(nerve fiber)由神经元的突起(轴突或长树突)以及包绕在它们表面的

胶质细胞组成。根据胶质细胞是否形成**髓鞘**(myelin sheath),可分为有髓神经纤维和无髓神经纤维。

(1)有髓神经纤维(myelinated nerve fiber):**有髓神经纤维**由神经元的突起、髓鞘和神经膜组成。髓鞘呈节段状,相邻节段间的狭窄区域称**郎飞结**(Ranvier node),该处无髓鞘。相邻两个郎飞结之间的部分称结间体。有髓神经纤维的兴奋传导呈跳跃式,即从一个郎飞结跳跃至另一个郎飞结,故传导速度较快。

(2)无髓神经纤维:周围神经系统内,**无髓神经纤维**(unmyelinated nerve fiber)可由一个神经膜细胞包裹多条轴突形成,但不形成髓鞘和郎飞结。神经冲动沿轴膜做连续传导,故传导速度较慢。

4. 神经末梢　**神经末梢**(nerve ending)为周围神经纤维的终末部分与其他组织一起形成的结构,按其功能可分为感觉神经末梢和运动神经末梢。

(1)感觉神经末梢:由感觉神经元周围突的终末部分与周围组织共同构成,又称**感受器**,根据是否有结缔组织被囊包裹可分成两类,即游离神经末梢和有被囊的感觉神经末梢。有被囊的神经末梢包括触觉小体、环层小体、肌梭等(表1-14,表1-15)。

表1-14　感觉神经末梢的结构

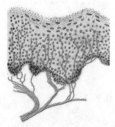

游离神经末梢模式图

游离神经末梢
　神经纤维末端反复分支,失去髓鞘后进入组织,裸露的细支分布在表皮、角膜、黏膜上皮、骨膜和牙髓等组织内

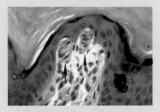

触觉小体(高倍镜)

触觉小体
　分布在真皮乳头内,以手指的掌侧皮肤内最多。小体呈卵圆形,内有许多横行排列的扁平细胞。有髓神经纤维失去髓鞘后进入结缔组织被囊,末端分支缠绕在扁平细胞间

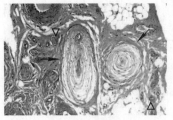

环层小体(高倍镜)

环层小体
　分布在皮下组织、韧带和关节囊等处。小体呈圆形或椭圆形,被囊由中央的圆柱形神经纤维和数十层同心圆排列的扁平细胞组成

（续表）

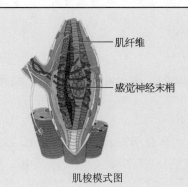

肌梭模式图

肌梭
分布在骨骼肌内,呈长梭形,内含数条细小的梭内肌纤维。神经纤维失去髓鞘后穿越被囊,缠绕在梭内肌纤维上。肌梭为本体感受器

表 1-15 神经末梢的分类、分布与功能

分 类		分 布	功 能
感觉神经末梢	游离神经末梢	分布于皮肤表皮、角膜、骨膜等处	接受冷、热和痛觉刺激
	触觉小体	分布于真皮乳头内	感受触觉
	环层小体	分布于皮下组织、韧带和关节囊等处	感受压觉和振动觉
	肌梭	分布于骨骼肌内	感受骨骼肌纤维的伸缩变化
运动神经末梢	运动终板	分布于神经肌肉接头处	支配骨骼肌的运动
	内脏运动神经末梢	分布于心肌、腺体、内脏和血管的平滑肌等处	支配平滑肌、心肌纤维收缩和腺体分泌

(2) **运动神经末梢**:由运动神经元传出纤维的终末部分与周围组织共同构成,又称效应器。

1) **躯体运动神经末梢**: 又称**运动终板**(motor end plate),运动神经元的轴突终末反复分支,呈爪状,失去髓鞘后贴附于骨骼肌纤维的肌膜上,两者构成突触,故又称神经肌肉突触或神经-肌接头(图 1-46)。能支配骨骼肌的运动。

2) **内脏运动神经末梢**:分布于心肌、腺体、内脏和血管的平滑肌等处。无髓神经纤维的终末分支有膨体(内含突触小泡),呈串珠样,附着于肌纤维上或走行于腺细胞间,支配平滑肌、心肌的收缩和腺体分泌。

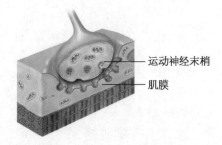

运动神经末梢

肌膜

图 1-46 运动终板模式图

（施曼娟 王新艳 杨 玲）

第四节 人体胚胎学概要

人体胚胎学是研究个体发生、发育及其变化规律的科学。受精是一个新个体诞生的标志,以后要经历一系列的变化,直至分娩。我们把在母体内这个新个体的产生、孕育的过程称为妊娠。以月经龄来计算要持续 280 日,以受精龄来计算,人胚的发生是从受精卵开始,经历约 266 日(38周),逐渐发育成一个成熟的胎儿。通常分为:①**胚胎期**,从受精至第 8 周末。此期末胚体的各器官、系统原基已经建立,胚胎已初具人形。②**胎儿期**,从第 9 周至出生。此期内胎儿逐渐长大,各器

官、系统继续发育,部分器官出现一定的功能活动。另外,把第 28 周到出生后第 7 日称为围生期(又称围产期)。

一、生殖细胞的成熟

生殖细胞又称为**配子**,包括精子和卵子,均为单倍体细胞,即仅有 23 条染色体,其中一条是性染色体。

(一) 精子的成熟

从青春期开始,在垂体促性腺激素的影响下,睾丸的精曲小管中不断地有一部分精原细胞分化发育成初级精母细胞。每个初级精母细胞,经两次成熟分裂后形成 4 个精子,其中 2 个精子的染色体是 23,X,另 2 个精子的染色体是 23,Y(图 1-47)。

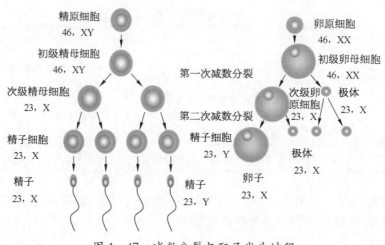

图 1-47　减数分裂与配子发生过程

精子在附睾内贮存并继续发育,可运动但无受精能力。只有进入女性生殖管道后,经子宫和输卵管分泌物的作用,才获得受精能力。在女性生殖管道内,精子能存活 1~3 日,其受精能力,一般可维持 24 h。

(二) 卵子的成熟

自青春期开始,两侧卵巢一般每月有 15~20 个卵泡开始生长发育,但通常只有一个卵泡发育成熟并排卵。排卵前初级卵母细胞完成第一次成熟分裂,形成一个大的次级卵母细胞和一个小的第一极体,各有 23 条染色体,即 22,X。随后次级卵母细胞进行第二次成熟分裂,但没有完成而停留在中期,在受精时才能完成。如果卵不受精,则第二次成熟分裂不能完成,并于排卵后 12~24 h后退化(图 1-47)。

二、受精

精子与卵子结合形成受精卵的过程称**受精**。受精的部位多在输卵管壶腹部。

(一) 受精的条件

受精的条件为:①卵细胞在排卵前必须处于第二次成熟分裂中期。②精子必须达到功能上的成熟并已获能。③精子的数量和质量必须正常。正常情况下每次射出的精液 2~6 ml,每毫升含精子数 1 亿左右。如精子数低于每毫升 400 万个,异常形态的精子大于 90%,或精子活动能力明显减弱,均可导致男性不育。④精子与卵子必须在限定的时间内相遇。受精一般发生在排卵后 24 h 以内。⑤男、女性生殖管道必须畅通。

目前许多人工避孕方法,如使用避孕套、输精管结扎等,都是根据上述原理设计的,主要是阻止精子与卵子相遇,从而达到节育的目的。

（二）受精的过程

受精一般发生在排卵后 24 h 以内。受精前,精子通过子宫和输卵管时,女性生殖道内所分泌的酶,能溶解阻碍精子受精的物质,从而具有受精能力。

精子向卵子运动并释放顶体酶,溶解放射冠及透明带。精子穿过透明带后,其头侧面的细胞膜与卵细胞膜融合,随即进入卵内。卵子受精子的激发,立即完成第二次成熟分裂。此时的精子和卵子的细胞核分别称雄原核和雌原核。两核逐渐靠拢,核膜消失,互相融合,形成二倍体的受精卵（图 1 - 48）。

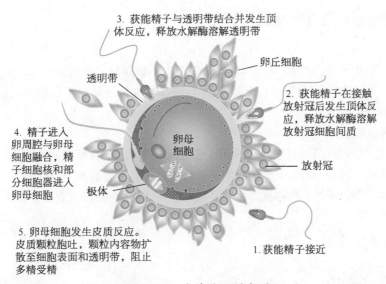

图 1 - 48　受精过程模式图

（三）受精的意义

1. 受精标志着新生命的开始　受精激发了卵细胞旺盛的生命力,使其能连续不断进行细胞分裂和分化,直至形成一个新的个体。

2. 受精使细胞恢复了染色体的数目　受精使细胞内染色体恢复二倍体状态,从而保持染色体数目的相对恒定,并使受精卵具有双亲的遗传物质,维持了物种的延续性。

3. 受精后决定了胎儿的性别　带有 X 染色体的精子与卵子结合发育为女性;带有 Y 染色体的精子与卵子结合,发育为男性。

拓展知识

一、避孕原理

根据受精的条件,人工避孕方法目前有许多,如安全期避孕、使用避孕套、输精管结扎等,都是根据上述原理设计的,主要是阻止精子与卵子相遇,从而达到节育的目的。

二、人工授精、克隆技术与试管婴儿

采用人工方法使精子和卵子结合称人工授精。通过体外人工授精后发育而成的胎儿称试管婴儿。试管婴儿的诞生可满足不孕患者要求生育的愿望,预防遗传性疾病的发生,为优生学、遗传工程和治疗某些不孕症开辟了新的途径。

克隆,实际是无性生殖(单性生殖),无须精子的参与。克隆技术在胚胎发生研究中也具有重要意义。随着克隆绵羊的诞生,意味着人类可以利用哺乳动物的一个细胞大量生产出完全相同的生命体。完成这次壮举的英国科学家威尔莫特的克隆方法是:先从一头绵羊的体细胞中取出细胞核,然后放入被掏空的第二头绵羊的卵细胞内,再通过电刺激使这个拼装成的细胞融合成一体并开始分裂,就如同普通的受精卵一样,待发育为胚泡后,再移植入第三头羊的子宫。

三、人胚的形成与发育概况

(一)卵裂

受精卵进行的细胞分裂称**卵裂**。卵裂形成的细胞称**卵裂球**。在受精后 72 h,受精卵分裂成 12~16 个细胞,形似桑椹,称**桑椹胚**。受精卵进行卵裂的同时,逐渐向子宫腔方向移动,至桑椹胚时已进入子宫腔(图 1-49)。

(二)胚泡的形成

桑椹胚继续分裂,形成囊泡状的胚称**胚泡**。胚泡有三部分组成:胚泡的内腔称胚泡腔;胚泡腔的一端有一群细胞,称内细胞群;其余的细胞呈单层排列在胚泡腔四周,称滋养层。与内细胞群相邻接的滋养层称极端滋养层。内细胞群主要发育成胎儿,而滋养层细胞主要发育成胎儿的附属结构(图 1-49)。

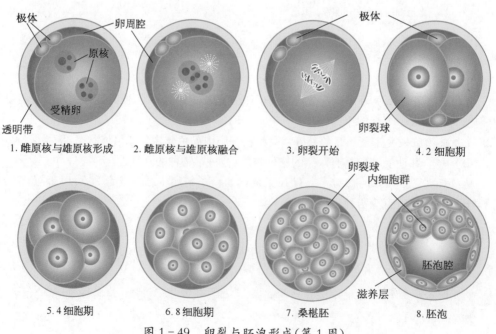

1. 雌原核与雄原核形成　　2. 雌原核与雄原核融合　　3. 卵裂开始　　4. 2 细胞期

5. 4 细胞期　　6. 8 细胞期　　7. 桑椹胚　　8. 胚泡

图 1-49　卵裂与胚泡形成(第 1 周)

（三）植入与蜕膜

胚泡埋入子宫内膜的过程称**植入**。在受精后第5～6日开始,第11～12日完成。

1. **植入的过程** 植入时,内细胞群一侧的极端滋养层首先与子宫内膜接触并分泌蛋白水解酶,溶解子宫内膜形成一缺口,胚泡由此埋入子宫内膜功能层。随着胚泡的埋入,缺口周围的上皮增生,修复缺口,植入完成(图1-50)。

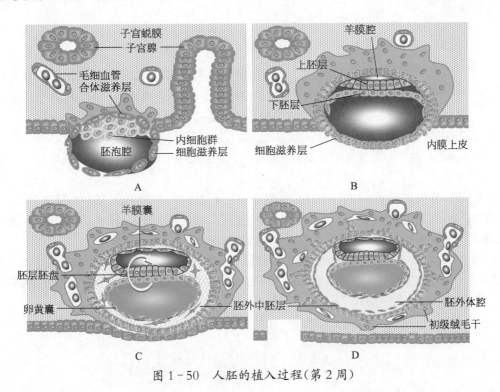

图1-50 人胚的植入过程(第2周)

2. **植入的部位** 植入通常发生在子宫底部或子宫体部。如果植入在近子宫颈处,形成前置胎盘,分娩时胎盘堵塞产道,可导致胎儿娩出困难及胎盘早期剥离。若植入在子宫以外的部位,称异位妊娠或宫外孕,常发生在输卵管处。异位妊娠胚胎多数早期死亡,或引起植入处血管破裂而发生大出血(图1-51)。

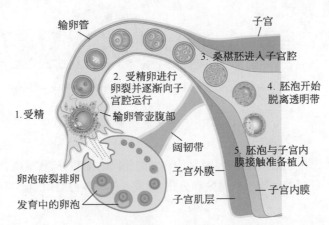

图1-51 排卵、早期胚的发生及其与女性生殖道关系模式图

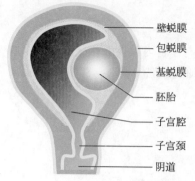

壁蜕膜
包蜕膜
基蜕膜
胚胎
子宫腔
子宫颈
阴道

图1-52 胚胎与子宫蜕膜的关系

3. 植入后子宫内膜的变化 胚泡植入后的子宫内膜称为**蜕膜**。蜕膜分三部分:位于胚泡深面的子宫内膜,称**基蜕膜**;覆盖在胚泡表面的子宫内膜称**包蜕膜**;基蜕膜、包蜕膜以外的部分称**壁蜕膜**。包蜕膜与壁蜕膜之间为子宫腔。随着胚胎的发育,包蜕膜逐渐凸向子宫腔,子宫腔变窄、消失,包蜕膜和壁蜕膜贴合(图1-52)。

(四)三胚层的形成和分化

1. 三胚层的形成

(1) 内胚层和外胚层的形成:在受精后第2周胚泡植入时,内细胞群增殖分化,逐渐形成两层细胞。朝向胚泡腔的一层立方细胞称**内胚层**(下胚层)。内胚层上方,与极端滋养层之间的一层细胞称**外胚层**(上胚层)(图1-53)。此时内、外胚层紧密相贴,形如圆盘状,称**胚盘**(图1-53)。同时,外胚层的背侧由羊膜上皮围成一腔,称**羊膜腔**(图1-50)。内胚层的腹侧出现一囊称**卵黄囊**(图1-50)。

在此期间,滋养层细胞不断增殖分化,由单层细胞分化成内、外两层,外层称**合体滋养层**,内层称**细胞滋养层**,细胞滋养层的一部分细胞进入胚泡腔内,继续发育分化,形成胚外中胚层,胚泡腔消失,随后在胚外中胚层内形成一个大腔,称**胚外体腔**(图1-50)。

(2) 中胚层的形成:胚胎发育至第3周,外胚层的细胞向胚盘中轴线不断分裂增生并向深部迁移,进入内、外胚层之间,形成新的细胞层,称**中胚层**。于是胚盘由先前的内、外胚层形成的胚盘,演变成了具有三个胚层的胚盘(图1-53)。

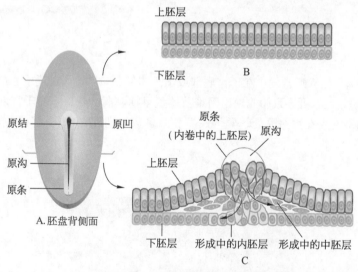

上胚层
下胚层
B

原结
原沟
原条
A.胚盘背侧面

原凹

原条
(内卷中的上胚层)
原沟
上胚层
下胚层
形成中的内胚层
形成中的中胚层
C

图1-53 三胚层发生模式图

2. 三胚层的分化 在胚胎发育过程中,结构和功能相同的细胞分裂、增殖,形成结构和功能不同的细胞,称**分化**。三胚层的细胞不断增殖和分化,形成人体的各种组织和器官(图1-54)。

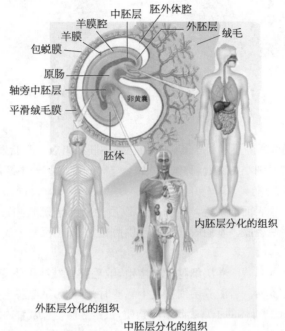

三胚层分化

外胚层 —脊索诱导下细胞分化→ 脑、脊髓、神经节、松果体、神经垂体、皮肤表皮等

中胚层 —细胞分化增殖→ 脊柱、肌肉、真皮等
泌尿、生殖系统重要器官原基
体腔、内脏平滑肌等

内胚层 —细胞分化→ 原始消化管 → 消化、呼吸上皮原基

中胚层　胚外体腔
羊膜腔　　外胚层　绒毛
羊膜
包蜕膜
原肠
轴旁中胚层
平滑绒毛膜
卵黄囊
胚体
外胚层分化的组织
中胚层分化的组织
内胚层分化的组织

图 1-54　三胚层的分化

拓展知识:胎龄的推算

推算胎龄的方法有两种:月经龄及受精龄。

月经龄:从孕妇末次月经的第 1 日算起至胎儿娩出为止,共计 280 日。以 28 日为一个妊娠月,则为 10 个月。妇产科常用此法。

受精龄:因为排卵通常在月经周期的第 14 日左右,故受精龄应为 280 日－14 日＝266 日,实为 9 个半月。胚胎学常用此法。

四、胎膜与胎盘

胎膜和胎盘是对胚胎起保护、营养、呼吸和排泄等作用的附属结构,它们并不发育成胚体本身的结构,但对胚胎发育具有重要意义。

(一)胎膜

胎膜包括绒毛膜、羊膜、卵黄囊、尿囊及脐带等(图 1-55)。

47

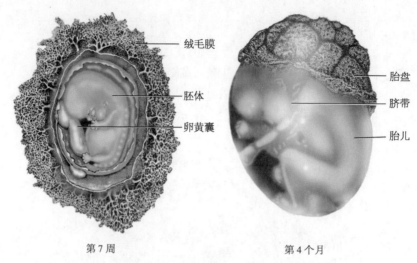

第7周   第4个月

图 1-55 胎儿、胎膜、胎盘及其与子宫的关系

1. 绒毛膜 **绒毛膜**由滋养层和衬于其内面的胚外中胚层组成。胚胎发育至第 2 周,滋养层的细胞向周围生长,形成许多细小的突起,称**绒毛**(图 1-55)。继而胚外中胚层逐渐伸入绒毛内并形成血管。

胚胎早期,整个绒毛膜表面的绒毛均匀分布。以后由于与包蜕膜相贴的绒毛膜供血不足,绒毛逐渐退化消失,称**平滑绒毛膜**。基蜕膜处的绒毛供血充足,绒毛反复分支,生长茂密,称**丛密绒毛膜**,它参与胎盘的组成。

在绒毛膜的发育过程中,若滋养层细胞过度增殖,绒毛膜内结缔组织变性水肿,绒毛膜呈水泡状或葡萄状膨大,称为葡萄胎。若滋养层细胞发生恶变时,则称为绒毛膜上皮癌。

绒毛膜的主要功能是从母体的子宫吸收营养物质,供给胚胎生长发育,并排出胚胎的代谢产物。

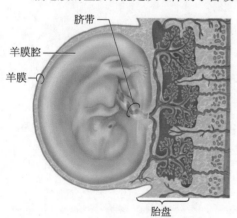

图 1-56 胎儿、胎膜与胎盘

2. 羊膜 **羊膜**为半透明的薄膜。羊膜最初附于胚盘的周缘,羊膜腔位于胚盘的背侧。随着胚盘向腹侧卷曲,羊膜的附着缘移向胚体的腹侧,羊膜腔也向腹侧继续扩大,使羊膜与绒毛膜相贴,胚外体腔消失(图 1-56)。

羊膜腔内充满了羊水,羊水由羊膜不断分泌产生,又不断地被羊膜吸收和被胎儿吞饮(图 1-56)。因此,羊水是不断更新的,其含量一般为 1 000～1 500 ml。如少于 500 ml,为羊水过少,常因胎儿无肾或尿道闭锁所致,易发生羊膜与胎儿粘连。如多于 2 000 ml,为羊水过多,常见于消化道闭锁或中枢神经系统发育不良,如无脑畸形。

胎儿在羊水中生长发育,羊水能减轻外力对胎儿的震荡和挤压,防止胎儿与羊膜粘连;分娩时羊水能扩张子宫颈、冲洗润滑产道。在胎儿娩出后,要及时清除口鼻腔内的黏液及羊水,保持呼吸道的通畅,以免引起吸入性肺炎。

3. 脐带 **脐带**是连于胎儿的脐部与胎盘之间的一条圆索状结构,外面包有羊膜,其内含有一对脐动脉、一条脐静脉及胶样结缔组织。它是胎盘与胎儿之间的血管通道,全长约 55 cm。脐带过短,分娩时易引起胎盘过早剥离而出血过多;脐带过长则可能缠绕胎儿颈部或肢体,一旦受压,血运受阻,影响胎儿发育,甚至造成胎儿窒息死亡的危险。刚娩出的新生儿急救需静脉注射时,应将药液注射至脐静脉中。

(二) 胎盘

1. 胎盘的形态结构 **胎盘**由胎儿的从密绒毛膜和母体子宫的基蜕膜共同构成,呈圆盘状,重约 500 g,直径 15～20 cm(图 1－57)。胎盘的胎儿面光滑,有羊膜覆盖,其中央有脐带相连。胎盘的母体面粗糙不平,由 15～30 个胎盘小叶组成。胎盘小叶之间的基蜕膜形成胎盘隔。胎盘隔之间的腔隙称绒毛间隙,其内充满母体血液,绒毛浸在母体血中,便于物质交换(图 1－57)。

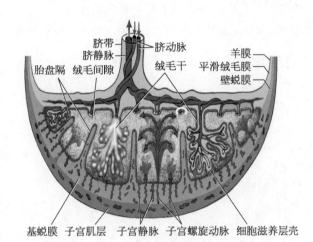

图 1－57 胎盘结构与血液循环模式图

血流方向:↑富含营养与氧气的血,↓含代谢废物与二氧化碳的血

在产妇娩出胎盘后,一定要检查胎盘小叶是否完整,如一部分胎盘组织残留在子宫腔内,会造成产妇产后大出血,应及时把胎盘残留组织从子宫腔中清除。

2. 胎盘的血液循环和胎盘屏障 胎盘内有母体和胎儿两套血液循环,在各自密闭的管道系统内,互不相混,但有物质交换。胎儿血液与母体血液之间隔着绒毛内毛细血管内皮及其基膜、滋养层细胞及其基膜以及两层基膜之间的结缔组织等数层结构。通常将胎儿血与母体血在胎盘内进行物质交换所通过的这数层结构合称**胎盘屏障**(图 1－58)。胎盘屏障能阻止母体血液中的大分子物质进入胎儿体内,对胎儿起保护作用。但对抗体、大多数药物、部分病毒等无屏障作用。故孕妇

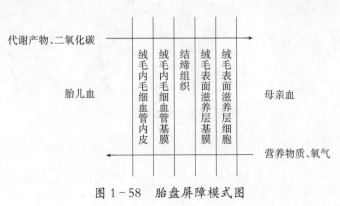

图 1－58 胎盘屏障模式图

用药应特别慎重。同时母体如果感染了病毒和细菌,也可通过胎盘传染给胎儿,甚至使胎儿发生先天性畸形。

3. 胎盘的功能

(1) 物质交换:胎儿与母体间的物质交换是通过胎盘屏障完成的。胎儿通过胎盘从母体血中获取氧气和营养物质,同时将二氧化碳和代谢产物排入母体血液内,再由母体排出体外。

(2) 内分泌功能:胎盘的合体滋养层能分泌多种激素,对维持妊娠起重要作用。主要有:

1) 人绒毛膜促性腺激素(hCG):能促进母体黄体的生长发育,以维持妊娠。在受精后第2周开始在母体尿中出现,第8周达高峰后下降。查该激素是诊断早期妊娠的方法之一。

2) 孕酮和雌激素:妊娠第4个月开始分泌,有维持妊娠的作用。

3) 胎盘催乳素:既能促进母体乳腺生长发育,又可促进胎儿的生长发育。

五、双胎、多胎与联体双胎

(一) 双胎

一次分娩两个新生儿称**双胎**或孪生。分单卵双胎和双卵双胎两种。

1. 单卵双胎　单卵双胎也称真孪生,是由单个卵细胞发育成两个胎儿(图1-59)。

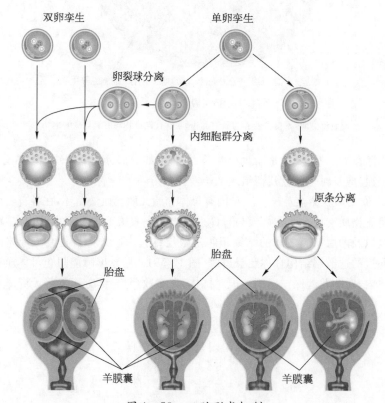

图1-59　双胎形成机制

2. 双卵双胎　卵巢一次排出两个卵子,各自受精分别发育成一个胎儿,称双卵双胎(假孪生)。

(二) 多胎

一次娩出3个或3个以上新生儿的现象称为**多胎**。

（三）联体双胎

两个胚胎发生局部的联系，称**联体双胎**。常见的有胸腹联双胎、颜面胸腹联双胎等。联体双胎实际上是单卵双胎，是一个胚盘形成两个原条时分离不完全形成的。如联胎中两个个体一大一小时，小者称寄生胎；若一个胎儿在另一个胎儿体内时称胎内胎（图1-60）。

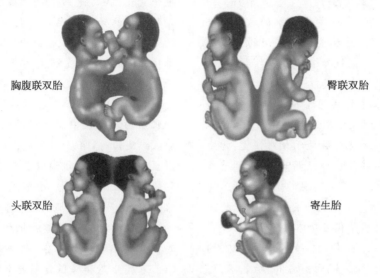

胸腹联双胎　　臀联双胎　　头联双胎　　寄生胎

图1-60 联体双胎种类

拓展知识

一、优生

优生是以遗传学为基础，改善人类遗传素质的科学，是提高人口素质的重要环节。而遗传因素是引起先天畸形的重要因素。因此，做好产前的遗传咨询及诊断是预防遗传性畸形的一个重要方面。另外，做好孕期保健是防止环境致畸的根本措施。特别在妊娠前8周，要尽量预防病毒感染、谨慎用药、戒酒、戒烟、避免射线的照射等，使胚胎具有一个良好的发育环境，以达到优生优育的目的。

二、先天性畸形

胚胎在发育过程中所形成的结构异常，称先天性畸形。引起先天性畸形的主要因素有遗传因素和环境因素。

遗传物质发生改变是导致先天性畸形的重要因素，有染色体畸变（如先天愚型等）、基因突变（如多指、唇裂等）两种类型。

环境因素包括生物因素、化学因素及物理因素。生物因素如病毒感染；化学因素如某些药物；物理因素如放射线。这些环境因素对胎儿不同发育阶段所致畸形的严重程度不同。一般受精后2周以内正值卵裂及胚泡植入时，致畸因子可损伤整个胚胎或大部分细胞，导致胚胎死亡而流产。妊娠3~8周为胚胎细胞分化高潮，大部分器官原基在此期内形成，属于致畸敏感期。8周以后胚胎已初具人形，内部器官原基已建立，致畸因子的影响减少，但也可发生轻度畸形或功能障碍。

51

小结

正常人体学是一门研究正常人体的形态、结构和生命活动规律的科学。正常人体学是临床医学相关专业重要的医学基础学科。细胞通过组织、器官、系统构成精细的人体。准确描述人体的形态结构要使用常用的方位和面的解剖术语。显微镜和组织切片是研究人体微细形态结构的基本工具。

有生命的人体的共同特征是新陈代谢和兴奋性。虽然人所处的外环境不断变化，但作为人体内环境的细胞外液处于相对恒定，称为稳态。稳态的维持是在神经调节、体液调节作用下，通过负反馈方式来实现的。神经调节的基本方式是反射。体液调节是通过体内的活性物质即激素作用于相应受体起作用的。

细胞是人体结构和功能的基本单位。构成人体的细胞种类繁多、形态各异、功能不同。光镜下显示细胞由细胞膜、细胞质和细胞核三部分构成。

细胞膜主要由类脂、蛋白质和糖类构成，其中以类脂和蛋白质为主。细胞膜具有物质转运和信号传导功能。

细胞核由核膜、染色质、核仁和核基质构成。细胞核是细胞遗传和代谢活动的控制中心。多数细胞只有一个核，少数细胞可有双核（如肝细胞）、多核（如骨骼肌细胞、破骨细胞）或无核（如红细胞）。

细胞质由细胞基质、细胞器和内涵物组成。细胞器包括线粒体、核糖体、粗面内质网、高尔基复合体、滑面内质网、溶酶体、过氧化物酶体、中心体。它们各自有不同的功能。

一切活细胞无论处于静息或活动状态都存在电现象，就是细胞处于安静状态下的静息电位和受到刺激后产生的动作电位。

静息电位是细胞在静息时，存在于细胞膜内外的电位差。它是一切生物电产生或变化的基础，是细胞处于安静时的标志。静息电位的产生主要是 K^+ 外流达到平衡时的电位，即 K^+ 平衡电位。

动作电位是活细胞受到有效刺激时在静息电位基础上产生迅速的一过性、可传布的膜电位变化过程，是细胞处于兴奋状态的标志。动作电位的锋电位上升支主要是由 Na^+ 通道的开放，使 Na^+ 大量、快速内流，形成 Na^+ 平衡电位；锋电位下降支则主要是由于 K^+ 通道的开放，K^+ 快速外流，形成 K^+ 平衡电位的结果。

肌细胞收缩时，肌原纤维缩短，其原因是细肌丝向粗肌丝中间滑行的结果。即当肌细胞收缩变短时，暗带的长度不变，而明带变短、H 区变窄，暗带中粗细肌丝重叠部分增加，相邻的 Z 线互相靠拢，肌小节缩短，整个肌原纤维、肌细胞乃至整条肌肉的长度缩短。

将肌细胞的电兴奋和机械收缩联系起来的中介过程，称为兴奋-收缩耦联。肌浆中 Ca^{2+} 浓度升高和降低是引起肌肉收缩和舒张过程的关键因素。三联体是兴奋-收缩耦联的结构基础。

神经肌肉接头由接头前膜、接头后膜、接头间隙组成。在轴突末梢中含有突触小泡，小泡内含有大量乙酰胆碱（ACh）。终板膜有 N_2 型 ACh 受体。骨骼肌的收缩，是由于支配它的运动神经元把动作电位经神经肌肉接头传给骨骼肌后，才能引起肌肉收缩产生动作电位，进而引起收缩。

在不同情况下，肌肉收缩有不同的表现形式。有等长收缩与等张收缩，单收缩与强直收缩。

细胞是构成人体的结构和功能的基本单位，成人的体细胞有几十亿，其类型有几百种。细胞主要由细胞膜、细胞质、细胞核以及许多细胞器组成。不同的细胞有着不同的功能。

组织是由细胞与细胞间质组合在一起的结构。人体的基本组织分为上皮组织、结缔组织、肌组织和神经组织四种基本类型。

上皮组织由被覆上皮和腺上皮组成。被覆上皮覆盖身体和器官表面，内衬体腔和器官内腔（身体管道的空腔部分）。腺上皮形成外分泌腺和内分泌腺。上皮组织具有保护、吸收、排泄和分泌的功能。

结缔组织由细胞和细胞间质构成,起连接、支持、营养、保护和防御等作用。结缔组织又可以分为固有结缔组织、软骨和骨、血液和淋巴三部分。

肌组织由肌细胞和细胞间少量结缔组织组成,通过收缩与舒张来完成器官的运动。根据肌肉组织的特点和功能又可以分为骨骼肌、心肌和平滑肌。

神经组织由神经细胞和神经胶质细胞组成,引起并传导神经冲动,调节人体各种功能活动。

人体胚胎学是研究人体发生、发育及其变化规律的科学。从受精、卵裂、胚泡的形成、植入、三胚层的形成与分化、胎儿的发育直至分娩,经一系列的变化,经历约 266 日(38 周)。分为胚胎期和胎儿期两个阶段。

绒毛膜、羊膜、卵黄囊、尿囊及脐带等组成胎膜,胎儿的丛密绒毛膜和母体子宫的基蜕膜共同构成胎盘。胎膜与胎盘对胚胎起保护、营养、呼吸和排泄等作用,从而对胚胎发育具有重要意义。

（施曼娟　王　珏　鲍建瑛）

第二章

运 动 系 统

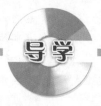
导学

◆ **认知目标**

熟悉:躯干骨、颅骨和四肢骨的名称和位置;关节的构造;躯干骨、颅骨和四肢骨的连结;主要的头颈肌、躯干肌和四肢肌的位置和功能。了解:骨的形态、构造、化学成分和物理特性;肌的形态构造、肌的起止、分布和作用等。

◆ **技能目标**

能初步学会在标本和模型上辨认出全身骨骼形态与位置;能初步学会在标本和模型上辨认关节的组成和主要结构特点,并能模拟各关节的运动方式;能初步学会在标本和模型上辨认出浅层骨骼肌的形状、名称和位置。

第一节 骨 学

运动系统(locomotor system)是由骨、骨连结和骨骼肌组成,起着支持体重、保护内脏和产生运动等作用,并具有造血和储存钙、磷等功能。全身各骨通过骨连结相连,构成**骨骼系统**,赋予人体的基本轮廓。骨骼肌附着于骨,并跨过一个或多个关节。在神经系统作用下,骨骼肌收缩,以关节为支点牵拉骨,使相邻2块或2块以上骨的位置或角度发生改变(相互靠拢或远离)从而产生运动。

一、骨学总论

骨是一种器官,坚硬而富有韧性,主要由骨组织构成,具有一定的形态结构和新陈代谢、生长发育的能力,并能进行修复、再生和重塑。

(一) 骨的分类

成人约有206块骨,全身骨按部位分为**颅骨**、**躯干骨**和**四肢骨**,前两者合称为中轴骨。其中,躯干骨包括椎骨、骶骨、尾骨、胸骨和肋骨。上肢骨包括锁骨、肩胛骨、肱骨、桡骨、尺骨、腕骨、掌骨和指骨。下肢骨包括髋骨、股骨、胫骨、腓骨、跗骨、跖骨和趾骨(图2-1)。骨按形态分为长骨、短骨、扁骨和不规则骨(图2-2)。

(二) 骨的构造

骨(bone)是由骨膜、骨质、骨髓和神经、血管、淋巴管等构成。

1. 骨膜 **骨膜**为纤维结缔组织膜,覆盖除关节面以外的骨表面,含有成骨细胞、破骨细胞、血管、淋巴管和神经,对骨具有再生、修复、营养和感觉等功能。

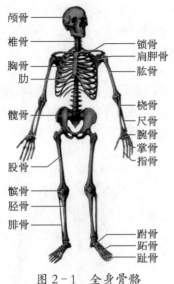

图 2-1 全身骨骼

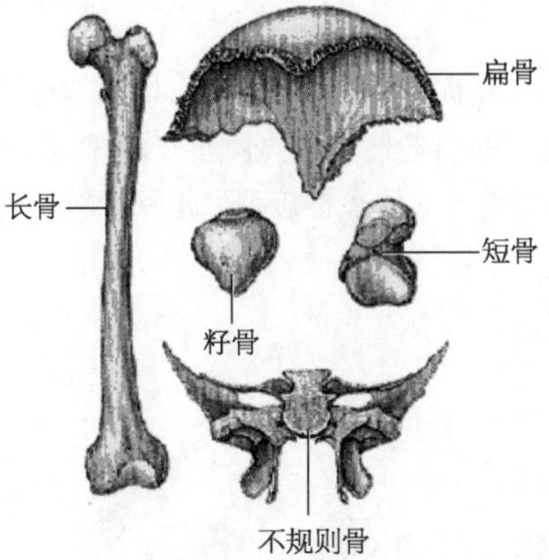

图 2-2 骨的分类

2. **骨质** **骨质**由骨组织构成,分为骨密质和骨松质。**骨密质**分布于骨的表层质地致密,抗压性较大。**骨松质**位于骨的内部,呈海绵状,由相互交织的**骨小梁**构成。颅盖骨内、外板之间的骨松质,称**板障**。

3. **骨髓** **骨髓**为充填于骨髓腔和骨松质间隙内的疏松结缔组织,分为红骨髓和黄骨髓。**红骨髓**存在于胎儿及幼儿的全身骨,以及成人的骨松质内,为血液的储存库,并有造血功能。**黄骨髓**呈黄色,由脂肪组织构成,无造血功能(图 2-3)。

二、躯干骨

成人的躯干骨是由 26 块椎骨、12 对肋和 1 块胸骨组成。它们分别参与脊柱、胸廓和骨盆的构成,具有支持、运动和保护作用。

(一)椎骨

成人的**椎骨**共 26 块,包括 7 块颈椎、12 块胸椎、5 块腰椎、1 块骶骨和 1 块尾骨。椎骨的一般形态见图 2-4。

椎体:椎骨前方呈短圆柱体的部分,具有负重作用。

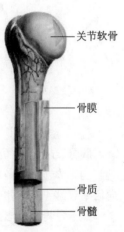

图 2-3 骨的构造

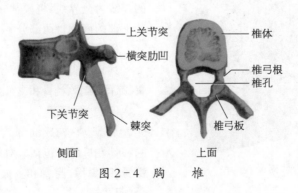

侧面　　　　　　　上面

图 2-4 胸　　椎

55

椎弓:椎骨后方呈弓形板状的部分,分椎弓根和椎弓板。所有椎骨的椎孔相连形成**椎管**。其内有脊髓及其被膜等。椎弓根的上、下缘有上、下切迹。相邻椎骨的椎上、下切迹共同围成**椎间孔**,有脊神经和血管等通过。椎弓上发出 7 个突起,即 1 对横突、2 对关节突和 1 个棘突。

（二）肋

肋(ribs)由肋骨与肋软骨组成,共 12 对。第 1～7 对肋的前端直接与胸骨连接,称**真肋**。第 8～10 对肋的前端不直接与胸骨连接,称**假肋**;其中,第 8～10 对肋的前端借肋软骨与上位肋相连,形成**肋弓**,为重要的体表标志;第 11～12 对肋的前端游离于腹壁肌层中,称**浮肋**(图 2-5)。

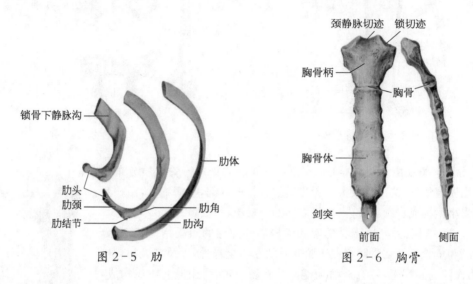

图 2-5　肋

图 2-6　胸骨

（三）胸骨

胸骨(sternum)位于胸前壁正中,前凸后凹,自上而下分为胸骨柄、胸骨体和剑突三部分。胸骨柄与胸骨体连接处微向前的突起,称**胸骨角**,两侧平对第 2 肋,是计数肋的重要体表标志。胸骨角向后平对第 4 胸椎体下缘(图 2-6)。

躯干骨骨性标志为胸骨角、骶角、骶骨岬、隆椎、剑突。

三、颅骨

颅骨(skull)位于脊柱上方,共 23 块(不包括颞骨内的 3 对听小骨)。以眶上缘和外耳门上缘的连线为分界线,将颅骨分为后上部的脑颅骨和前下部的面颅骨两部分。

（一）脑颅骨

共 8 块,围成颅腔,容纳脑,包括不成对的**额骨、筛骨、蝶骨、枕骨**和成对的**颞骨、顶骨**(图 2-7)。

（二）面颅骨

共 15 块,构成面部的支架,围成眶、骨性鼻腔和骨性口腔。包括成对的**鼻骨、泪骨、上颌骨、颧骨、下鼻甲、腭骨**和不成对的**下颌骨、犁骨、舌骨**(图 2-7)。

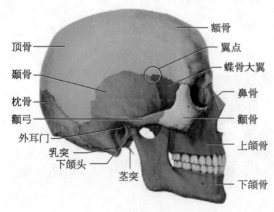

图 2-7　颅侧面观

（三）颅的前面观

颅的前面分为额区、眶、骨性鼻腔和骨性口腔。额区位于眶以上的部分，由额骨构成。骨性口腔由上颌骨、腭骨和下颌骨围成（图2-8）。

1. **眶** 为额区下外方的一对四棱锥体形的腔，尖朝向后内，有额骨、蝶骨、筛骨、泪骨、颧骨、上颌骨参与围成，容纳眼球和眼副器。

2. **骨性鼻腔** 位于面颅中央，介于两眶与上颌骨之间。被骨性鼻中隔分隔为左、右鼻腔，每侧鼻腔又分为两孔四壁。外侧壁从上至下有3个卷曲的骨片，分别称**上、中、下鼻甲**；每个鼻甲下外方的间隙，分别称**上、中、下鼻道**。上鼻甲后上方与蝶骨体之间的间隙，称**蝶筛隐窝**（图2-9）。**鼻旁窦**是额骨、筛骨、蝶骨和上颌骨内的含气空腔，位于鼻腔周围，借孔裂开口于鼻腔，包括**额窦、筛窦、蝶窦和上颌窦**4对（图2-9）。

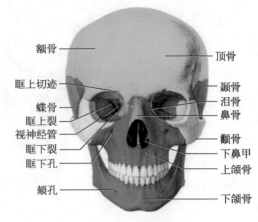

图2-8 颅前面观

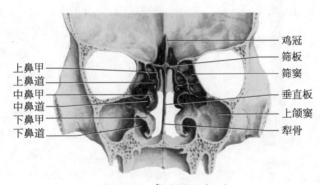

图2-9 鼻腔冠状切面

上颌窦位于上颌骨体内，由于其窦口高于窦底，当窦内有积液时，直立位不易引流，容易引起感染。

四、四肢骨

（一）上肢骨

1. 上肢带骨

（1）锁骨：位于颈胸交界处，呈横置的"～"形，内侧端为胸骨端，外侧端为肩峰端。其内侧2/3段凸向前，外侧1/3段凸向后，两者的交界处较为薄弱，易发生骨折（图2-10）。

（2）肩胛骨：**肩胛骨**（scapula，图2-11）为三角形的扁骨，贴于胸廓的后外侧面，介于第2～7肋骨之间，背侧面上部有**肩胛冈**，其外侧端称**肩峰**。上缘的外侧部有一伸向前的指状突起称**喙突**。上角平对第2肋。下角平对第7肋或第7肋间隙，为计数肋的标志。外侧角朝向外侧的梨形浅窝，称**关节盂**，与肱骨头形成肩关节。

2. 游离上肢骨

（1）肱骨：**肱骨**（humerus，图2-12）为臂部的长骨。

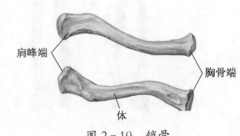

图2-10 锁骨

57

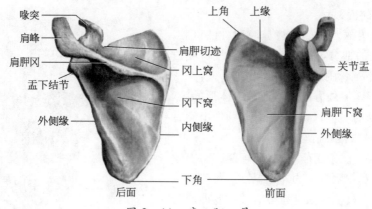

喙突
肩峰
肩胛冈
盂下结节
外侧缘

上角　上缘

肩胛切迹
冈上窝
冈下窝
内侧缘

关节盂

肩胛下窝
外侧缘

后面　　下角　　前面

图 2-11　肩　胛　骨

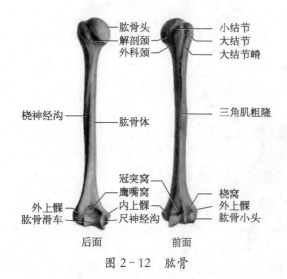

肱骨头
解剖颈
外科颈

小结节
大结节
大结节嵴

桡神经沟

肱骨体

三角肌粗隆

冠突窝
鹰嘴窝
外上髁
肱骨滑车
内上髁
尺神经沟

桡窝
外上髁
肱骨小头

后面　　前面

图 2-12　肱　骨

肱骨的上端有半球形膨大，称**肱骨头**，肱骨上端与肱骨体交界处称**外科颈**，较细，易发生骨折。肱骨体中部的后面有一条自内上斜向外下的浅沟，称**桡神经沟**，肱骨的下端较扁，其外侧部的半球形膨大称**肱骨小头**；内侧部呈滑车状的为**肱骨滑车**；下端的内、外侧面各有一突起，分别称**内上髁**和**外上髁**。内上髁后面的浅沟称**尺神经沟**，有尺神经通过。

（2）尺骨：**尺骨**（ulna，图 2-13）位于前臂的内侧，上端粗大，前面有一半月形的深凹，称**滑车切迹**。切迹后上方和前下方各有一突起，分别称**鹰嘴**和**冠突**。下端有球形的尺骨头，后内侧有向下的突起，称**尺骨茎突**。

（3）桡骨：**桡骨**（radius，图 2-13）位于前臂的外侧。上端有膨大的**桡骨头**，头下方变细，称桡骨颈；下端外侧向下的突起称**桡骨茎突**。下端内侧的关节面称**尺切迹**，与尺骨头相关节。

（4）手骨：**手骨**包括 8 块腕骨、5 块掌骨和 14 块指骨（图 2-14）。

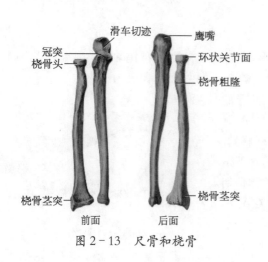

冠突
桡骨头

滑车切迹

鹰嘴

环状关节面
桡骨粗隆

桡骨茎突

桡骨茎突

前面　　后面

图 2-13　尺骨和桡骨

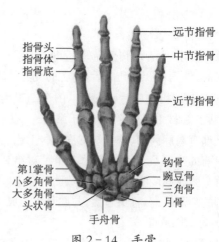

指骨头
指骨体
指骨底

远节指骨

中节指骨

近节指骨

第1掌骨
小多角骨
大多角骨
头状骨

钩骨
豌豆骨
三角骨
月骨

手舟骨

图 2-14　手　骨

（二）下肢骨

1. 下肢带骨　髋骨(hip bone)为不规则骨(图2-15)，由**髂骨**、**耻骨**和**坐骨**组成，三骨会合于**髋臼**。下部有大孔，称**闭孔**。髋骨的上部，髂骨翼上缘称**髂嵴**。髂嵴的前端为**髂前上棘**，髂骨翼内面的浅窝称**髂窝**，髂骨翼后下方的关节面称**耳状面**。坐骨构成髋骨的下部，其下后部是一粗糙的隆起，称**坐骨结节**，可在体表触及。耻骨构成髋骨的前下部，耻骨与坐骨共同围成一个大孔称**闭孔**，耻骨上支与耻骨下支相互移行处的内侧面为**耻骨联合面**。

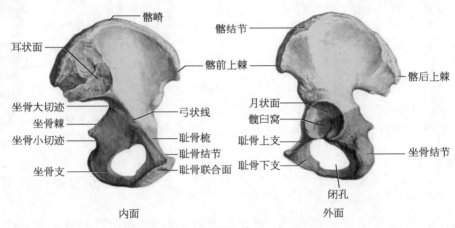

图2-15　髋骨内、外面

2. 游离下肢骨

（1）股骨：**股骨**(femur，图2-16)是人体最长、最结实的长骨，股骨上端的半球形膨大，称**股骨头**。头下外侧的缩细部分称**股骨颈**。股骨颈与股骨体连接处上外侧的方形隆起称**大转子**；股骨体略凸向前，股骨下端有两个膨大，分别称**内侧髁**和**外侧髁**，两髁前面关节面相连，形成髌面；两髁间的深凹称**髁间窝**。内侧髁内侧面上的突起称**内上髁**，外侧髁外侧面上的突起称**外上髁**。

（2）髌骨：**髌骨**(patella，图2-17)是人体最大的籽骨，位于股骨下端前面的股四头肌腱内，呈三角形，前面被股四头肌腱覆盖。髌骨可在体表触及。

（3）胫骨：**胫骨**(图2-18)是位于小腿内侧粗大的长骨，胫骨上端有向两侧突出膨大的**内侧髁**和**外侧髁**，两髁关节面之间的隆起称**髁间隆起**。胫骨体呈三棱柱状，下端稍膨大，其内下方的突起称**内踝**。

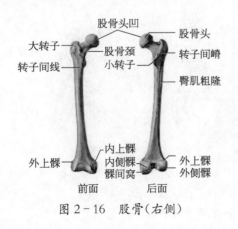

图2-16　股骨（右侧）

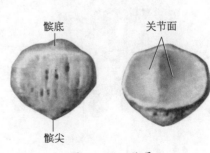

图2-17　髌骨

59

（4）腓骨：**腓骨**（fibula，图 2-18）位于小腿外侧，细长，分为一体两端。上端稍膨大，称**腓骨头**。头下方变细称**腓骨颈**。腓骨体内侧缘锐利；下端膨大，称**外踝**。

（5）足骨：**足骨**（图 2-19）包括 7 块跗骨、5 块跖骨和 14 块趾骨。

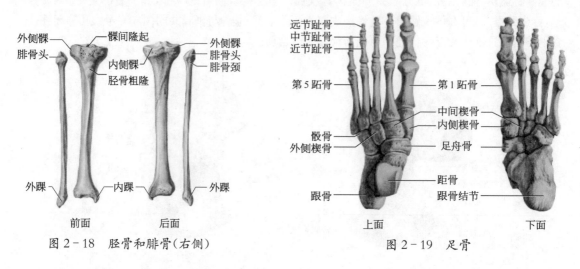

图 2-18　胫骨和腓骨（右侧）

图 2-19　足骨

四肢骨骨性标志：肩胛冈、肩峰、肩胛骨下角、肱骨内上髁、肱骨外上髁、桡骨茎突、髂嵴、髂前上棘、坐骨结节、股骨大转子、髌骨、内踝、外踝。

第二节　关　节　学

一、骨连结总论

骨与骨之间借纤维结缔组织、软骨或骨组织相连，形成**骨连结**。按骨连结的方式不同，分为**直接连结**和**间接连结**两大类。

（一）直接连结

骨与骨借纤维结缔组织、软骨或骨组织相连，较牢固，活动度小或不活动，各骨之间无间隙，称直接连结，包括**纤维连结**、**软骨连结**和**骨性结合**三类（图 2-20）。

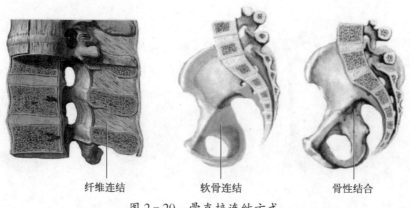

纤维连结　　　　软骨连结　　　　骨性结合

图 2-20　骨直接连结方式

（二）间接连结

两块或两块以上的骨之间借内衬滑膜的结缔组织囊相连，相对骨面互相分离，骨之间为充以滑液的腔隙，并具有较大的活动性，此类连结称间接连结，又称**滑膜关节**，简称**关节**，是骨连结的最高分化形式。

1. 关节的基本构造　关节的基本构造（图2-21）包括**关节面**、**关节囊**和**关节腔**。

（1）关节面：是参与组成关节的各相关骨的接触面。其表面覆有透明软骨或纤维软骨，称关节软骨。

（2）关节囊：是由结缔组织膜构成的囊，附于关节面周缘或其附近的骨面，并续于骨膜，分为内、外两层。内层为滑膜；外层为纤维膜，由致密结缔组织构成，富含血管和神经。

（3）关节腔：是关节囊滑膜层与关节软骨共同围成的密闭腔隙，腔内有少量滑液，呈负压。

2. 关节的辅助构造　包括韧带、关节盘和关节唇、滑膜襞和滑膜囊等（图2-22）。

3. 关节的运动形式　包括**屈伸**、**收展**、**旋转**和**环转**等（图2-23）。

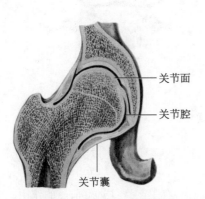

图2-21　滑膜关节的构造

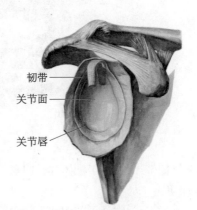

图2-22　关节的辅助结构

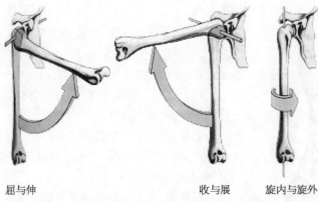

屈与伸　　　　　　　收与展　　　旋内与旋外

图2-23　关节的运动形式

61

二、躯干骨的连结

各躯干骨之间借不同的骨连结形式构成脊柱和胸廓。

（一）脊柱

脊柱(vertebral column)由**24块椎骨、1块骶骨、1块尾骨**及其骨连结组成，构成人体的中轴，上端承载颅，下端连接肢带骨。

1. 椎骨间的连结　各椎骨之间借韧带、软骨和滑膜关节相连(图 2-24)，可分为椎体间连结和椎弓间连结。

（1）椎体间的连结：各椎体之间借椎间盘、前纵韧带和后纵韧带相连。

1）椎间盘：是连结相邻两个椎体的纤维软骨盘，由中央部的**髓核**和周围部的**纤维环**构成。椎间盘牢固地连结相邻椎体，坚韧而富有弹性，可缓冲震荡，增加脊柱的运动幅度。当纤维环破裂时，髓核可向后或后外侧脱出，突入椎管或椎间孔，压迫脊髓或脊神经根，称椎间盘脱出症。

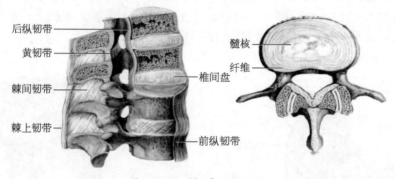

后纵韧带
黄韧带
棘间韧带
棘上韧带
椎间盘
前纵韧带
髓核
纤维

图 2-24　椎骨间连接

2）前纵韧带：为附着于椎体和椎间盘前面的纵行韧带，有限制脊柱过度后伸和防止椎间盘向前脱出的作用。

3）后纵韧带：为附着于椎体和椎间盘后面的纵行韧带，有限制脊柱过度前屈的作用。

（2）椎弓间连结

1）黄韧带：为连结相邻两椎弓板间的韧带，有限制脊柱过度前屈的作用。

2）棘间韧带：为连结相邻棘突间的韧带。

3）棘上韧带：是连结各棘突尖的纵行韧带，有限制脊柱前屈的作用。

2. 脊柱的整体观及其功能

（1）脊柱的整体观：成年男性脊柱长约 70 cm，女性的脊柱约 60 cm(图 2-25)。

前面观：从第 2 颈椎到第 2 骶椎的椎体宽度，自上而下随负重增加而逐渐加宽。自骶骨耳状面以下，由于椎体不负重，其体积逐渐缩小。

后面观：所有椎骨棘突在背部中线上，连贯形成纵嵴。第 2～6 颈椎棘突短而分叉，呈水平位；胸椎棘突细长，斜向后下，呈叠瓦状排列；腰椎棘突呈板状，水平伸向后方。

侧面观：主要有椎间孔、生理性弯曲等。

脊柱有 4 个生理性弯曲：①**颈曲**凸向前，支持抬头；②**腰曲**凸向前，使身体重心垂线后移，以维持身体的前后平衡，保

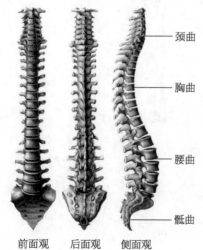

前面观　　后面观　　侧面观

图 2-25　脊柱的整体

颈曲
胸曲
腰曲
骶曲

持稳固的直立姿势;③**胸曲**、**骶曲**凹向前,扩大了胸腔和盆腔的容积。

(2) 脊柱的功能:脊柱具有支持躯干、保护脊髓和运动等功能。脊柱可做**屈伸**、**侧屈**、**旋转**和**环转**运动,由于颈、腰部运动较灵活,故较易发生损伤,如颈椎病、腰扭伤、腰椎椎间盘脱出症等。

(二) 胸廓

胸廓(thorax)由 1 块胸骨、12 对肋、12 块胸椎及其骨连结组成。

1. 胸肋关节 **胸肋关节**(图 2-26)由第 2~7 肋软骨与胸骨相应的肋切迹构成,属微动关节。第 1 肋的前端借软骨直接连于胸骨柄的第 1 肋切迹,第 8~10 肋软骨前端各自借肋软骨相互连接构成**肋弓**,可在体表触及。

2. 胸廓的整体观及其功能

(1) 胸廓的整体观:成人胸廓近似圆锥形,上窄下宽,横径大于前后径。胸廓上口由胸骨柄上缘、第 1 对肋及第 1 胸椎体围成,向前下倾斜,为颈部与胸腔的通道。胸廓下口由胸骨剑突、肋弓、第 11 肋前端、第 12 肋及第 12 胸椎围成。左、右两侧肋弓之间的夹角,称**胸骨下角**。相邻两肋之间的间隙,称**肋间隙**(图 2-26)。

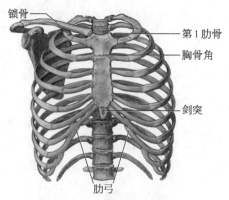

图 2-26 胸廓的前面观

(2) 胸廓的功能:胸廓有支持躯干、保护胸腹腔器官和参与呼吸运动等作用。

三、颅骨的连结

颅骨的连结包括直接连结和滑膜关节两类。

(一) 直接连结

颅盖骨之间大多借骨缝相连,各骨缝间均有薄层的结缔组织膜。颅底各骨之间主要为软骨连结。随着年龄的增长,有些骨缝和软骨因骨化形成骨性结合。

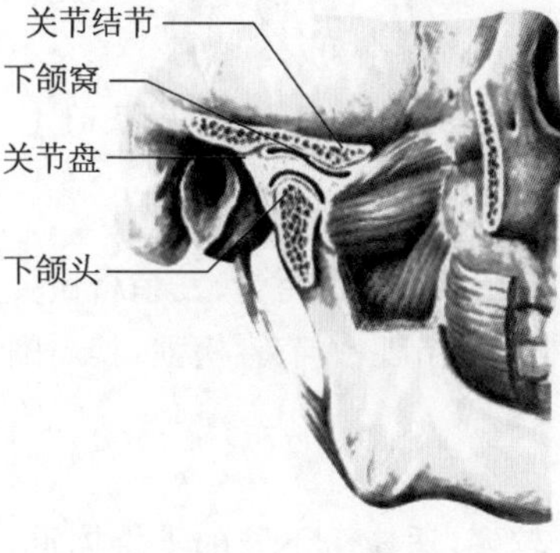

(二) 颞下颌关节

颞下颌关节又称下颌关节(图 2-27),为颅骨连结中唯一的滑膜关节,由下颌骨的**下颌头**与颞骨的**下颌窝**及**关节结节**构成,属于联合关节。其关节面覆有纤维软骨;关节腔内有关节盘,将关节腔分成上、下两部;囊外有外侧韧带加强;关节囊松弛,其前部较薄弱,故下颌关节易向前脱位。下颌关节运动时下颌骨做上提、下降、前进、后退和侧方运动。

图 2-27 颞下颌关节

四、四肢骨的连结

(一) 上肢骨的连结

上肢骨以滑膜关节为主要连结形式,其关节囊较薄而松弛,韧带较少且不甚发达,适应于上肢较为灵活和大范围的运动功能。

1. 肩关节 **肩关节**(shoulder joint,图 2-28)由**肱骨头**与肩胛骨的**关节盂**构成。肱骨头大、关节盂小,两者的接触面较小。关节囊薄而松弛,其内有肱二头肌长头腱通过,由于关节囊的下壁最为薄弱,故肩关节脱位时,肱骨头常易向前下方脱出。

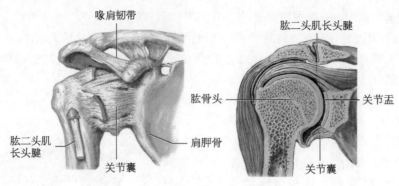

图 2-28 肩 关 节

肩关节为全身最灵活的关节,可做屈、伸、收、展、旋内、旋外,以及环转运动。

2. 肘关节　肘关节(elbow joint,图 2-29)由肱骨下端与尺、桡骨上端构成,包括**肱尺关节、肱桡关节和桡尺近侧关节**,上述 3 个关节包在一个关节囊内。关节囊前、后壁松弛,两侧壁厚而紧张,并有尺侧副韧带和桡侧副韧带加强。

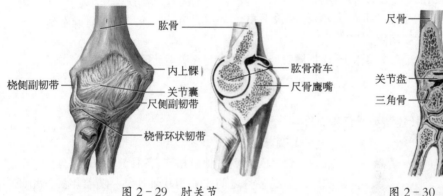

图 2-29　肘关节

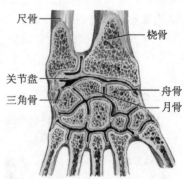

图 2-30　手关节(冠状面)

肘关节围绕冠状轴可做屈、伸运动。由于肘关节囊的后壁最为薄弱,故易发生后脱位。

3. 桡腕关节　桡腕关节(radiocarpal joint,图 2-30)又称腕关节,由**手舟骨、月骨、三角骨**做关节头,桡骨的腕关节面和尺骨下方的关节盘作为关节窝而构成,属椭圆关节。关节囊松弛,其周围有韧带加强。可做屈、伸、收、展和**环转**运动。

(二) 下肢骨的连结

下肢骨以滑膜关节为主要连结形式,其关节囊厚而坚韧,韧带较多,适应于下肢的支持体重、行走、跳跃及维持身体的直立姿势等功能。

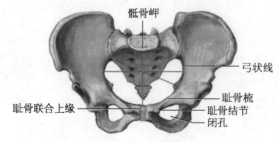

图 2-31　大、小骨盆的界线

1. 骨盆　由 1 块**骶骨**、1 块**尾骨**和**左、右髋骨**及其骨连结组成(图 2-31)。

(1)骨盆的分部:骨盆借界线分为上部的大骨盆和下部的小骨盆。**界线**由骶骨岬、弓状线、耻骨梳、耻骨结节和耻骨联合上缘连成的环形线。

(2)骨盆的功能:是连结躯干和下肢的桥梁,是躯干与自由下肢骨之间的骨性成分,可有效地承受、传递重力和支持、保护盆腔内器官。

（3）骨盆的性别差异：见图2-32和表2-1。

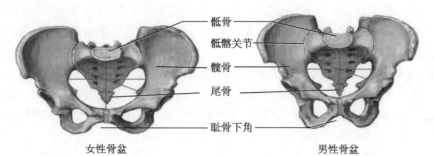

图2-32 骨 盆 差 异

表2-1 男、女性骨盆区别

结构	男性	女性
骨盆形状	窄而长	宽而短
骨盆上口	心形	椭圆形
骨盆下口	狭小	宽大
骨盆腔	漏斗形	圆桶形
耻骨下角	70°～75°	90°～100°

2. 髋关节　髋关节(hip joint,图2-33)由**股骨头**与**髋臼**构成,髋关节的髋臼深、股骨头大,头窝接触面大,加深了关节窝,增强了关节稳定性。关节囊坚韧致密,附于髋臼周缘、转子间线和股骨颈后面的内侧2/3。关节囊周围有**髂股韧带**,关节囊内韧带有**股骨头韧带**和**髋臼横韧带**。关节囊的后下部相对较薄弱,易发生股骨头后下脱位。

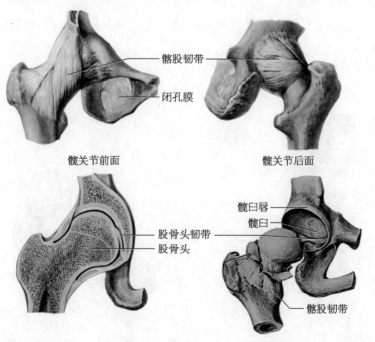

图2-33 髋 关 节

65

髋关节可做屈伸、收展、环转和旋转等运动。

3. 膝关节 膝关节(knee joint,图2-34,图2-35)是人体最大、最复杂的关节,由**股骨下端**与**胫骨上端、髌骨**构成。膝关节囊薄而松弛,关节囊内韧带有**前交叉韧带**和**后交叉韧带**,前者在伸膝关节时最紧张,可限制胫骨前移;后者在屈膝关节时最紧张,可限制胫骨后移。关节囊外韧带有**髌韧带、胫侧副韧带、腓侧副韧带**等。膝关节内有内、外侧半月板,可使关节面更为适应,并加深关节窝,增加关节稳定性和运动度。**内侧半月板**,呈"C"形,较大。**外侧半月板**呈"O"形。屈膝关节时半月板滑向后方,伸膝关节时半月板滑向前方,故当膝关节做快速而强力的伸并伴旋转时,可造成半月板破裂或挤伤,同时可伴有韧带撕裂伤。

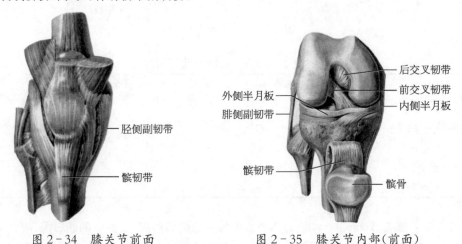

图2-34 膝关节前面　　　　　图2-35 膝关节内部(前面)

膝关节主要做屈、伸运动;在半屈状态下,可做轻度的旋内和旋外运动。

4. 距小腿关节

(1) 距小腿关节:**距小腿关节**(图2-36)又称**踝关节**(ankle joint),由胫、腓骨下端和距骨滑车构成。属滑车关节。其关节囊前、后壁松弛,两侧壁有内、外侧副韧带加强。内侧韧带坚韧,呈三角形,又称**三角韧带**。

距小腿关节可做背屈(即伸,足尖向上)和跖屈(即屈,足尖向下)运动。

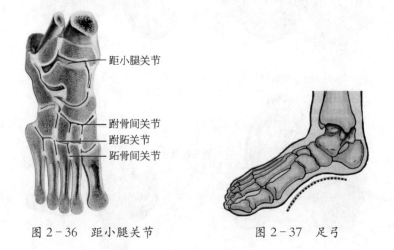

图2-36 距小腿关节　　　　　图2-37 足弓

(2) 足弓:**足弓**(arches of foot,图2-37)是由跗骨、跖骨及足底的韧带、肌腱共同组成,分为内侧纵弓、外侧纵弓和横弓。

足弓具有弹性,可缓冲震荡,使重力分散到足跟、第1跖骨头和第5跖骨头三点,以保证直立时足底着地支持的稳定性,并保护足底的血管、神经免受压迫。

<h1 style="text-align:center">第三节 肌 学</h1>

一、概述

运动系统的肌均属于**骨骼肌**。骨骼肌通常附着于骨,在神经系统支配下,肌的收缩,以关节为枢纽,牵动骨骼产生运动(图2-38)。人体的骨骼肌共有639块,分布广,约占体重的40%。每块肌都有一定的形态和构造,含丰富的血管、淋巴管,并受神经支配,执行一定的功能,每块肌都可看作一个器官。

(一)肌的形态和构造

肌的形态各异,可概括为长肌、短肌、扁肌和轮匝肌4种(图2-39)。骨骼肌由肌腹和肌腱构成(图2-40)。肌腹色红柔软,具有收缩能力;肌腱色白、坚韧、无收缩能力,能抵抗强大的张力。

(二)肌的辅助结构

肌周围的辅助装置,包括筋膜、滑膜囊和腱鞘等,具有保护和协助肌活动的作用。

1. 筋膜 筋膜(fascia)位于肌的表面,分浅、深两种(图2-41)。

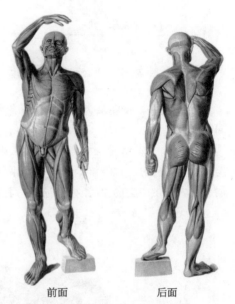

前面　　　　后面

图2-38　全身骨骼肌

(1)浅筋膜:位于皮下,又称皮下筋膜,包被身体各部,由疏松结缔组织构成,内含脂肪(皮下脂肪)、浅动脉、浅静脉、皮神经以及淋巴结和淋巴管等。

(2)深筋膜:位于浅筋膜的深面,又称固有筋膜,由致密结缔组织构成,遍于全身且互相连续。深筋膜包被每块肌,并深入到各肌群之间,形成肌间隔,分隔肌群,以利于肌群的活动。

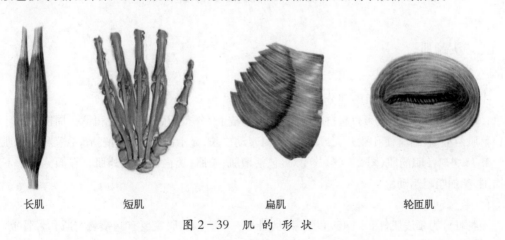

长肌　　　　　短肌　　　　　扁肌　　　　　轮匝肌

图2-39　肌 的 形 状

67

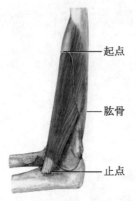

图 2-40　肌的附着和动作

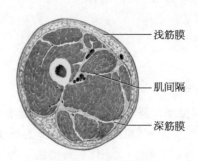

图 2-41　肌的筋膜

2. 滑膜囊　**滑膜囊**为封闭的结缔组织扁囊,内含滑液,多位于肌腱与骨面接触处,以减少两者间的摩擦。

3. 腱鞘　**腱鞘**(图 2-42)为套在长腱周围的鞘管。多位于手足摩擦较大的部位,腱鞘分为两层,外层为**纤维层**(腱纤维鞘),内层为**滑膜层**(腱滑膜鞘),由滑膜构成,呈双层筒状,又分脏、壁两层。其内有供应腱的血管、神经通过。脏、壁两层之间含有少量滑液,使肌腱在鞘内能自由滑动。

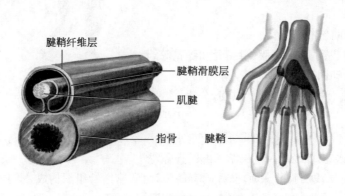

图 2-42　腱鞘示意图

二、头颈肌

(一)头肌

头肌分为**面肌**和**咀嚼肌**两部分。

1. 面肌　**面肌**(图 2-43)起自颅骨,止于面部皮肤,分布于眼裂、口裂和鼻孔周围。有环形肌和辐射肌两种,收缩时使孔裂开大或闭合,同时牵动皮肤,显示出各种不同表情,故又称**表情肌**。

2. 咀嚼肌　**咀嚼肌**(图 2-44)共 4 对,包括**颞肌**、**咬肌**、**翼内肌**和**翼外肌**。它们分布于下颌关节周围,参加咀嚼运动。

(二)颈肌

颈肌可分为**颈浅肌**(图 2-45)和**颈深肌**(图 2-46)。颈浅肌主要有胸锁乳突肌和舌骨上、下肌群。颈深肌包括前斜角肌、中斜角肌和后斜角肌。

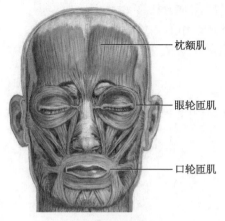

图 2-43 头肌

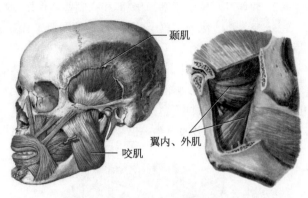

图 2-44 咀嚼肌

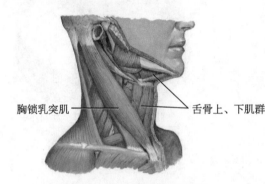

图 2-45 颈浅肌(前面)

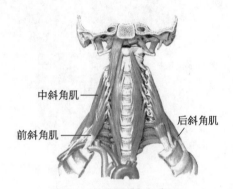

图 2-46 颈深肌(前面)

1. 颈浅肌

(1) 胸锁乳突肌:起自胸骨柄和锁骨内侧端,止于颞骨乳突。作用:一侧收缩使头偏向同侧,脸转向对侧;两侧同时收缩使头后仰。

(2) 舌骨上肌群:位于舌骨与下颌骨及颅底之间,主要作用是上提舌骨,协助吞咽。

(3) 舌骨下肌群:位于颈前部,在舌骨下方正中线的两侧,主要作用是下降舌骨和喉。

2. 颈深肌 颈深肌群位于颈椎两侧,包括**前斜角肌、中斜角肌、后斜角肌**,三者均起自颈椎横突。前、中斜角肌止于第 1 肋,并与第 1 肋围成三角形间隙,称**斜角肌间隙**,锁骨下动脉和臂丛由此进入腋窝。

三、躯干肌

躯干肌可分为**背肌、胸肌、膈、腹肌**和**会阴肌**。

(一) 背肌

背肌(图 2-47)可分浅、深两群。浅群多为扁肌,有**斜方肌、背阔肌**。深群主要为**竖脊肌**。

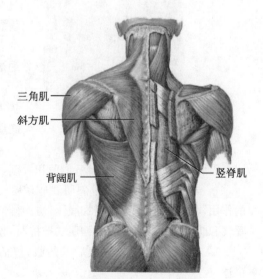

图 2-47 背肌

69

1. **斜方肌**　位于项部和背上部。作用:全肌收缩时使肩胛骨向脊柱靠拢。

2. **背阔肌**　位于背下部、腰部和胸侧壁。作用:收缩时使臂内收、内旋和后伸。

3. **竖脊肌**　纵列于躯干的背面,脊柱两侧。作用:是维持人体直立的重要肌,收缩时使脊柱后伸。

（二）胸肌

1. **胸大肌**　位于胸前壁浅层(图 2-48)。作用:使肩关节内收、内旋和前屈,如上肢固定,可上提躯干;还可提肋,助吸气。

2. **肋间外肌、肋间内肌**　位于肋间隙的浅、深层(图 2-49)。作用:提肋助吸气和降肋助呼气。

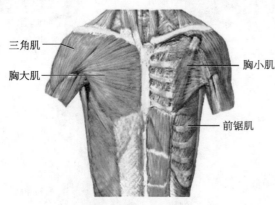

图 2-48　胸肌

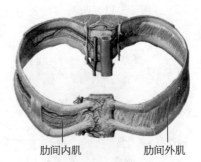

图 2-49　肋间肌

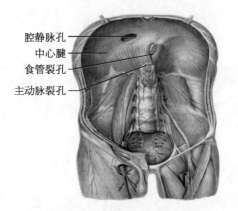

图 2-50　膈与腹后壁

（三）膈

　膈(图 2-50)为分隔胸、腹腔的一块扁肌,向上膨隆,呈穹窿状。其周围部分为肌质,肌纤维走向中央移行为腱膜,称为中心腱。膈有 3 个裂孔:在第 12 胸椎前方,左、右膈脚与脊柱之间有**主动脉裂孔**,有主动脉和胸导管通过;在主动脉裂孔的左前上方,约在第 10 胸椎水平有**食管裂孔**,有食管和迷走神经前、后干通过;在主动脉裂孔的右前上方,在第 8 胸椎水平有腔静脉孔,有**下腔静脉通过**。

　膈是主要的呼吸肌,收缩时,膈穹窿下降,胸腔容积扩大,以助吸气;松弛时,胸腔容积变小,以助呼气。膈与腹肌同时收缩,则使腹压增加,有协助排便、分娩等功能。

（四）腹肌

腹肌参与组成腹腔的前壁、侧壁和后壁,分为**前外侧群**和**后群**。

1. **前外侧群**　包括腹外斜肌、腹内斜肌、腹横肌和腹直肌(图 2-51)。有保护和支持腹腔器官的作用,收缩时缩小腹腔,增加腹压,协助排便、呕吐和分娩。腹压的增加还可使膈穹窿上升,协助呼气和咳嗽。腹肌又是背部伸肌的拮抗肌,收缩时可使脊柱前屈、侧屈和旋转。

2. **后群**　后群是位于腹后壁的肌,包括腰大肌和腰方肌(图 2-52)。腰大肌将在下肢肌中讲述。

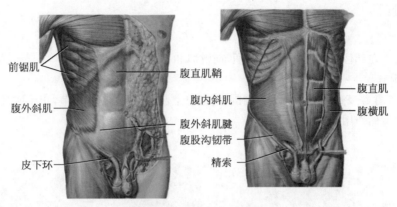

图 2-51 腹前壁肌

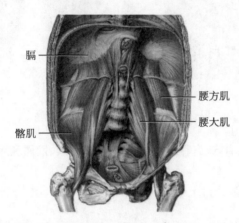

图 2-52 腹后壁肌

腰方肌位于腹后壁、腰椎体两侧,呈长方形,其后方有竖脊肌。起自髂嵴,止于第 12 肋和腰椎横突。作用:可降第 12 肋,单侧收缩可使脊柱侧屈。

(五) 会阴肌

会阴肌为封闭骨盆下口的诸肌,又称为盆底肌(图 2-53),主要有肛提肌,会阴浅、深横肌,尿道括约肌等。

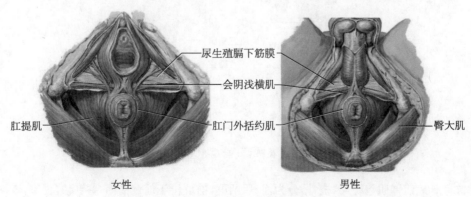

图 2-53 会阴肌(浅层)

71

四、四肢肌

(一) 上肢肌

上肢肌按所在部位分为**上肢带肌、臂肌、前臂肌和手肌**。

1. 上肢带肌

上肢带肌(图2-54)分布于肩关节周围,均起自上肢带骨,跨越肩关节,止于肱骨的上端,有稳定和运动肩关节的作用。

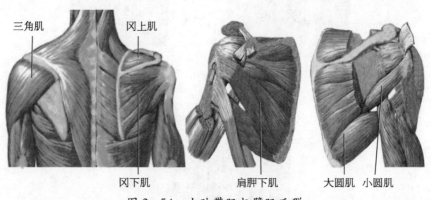

图 2-54　上肢带肌与臂肌后群

三角肌位于锁骨外 1/3、肩峰、肩胛冈。作用:肩关节外展、前屈和后伸。

2. 臂肌

(1) 肱二头肌:长头,肩胛骨盂上结节;短头,肩胛骨喙突(图2-55)。作用:屈肘关节、前臂旋后。

(2) 肱三头肌:长头,肩胛骨盂下结节;内侧头、外侧头:肱骨背面(图2-55)。作用:伸肘关节。

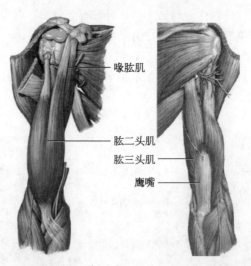

图 2-55　臂肌前、后群肌(浅层)

3. 前臂肌　前臂肌包绕尺、桡骨,分为前、后两群,前群位于前臂前面,共9块(图2-56),具有屈腕、屈指和前臂旋前的作用。后群位于前臂背面,共10块(图2-57),具有伸腕、伸指和前臂旋后的作用。

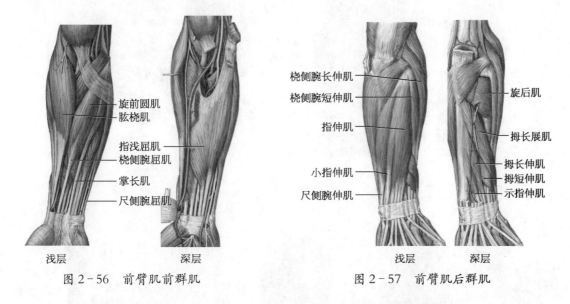

图 2-56 前臂肌前群肌 　　　　　　　　　图 2-57 前臂肌后群肌

4. 手肌　手肌短小,集中分布于手的掌面,主要运动手指,分外侧、内侧和中间三群(图2-58)。

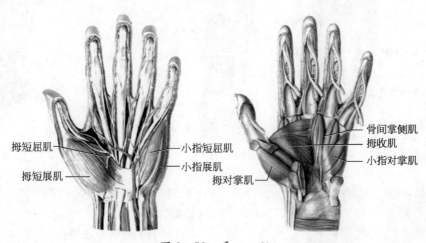

图 2-58　手　　肌

(二) 下肢肌

下肢肌按部位分为髋肌、大腿肌、小腿肌和足肌四部分。

1. 髋肌

(1) 髂腰肌:由腰大肌和髂肌组成,位于腰椎体两侧、髂窝(图2-59)。作用:屈髋关节并旋外。

(2) 臀大肌:臀部的浅层(图2-59)。作用:伸髋关节。

2. 大腿肌　大腿肌配布于股骨周围,分前群、内侧群和后群(图2-60)。

(1) 缝匠肌:大腿前部。作用:屈髋关节、屈膝关节。

(2) 股四头肌:大腿前部。作用:伸膝关节。

(3) 股二头肌:大腿后部外侧。作用:伸髋关节、屈膝关节。

73

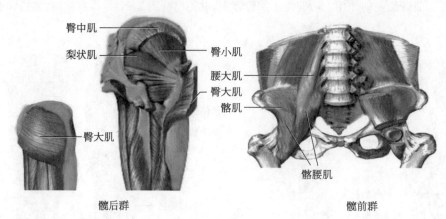

图 2-59 髋 肌

髋后群　　　　　　　　　髋前群

臀中肌　臀小肌　梨状肌　臀大肌　腰大肌　髂肌　髂腰肌

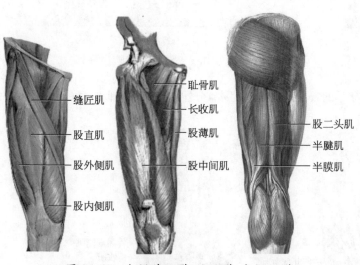

图 2-60　大腿前肌群、后肌群、内侧肌群

缝匠肌　股直肌　股外侧肌　股内侧肌　耻骨肌　长收肌　股薄肌　股中间肌　股二头肌　半腱肌　半膜肌

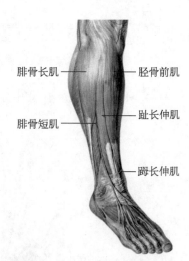

图 2-61　小腿前肌群、外侧肌群

腓骨长肌　腓骨短肌　胫骨前肌　趾长伸肌　姆长伸肌

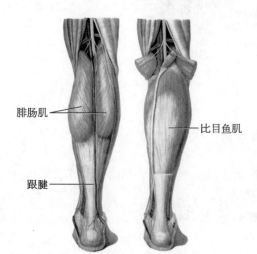

图 2-62　小腿后肌群

腓肠肌　比目鱼肌　跟腱

（4）半腱肌、半膜肌：大腿后部内侧。作用：伸髋
关节、屈膝关节。

3. 小腿肌　小腿肌分布于胫、腓骨周围，分前群、
外侧群和后群。

（1）胫骨前肌：小腿骨前面（图 2-61）。作用：足
背屈、内翻。

（2）腓骨长、短肌：腓骨外侧（图 2-61）。作用：足
跖屈、外翻。

（3）腓肠肌、比目鱼肌：小腿骨后面（图 2-62）。
作用：屈膝关节、足跖屈。

4. 足肌　足肌分为足背肌和足底肌。足背肌包
括**姆短伸肌**和**趾短伸肌**，助伸趾。足底肌的分布和作
用与手肌相似，也分内侧、外侧和中间三群（图 2-63）。

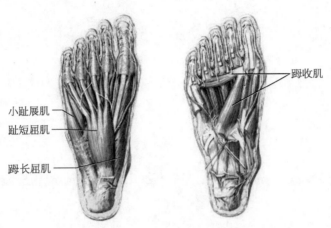

蹰收肌

小趾展肌
趾短屈肌
蹰长屈肌

图 2-63 足 底 肌 群

临床上常用的肌性标志：咬肌、胸锁乳突肌、竖脊肌、胸大肌、腹直肌、三角肌、肱二头肌、臀大肌、股四头肌、小腿三头肌。

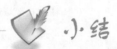 小结

运动系统由骨、关节和骨骼肌组成，对人体起运动、支持和保护作用。

骨在运动中起杠杆作用。骨由骨膜、骨质和骨髓组成。全身骨按部位分为躯干骨、颅骨和四肢骨。躯干骨由椎骨、肋和胸骨组成，参与脊柱、胸廓和骨盆的构成。颅骨分为后上部的脑颅骨和前下部的面颅骨两部分。四肢骨分为上肢骨和下肢骨。上肢骨包括上肢带骨（锁骨、肩胛骨）和游离上肢骨（肱骨、桡骨、尺骨和手骨）。下肢骨包括下肢带骨（髋骨）和游离下肢骨（股骨、髌骨、胫骨、腓骨和足骨）。

骨与骨之间主要通过关节进行连接。关节是运动的枢纽。关节的基本结构是关节面、关节囊和关节腔。关节的运动形式可分为屈和伸、内收和外展、旋转、环转四种。人体活动度较大的关节有颞下颌关节、肩关节、肘关节、腕关节、髋关节、膝关节和距小腿关节等。

骨骼肌是运动的动力，骨骼肌的收缩和舒张牵动骨骼参与运动。骨骼肌由肌腹和肌腱构成。骨骼肌分为头肌（面肌和咀嚼肌）、颈肌、躯干肌（背肌、胸肌、膈、腹肌和会阴肌）、上肢肌（上肢带肌、臂肌、前臂肌和手肌）、下肢肌（髋肌、大腿肌、小腿肌和足肌）。

（杨智昉 王 征 卞 杰 吕叶辉）

第三章

血　液

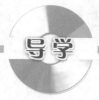

导学

◆ **认知目标**

掌握:血液的组成;血细胞的基本形态特点和生理功能;生理性止血的过程。熟悉:血液的理化特性;血细胞的正常值;凝血的过程;红细胞血型和输血原则。了解:血浆的化学成分;血细胞的生成和生成的调节;纤维蛋白的溶解和抗纤溶。

◆ **技能目标**

学会在显微镜下识别正常的血细胞,学会红细胞 ABO 血型的鉴定方法,掌握输血的原则。

血液(blood)是由血浆和血细胞共同组成的流体组织。如果体内血流量不足,可损伤组织甚至危及生命;很多疾病可导致血液成分和性质的变化,在医学诊断上有重要价值。

血液是内环境中最活跃的部分,其主要具有四方面的功能:①运输功能。血液能运输机体所需的各种营养物质和组织的代谢产物,以保持新陈代谢的正常进行。②缓冲作用。血浆作为一缓冲系统,不但可以维持血浆本身及细胞外液的酸碱平衡,而且当酸性物质或碱性物质进入血液时,其 pH 不至于波动很大,保持相对恒定。③调节功能。内分泌系统的激素和组织的代谢产物不断通过血液的流动对机体的活动产生作用。④防御和保护作用。血液中的多种免疫物质和淋巴细胞,均具有免疫作用;中性粒细胞对微生物与机体坏死组织有吞噬分解作用;血小板与血浆中的凝血因子,有止血和凝血作用。

第一节　血液的组成和理化特性

一、血液的组成

血液是由血浆和混悬在其中的红细胞、白细胞、血小板等血细胞组成(图 3-1)。离体血液加适当的抗凝剂离心后,血液被分为三层,上层浅黄色液体为血浆,下层是深红色的红细胞层,两者之间有一不透明的薄层,为白细胞和血小板。血细胞在血液中所占的容积百分比,为**血细胞比容**,正常成年男性的血细胞比容为 40%～50%,女性为 37%～48%。贫血患者血细胞比容降低。

人体血液总量为体重的 7%～8%。因此,体重为 60 kg 的人,血量为 4.2～4.8 L。静息时,绝大部分血液在心血管中迅速地循环流动着,这部分血液称为循环血液;还有一部分血液滞留在肝、肺、腹腔静脉和皮下静脉丛等处,流动较慢,称为贮备血液。

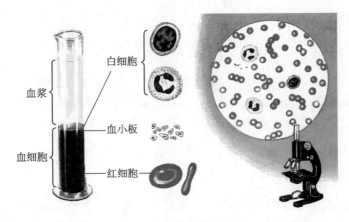

图 3-1 血液的组成

图示左侧为全血抗凝离心后,自上而下分层为血浆层(55%)、白细胞和血小板层(<1%)
和红细胞层(45%);图示右侧为采血制备血涂片后在显微镜油镜下的图像

二、血浆的化学成分

血浆的含水量约为 93%,其中溶解有多种电解质(Na^+、Cl^- 等)、小分子有机化合物(营养物质、激素、代谢产物等)和一些气体分子(O_2、CO_2 等)。血浆中电解质的浓度和组织液基本相同。

血浆的一类重要成分是血浆蛋白。因为血浆蛋白的分子量大,不能透过毛细血管壁,故组织液的蛋白质含量很低。用盐析法可将血浆蛋白分为白蛋白、球蛋白和纤维蛋白原三类。用电泳法可将球蛋白进一步分为 α_1 球蛋白、α_2 球蛋白、β 球蛋白和 γ 球蛋白等。正常成人血浆中蛋白含量为 65~85 g/L,其中白蛋白为 40~48 g/L,球蛋白为 10~30 g/L,纤维蛋白原为 2~4 g/L。白蛋白与球蛋白浓度的比值(A/G)为 1.5~2.5。肝脏疾病常常导致 A/G 下降或倒置。

按不同的来源可将血浆蛋白质分为两大类。一类为血浆功能性蛋白质,是由各种组织细胞合成后分泌入血浆,并在血浆中发挥其生理功能,如抗体、凝血酶原等。这类蛋白质的量和质的变化反映了机体代谢方面的变化;另一类则是在细胞更新或遭到破坏时溢入血浆的蛋白质,如血红蛋白、淀粉酶、转氨酶等。这些蛋白质在血浆中的出现或含量的升高往往反映了有关组织的更新、破坏或细胞通透性改变。

血浆蛋白的主要功能有:

(1)调节血浆胶体渗透压和 pH:血浆胶体渗透压是由血浆蛋白质产生。白蛋白含量多,分子量小,故血浆胶体渗透压的 75% 是由白蛋白产生。肝脏合成的白蛋白含量的下降或肾脏疾病所致白蛋白的大量丢失,均可导致血浆胶体渗透压下降,使水分向组织间隙渗出,从而产生水肿。正常人血液的 pH 在 7.35~7.45,血浆蛋白质可组成缓冲对参与维持血液 pH 的相对恒定。

(2)运输功能:血浆中那些难溶于水或易从尿中丢失,易被酶破坏及易被细胞摄取的小分子物质,往往与血浆中一些蛋白质结合在一起运输。如运铁蛋白是由 1 分子脱铁运铁蛋白与 2 个 Fe^{3+} 结合而成,其主要功能是结合运输 Fe^{3+} 至肝、骨髓等组织储存,防止铁随尿排泄丢失。

(3)免疫功能:机体对入侵的病原微生物可产生特异的抗体,血液中具有抗体作用的蛋白质称为免疫球蛋白,免疫球蛋白由浆细胞产生,能识别并结合特异性抗原形成抗原抗体复合物,激活补体系统从而消除抗原对机体的损伤。

(4)凝血与抗凝血功能:多数凝血因子和抗凝血因子属于血浆蛋白质,且常以酶原形式存在,在一定条件下被激活后发挥生理功能(见本章第三节相关部分)。

(5)营养作用:血浆蛋白质可作为营养物质被分解为氨基酸用于组织蛋白质更新或用于氧化分解供能及转变为其他含氮物。

血液中除蛋白质以外的含氮物质称为**非蛋白含氮化合物**,主要有尿素、尿酸、肌酸、肌酐、氨基酸、氨、肽、胆红素等,这些化合物中绝大多数为蛋白质和核酸分解代谢的终产物,可经血液运输到肾随尿排出体外。当肾功能障碍影响其排泄时会导致其在血中浓度升高。

三、血液的理化特性

(一)颜色

血液的颜色主要取决于血红蛋白的颜色。动脉血中血红蛋白较多,呈鲜红色;静脉血中红细胞含去氧血红蛋白较多,呈暗红色。空腹血浆清澈透明,进餐后,尤其摄入较多的脂类食物,血浆中悬浮脂蛋白微滴而变得混浊。因此,临床做某些血液化学成分检测时,要求空腹采血,以避免食物对检测结果的影响。

(二)血液的比重

正常人全血的比重为1.050~1.060,血浆的比重为1.025~1.030,红细胞的比重为1.090~1.092。因为不同血细胞及血浆比重存在差异,故采用离心的方法可将血液中的不同成分进行分离,分别获取红细胞、白细胞、血小板及血浆等不同成分。

(三)血液的黏度

液体的黏度是由于液体分子的内摩擦形成的。正常的血液和血浆的相对黏度分别为4~5和1.6~2.4,其值的大小分别取决于红细胞数和血浆蛋白的含量。当某些疾病使微循环血流显著减慢时,红细胞可发生叠连和聚集,血液黏度升高,使血流阻力增大,微循环的灌流量将显著降低。

(四)血浆渗透压

如果用只允许水分子通过的半透膜将两侧不同浓度的溶液隔开,水分子将由低浓度溶液侧移向高浓度溶液侧,这一现象称为**渗透**。**渗透压**是指溶液中溶质分子所具有的吸水或保留水的能力。渗透压的高低与单位体积溶液中溶质的颗粒数目呈正比,而与溶质的种类及颗粒的大小无关。通常以**溶质颗粒的物质的量浓度**作为渗透压的单位,1物质的量浓度为1 L溶液中含有1 mol个颗粒。

血浆渗透压约为300 mmol/L(即300 mOsm/kg H_2O,5 800 mmHg,770 kPa)。血浆渗透压分为**晶体渗透压**(crystalloid osmotic pressure)和**胶体渗透压**(colloid osmotic pressure)。血浆晶体渗透压由溶于血浆的晶体溶质颗粒形成,特别是电解质 Na^+ 和 Cl^-,其数值占血浆总渗透压的99%以上。血浆胶体渗透压由血浆蛋白等大分子物质形成,因为蛋白质分子量大,数量少,所以血浆胶体渗透压数值很小,仅1.5 mmol/L。血浆胶体渗透压的75%~80%来自白蛋白。

水和晶体物质可自由通过毛细血管壁,因此,血浆与组织液中晶体渗透压几乎相等。细胞外液的大部分晶体物质不易进入细胞内,而且细胞外液的晶体渗透压保持相对稳定,这对维持细胞内外水的平衡和细胞的正常形态极为重要。当细胞外液晶体渗透压降低时,水将进入细胞,可引起细胞肿胀,甚至破裂;当细胞外液晶体渗透压增高时,可因细胞内的水移出细胞而导致细胞皱缩。与此不同的是,形成血浆胶体渗透压的血浆蛋白难以透过毛细血管壁进入组织液,所以血浆胶体渗透压(25 mmHg)高于组织液胶体渗透压(15 mmHg)(图3-2)。胶体渗透压的这种差别成为组织液中水分子进入毛细血管的主要力量,对维持毛细血管内外水平衡具有重要作用。当血浆蛋白浓度降低时,可因血浆胶体渗透压降低而使液体滞留于血管外,引起组织水肿和血浆容量降低。

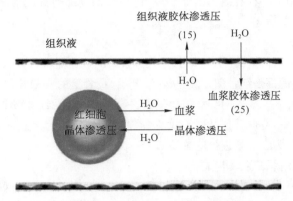

图 3-2　血浆晶体渗透压与胶体渗透压作用示意图

图示红细胞内的晶体渗透压与血浆晶体渗透压基本相等,可维持红细胞正常形态;
而血浆胶体渗透压大于组织液胶体渗透压,可将组织液中的水转移到血管内(图中
数字为胶体渗透压,单位为 mmHg)

等渗溶液是指渗透压与血浆渗透压相等的溶液,如 0.85%NaCl 溶液、5%葡萄糖溶液。高于或低于血浆渗透压的溶液则分别被称为高渗或低渗溶液。不同物质的等渗溶液不一定都能使红细胞保持正常的体积和形态,如 1.9%尿素溶液虽然与血浆等渗,但当红细胞置入其中后,由于尿素能自由通过细胞膜,顺浓度差进入红细胞内,导致红细胞内渗透压升高,水随之进入,造成红细胞肿胀、破裂,发生溶血。能使悬浮于其中的红细胞保持正常大小和形态的溶液,称为**等张溶液**。等张溶液实际上是指溶液中不能透过细胞膜的颗粒所形成的等渗溶液。由于 NaCl 不能自由透过细胞膜,所以 0.85%NaCl 溶液既是等渗溶液,也是等张溶液;而 1.9%尿素溶液是等渗溶液,但不是等张溶液。

(五) 血浆的 pH

正常人血浆 pH 为 7.35~7.45,血浆 pH 主要取决于血浆中主要的缓冲对 $NaHCO_3/H_2CO_3$ 的比值,通常此比值为 20。此外还有血浆中的蛋白质钠盐/蛋白质、Na_2HPO_4/NaH_2PO_4 缓冲对。由于存在这些缓冲系统,再加上肺和肾也能对人体的酸碱平衡进行调节,因此,血浆 pH 的波动范围极小。血浆 pH 保持相对恒定对机体的生命活动是十分重要的。在病理情况下,如体内酸性或碱性物质产生过多,超过了血液缓冲对的缓冲能力,机体不能将过多的酸性或碱性物质及时排出,将会发生酸中毒或碱中毒,严重者可危及生命。

第二节　血细胞的形态特点和生理功能

一、血细胞的生成和破坏

人的血细胞最早是在胚胎卵黄囊壁的血岛生成,胚胎第 6 周,从卵黄囊迁入肝的造血干细胞开始造血,第 4~5 个月脾内造血干细胞增殖分化产生各种血细胞。从胚胎后期至生后终身,骨髓成为主要的造血器官,产生红细胞系、粒细胞系、单核细胞系和巨核细胞-血小板系。脾和淋巴结等淋巴器官以及淋巴组织产生淋巴成分。一些理化(苯、X 线和 γ 射线)、生物(某些病毒感染)或药物(氯霉素、环磷酰胺)等因素均可能引起骨髓造血干细胞及造血微环境损伤,导致骨髓造血功能降低,血液中全血细胞减少,这类疾病称为**再生障碍性贫血**。造血干细胞移植是许多恶性血液病如白血病、再生障碍性贫血的一种有效的治疗手段,也是大剂量细胞毒性制剂或放射线导致严重造血功能障碍救治中的重要措施。

(一) 骨髓的结构

骨髓位于骨髓腔中,占体重的 $4\%\sim6\%$,是人体最大的造血器官。骨髓分为红骨髓和黄骨髓。胎儿及婴幼儿时期的骨髓都是红骨髓,大约从 5 岁开始,长骨干的骨髓腔内出现脂肪组织,并随年龄增长而增多,即为黄骨髓。成人的红骨髓和黄骨髓约各占一半。红骨髓主要分布在扁骨、不规则骨和长骨骺端的骨松质中,造血功能活跃。黄骨髓内仅有少量的幼稚血细胞,故仍保持着造血潜能,当机体需要时可转变为红骨髓进行造血。

红骨髓主要由造血组织和血窦构成。

1. 网状结缔组织和造血细胞　网状细胞和网状纤维构成造血组织的网架,网孔中充满不同发育阶段的各种血细胞,以及少量造血干细胞、巨噬细胞、脂肪细胞和间充质细胞等。

2. 血窦　血窦由动脉毛细血管分支形成。血窦腔大而迂曲,最终汇入骨髓的中央纵行静脉。血窦形状不规则。窦壁衬贴有孔内皮,内皮基膜不完整,呈断续状。基膜外有扁平多突的周细胞覆盖。血窦壁周围和血窦腔内的单核细胞和巨噬细胞,有吞噬清除血流中的异物、细菌和衰老死亡血细胞的功能。

(二) 造血干细胞和造血祖细胞

血细胞发生是造血干细胞经增殖、分化直至成为各种成熟血细胞的过程。造血干细胞是生成各种血细胞的原始细胞,又称多能干细胞。造血干细胞在一定的微环境和某些因素的调节下,增殖分化为各类血细胞的祖细胞,称造血祖细胞,它也是一种相当原始的具有增殖能力的细胞,但已失去多向分化能力,只能向一个或几个血细胞系定向增殖分化,故也称定向干细胞。

1. 造血干细胞　造血干细胞起源于人胚(受精后第 2 周末)的卵黄囊血岛;出生后,造血干细胞主要存在于红骨髓,约占骨髓有核细胞的 0.5%。

造血干细胞的基本特性是:①有很强潜能,在一定条件下能反复分裂,大量增殖;但在一般生理状态下,多数细胞处于 G_0 期静止状态。②有多向分化能力,在一些因素的作用下能分化形成不同的祖细胞。③有自我复制能力,即细胞分裂后的子代细胞仍具原有特征,故造血干细胞可终身保持恒定的数量。

造血干细胞学说是 20 世纪 60 年代初提出的,是血细胞发生学领域的重大成就。造血干细胞最初是用小鼠脾集落生成实验证实的。实验是将小鼠骨髓细胞悬液输给受致死量射线照射的同系小鼠,使后者重新获得造血能力而免于死亡。重建造血的原因是脾内出现许多小结节状造血灶,称为脾集落。脾集落内含有红细胞系、粒细胞系、巨核细胞系或三者混合存在。如将脾集落细胞分离后再输给另外的致死量射线照射的同系小鼠,仍能发生多个脾集落,并重建造血。脾集落生成数与输入的骨髓细胞数或脾集落细胞数成正比关系,表明骨髓中有一类能重建造血的原始血细胞。为确定一个脾集落的细胞是否起源于同一个原始血细胞,又将移植细胞经照射后出现畸变染色体,以此作为辨认血细胞发生来源的标志。将此种带标志的细胞输给受照射的小鼠,结果发现,每个脾集落中的所有细胞均具有这种相同的畸变染色体,表明每个集落的细胞是来自一个原始血细胞。每个脾集落为一个克隆,称为脾集落生成单位,它代表一个造血干细胞。

2. 造血祖细胞　由造血干细胞分化为几种不同的造血祖细胞,它们进而再分别分化为形态可辨认的各种幼稚血细胞。造血祖细胞的增殖能力有限,它们依靠造血干细胞的增殖来补充。造血祖细胞可用体外培养的细胞集落法测定。在不同的集落刺激因子作用下,可分别出现不同的血细胞集落,目前已确认的造血祖细胞有:①红细胞系造血祖细胞,必须在红细胞生成素(EPO,由肾等产生)作用下才能形成红细胞集落,又称红细胞集落生成单位(CFU-E)。②中性粒细胞-巨噬细胞系造血祖细胞,需在粒细胞生成素(granulopoietin,由巨噬细胞产生)作用下形成该种细胞的集落,又称粒细胞巨噬细胞系集落生成单位(CFU-GM)。③巨核细胞系造血祖细胞,需在血小板生成素(thrombopoietin)作用下形成巨核细胞集落,又称巨核细胞系集落生成单位(CFU-M)。

(三) 血细胞发生过程的形态演变

血细胞的发生是一连续发展过程,各种血细胞的发育大致可分为三个阶段:原始阶段、幼稚阶段(又分早、中、晚三期)和成熟阶段。骨髓涂片检查,是血液病诊断的重要依据。

血细胞发生过程中形态变化的一般规律如下:①胞体由大变小,而巨核细胞的发生则由小变大。②胞核由大变小,红细胞的核最后消失,粒细胞的核由圆形逐渐变成杆状乃至分叶状,巨核细胞的核由小变大呈分叶状;核内染色质由细疏逐渐变粗密,核仁由明显渐至消失;核的着色由浅变深。③胞质的量由少逐渐增多,胞质嗜碱性逐渐变弱,但单核细胞和淋巴细胞仍保持嗜碱性;胞质内的特殊结构如红细胞中的血红蛋白、粒细胞中的特殊颗粒均由无到有,并逐渐增多。④细胞分裂能力从有到无,但淋巴细胞仍有很强的潜在分裂能力。

1. 红细胞发生　红细胞发生历经原红细胞、早幼红细胞、中幼红细胞、晚幼红细胞,后者脱去胞核成为网织红细胞,最终成为成熟红细胞。从原红细胞的发育至晚幼红细胞需3~4日。巨噬细胞可吞噬晚幼红细胞脱出的胞核和其他代谢产物,并为红细胞的发育提供铁质等营养物。各阶段红细胞的一般形态特点见表3-1。

表 3-1　红细胞发生过程的形态演变

发育阶段和名称		胞体		胞核				胞质			分裂能力
		大小(μm)	形状	形状	染色质	核仁	核质比	嗜碱性	着色	血红蛋白	
原始	原红细胞	14~22	圆	圆	细粒状	2~3	>3/4	强	墨水蓝	无	有
幼稚	早幼红细胞	11~19	圆	圆	粗粒状	偶见	>1/2	较强	墨水蓝	开始出现	有
	中幼红细胞	10~14	圆	圆	粗块状	消失	约1/2	减弱	嗜多染性	增多	弱
	晚幼红细胞	9~12	圆	圆	致密块	消失	更小	弱	红	大量	无
成熟	网织红细胞	7~9	双凹圆盘	无				微	红	大量	无
	红细胞	7	双凹圆盘	无				无	红	大量	无

(1) 红细胞生成所需的原料

1) 叶酸和维生素 B_{12}:是合成 DNA 所需的重要辅酶。叶酸在体内须转化成四氢叶酸后才能参与 DNA 的合成,四氢叶酸参与体内一碳单位的转移,使 dUMP 甲基化而形成 dTMP,进而生成 dTTP,从而参与红细胞内 DNA 的合成。叶酸转化为四氢叶酸需要维生素 B_{12} 的参与。因此,体内维生素 B_{12} 和叶酸缺乏时,骨髓中幼红细胞合成 DNA 受阻,分裂增殖减缓,红细胞体积增大,导致巨幼红细胞性贫血。维生素 B_{12} 的吸收需胃黏膜壁细胞分泌的内因子协助。

2) 铁:血红蛋白由血红素和珠蛋白结合而成,其中血红素的合成需要铁的参与。体内约 67% 的铁存在于血红蛋白内,Fe^{3+} 需还原成 Fe^{2+} 才能被利用。正常成人每日需要 20~25 mg 铁用于红细胞的生成,其中绝大多数是利用红细胞在体内破坏所释放的内源性铁,每日仅需从食物中吸收 1 mg 铁,以补充排泄所丧失的铁。当铁的摄入不足或吸收障碍、慢性出血等原因致体内贮存铁减少,造血功能增长而供铁不足,均可使血红蛋白合成不足,引起**小细胞低色素性贫血**,又称**缺铁性贫血**。

（2）红细胞生成的调节：成年人体内约有 $25×10^{12}$ 个红细胞，每 24 h 约有 0.8％的红细胞进行更新。当机体失血或某些疾病使红细胞寿命缩短时，通过调节，红细胞生成率还能加快数倍。

早期的红系祖细胞主要受爆式促进激活物调控，其作用可能是促进早期的红系祖细胞从细胞周期中的静息状态（G_0 期）进入 DNA 合成期（S 期），因而使早期红系祖细胞增殖活动加强。

晚期的红系祖细胞主要受促红细胞生成素（EPO）的调节，它是分子量约为 34 000 的糖蛋白，主要产生于肾皮质管周细胞。EPO 主要促进晚期红系祖细胞增殖并向原红细胞分化，也能促进网织红细胞的成熟并释放入血，EPO 还对早期红系祖细胞的增殖与分化有一定的促进作用。EPO 的生成受多种因素的影响，其中机体缺氧是刺激 EPO 生成和释放的最主要因素。目前临床上已经将重组的人 EPO 用于促进贫血患者的红细胞生成。

雄激素可刺激 EPO 的产生，从而促进红细胞生成。雌激素可抑制 EPO 的生成和降低红系祖细胞对 EPO 的反应，进而减少红细胞的生成。雄激素和雌激素对红细胞生成的不同效应，可能是成年男性红细胞数高于女性的原因之一。

（3）红细胞的破坏：红细胞在血液中的平均寿命约 120 日。衰老红细胞的变形能力明显减弱，同时脆性明显增加，因此，衰老的红细胞在通过微小孔隙时发生困难，从而滞留在脾脏和骨髓中，进而被巨噬细胞吞噬，称红细胞的血管外破坏，90％的衰老红细胞通过此方法破坏。此外，衰老的红细胞在血流湍急处可因受机械冲击而破损，此方式称红细胞的血管内破坏。

2. 粒细胞发生　粒细胞发生历经原粒细胞、早幼粒细胞、中幼粒细胞、晚幼粒细胞进而分化为成熟的杆状核和分叶核粒细胞。从原粒细胞增殖分化为晚幼粒细胞需 4～6 日。骨髓内的杆状核粒细胞和分叶核粒细胞的贮存量很大，在骨髓停留 4～5 日后释放入血。若骨髓加速释放，外周血中的粒细胞可骤然增多。各阶段细胞的一般形态特点见表 3-2。

表 3-2　粒细胞发生过程的形态演变

发育阶段和名称		胞体		胞核				胞质				分裂能力
		大小(μm)	形状	形状	染色质	核仁	核质比	嗜碱性	着色	嗜天青颗粒	特殊颗粒	
原始	原粒细胞	11～18	圆形	圆形	细网状	2～6	>3/4	强	天蓝	无	无	有
幼稚	早幼粒细胞	13～20	圆形	卵圆形	粗网状	偶见	>1/2	减弱	淡蓝	大量	少量	有
	中幼粒细胞	11～16	圆形	半圆形	网块状	消失	约1/2	弱	浅蓝	少	增多	有
	晚幼粒细胞	10～15	圆形	肾形	网块状	消失	<1/2	极弱	浅红	少	明显	无
成熟	杆状核粒细胞	10～15	圆形	带状	粗块状	消失	<1/3	消失	淡红	少	大量	无
	分叶核粒细胞	10～15	圆形	分叶形	粗块状	消失	更小	消失	淡红	少	大量	无

3. 单核细胞发生　单核细胞的发生经过原单核细胞和幼单核细胞变为单核细胞。幼单核细胞增殖力很强，约 38％的幼单核细胞处于增殖状态，当机体出现炎症或免疫功能活跃时，幼单核细胞加速分裂增殖，以提供足量的单核细胞。

4. 血小板发生　巨核细胞系祖细胞，经原巨核细胞、幼巨核细胞发育为成熟巨核细胞。巨核细胞的胞质块脱落成为血小板。原巨核细胞分化为幼巨核细胞，体积变大，胞核常呈肾形，胞质内出现细小颗粒。幼巨核细胞的核经数次分裂，但胞体不分裂，形成巨核细胞。巨核细胞呈不规则形，直径 40～70 μm，甚至更大，细胞核分叶状。胞质内有许多血小板颗粒，还有许多由滑面内质网形成的网状小管，将胞质分隔成许多小区，每个小区即是一个未来的血小板，内含颗粒，并可见到巨核细胞伸出细长的胞质突起沿着血窦壁伸入窦腔内,其胞质末端膨大脱落即成血小板。每个巨核细胞可生成约 2 000 个血小板。

5. 淋巴细胞发生 淋巴细胞起源于淋巴系祖细胞,又称淋巴干细胞。一部分淋巴干细胞迁入胸腺后,经早期胸腺细胞,分化为 T 细胞;另一部分淋巴干细胞在骨髓中经前 B 细胞,分化为 B 细胞。

二、红细胞的形态特点和生理功能

(一)红细胞的数量和形态特点

红细胞(RBC)是血细胞中数量最多的细胞。我国成年男性的红细胞数量为 $(4.5\sim5.5)\times10^{12}/L$,女性为 $(3.5\sim5)\times10^{12}/L$。红细胞内的主要蛋白质是**血红蛋白**(Hb),我国成年男性为 120～160 g/L,女性为 110～150 g/L。正常成熟的红细胞呈双凹圆碟形,无细胞核和细胞器,直径约 7.5 μm,周边最厚处约为 2.5 μm,中央最薄处约为 1 μm,与同体积球形物体相比,其表面积较大。在血涂片标本上显示,中央染色较浅、周边染色较深。一般认为红细胞数少于 $3.0\times10^{12}/L$,血红蛋白低于 100 g/L,则为**贫血**。红细胞数高于 $7.0\times10^{12}/L$,血红蛋白超过 180 g/L,则为红细胞增多。

(二)红细胞的生理特性

1. 红细胞的可塑变形性 红细胞在全身血管中循环运行,常要挤过口径比它小的毛细血管和血窦孔隙,这时红细胞将发生变形(图 3-3),通过后又恢复原状,这种正常红细胞在外力作用下具有变形能力的特性,称为红细胞的**可塑变形性**。人类成熟的红细胞呈双凹圆碟形,其表面积(约 140 μm^2)与容积(约 90 μm^3)的比值较大,允许红细胞发生很大的变形。异常球形红细胞的变形能力远低于正常的红细胞的变形能力,容易滞留于小血管和血窦空隙内而遭破坏。

2. 红细胞的悬浮稳定性 虽然红细胞的比重大于血浆,但在正常情况下,红细胞下沉的速度却很慢。红细胞能相对稳定地悬浮于血浆中的特性,称为红细胞的**悬浮稳定性**。通常将抗凝的血液放

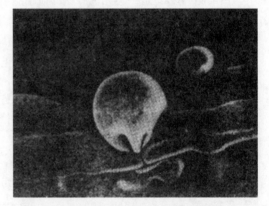

图 3-3 红细胞挤过脾窦的
内皮细胞裂隙(大鼠)

入沉降管中垂直静止,测定第 1 小时末红细胞沉降的距离(mm)表示红细胞的沉降速度,称为**红细胞沉降率**,简称血沉。正常成年男性血沉为 0～15 mm/h,女性为 0～20 mm/h(魏氏法)。血沉值越小,提示红细胞的悬浮稳定性越好。

红细胞与血浆之间的较大的摩擦力是形成悬浮稳定性的主要原因。红细胞的表面积与容积的比值大,与血浆接触面大,下沉过程中产生的摩擦力亦大,因而下沉缓慢。某些疾病(如活动性肺结核、风湿热等)能引起多个红细胞彼此相贴,形成一叠的红细胞现象,称为**红细胞叠连**。红细胞发生叠连后,血沉加速。影响红细胞叠连主要是由于血浆成分的变化,通常当血浆中球蛋白、纤维蛋白原及胆固醇含量增高时,可加速红细胞叠连和沉降率。

3. 红细胞的渗透脆性 正常人的红细胞在等渗溶液中可以保持正常形态和大小,但在 0.42% 的 NaCl 溶液中开始溶血,在 0.35% 的 NaCl 溶液中完全溶血。这种红细胞在低渗盐溶液

中,由于水分子透入红细胞内,引起红细胞膨胀、破裂和溶血,称为红细胞的**渗透脆性**。红细胞的渗透脆性越大,表示红细胞膜对低渗溶液的抵抗力越小。衰老的红细胞、遗传性球形红细胞增多症患者的红细胞渗透脆性变大,故测定红细胞的渗透脆性有助于一些疾病的临床诊断。

4. 红细胞膜的通透性　红细胞膜对 O_2、CO_2 和尿素有很好的通透性。负离子较易通过红细胞膜,而正离子却很难通过。红细胞内 K^+ 浓度远高于细胞外,而 Na^+ 浓度远低于细胞外,这种细胞内外的 Na^+、K^+ 浓度差主要是依靠细胞膜上 Na^+ 泵的活动来维持的。低温储存较久的血液,由于细胞代谢几乎停止,Na^+ 泵不能活动,会出现血浆内 K^+ 浓度升高的现象。

(三) 红细胞的生理功能

红细胞的主要功能是运输 O_2 和 CO_2。红细胞运输的 O_2 量约为溶解于血浆中 O_2 量的 65 倍,血液中 98.5％的 O_2 是以与血红蛋白结合成氧合血红蛋白的形式存在的,可见,红细胞运输 O_2 的功能主要靠红细胞内的血红蛋白来实现;红细胞运输的 CO_2 量约为溶解于血浆中 CO_2 量的 18 倍,血液中的 CO_2 主要以碳酸氢盐和氨基甲酰血红蛋白的形式存在。此外,红细胞内有碳酸酐酶和多种缓冲对,对血液 pH 的变化起缓冲作用。

三、白细胞的形态特点和生理功能

(一) 白细胞的数量和分类

白细胞(WBC)是一类无色有核的血细胞,在血液中一般呈球形,具有一定的变形运动能力(图 3-4)。正常成年人白细胞数为 $(4\sim10)\times10^9$/L。根据白细胞的形态、功能和来源,可将其分为粒细胞、单核细胞和淋巴细胞三大类。根据胞质颗粒的嗜色质不同,又将粒细胞分为中性粒细胞、嗜酸性粒细胞和嗜碱性粒细胞。各类白细胞的正常值见表 3-3。

表 3-3　各类白细胞的正常值

类别	绝对值($\times10^9$/L)	百分比(%)	类别	绝对值($\times10^9$/L)	百分比(%)
白细胞总数	4.0～10.0	100	嗜碱性粒细胞	0.0～0.1	0～1
中性粒细胞(杆状核)	0.04～0.5	1～5	单核细胞	0.12～0.8	3～8
中性粒细胞(分叶核)	2.0～7.0	50～70	淋巴细胞	0.8～4.0	20～40
嗜酸性粒细胞	0.02～0.5	0.5～5			

(二) 白细胞的形态特点和生理功能

白细胞是机体免疫和防御体系中的重要组成部分,在机体发生炎症、过敏反应或损伤时发挥重要作用。从防御角度可将白细胞区分为吞噬细胞和免疫细胞两大类:前者包括中性粒细胞和单核细胞;后者主要是指淋巴细胞。

1. 粒细胞

(1) 中性粒细胞:中性粒细胞是白细胞中数量最多的一种。细胞呈球形,直径 $10\sim12~\mu m$,核呈杆状或分叶状,分叶核呈不规则卵圆形,染色深,叶之间有细丝相连,可分为 2～5 叶,正常人以 2～3 叶为多。一般认为核分叶多是细胞衰老的标志。胞质内充满大量细小的、分布均匀的、染成淡紫色和淡红色的颗粒。其中体积较大、淡紫色的颗粒为嗜天青颗粒,较细小、淡红色的为特殊颗粒。嗜天青颗粒约占颗粒总数的 20％,直径 $0.6\sim0.7~\mu m$,电子密度高,是一种溶酶体,含过氧化物酶和酸性磷酸酶等,能消化分解吞噬的异物。特殊颗粒占颗粒总数的 80％,直径 $0.3\sim0.4~\mu m$,呈哑铃状或椭圆形,中等电子密度,内含乳铁蛋白、吞噬素、溶菌酶等,能杀死细菌,溶解细菌表面的糖蛋白。

因为中性粒细胞胞质颗粒中含有多种水解酶。它的主要功能是吞噬外来微生物、机体自身的坏死组织和衰老的红细胞。中性粒细胞在血管内停留的时间平均只有 6～8 h,当细菌入侵或局部炎症时,中性粒细胞可从毛细血管渗出,聚集在病灶处,将其吞噬并消化分解。因此,中性粒细胞是人体发生急性炎症时的主要反应细胞。当中性粒细胞吞噬了数十个细菌后自身即解体,溶解的组织碎片和细菌一起形成**脓液**。当中性粒细胞数量减少到 $1×10^9$/L 以下时,可使机体抵抗力明显降低,很容易感染。

(2) 嗜酸性粒细胞:呈球形,较中性粒细胞稍大,直径 10～15 μm,核亦与中性粒细胞相似,为杆状或分叶状,但以 2 叶核居多。胞质内充满粗大的、分布均匀的、染成橘红色、略带折光性的嗜酸性颗粒。颗粒含酸性磷酸酶、过氧化物酶和组胺酶等带正电荷的蛋白质而呈嗜酸性。

嗜酸性粒细胞虽有较弱的吞噬能力,但因缺乏溶菌酶,因此在抗细菌感染防御中不起主要作用。嗜酸性粒细胞的主要作用是限制肥大细胞和嗜碱性粒细胞引起的过敏反应,它还参与对蠕虫的免疫反应。因此在机体发生过敏反应或蠕虫感染时,常伴有嗜酸性粒细胞增多。

(3) 嗜碱性粒细胞:是白细胞中数量最少的。细胞呈球形,直径 10～12 μm。胞核分叶或呈"S"形,着色浅淡,轮廓常不清楚。胞质内含大小不等、分布稀疏不均、深浅不同的蓝紫色嗜碱性颗粒,颗粒常覆盖在核上。颗粒具有异染性,即用甲苯胺蓝染色呈紫色。颗粒内含有组胺、肝素、过敏性慢反应物质和嗜酸性粒细胞趋化因子 A 等多种生物活性物质,可被快速释放;而白三烯则存在于细胞质内,缓慢释放。

组胺主要作用于平滑肌细胞,它与平滑肌细胞表面 H_1 受体结合,可使小血管扩张,毛细血管和微静脉通透性增加,使支气管、肠道平滑肌收缩。肝素有很强的抗凝血作用。过敏性慢反应物质能使血管通透性增加,细支气管平滑肌收缩,引起哮喘、荨麻疹等过敏反应的症状。嗜酸性粒细胞趋化因子 A 的作用是吸引嗜酸性粒细胞,聚集于局部,限制嗜碱性粒细胞在过敏反应中的作用。在某些过敏性疾病时可引起嗜碱性粒细胞增多。

2. 单核细胞 单核细胞是白细胞中体积最大的细胞。直径 14～20 μm,呈圆球形。胞核呈肾形、马蹄形或卵圆形,核染色质呈细网状,着色较浅,核仁明显。胞质丰富、呈灰蓝色,胞质内有较多细小的嗜天青颗粒。颗粒具溶酶体样结构特点,内含过氧化物酶、酸性磷酸酶、非特异性酯酶和溶菌酶等,这些酶不仅与单核细胞功能有关,而且可作为与淋巴细胞的鉴别点。

单核细胞在血液中停留 2～3 日后穿过毛细血管进入组织,转变成巨噬细胞。巨噬细胞的体积更大,具有比中性粒细胞更强的吞噬能力。

3. 淋巴细胞 淋巴细胞呈球形,其大小不一,直径 6～8 μm 的为小淋巴细胞,9～12 μm 的为中淋巴细胞,13～20 μm 的是大淋巴细胞。外周血以小淋巴细胞数量最多。细胞核圆形,一侧常有一小凹陷,染色质致密,呈粗块状,染色深。胞质很少,仅在核周形成一窄缘,染成蔚蓝色,含少量较粗大的嗜天青颗粒。大、中淋巴细胞细胞核椭圆形,染色质较疏松,着色较浅,胞质较多,可见少量嗜天青颗粒。电镜下淋巴细胞胞质内主要含丰富的游离核糖体,少量线粒体、溶酶体、粗面内质网和高尔基复合体。

淋巴细胞在免疫应答过程中起核心作用。根据细胞生长发育的过程和功能的不同,可将淋巴细胞分成 T 淋巴细胞和 B 淋巴细胞两大类。T 淋巴细胞在胸腺内分化成熟,主要参与细胞免疫;B 淋巴细胞在骨髓内分化成熟。在抗原的刺激下,B 淋巴细胞转化为浆细胞。浆细胞合成和分泌抗体,执行体液免疫功能。

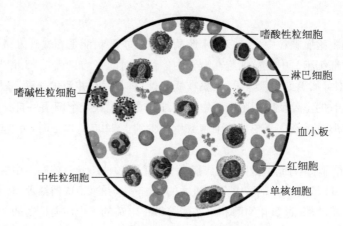

图 3-4　血涂片镜下形态(油镜)

四、血小板的形态特点和生理功能

(一)血小板的形态特点

血小板又称血栓细胞,是骨髓巨核细胞胞质部分脱落的细胞质小片,直径 $2\sim4~\mu m$。血小板呈双凸扁盘形,当受到机械或化学刺激时,可伸出小突起,呈不规则形。血小板无核,表面有完整的细胞膜。光镜下单个和集聚成群存在,胞质呈浅紫蓝色,中央有密集的紫色颗粒称颗粒区。周边呈弱嗜碱性称透明区。健康成年人循环血液中的血小板数为$(100\sim300)\times10^9/L$。血小板在循环血中的数量少于$50\times10^9/L$时,微小创伤或仅血压增高也能使患者皮肤和黏膜下出现瘀点或紫癜,称为**血小板减少性紫癜**。

血小板进入外周血液后,其寿命为 $7\sim14$ 日,但血小板只在最初 2 日具有生理功能。除了衰老的血小板在肝、脾被破坏,血小板在其发挥生理功能时也可能被破坏和消耗。

(二)血小板的生理特性

血小板具有黏附、聚集、释放、收缩、吸附等特性,这些特性在生理性止血过程中发挥重要作用。

1. 黏附　是指血小板黏附于非血小板表面。当血管壁受损时,血管内皮的完整性被破坏,流经此处的血小板被血管内皮下组织激活,即黏附于其上。黏附过程需要一种由血管内皮细胞合成的 von Willebrand 因子(简称 vWF)的参与,它与血小板膜的 I 型糖蛋白结合,成为血小板黏附的必要条件。

2. 聚集　是指黏附的血小板相互之间进一步黏着的过程。迅速黏附在血管破损处的血小板,在胶原纤维的刺激下释放 ADP,引起血小板聚集。小剂量的阿司匹林可阻止内源性 ADP 的释放,抑制血小板的不可逆性聚集。因此,每日口服小剂量阿司匹林$(25\sim50~mg)$,对预防冠状动脉粥样硬化性心脏病(冠心病)或脑血栓有一定的益处。

3. 释放　聚集后的血小板可将贮存在致密体、α-颗粒和溶酶体中的 ADP、5-HT、儿茶酚胺、β-血小板巨球蛋白、血小板因子 4(PF_4)等活性物质向外排出,称为血小板释放。血小板所释放的物质具有促进血管收缩、血小板聚集和参与血液凝固等多种生理功能。

4. 收缩　血小板中含有类似肌动蛋白与肌球蛋白的物质,在 Ca^{2+} 的作用下发生收缩。由于血小板的收缩,可使血凝块收缩,有助于止血。临床上可根据体外血块回缩的情况大致估计血小板的数量和功能是否正常。

5. 吸附　血小板表面可吸附血浆中的多种凝血因子。在损伤处局部发生血小板聚集后,通过血小板的吸附特性,使局部的凝血因子浓度增高,有利于血液的凝固和生理性止血。

(三) 血小板的生理功能

血小板的主要功能是发挥生理性止血和维持血管内皮的完整性。

1. **参与生理性止血** 正常情况下,小血管损伤引起的出血可在 1～3 min 内自行停止,这种现象称为**生理性止血**。生理性止血的过程主要包括血管收缩、血小板止血栓形成和血液凝固三个过程。

(1) 血管收缩:当小血管受损时,由于损伤刺激可迅速引起局部血管收缩,血流减少;而血小板释放的 5-HT、TXA_2 等缩血管物质也可进一步促进血管收缩。

(2) 血小板止血栓的形成:血管的损伤促使血小板的黏附并被激活,血小板活化后释放内源性 ADP 和 TXA_2,进而促使血小板发生不可逆聚集,形成血小板止血栓,从而将伤口堵塞,达到初步止血。

(3) 血液凝固:血管受损也可启动凝血系统,血小板的促凝血作用包括:①激活的血小板为凝血因子的激活提供磷脂表面。②血小板膜表面结合有许多凝血因子,从而大大加速凝血过程。③血小板伪足伸入纤维蛋白网中。当伪足中的收缩蛋白收缩时,血凝块回缩,挤出血清,形成坚固的止血栓,达到永久性止血。

2. **维持毛细血管壁的完整性** 血小板黏附并融合到血管内皮的空隙中,从而维持血管内皮的完整性。此外,血小板还可释放一些生长因子,促进血管内皮细胞、平滑肌细胞和成纤维细胞的增殖,也有利于受损血管的修复。

第三节　血　液　凝　固

血液凝固是血液由液态转变为不能流动的凝胶状态的过程,是生理性止血过程的重要组成部分。Macfarlane 于 1964 年提出了凝血过程的瀑布样反应学说,认为凝血是一系列凝血因子被其前因子激活最终生成凝血酶,凝血酶则使纤维蛋白原转变为纤维蛋白凝块的一系列酶促反应过程。每步酶促反应均有放大效应,例如,1 分子 FXIa 最终可产生上亿分子的纤维蛋白。整个凝血过程实质是由一系列凝血因子参与的瀑布式酶促反应的级联放大效应。当组织损伤所形成的止血栓在完成止血使命后,又将逐步溶解,以恢复血管的畅通,止血栓的溶解主要依赖于纤维蛋白溶解系统。

一、凝血因子与抗凝物质

(一) 凝血因子

血浆与组织中参与血液凝固的物质统称为**凝血因子**(blood clotting factor)。已知的凝血因子有 14 种(表 3-4),即 12 种以罗马数字命名的凝血因子(简称 FⅠ～ⅩⅢ,其中 FⅥ就是 FV 的活性形式,故取消)和 2 种未编号的激肽酶,即高分子量激肽原和前激肽释放酶。在上述凝血因子中 FⅣ为 Ca^{2+},其主要作用是介导凝血因子与磷脂表面形成复合物,从而加速凝血因子的激活。其余的凝血因子均为蛋白质,而且 FⅡ、Ⅶ、Ⅸ、Ⅹ、Ⅺ、Ⅻ、ⅩⅢ和前激肽释放酶等都是丝氨酸蛋白酶,能对特定的肽链进行水解;但它们在正常情况下是以无活性的酶原形式存在的,必须被其他酶水解而暴露出活性中心后,才具有酶的活性。被激活的凝血因子在右下角标"a"表示。这些蛋白水解酶依次被激活,形成级联式反应,有明显的放大效应。**组织因子**(TF)是唯一由多种组织细胞合成,且不存在于正常人血浆中,而是广泛分布于各种不同组织细胞中的凝血因子。另外,FⅡ、Ⅶ、Ⅸ、Ⅹ的生成需要维生素 K 参与,故又称依赖维生素 K 的凝血因子。因缺乏维生素 K 所致的出血症状可经补充维生素 K 而得到治疗,所以维生素 K 又称凝血维生素。当凝血因子缺乏或不足时,可引起出血性疾病。

87

表 3-4 凝血因子的某些特性

凝血因子	同义名称	化学本质	合成场所,是否依赖维生素 K	血浆浓度 (mg/L)	参与凝血途径	主要功能
Ⅰ	纤维蛋白原	糖蛋白	肝	3 000	共同	形成纤维蛋白凝胶
Ⅱ	凝血酶原	糖蛋白	肝,是	100	共同	丝氨酸蛋白酶催化纤维蛋白原转化为纤维蛋白
Ⅲ	组织因子	脂蛋白	组织内皮细胞单核细胞		外源	Ⅶ的辅因子
Ⅳ	钙离子			约 5	内源、外源及共同途径	多种因子的辅因子
Ⅴ	前加速素	糖蛋白	肝	5～10	共同	Ⅹ的辅因子
Ⅶ	血清凝血酶原转变加速素(SPCA)	糖蛋白	肝,是	2	外源	丝氨酸蛋白酶激活Ⅹ
Ⅷ	抗血友病 A 球蛋白(AHG)	糖蛋白	肝	0.1	内源	Ⅸ的辅因子加速Ⅹ的生成
Ⅸ	抗血友病 B 因子(PTC)	糖蛋白	肝,是	5	内源	丝氨酸蛋白酶激活Ⅹ
Ⅹ	Stuart - Prower 因子	糖蛋白	肝,是	10	共同	丝氨酸蛋白酶激活Ⅱ
Ⅺ	抗丙种血友病因子	糖蛋白	肝	5	内源	丝氨酸蛋白酶激活Ⅸ
Ⅻ	接触因子	糖蛋白	肝	30	内源	丝氨酸蛋白酶激活Ⅺ及 PK
ⅩⅢ	纤维蛋白稳定因子	糖蛋白	肝,血小板	25	共同	使纤维蛋白单体相互交联形成纤维蛋白网
	前激肽释放酶(PK)	糖蛋白	肝	2～5	内源	丝氨酸蛋白酶激活Ⅻ
	高分子量激肽原(HMWK)	糖蛋白	肝	7	内源	辅因子,激活Ⅻ、PK

(二) 抗凝物质

正常人心血管系统中的血液不会凝固,主要是由于心血管内膜光滑完整,凝血因子一般处于非活化状态,血液的冲刷和稀释可防止血栓形成,肝脏能清除已活化的凝血因子。此外血中还存在着多种抗凝物质,主要有抗凝血酶Ⅲ、肝素、蛋白质 C 与蛋白质 S 及组织因子途径抑制物。此外血液中还存在纤维蛋白溶解系统,可促进血凝块的溶解,防止血栓形成。

在临床上,可用肝素作为抗凝剂,肝素是由肥大细胞合成的一种酸性蛋白聚糖。而在输血或血液保存时也常用柠檬酸钠抗凝;在血液分析需用全血或血浆时,则常用草酸盐抗凝。柠檬酸盐及草酸盐的抗凝机制是去除血浆中的 Ca^{2+}。

二、凝血过程

凝血系统的基本生理功能是在血管损伤引起出血时,通过一系列凝血因子相继酶解激活的级联反应,使可溶性纤维蛋白原转变为稳定的纤维蛋白多聚体,在血管壁受损局部形成血小板血栓后,由稳定的纤维蛋白多聚体包绕血小板及其他血细胞形成坚固的血凝块。凝血过程一般被分为**内源性凝血途径**和**外源性凝血途径**。两条凝血途径的主要区别在于启动方式和参加的凝血因子不完全相同。但两条途径都需经过凝血的共同途径,即都激活 FⅩ,由此生成凝血酶,而最终形成纤维蛋白凝血块。凝血过程可分为凝血酶原激活物的形成、凝血酶原的激活和纤维蛋白的形成三个基本步骤(图3-5)。

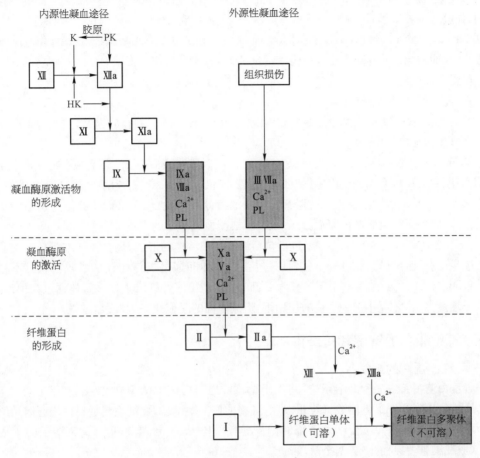

图 3-5 凝血过程示意图

PK:前激肽释放酶;K:激肽释放酶;HK:高分子激肽原;Ⅰ:纤维蛋白原;Ⅱ:凝血酶原;Ⅲ:组织因子;Ⅳ:Ca²⁺;
Ⅷ:抗血友病因子;Ⅸ:血浆凝血活酶成分;ⅩⅢ:纤维蛋白稳定因子
①依赖维生素K的凝血因子:Ⅱ、Ⅶ、Ⅸ、Ⅹ。其分子中均含有γ羧基谷氨酸,和Ca²⁺结合后可发生变构。②除FⅢ外,其他凝血因子均存在于新鲜血液中,且多数在肝内合成,当肝脏发生病变时可出现凝血功能障碍。③除FⅣ是Ca²⁺外,其余凝血因子均为蛋白质

(一)外源性凝血途径

外源性凝血途径是指启动凝血的FⅢ是来自组织,而不是来自血液,因此又称组织因子途径。

1. 组织因子的释放 组织因子,即FⅢ,是存在于多种细胞膜中的一种跨膜糖蛋白,生理条件下不会出现在血浆中。但在组织损伤、血管内皮细胞或单核细胞受细菌等刺激下,FⅢ即被释放。FⅢ分子可与血浆中的FⅦ结合。目前认为组织因子是激活凝血过程最重要的生理性启动因子,由于其与细胞膜的紧密结合还可起到"锚定"的作用,使凝血过程局限于受损组织部位。

2. Ⅶa-Ca²⁺-Ⅲ复合物的形成,进一步生成有活性的FⅩa FⅦ与释放入血的FⅢ结合后,分子构象改变,被激活为FⅦa,并形成Ⅶa-Ca²⁺-Ⅲ复合物。在此复合物中FⅦa作为丝氨酸蛋白酶发挥对FⅩ的水解作用,使其转变为具有酶活性的FⅩa,而FⅢ则是辅因子,能使FⅦa的催化效率

89

提高数千倍。

（二）内源性凝血途径

内源性凝血途径是指参与凝血的因子全部来自血液。这一过程首先是血液与带负电核的异物表面（如胶原和玻璃等）接触时，F XII 自身激活为 F XIIa，并在 HMWK 的辅助下，可激活 F XI ；F XIa 随后在 Ca^{2+} 的参与下，催化 F IX 活化；F IXa 继而与 Ca^{2+} 和 F VIII 在血小板磷脂膜上结合为 $\text{IX} - Ca^{2+} - \text{VIII}$ 复合物，从而催化 F X 转变为具有较强酶活性的 F Xa，这一反应需 Ca^{2+} 参与，F VIII 是辅因子，能使反应速度提高 20 万倍。

（三）凝血的共同途径

F Xa 生成以后的凝血过程是外源性和内源性凝血途径所共同拥有的通路，主要包括凝血酶的生成和纤维蛋白形成两个阶段。

1. 凝血酶的生成　在 Ca^{2+} 存在的条件下，F Xa 在磷脂膜表面与 FV 结合成 $\text{Xa} - Ca^{2+} - \text{V}$ 复合物（凝血酶原激活物），Xa 发挥蛋白水解酶的作用，催化凝血酶原转变为凝血酶，FV 是辅因子，可使反应加速万倍。凝血酶是凝血系统激活过程中的关键酶，它的作用是催化纤维蛋白原转变为纤维蛋白单体，此外还可激活多种凝血因子，从而形成凝血过程中的正反馈机制。

2. 纤维蛋白的形成与交联　这一过程包括纤维蛋白单体的形成、聚合及纤维蛋白的交联。纤维蛋白原是由肝脏合成的糖蛋白。可溶性纤维蛋白单体间通过氢键相连形成较松软且不稳定的多聚体。F XIII 在 Ca^{2+}、凝血酶作用下转变为 F XIIIa，F XIIIa 使可溶性纤维蛋白多聚体通过共价键，形成稳定的纤维蛋白多聚体，并在血小板的作用下，形成坚固的凝血块，完成凝血过程。

三、纤维蛋白的溶解和抗纤溶

（一）纤维蛋白的溶解

纤维蛋白溶解系统简称纤溶系统，其作用是将纤维蛋白溶解酶原转变为纤维蛋白溶解酶（纤溶酶），纤溶酶再降解纤维蛋白或纤维蛋白原，最终使血凝块溶解，保证血流通畅。当纤溶系统功能亢进时易发生出血现象；反之，功能下降时则易导致血栓形成。纤溶过程分为纤溶酶的生成和纤维蛋白（或纤维蛋白原）的降解两个阶段。

1. 纤溶酶的生成　纤溶酶在血浆中以**纤溶酶原**形式存在，它主要是由肝脏合成。纤溶酶原在各种纤溶酶原激活物的作用下，形成有活性的纤溶酶。纤溶酶原的主要激活途径有两条：其一是由内源性凝血系统的有关凝血因子，如 F XIIa、激肽释放酶等，使纤溶酶原转变为纤溶酶，这一途径也称内源性激活途径；其二是由来自血管内皮细胞、单核细胞等合成的**组织型纤溶酶原激活物**和由肾合成的**尿激酶型纤溶酶原激活物**组成的激活途径，也称外源性激活途径。

2. 纤维蛋白溶解　纤溶酶是一种丝氨酸蛋白酶，其主要作用是使纤维蛋白和纤维蛋白原降解为许多可溶性小肽，称为**纤维蛋白降解产物**，这些产物通常不再发生凝固，其中部分小肽还有抗凝血作用。纤溶酶选择性地溶解纤维蛋白，以清除血凝块，恢复正常的血管结构和血流。但当纤溶亢进时，可因纤维蛋白降解产物的抗凝作用而产生出血倾向。

（二）纤溶抑制物

人体内组织与体液中广泛存在许多可抑制纤溶系统的物质，按其作用可分为两类。

1. 纤溶酶原激活物的抑制物-1　**纤溶酶原激活物的抑制物-1** 主要作用是与 t - PA 或 u - PA 形成复合物使其失活，从而抑制纤溶酶原的激活。

2. 纤溶酶的抑制剂　主要是指由肝脏合成的 α_2 - **抗纤溶酶**，它能与纤溶酶形成复合物使其失活。

综上所述,凝血与纤溶,纤溶激活与纤溶抑制,凝血与抗凝血,是正常人体内存在的相互联系、相互制约、对立统一的动态平衡过程。因此,维持上述各过程的动态平衡对于保证血液的正常生理功能是极其重要的。

第四节 血型和输血原则

血型(blood group)是指红细胞膜上特异性抗原的类型,是人体免疫系统识别"自我"或"异己"的标志。自1901年Landsteiner发现第一个人类血型系统——ABO血型系统以来,至今已经发现29个不同的红细胞血型系统,其中医学上最重要的血型系统是ABO和Rh血型系统。当给人体输入血型不相容的血液时,在血管内可发生红细胞凝集和溶血反应,甚至危及生命。因此,血型鉴定是安全输血的前提。由于血型是由遗传决定的,血型鉴定还在组织器官移植、法医学以及人类学等学科领域中具有重要的价值。

一、ABO 血型系统

(一) ABO 血型的抗原和分型

区分ABO血型的依据是红细胞膜上所含的特异性抗原,即**凝集原**的种类。ABO血型系统中有A与B两类凝集原,称为凝集原A和凝集原B。ABO血型系统的血型抗原是红细胞膜上的糖蛋白或糖脂上所含的糖链。由半乳糖-乙酰葡萄糖胺-半乳糖-葡萄糖组成的寡糖链,称为前驱物质;在前驱物质的第一个半乳糖基上接上一个L-岩藻糖,就成为H抗原;在H抗原第一个半乳糖的基础上,若再接上一个N-乙酰-D半乳糖胺即成为A抗原,或者接上一个D-半乳糖则成为B抗原。

红细胞膜上含有凝集原A者称A型血,含凝集原B者称B型血,同时含A、B凝集原者称AB型血,无A、B凝集原者称O型血。人体血液据此可分为:A型、B型、AB型和O型等四种血型(表3-5)。

表3-5 ABO血型系统的凝集原和凝集素

血型	红细胞膜上的凝集原	血清中的凝集素	血型	红细胞膜上的凝集原	血清中的凝集素
A型	A	抗B	AB型	A、B	无
B型	B	抗A	O型	无	抗A、抗B

(二) ABO 血型的抗体

人体不同血型的血清中含有不同的能与红细胞膜上的凝集原发生反应的特异性抗体,称为**凝集素**,但不含有对抗其自身红细胞凝集原的凝集素。例如,在A型血的血清中只含有抗B凝集素;B型血的血清中只含有抗A凝集素;AB型血的血清中,一般没有抗A和抗B凝集素;而O型血的血清中则含有抗A和抗B凝集素(表3-5)。

(三) ABO 血型的遗传

ABO血型系统中控制A、B、H凝集原生成的基因位于9号染色体(9q34.1～q34.2)的等位基因上,在一对染色体上只可能出现上述三个基因中的两个,其中一个来自父体,另一个来自母体,三个基因可组成六组基因型(表3-6)。由于A基因和B基因是显性基因,O基因则为隐性基因。因此,血型的表现型仅有四种。

表 3-6　ABO 血型的基因型和表现型

基因型	表现型	基因型	表现型
OO	O	BB,BO	B
AA,AO	A	AB	AB

(四) ABO 血型的鉴定

当凝集原与其相对应的凝集素相遇时将发生红细胞凝集反应。所谓凝集反应是指某一血型的红细胞和与其对应的凝集素相遇,例如凝集原 A 与抗 A 凝集素相遇时,红细胞彼此聚集在一起,成为一簇簇不规则的细胞团的现象。一旦发生凝集反应,在补体的参与下可出现红细胞溶解现象。

临床上 ABO 血型的鉴定方法,是用已知的标准 A 型血清(含抗 B 凝集素)和 B 型血清(含抗 A 凝集素),分别与被鉴定人的红细胞悬液混匀,依其发生凝集反应的结果,判定被鉴定人红细胞膜上所含的凝集原,再根据所含凝集原确定血型(表 3-7)。

表 3-7　ABO 血型的鉴定

血型检测	抗 B 血清	抗 A 血清	抗 A+抗 B 血清
A 型	−	+	+
B 型	+	−	+
AB 型	+	+	+
O 型	−	−	−

注:"+"表示凝集反应阳性;"−"表示凝集反应阴性。

拓展知识

血型的发现

1900 年奥地利的免疫学家 Landsteiner 在他的 22 位同事的正常血液中,发现红细胞和血浆之间有反应,经深入研究,终于在 1901 年发现了人类第一个血型,即 ABO 血型系统,并提出了输血时血型配合原则,使输血成为实际可行的重要治疗措施。Landsteiner 因发现 ABO 血型系统在 1930 年获诺贝尔医学和生理学奖。

二、Rh 血型系统

(一) Rh 血型的抗原和分型

人的红细胞膜上除存在 A、B 两种凝集原外,还有另一种较常见的凝集原,这种凝集原最先是在**恒河猴**的红细胞上发现的,亦称为 Rh 抗原。实验中将恒河猴的红细胞重复注入豚鼠或家兔的腹腔中,引起受试动物产生抗恒河猴红细胞的抗体,称为抗 Rh 抗体。后来发现此抗体能够使大部分人的红细胞发生凝集反应,说明多数人的红细胞膜上存在有 Rh 抗原。因为 Rh 抗原中 D 抗原的抗原性最强。因此,通常将红细胞表面含有 D 抗原者称为 Rh 阳性,而红细胞上缺乏 D 抗原者称为 Rh 阴性。

(二) Rh 血型的特点及其临床意义

Rh 血型系统与 ABO 血型系统相比有两个显著特点:其一,在人血清中不存在抗 Rh 的天然抗体,只有当 Rh 阴性的人接受 Rh 阳性的血液后,通过体液性免疫才产生抗 Rh 的抗体。因此,Rh 阴性的受血者第一次输入 Rh 阳性血液时,不会发生凝集反应,但在其血中会产生抗 Rh 抗原的抗体;当他再次接受 Rh 阳性输血时,就会发生抗原-抗体反应,输入的 Rh 阳性红细胞将被凝集而溶血。因此,即使是重复输入同一供血者的血液,也可能因 Rh 血型不合而引起输血反应。其二,Rh 系统的抗体主要是不完全抗体 IgG,分子较小,能透过胎盘。当 Rh 阴性的女性孕育 Rh 阳性胎儿时,胎儿的红细胞可少量进入母体,使母体产生抗 Rh 抗体。这种抗体可以透过胎盘进入胎儿的血液,使胎儿的红细胞发生凝集和溶血,导致胎儿死亡。但一般只有在分娩时才有胎儿红细胞进入母体,而母体血液中的抗体浓度是缓慢增加的。因此,当 Rh 阴性母亲第一次怀 Rh 阳性的胎儿时,胎儿很少出现新生儿溶血;但在第二次怀 Rh 阳性的胎儿时,母体内的抗 Rh 抗体就有可能进入胎儿体内而引起新生儿溶血。若在 Rh 阴性的母亲生育第一胎 Rh 阳性胎儿后,及时输注特异性抗 D 免疫球蛋白,中和进入母体的 D 抗原,避免 Rh 阴性母亲致敏,可预防第二次妊娠时新生儿溶血的发生。

三、输血与交叉配血

输血已成为治疗某些疾病,抢救伤员生命和保证一些手术得以顺利进行的重要手段。但是,如果输血不当,就会损害受血者的健康,甚至危及生命。因此,为了保证输血的安全和提高输血效果,必须遵守输血原则,注意输血安全。

(一)输血前必须鉴定血型

输血前首先必须鉴定受血者和供血者的血型,保证供血者与受血者的 ABO 血型相容,因为 ABO 血型系统不相容的输血常引起严重的反应;对在生育年龄的妇女和需要反复输血的患者,还必须使供血者与受血者的 Rh 血型相合,特别要注意避免 Rh 阴性受血者产生抗 Rh 抗体的情况发生。

(二)输血前必须进行交叉配血试验

为保证输血安全,即使已知供血者与受血者的 ABO 血型相同,仍必须分别将供血者的红细胞与受血者的血清以及受血者的红细胞与供血者的血清进行混匀,观察有无凝集反应,这一检验称为**交叉配血试验**。交叉配血试验主要是检测受血者的血浆中有没有使供血者的红细胞发生凝集的抗体,因此把供血者的红细胞与受血者的血清进行配合,称交叉配血的主侧;再将受血者的红细胞与供血者的血清进行配血试验,称交叉配血的次侧(图 3-6)。这样,既可检测血型鉴定是否有误,又可发现供血者和受血者的红细胞或血清中是否还存在其他不相容的凝集原或凝集素。在进行此试验时,应在 37 ℃ 环境中进行,以保证可能有的凝集反应得以充分显示。如两侧都无凝集反应,即为配血相合,可以进行输血;如主侧有凝集反应,则为配血不合,不能输血;如主侧无凝集反应,而次侧有凝集反应,只能在紧急情况下输血,输血时不宜太快太多,并密切观察,如发生输血反应,立即停止输血,或者制备成不含血浆的血液成分进行输注。

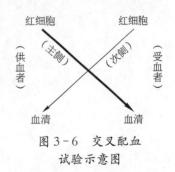

图 3-6 交叉配血试验示意图

(三)O 型血不是"万能供血者"

认为"O 型血可以输给其他血型的人"的说法是不可取的。因输入血量较大时,供血者的凝集素未被受血者的血浆足够稀释时,受血者的红细胞会被广泛凝集。因此,只有在无法得到同型血液的紧急情况下,才考虑将 O 型血输给其他血型的人,但输血量要少,限于 300 ml 内,速度要慢并避免反复输入,并在输血过程中密切观察受血者的情况,一旦发生输血反应,必须立即停止输注。

同样,被认为是"万能受血者"的 AB 型的人也不能大量接受其他血型供血者的输血。

(四) 成分输血的应用和发展

近年来,由于血液成分分离技术的广泛应用,输血疗法已从原来的单纯输全血,发展到**成分输血**。成分输血,就是把人血中的各种有效成分,如红细胞、粒细胞、血小板和血浆分别制备成高纯度或高浓度的制品,根据不同患者的需要,可输注血液的不同成分。这样既经济实用又能提高疗效,减少不良反应。另外,还有一种**自身输血**,即将人的自体血液抽出,经过适当的方法进行处理、保存,在需要时再输回本人。这样可避免由于异体输血造成肝炎、艾滋病等传染病的传播,也可以防止一些因异体输血而导致的并发症。

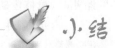

小结

血液(blood)由血浆和血细胞组成,在心脏和血管内循环流动。人体血液总量约占体重的 7%。血浆含有血浆蛋白、小分子有机化合物、电解质和一些气体分子。血浆的晶体渗透压主要由电解质 Na^+ 和 Cl^- 形成,它对维持血细胞的正常形态非常重要。血浆胶体渗透压主要来自血浆白蛋白,它对维持血浆的正常容量非常重要。血浆的 pH 恒定在 7.4 左右,对维持机体的生命活动极其重要。

红骨髓的造血干细胞可以制造各种成熟的血细胞。血细胞分为红细胞、白细胞和血小板。红细胞呈双凹圆碟形,无细胞核和细胞器。红细胞的功能是运输 O_2 和 CO_2。白细胞是一类无色有核的血细胞,可分为粒细胞、单核细胞和淋巴细胞三大类,除淋巴细胞外均有一定的变形运动能力。白细胞的功能是机体免疫和防御作用。血小板呈双凸扁盘形,无核但有完整的细胞膜。血小板的作用是生理性止血和维持血管内皮的完整性。

当人的血管损伤引起出血时,在损伤的血管内形成血凝块,起到凝血作用。凝血过程根据启动方式的不同分为内源性凝血途径和外源性凝血途径。凝血的三个过程是凝血酶原激活物的形成、凝血酶原的激活和纤维蛋白的形成。凝血发生后,在血管的修复过程中,通过纤维蛋白溶解系统使血凝块溶解,保证血流恢复通畅。

血型是红细胞膜上特异性抗原的类型。ABO 和 Rh 血型系统是医学上最重要的血型系统。异体输血前必须鉴定血型和进行交叉配血试验,以防溶血的发生。

(杨智昉 王 珏)

第四章

呼 吸 系 统

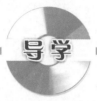

◆ **认知目标**

掌握:呼吸的概念和基本环节;呼吸系统的组成;呼吸道的组成;肺的位置和形态;胸内负压的概念及其意义;肺通气的动力;肺泡表面张力与表面活性物质的作用;肺活量、时间肺活量、肺泡通气量的概念及生理意义;影响肺换气的因素;CO_2对呼吸的调节作用。熟悉:鼻、喉、气管与支气管的位置和形态;胸膜和胸膜腔的概念;肺泡的结构特点;Ⅰ型、Ⅱ型肺泡细胞的形态结构、功能。了解:纵隔的位置

和分部;气管和主支气管的组织结构特点;肺通气的概念、呼吸运动、肺通气的阻力;气体交换的动力、过程;O_2与CO_2的运输方式;呼吸中枢的作用;低氧与H^+化学感受性反射;肺牵张反射的概念及意义。

◆ **技能目标**

认识呼吸系统各器官的名称、形态、位置;能应用显微镜观察呼吸系统的微细结构。能观察呼吸的类型,测出呼吸的频率。能把学到的呼吸生理应用于后期课程与临床实践。

第一节 概 述

呼吸(respiration)是机体与外界环境之间进行气体交换的过程。通过呼吸,机体从外界环境摄取新陈代谢所需要的O_2,排出代谢产生的CO_2,其意义在于维持机体内环境中O_2和CO_2含量的相对稳定,以保证生命活动的正常进行。

呼吸由四个相互衔接并同时进行的环节组成(图4-1),即肺通气、肺换气、气体在血液中的运输和组织换气。通常把肺与外环境之间的气体交换(肺通气)以及肺泡与肺毛细血管血液之间的气体交换(肺换气)过程称作**外呼吸**。组织毛细血管血液与组织细胞之间的气体交换过程(组织换气)称作**内呼吸**。通常所称的呼吸仅指外呼吸而言。

呼吸系统由呼吸道和肺组成(图4-2)。呼吸道,是传送气体的通道,包括鼻、咽、喉、气管和各级支气管。通常将鼻、咽和喉称为**上呼吸道**,气管和各级支气管称为下呼吸道。肺由肺实质和肺间质组成,为气体交换的场所。

呼吸道和肺在胸腔内占据相对固定的位置,而掌握它们的正常位置,对于临床诊断检查有重要实用意义。为便于描述胸腔内器官的正常位置和体表投影,通常在胸部体表确定若干标志线(图4-3)。

1. **前正中线** 沿身体前面正中所作的垂直线。

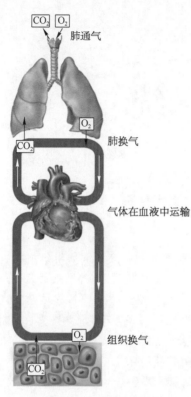

图 4-1 呼吸全过程

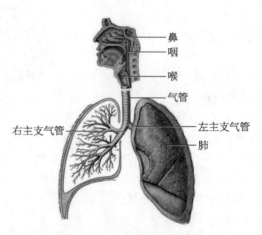

图 4-2 呼吸系统模式图

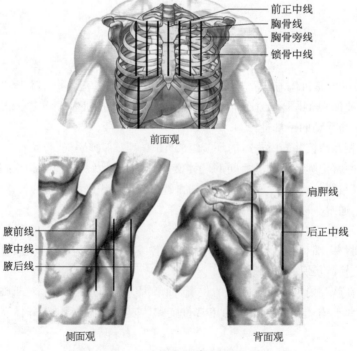

图 4-3 胸部体表标志线

2. **胸骨线** 沿胸骨外侧缘所作的垂直线。

3. **锁骨中线** 经锁骨中点所作的垂直线。

4. **胸骨旁线** 经胸骨线与锁骨中线之间连线的中点所作的垂直线。

5. **腋前线** 通过腋前襞向下所作的垂直线。

6. **腋后线** 通过腋后襞向下所作的垂直线。

7. **腋中线** 通过腋前、后线之间连线的中点所作的垂直线。

8. **肩胛线** 通过肩胛骨下角所作的垂直线。

9. **后正中线** 经身体后面正中线即沿各椎骨棘突所作的垂直线。

第二节 呼 吸 道

一、鼻

鼻(nose)分为外鼻、鼻腔和鼻旁窦三部分。它既是呼吸道的起始部,又是嗅觉器官。

(一) 外鼻

外鼻以鼻骨和软骨构成支架,外被皮肤和少量皮下组织,内覆黏膜。外鼻上端与额相连的狭窄的部分称**鼻根**,向下延续为**鼻背**,下端称**鼻尖**,其两侧呈弧状扩大称**鼻翼**(图 4-4)。在呼吸困难时,可见鼻翼扇动。外鼻皮肤因其富含皮脂腺和汗腺,成为痤疮、酒渣鼻和疖肿的好发部位。

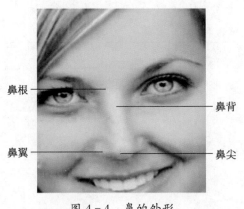

鼻根
鼻背
鼻翼
鼻尖

图 4-4 鼻的外形

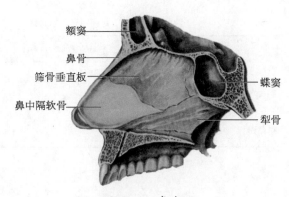

额窦
鼻骨
筛骨垂直板
鼻中隔软骨
蝶窦
犁骨

图 4-5 鼻中隔

(二) 鼻腔

鼻腔由骨和软骨围成的腔,内覆皮肤和黏膜。鼻腔向前经**鼻孔**通外界,向后经**鼻后孔**通鼻咽。以**鼻阈**为界,鼻腔分为前下方的**鼻前庭**和后方的**固有鼻腔**。

鼻中隔(图 4-5)由筛骨垂直板、犁骨和鼻中隔软骨等构成。位置往往偏向一侧。其前下部有**一易出血区**,即 **Little 区**。此区血管丰富、位置浅表,受外伤或干燥空气刺激,血管易破裂引起出血。鼻腔外侧壁(图 4-6)自上而下有三个鼻甲突向鼻腔,分别称上鼻甲、中鼻甲和下鼻甲。上鼻甲与中鼻甲之间称上鼻道,中鼻甲与下鼻甲之间为中鼻道,下鼻甲下方为下鼻道,上鼻甲的后上方常出现最上鼻甲。最上鼻甲或上鼻甲的后上方与鼻腔顶之间有一凹陷称**蝶筛隐窝**。上、中鼻道及蝶筛隐窝分别有鼻旁窦的开口,下鼻道前部有鼻泪管的开口(图 4-7)。鼻腔的黏膜分为**嗅区**与呼吸区。**嗅区**位于上鼻甲及其相对应的鼻中隔及两者上方鼻腔顶部的黏膜,活体呈苍白或淡黄色,

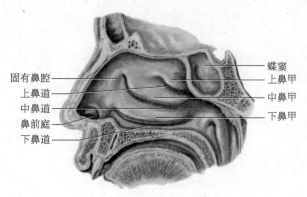

固有鼻腔
上鼻道
中鼻道
鼻前庭
下鼻道

蝶窦
上鼻甲
中鼻甲
下鼻甲

图 4-6　鼻腔外侧壁(右侧)

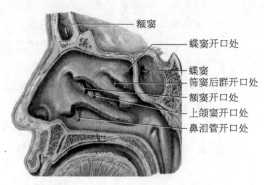

额窦
蝶窦开口处
蝶窦
筛窦后群开口处
额窦开口处
上颌窦开口处
鼻泪管开口处

图 4-7　鼻旁窦开口示意图

富有感受嗅觉刺激的嗅细胞。鼻腔其余部分为呼吸区。

（三）鼻旁窦

鼻旁窦是鼻腔周围含气颅骨开口于鼻腔的含气空腔,有温暖与湿润吸入的空气及对发音起共鸣的作用。由于鼻旁窦内黏膜与鼻腔黏膜相延续,故鼻腔炎症易引起鼻旁窦发炎。鼻旁窦共有4对,左右对称,即**额窦、筛窦、蝶窦**和**上颌窦**(表4-1,图4-8)。上颌窦是鼻旁窦中最大的一对,因开口位置较高,窦口高于窦底,故上颌窦积液在直立时不易引流,同时其窦底邻近上颌磨牙牙根,此处骨质菲薄,有时牙根感染可波及上颌窦,引起牙源性的上颌窦炎,上颌窦的炎症或肿瘤也可累及上颌牙。

表 4-1　鼻旁窦的名称、位置和开口

名称	位置	开口
额窦	额骨体内,眉弓深方	中鼻道
上颌窦	上颌骨体内	中鼻道
蝶窦	蝶骨体内	蝶筛隐窝
筛窦	筛骨迷路	前、中群:中鼻道;后群:上鼻道

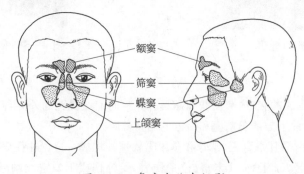

额窦
筛窦
蝶窦
上颌窦

图 4-8　鼻旁窦体表投影

二、喉

喉(larynx)既是呼吸的管道,又是发音的器官。喉位于颈前正中部,成年人的喉平第3~6颈椎高度。

（一）喉软骨

喉软骨构成喉的支架，由甲状软骨、环状软骨、会厌软骨和成对的杓状软骨等构成（图4-9）。

1. 甲状软骨 由前缘互相连接的两块甲状软骨板合成。连接处称前角，前角上端向前突出，在成年男子尤为明显，称**喉结**。板的后缘游离，向上、下发出突起，称上角和下角。上角借韧带与舌骨大角相连，下角与环状软骨构成环甲关节。

2. 环状软骨 位于甲状软骨下方，向下接气管。由**环状软骨弓**和**环状软骨板**构成，是喉软骨中唯一完整的软骨环，对维持呼吸道的通畅有重要作用，损伤后能发生喉狭窄。

3. 会厌软骨 是喉口活瓣。吞咽时，可关闭喉口，防止食物误入喉腔。

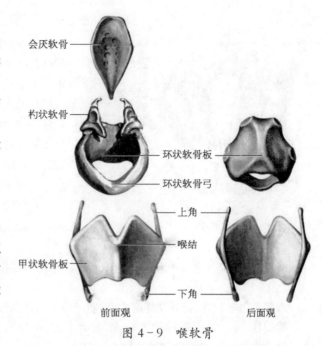

图4-9 喉软骨

4. 杓状软骨 成对，位于环状软骨板的上方，呈尖向上的三棱锥体，分为一尖、一底和二突。其底与环状软骨板上缘构成环杓关节。由底向前伸出的突起，有声韧带附着，称**声带突**。底向外侧伸出的突起，有大部分喉肌附着，称**肌突**。

（二）喉的连结

喉的连结包括喉软骨之间以及喉与舌骨和气管间的连结（图4-10）。

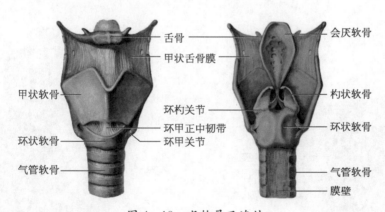

图4-10 喉软骨及连结

1. 环杓关节 由环状软骨板上缘的关节面和杓状软骨底构成。杓状软骨可沿此关节的垂直轴做向内、外侧的旋转运动，内旋使声带突互相靠近，缩小声门；外旋则作用相反，开大声门。杓状软骨还可做前、后、内、外等方向的滑动。

2. 环甲关节 由环状软骨侧方关节面和甲状软骨下角构成，为联合关节。甲状软骨在冠状轴上可做前倾和复位运动，甲状软骨前倾时，甲状软骨前角与杓状软骨声带突之间距离加大，使声带紧张；复位时，两者间距缩小，使声带松弛。

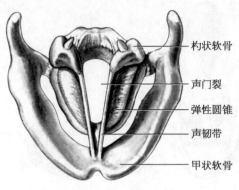

图 4-11 弹性圆锥

弓状软骨
声门裂
弹性圆锥
声韧带
甲状软骨

3. 弹性圆锥 为圆锥形的弹性纤维膜。起自甲状软骨前角的后面，呈扇形向下，附着于环状软骨上缘和杓状软骨声带突之间（图 4-11）。其上缘游离，张于甲状软骨与杓状软骨声带突之间，称声韧带；声韧带连同声带肌及覆盖于其表面的喉黏膜一起，称为**声带**。弹性圆锥前部纤维增厚，张于甲状软骨下缘与环状软骨弓上缘之间，称**环甲正中韧带**。当急性喉阻塞时，可在此做穿刺或切开，建立暂时的通气道，以抢救患者的生命。

4. 甲状舌骨膜 是连于甲状软骨上缘与舌骨之间的结缔组织膜。

（三）喉肌

喉肌属骨骼肌，附着于喉软骨的表面。喉肌的主要作用是调节声带的紧张程度和声门裂宽度。

（四）喉腔

喉腔是由喉软骨、韧带和纤维膜、喉肌、喉黏膜等围成的管腔。向上经喉口通喉咽，向下通气管。

喉口（图 4-12）是喉腔的上口，朝向后上方，由会厌上缘、杓状会厌襞和杓间切迹围成。连接杓状软骨尖与会厌软骨的皱襞称杓会厌襞。

喉腔的侧壁有上、下两对呈前、后方向的黏膜皱襞，上方 1 对，称**前庭襞**，左、右前庭襞间的裂隙，称**前庭裂**；下方 1 对，称**声襞**，左、右声襞间及杓状软骨底间的裂隙为**声门裂**，是喉腔最狭窄的部位。**声带**由声韧带、声带肌和喉黏膜构成。

喉腔（图 4-13）借两对皱襞分为三部分：①**喉前庭**，位于喉口与前庭襞之间；②**喉中间腔**，为前庭襞与声襞之间的部分，向两侧经前庭襞和声襞间突出的裂隙称喉室；③**声门下腔**为声门裂以下的喉腔部分。

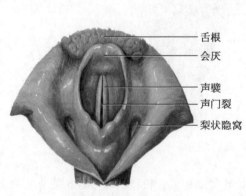

图 4-12 喉腔上面观

舌根
会厌
声襞
声门裂
梨状隐窝

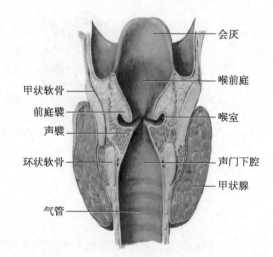

图 4-13 喉的冠状切面

会厌
甲状软骨
喉前庭
前庭襞
喉室
声襞
环状软骨
声门下腔
甲状腺
气管

三、气管与主支气管

（一）气管

气管（trachea）位于食管前方，上端起于环状软骨下缘（平第 6 颈椎体下缘），下端在胸骨角平面

（平第 4 胸椎体下缘）分为左、右主支气管（图 4 - 14）。其分叉处称**气管杈**，在气管杈内面有一向上凸出的半月状嵴称**气管隆嵴**（图 4 - 15），是支气管镜检查的定位标志。

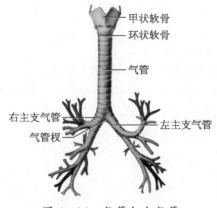

图 4 - 14 气管与支气管

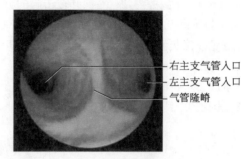

图 4 - 15 气管镜成像

气管和主支气管均以"C"形的透明软骨为支架，以保持开放状态。软骨缺口向后，该缺口由平滑肌和结缔组织构成的膜封闭。临床上遇急性喉阻塞时，常在第 3～5 气管软骨环处进行气管切开术。

支气管是由气管分出的各级分支，由气管分出的一级支气管，即左、右主支气管（图 4 - 14）。

左主支气管细而长，平均长 4～5 cm，气管中线与主支气管下缘间夹角称**嵴下角**，左嵴下角 36°～39°，故左主支气管走行较倾斜，经左肺门入左肺。

右主支气管粗而短，平均长约 2 cm，右嵴下角为 21°～25°，故右主支气管走行较陡直，经右肺门入右肺。临床上气管坠入的异物易进入右主支气管，在施行支气管镜检查或支气管插管时，右主支气管也较易于进入。

（二）气管壁与支气管壁的微细结构

气管与主支气管的管壁结构由内向外依次由黏膜、黏膜下层和外膜构成（图 4 - 16）。

1. 黏膜

（1）上皮：为假复层纤毛柱状上皮，主要由纤毛细胞、杯状细胞、基细胞、刷细胞、小颗粒细胞等构成。

（2）固有层：为细密结缔组织，弹性纤维较多，有浆细胞、淋巴细胞、粒细胞以及淋巴组织等。

2. 黏膜下层 由疏松结缔组织组成，含较多的混合腺、淋巴组织等。

3. 外膜 由"C"形的透明软骨环和结缔组织构成。软骨环缺口处有平滑肌束和结缔组织。

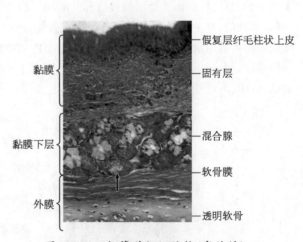

图 4 - 16 气管壁组织结构（高倍镜）

101

第三节 肺

一、肺的位置和形态

肺(lung)位于胸腔内,左、右两肺位于膈的上方、纵隔的两侧。

婴幼儿肺呈淡红色,随着年龄增长,吸入空气中的尘埃和炭粒等在肺内沉积增多,使肺的颜色变为暗红色或深灰色。生活在烟尘污染重的环境中或吸烟者的肺呈棕黑色。肺质软呈海绵状,富有弹性,内含空气,比重小于1,能浮出水面。而未经呼吸的胎儿和新生儿肺内不含空气,比重大,可沉于水底。这在法医鉴定上有重要价值。

肺呈圆锥形,具有一尖一底,二面和三缘(图4-17)。

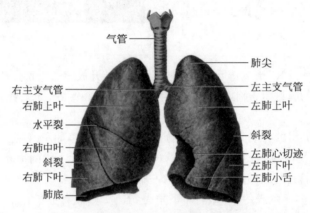

图 4-17 气管、主支气管和肺(前面观)

肺尖钝圆,经胸廓上口突至颈根部,在锁骨内侧 1/3 段向上突至锁骨上方达 2.5 cm。**肺底**位于膈上面,故又称**膈面**。**肋面**邻接肋和肋间肌。**内侧面**邻贴纵隔,又称**纵隔面**,此面中央有椭圆部凹陷,称**肺门**,是主支气管、肺血管、支气管血管、淋巴管和神经等进出之处(图4-18)。这些出入肺门的结构被结缔组织包裹,构成**肺根**。肺根内的结构排列自前向后为肺静脉、肺动脉、支气管和下肺静脉。左肺根的结构自上而下是肺动脉、左主支气管、肺静脉;右肺根自上而下为上叶支气管,肺动脉,中、下叶支气管,肺静脉。

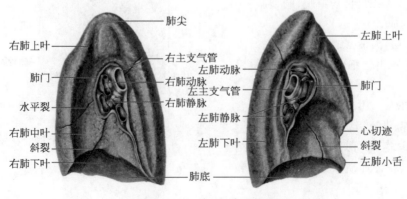

图 4-18 肺 的 内 侧 面

肺的前缘锐利,左肺前缘下部有**心切迹**,下方有一突起称**左肺小舌**。肺的后缘圆钝,在脊柱两侧的肺沟中,肺的下缘位于膈肌上,亦较薄锐,其位置随呼吸运动而上下移动。

左肺由从后上斜向前下的一条**斜裂**分为上、下二叶。右肺除斜裂外,还有一条近于水平方向的**水平裂**,将右肺分为上、中和下三叶。

二、肺的微细结构

肺表面覆盖胸膜脏层为浆膜。肺由实质和间质构成,实质是指肺内反复分支的支气管树及其末端膨大的肺泡,间质为各级分支管道之间的结缔组织。肺的实质按功能可分为导气部和呼吸部(图 4-19)。

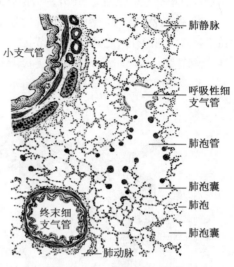

图 4-19 肺的微细结构

(一)肺导气部

肺导气部包括肺内的支气管、小支气管、细支气管和终末细支气管,是气体出入肺泡的导气管道。随着管道的不断分支,管径渐细,管壁渐薄,其结构也逐渐发生变化。

1. 肺内支气管至小支气管 管壁结构与主支气管相似,仍由黏膜、黏膜下层和外膜构成,黏膜上皮为假复层纤毛柱状上皮,但外膜的软骨环变成不规则的软骨片。管壁结构随管道的不断分支而变化,其特点是:①三层结构均逐渐变薄,分界不明显,上皮内杯状细胞逐渐减少;②腺体、不规则软骨片逐渐减少;③软骨片之间出现呈环形、斜形或螺旋形排列的平滑肌层。

2. 细支气管 内径在 1 mm 以下,上皮由假复层纤毛柱状逐渐变成单层纤毛柱状,上皮内尚可见少量杯状细胞。管壁内的腺体和软骨片减少或消失,环形平滑肌逐渐增多。每个细支气管及其分支与肺泡构成**肺小叶**(图 4-20),其周围有薄层结缔组织间隔。每叶肺有 50~80 个肺小叶。肺小叶呈锥体形,其尖端指向肺门,底部朝向肺表面。

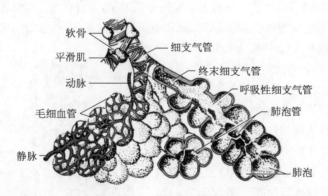

图 4-20 肺小叶模式图

3. 终末细支气管 内径约 0.5 mm 以下,上皮为单层(纤毛)柱状。杯状细胞、腺体和软骨片均消失,平滑肌呈完整环形,黏膜皱襞明显。平滑肌舒缩可改变管径及调节气流。细支气管和终末细支气管是产生气道阻力的主要部位。

（二）肺呼吸部

肺呼吸部为血液和肺泡内气体进行交换的区域，包括呼吸性细支气管、肺泡管、肺泡囊和肺泡。

1. **呼吸性细支气管**　为终末细支气管分支，是导气部向呼吸部过渡的管道。管壁上出现散在的肺泡开口，故管壁结构不完整。呼吸性细支气管的黏膜上皮由单层纤毛柱状上皮移行为单层柱状上皮或单层立方上皮，上皮外为薄层的胶原纤维、弹性纤维及散在的平滑肌纤维。

2. **肺泡管**　是呼吸性细支气管的分支。肺泡管的管壁主要由肺泡组成，自身的管壁结构仅存在于相邻肺泡的开口之间，常呈结节状膨大并凸向管腔，表面有单层扁平或立方上皮，上皮下有弹性纤维、网状纤维，少量平滑肌纤维呈螺旋状环绕于管壁外周。构成肺泡管的肺泡约占肺泡总量的一半。

3. **肺泡囊**　是数个肺泡的共同开口处。在肺泡开口处仅有少量结缔组织、弹性纤维和胶原纤维。

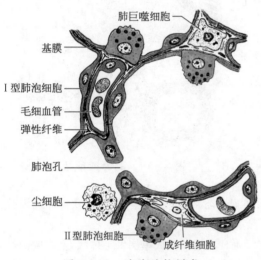

图 4-21　肺泡结构模式

4. **肺泡**　是肺进行气体交换的场所，为半球样薄壁囊泡（图 4-21），开口于呼吸性细支气管、肺泡管和肺泡囊。

肺泡上皮由Ⅰ型肺泡细胞和Ⅱ型肺泡细胞构成。

Ⅰ型肺泡细胞：细胞扁平，胞质内细胞器不发达，有较多的吞饮小泡。相邻细胞间有紧密连接。Ⅰ型肺泡细胞约占肺泡细胞总数的 25%，但约覆盖肺泡表面的 97%，是肺与血液进行气体交换的主要结构。

Ⅱ型肺泡细胞：细胞散在分布于Ⅰ型肺泡细胞之间，相邻细胞以紧密连接或中间连接相连。细胞较小，呈立方形或圆形，游离面有短小的微绒毛。细胞内除一般细胞器外，有较多的嗜锇性板层小体，小体含有以二软脂酰卵磷脂为主的复杂磷脂，称**肺泡表面活性物质**，以胞吐方式分泌到肺泡腔面，具有降低肺泡表面张力的作用。

当肺泡上皮受损伤后，可促使Ⅱ型肺泡细加快分裂增殖，并分化为Ⅰ型肺泡细胞。

肺泡隔：相邻肺泡之间的薄层结缔组织即间质成分称**肺泡隔**，内有密集的毛细血管网。肺泡隔内含有弹性纤维、网状纤维、胶原纤维和基质，以及成纤维细胞、巨噬细胞、浆细胞和少量肥大细胞等。肺泡上皮细胞之间及毛细血管内皮细胞之间的紧密连接，可防止血管内液体和蛋白质渗出进入肺泡，保护肺泡有效的气体交换。

肺内的巨噬细胞分布广泛，数量多，具有强大的清除病菌、异物、衰老死亡的细胞以及抗肿瘤等功能，是机体防御系统的重要组成部分。肺巨噬细胞吞入灰尘颗粒后，胞质内充满大小不等的尘粒，又称**尘细胞**，常位于肺泡隔及各级支气管的附近。

呼吸膜：又称**血-气屏障**（图 4-22），肺泡与毛细血管之间的气体交换需经过肺泡表面活性

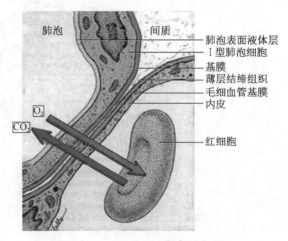

图 4-22　血-气屏障模式图

物质、Ⅰ型肺泡细胞及其基膜、薄层结缔组织、毛细血管基膜和内皮等几层结构，其厚度为 0.2～0.5 μm。

肺泡孔：相邻肺泡之间的小孔，直径 10～15 μm。当某个小支气管阻塞时，气体可通过肺泡孔建立侧支通气；但肺感染时，炎症也可通过肺泡孔蔓延扩散。

第四节 胸 膜

胸膜(pleura)是覆盖在胸壁内面、膈上面和肺表面的一层浆膜。被覆于胸腔各壁内面的称**壁胸膜**，覆在肺表面并伸入肺裂内的称**脏胸膜**，两层胸膜在肺根处相互移行，形成左、右两个封闭的间隙称胸膜腔。左右胸膜腔互不相通，腔内呈负压，仅有少量浆液，可减少摩擦。由于胸膜腔内的负压使两层胸膜相互贴附在一起，因此，实际上胸膜腔是两个潜在性的腔隙(图 4-23，图 4-24)。

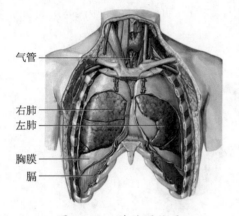

图 4-23 胸腔冠状面

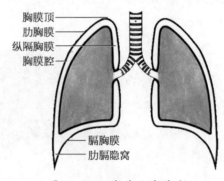

图 4-24 胸膜及胸膜腔

一、胸膜的分部及胸膜隐窝

壁胸膜依贴附部位不同可分为四部分。**胸膜顶**突出胸廓上口，覆盖于肺尖上方，在锁骨中、内 1/3 上方可高出锁骨 2.5 cm。针灸或做锁骨上臂丛神经麻醉时，应注意胸膜顶的位置，以免造成气胸。**肋胸膜**覆盖于胸壁的内面。**膈胸膜**覆盖于膈上面。**纵隔胸膜**贴附于纵隔两侧。

在壁胸膜各部相互移行转折处，即使在深吸气时肺仍不能充填的胸膜腔部分，称**为胸膜隐窝**。肋胸膜和膈胸膜相互返折形成**肋膈隐窝**，是胸膜隐窝中最大、最重要的胸膜隐窝，是胸膜腔的最低部位。胸膜炎时渗出液常积于此，该处为临床上胸膜腔穿刺或引流的部位。

二、肺和胸膜的体表投影

胸膜的体表投影是指壁胸膜各部互相移行形成的返折线在体表的投影。肋胸膜与纵隔胸膜前缘的返折线是胸膜前界；肋胸膜与纵隔胸膜后缘的返折线是胸膜后界；肋胸膜与膈胸膜的返折线则是胸膜下界。

胸膜前界两侧均起自胸膜顶，向内下斜行，在第 2 肋关节水平，两侧互相靠拢，在正中线附近垂直下行。左侧在第 4 胸肋关节转向外下方，沿胸骨的外侧缘 2～2.5 cm 下行，于第 6 肋软骨后方与胸膜下界相移行。右侧于第 6 胸肋关节处右转与胸膜下界相移行。由于胸膜前界上下两端相互分开，所以在胸骨后面形成两个三角形间隙。上方的呈倒三角形区称**胸腺区**，儿童的较宽，内有胸腺,成人的较窄,内有胸腺遗迹和结缔组织;下方形成位于胸骨体下部与左侧第 4、第 5 肋软骨后方的三角形区称**心包区**,故临床上进行心包穿刺术常在左剑肋角处。

胸膜下界(表 4-2)右侧起自第 6 胸肋关节处,左侧起自第 6 肋软骨,两侧均斜向外下方,在锁骨中线与第 8 肋相交,在腋中线与第 10 肋相交,肩胛线与第 11 肋相交,在脊柱旁平第 12 胸椎棘突高度。

表 4-2 肺与胸膜下界的体表投影

名称	锁骨中线	腋中线	肩胛线	脊柱外侧
肺下界	第 6 肋	第 8 肋	第 10 肋	平第 10 胸椎棘突
胸膜下界	第 8 肋	第 10 肋	第 11 肋	平第 12 胸椎棘突

肺的前界几乎与胸膜前界相同(图 4-25)。肺尖与胸膜顶的体表投影一致,两肺下缘体表投影比胸膜下界的返折线高出约两个肋骨,即在锁骨中线与第 6 肋相交,在腋中线与第 8 肋相交,在肩胛线与第 10 肋相交,在脊柱旁平第 10 胸椎棘突。

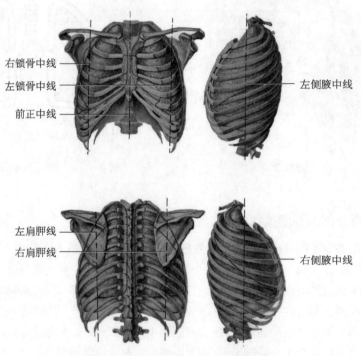

图 4-25 肺和胸膜的体表投影

第五节 纵 隔

纵隔(mediastinum)是两侧纵隔胸膜之间全部器官、结构与结缔组织的总称。其前界为胸骨,后界为脊柱胸段,两侧界为纵隔胸膜,上界是胸廓上口,下界为膈。

纵隔通常以胸骨角平面将纵隔分为**上纵隔**与**下纵隔**(图 4-26)。下纵隔以心包为界分为前、中、后纵隔,位于胸骨体与心包前壁之间为**前纵隔**,位于前、后纵隔之间为**中纵隔**,位于心包后壁与脊柱胸部之间为**后纵隔**。

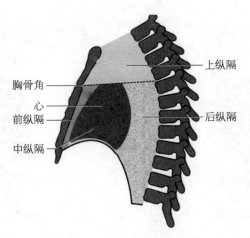

图 4-26 纵隔的分部

第六节 肺 通 气

肺与外界环境之间进行气体交换的过程,称为**肺通气**。实现肺通气的器官包括呼吸道、肺泡和胸廓等。肺通气能否进行取决于两种力的相互作用,即推动气体流动的动力必须克服阻止气体流动的阻力,建立肺泡与外界环境之间的压力差,方能实现肺通气。

一、肺通气的动力及过程

气体沿压力梯度而扩散。因此,肺泡与大气之间的压力差是实现肺通气的直接动力。在自然呼吸情况下,肺泡与大气之间的压力差产生于肺的扩张和缩小所引起的肺内压的变化。但是,肺的扩张和缩小是由胸廓的扩大和缩小引起的,而胸廓的扩大和缩小又是通过呼吸肌的收缩和舒张实现的。可见,呼吸肌收缩和舒张引起的节律性呼吸运动是肺通气的原动力。

(一) 呼吸运动

呼吸肌收缩和舒张引起的胸廓节律性扩大和缩小称为**呼吸运动**,包括吸气运动和呼气运动。主要的吸气肌为膈和肋间外肌,主要的呼气肌为肋间内肌和腹肌;此外,还有一些辅助吸气肌,如斜角肌、胸锁乳突肌等。

1. 呼吸运动的过程 平静呼吸时,吸气运动主要由膈和肋间外肌的收缩实现的。当膈收缩时,向上隆起的膈顶下移,从而增大胸腔的上下径。当肋间外肌收缩时,肋和胸骨上举,从而增大胸腔的前后径,引起胸腔和肺的容积增大(图 4-27 左),肺也随之扩张。当肺内压低于大气压时,外界气体进入肺内,这就是吸气的过程。平静呼吸时,呼气运动是由膈和肋间外肌舒张,胸廓和肺借其自身的回缩力而回位,从而引起胸腔和肺的容积减小。当肺内压高于大气压时,肺内气体被排出,也就是呼气过程。因此,平静呼吸时,吸气运动是主动的,呼气运动是被动的。

用力吸气时,除膈和肋间外肌收缩外,辅助吸气肌也参与收缩,使胸廓进一步扩大,因此能吸入更多的气体。用力呼气时,除吸气肌舒张外,还有呼气肌参与收缩。由于肋间内肌的走行方向与肋间外肌相反,收缩时使肋和胸骨下移,使胸腔的前后径进一步缩小(图 4-27 右),呼气运动增强,排出更多的气体;腹肌收缩可压迫腹腔器官,推动膈上移,同时也牵拉下部肋向下向内移位,从而

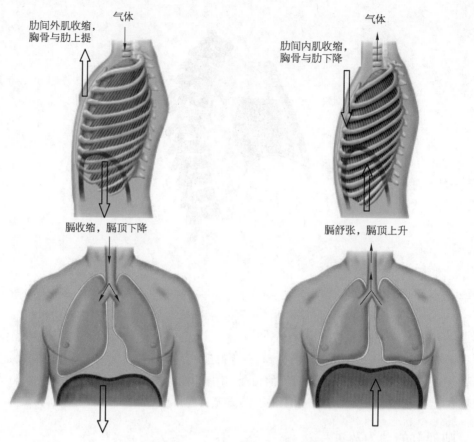

图 4-27 呼吸肌的作用示意图

使胸腔容积缩小,协助呼气。

2. 呼吸运动的形式 按参与的主要肌群不同,可将呼吸运动分为腹式呼吸和胸式呼吸。膈肌的收缩和舒张可引起腹腔内的器官位移,造成腹部的起伏,这种以膈舒缩活动为主的呼吸运动称为**腹式呼吸**。肋间外肌收缩和舒张时主要表现为胸部的起伏,因此,以肋间外肌舒缩活动为主的呼吸运动称为**胸式呼吸**。一般情况下,呼吸运动是腹式和胸式混合式呼吸,只有在胸部或腹部活动受限时才会出现某种单一的呼吸形式。

另外,呼吸运动按其深度又可分为平静呼吸和用力呼吸。安静状态下的呼吸运动称为**平静呼吸**,其特点是呼吸运动较为平稳均匀,吸气是主动的,呼气是被动的,每分钟呼吸频率为 12～18 次。当机体运动时,或者当吸入气中二氧化碳含量增加或氧含量减少时,呼吸运动将加深、加快,称为**用力呼吸**或**深呼吸**,这时不仅参与收缩的吸气肌数量更多,收缩更强,而且呼气肌也参与收缩。在缺氧或二氧化碳增多较严重的情况下,会出现呼吸困难。这时,不仅呼吸大大加深,而且可出现鼻翼扇动,同时还会产生胸部压迫的感觉。

(二) 呼吸过程中肺内压的变化

肺泡内的压力称为肺内压。吸气时,肺的容积增大,肺内压下降,低于大气压,外界的空气在肺内压与大气压之差的推动下进入肺泡,随着肺内气体逐渐增加,肺内压也逐渐升高,至吸气末,肺内压升高到与大气压相等,气流也就停止。在呼气时,肺的容积减小,肺内压升高并超过大气压,气体由肺内流出,肺内气体逐渐减少,肺内压逐渐下降,至呼气末,肺内压又降到与大气压相等。

吸气过程肺内压的变化：吸气时→肋间外肌、膈收缩→胸廓扩大→肺扩张→肺内压↓＜大气压→外界空气进入肺泡；吸气之末→肺内压＝大气压→外界空气停止进入肺泡→吸气过程完成。

呼气过程肺内压的变化：呼气时→肋间外肌、膈舒张→胸廓缩小→肺回缩→肺内压↑＞大气压→肺内的气体流出至外界；呼气之末→肺内压＝大气压→肺内气体停止流出→呼气过程完成（图 4-28）。

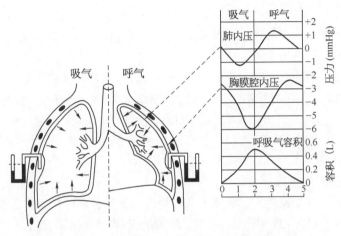

图 4-28　呼吸时肺内压、胸内压及呼吸气量的变化

由此可见，在呼吸运动过程中，正是由于肺内压的周期性交替升降，造成肺内压和大气压之间的压力差，这一压力差成为推动气体进出肺的直接动力。根据这一原理，在人的自然呼吸停止时，可以用人为的方法改变肺内压，建立肺内压和大气压之间的压力差，维持肺的通气，这就是人工呼吸的原理。人工呼吸的方法很多，例如用人工呼吸机进行正压通气、简便易行的口对口的人工呼吸、节律性地举臂压背或挤压胸廓等。在施行人工呼吸时，首先要保持患者的呼吸道通畅，否则人工呼吸的操作对肺通气仍将是无效的。

二、胸膜腔内压

（一）胸膜腔内压的形成

胸膜腔内压曾称胸内压。如上所述，在呼吸运动过程中，肺随着胸廓的运动而扩张和缩小，从而建立了肺内压与大气压之间的压力差，它是肺通气的直接动力。肺之所以能随胸廓运动，是因为在肺和胸廓之间存在着一个密闭的、潜在的胸膜腔，以及肺本身具有的回缩力。胸膜腔内仅有少量浆液，没有气体。由于肺的回缩力，胸膜腔内的压力始终低于大气压，称为**胸膜腔负压**。胸膜腔内压可用连接检压计的注射针头斜刺入胸膜腔内直接测定（图 4-29），也可用测定食管内压来间接反映胸膜腔内压的变化。

胸膜腔内的浆液有两方面的作用：一是在

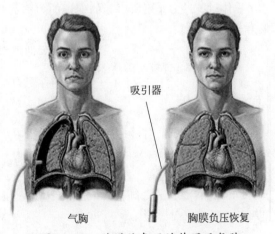

图 4-29　胸膜腔负压的作用及气胸

两层胸膜之间起润滑作用,所以在呼吸运动过程中,两层胸膜间互相滑动的摩擦阻力很小;二是浆液分子的内聚力使两层胸膜互相贴附在一起,不易分开,所以肺随胸廓的运动而运动。

胸膜腔负压形成的原理:

```
肺内压
(大气压) ──→ 使肺扩张的力          ┐
                                  ├──→ 胸膜腔内压＝肺内压－肺回缩力
肺弹性回缩力 ──→ 使肺回缩的力       ┘
肺泡表面张力
```

在吸气之末和呼气之末气流停止,此时肺内压等于大气压,如视大气压为零,则:胸膜腔内压＝－肺回缩力。

可见胸膜腔负压实际上是由肺的回缩力决定的,因而,随呼气过程的变化而变化。吸气时肺扩大,肺的回缩力也增大,胸膜腔负压也随之增大。吸气之末,肺扩张得最大,其回缩力也最大,因此胸内负压最大,为－10～－5 mmHg,最大吸气时可达－30 mmHg。而呼气时,肺缩小,肺的回缩力也缩小,胸膜腔负压也随之减小。呼气之末,肺容积最小,其回缩力也最小,因此胸内负压也最小,为－5～－3 mmHg,最大呼气时可降至－1 mmHg。

(二) 胸膜腔负压的生理意义

胸膜腔的密闭性和两层胸膜间浆液分子的内聚力对于维持肺的扩张状态和肺通气具有重要的生理意义。胸膜腔负压不但作用于肺,有利于肺的扩张,也作用于胸腔内的其他器官,特别是作用于壁薄而可扩张性较大的腔静脉和胸导管等,可影响静脉血和淋巴液的回流。一旦胸膜破裂,胸膜腔与大气相通,空气将立即进入胸膜腔内,形成**气胸**,此时两层胸膜彼此分开,肺将因其本身的回缩力而塌陷。显然,气胸时,肺通气功能受到影响,血液和淋巴回流也将受阻,严重时必须紧急处理,否则将危及生命。

三、肺通气的阻力

肺通气的动力须克服肺通气的阻力,方能实现肺通气。肺通气的阻力有两种:一是弹性阻力,包括肺的弹性阻力和胸廓的弹性阻力,是平静呼吸时的主要阻力,约占总通气阻力的70%;二是非弹性阻力,包括气道阻力、惯性阻力和组织的黏滞阻力,约占总通气阻力的30%,非弹性阻力中以气道阻力的成分为主。

物体对抗外力作用所引起的变形的力称为**弹性阻力**。肺和胸廓均为弹性组织,也具有弹性阻力。

```
              ┌ 弹性阻力(70%) ┌ 胸廓弹性阻力:与胸廓所处的位置有关
              │               │              ┌ 肺泡表面张力(2/3)
              │               └ 肺弹性阻力 ┤
肺通气阻力 ┤                              └ 肺弹性回缩力(1/3)
              │               ┌ 气道阻力(主要与气道半径有关)
              └ 非弹性阻力(30%)┤ 黏滞阻力
                              └ 惯性阻力
```

(一) 弹性阻力

1. 肺的弹性阻力　肺在被扩张时产生弹性回缩力,回缩力的方向与肺扩张的方向相反,因而是吸气的阻力。

肺弹性阻力来自两个方面:一是肺组织本身的弹性回缩力,约占肺总弹性阻力的1/3;二是肺泡内面的液体层与肺泡内气体之间的液-气界面表面张力所产生的回缩力,使肺泡具有回缩倾向,构成了肺泡扩张的弹性阻力,占肺总弹性阻力的 2/3。

肺组织本身的弹性阻力主要来自弹力纤维和胶原纤维等弹性成分,当肺被扩张时,这些纤维被牵拉而倾向于回缩。肺扩张越大,其牵拉作用越强,肺的回缩力和弹性阻力便越大;反之,就越小。

在肺泡内衬液和肺泡气之间存在液-气界面,从而产生**表面张力**,其方向指向肺泡的中央,倾向于使肺泡缩小,构成肺泡扩张的弹性阻力。当肺泡半径减小时,若表面张力不随之减小,则表面张力可克服肺泡内的压力,使肺泡进一步缩小。如果不同大小的肺泡之间彼此连通,则小肺泡内的气体将流入大肺泡,引起小肺泡的进一步塌陷而大肺泡则进一步膨胀,肺泡将失去稳定性(图 4-30)。肺泡腔液-气界面上存在的肺表面活性物质能防止这种情况的发生。

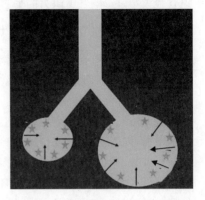

图 4-30　肺泡表面活性
物质的作用

作用:肺泡表面活性物质使连通的大、小肺泡容积维持相对稳定。①大、小肺泡在无表面活性物质时,小肺泡的回缩力大,小肺泡内的气体将流入大肺泡。②肺泡表面活性物质的密度随肺泡的变小而增大,使小肺泡的回缩力减小
说明:★表示表面活性物质。

肺泡表面活性物质是一种磷脂类物质,此物质主要由肺泡的Ⅱ型细胞合成并释放,易溶于水。因此,肺泡表面活性物质以单分子层分布在肺泡液-气界面上,其密度随肺泡的张缩而改变。

肺表面活性物质的作用是降低肺泡液-气界面的表面张力而使肺泡的回缩力减小。肺表面活性物质的这种降低肺泡表面张力的作用具有重要的生理意义:①有助于维持肺泡的稳定性。因为肺表面活性物质的密度随肺泡半径的变小而增大,或随半径的增大而减小,所以在小肺泡或呼气时,表面活性物质的密度大,降低表面张力的作用强,肺泡表面张力小,可以防止肺泡塌陷;在大肺泡或吸气时,表面活性物质的密度减小,肺泡表面张力增加,可以防止肺泡过度膨胀,这样就保持了肺泡的稳定性。②减少肺间质和肺泡内的组织液生成,防止肺水肿的发生。肺泡表面张力合力指向肺泡腔内,对肺泡间质产生"抽吸"作用,使肺泡间质静水压降低,组织液生成增加,可能导致肺水肿。肺表面活性物质降低肺泡表面张力,从而减弱表面张力对肺泡间质的"抽吸"作用,防止肺水肿的发生。

胎儿在六七个月或之后肺泡Ⅱ型细胞才开始合成和分泌肺表面活性物质,因此,早产婴儿可因缺乏肺表面活性物质导致肺泡塌陷,发生**新生儿呼吸窘迫综合征**。成人患肺炎、肺血栓等疾病时,也可以因为肺表面活性物质减少而发生肺不张。研究还发现,吸烟者肺泡表面活性物质的浓度比不吸烟者的低。

2. **胸廓的弹性阻力**　胸廓的弹性阻力来自胸廓的弹性成分。胸廓处于自然位置时,肺容量约为肺总量的 67%(相当于平静吸气末的肺容量),此时胸廓无变形,不表现出弹性阻力。肺容量小于肺总量的 67%(如平静呼气或深呼气)时,胸廓被牵引向内而缩小,其弹性阻力向外,是吸气的动力,呼气的阻力;肺容量大于肺总量的 67%(如深吸气)时,胸廓被牵引向外而扩大,其弹性阻力向内,成为吸气的阻力,呼气的动力。所以胸廓的弹性阻力既可能是吸气或呼气的阻力,也可能是吸气或呼气的动力,视胸廓的位置而定。

(二)非弹性阻力

气体在呼吸道内的流动还需克服**非弹性阻力**,包括惯性阻力、黏滞阻力和气道阻力,主要是气道阻力。气道阻力来自气体流经呼吸道时气体分子间和气体分子与气道壁之间的摩擦,是非弹性阻力的主要成分,占 80%~90%。

111

气道阻力受气流速度、气流形式和气道管径大小的影响。流速快,阻力大;流速慢,阻力小。气流形式有层流和湍流,层流阻力小,湍流阻力大。气流太快和管道不规则容易发生湍流。如气管内有黏液、渗出物或肿瘤、异物等,可用排痰、清除异物、减轻黏膜肿胀等方法减少湍流,降低阻力。气道管径大小是影响气道阻力的另一重要因素。因为流体的阻力(R)与管道半径(r)的 4 次方成反比,即 $R \propto \dfrac{1}{r^4}$(见血液循环章),所以管径缩小时,气道阻力增加。

呼吸道平滑肌受交感、副交感双重神经支配,两者均有紧张性作用。副交感神经使气道平滑肌收缩,管径变小,阻力增加;交感神经使之舒张,管径变大,阻力降低,临床上常用拟肾上腺素能药物解除支气管痉挛,缓解呼吸困难。除神经因素外,一些体液因素也影响气道平滑肌的舒缩,如儿茶酚胺可使气道平滑肌舒张;前列腺素中,PGF_2 可使之收缩,而 PGE_2 则使之舒张;吸入气 CO_2 含量的增加可以刺激支气管和肺的 C 类纤维,反射性地使支气管平滑肌收缩,气道阻力增加;在发生变态反应时,肺间质的肥大细胞脱颗粒,释放大量组胺、白三烯等介质,引起细支气管和终末细支气管黏膜水肿和平滑肌痉挛性收缩,造成气道狭窄,进出肺的气流量减少导致呼吸困难,称支气管哮喘。气道上皮细胞还可合成、释放内皮素,使气道平滑肌收缩。哮喘(asthma)患者内皮素的合成和释放增加,提示内皮素可能参与哮喘的病理生理过程。

四、肺通气功能的评价

(一) 肺容量

肺容量是指肺容纳气体的量。肺容量以及肺通气量是反映进出肺的气体量的一些指标,除残气量和功能残气量外,其他气体量都可以用肺量计直接记录(图 4-31)。

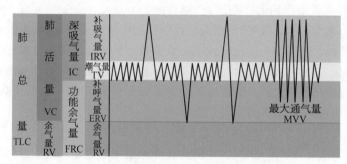

图 4-31　肺容量和最大通气量示意图

1. **潮气量**　每次呼吸时吸入或呼出的气体量为**潮气量**(tidal volume, TV)。正常成人平静呼吸时,潮气量为 400～600 ml,一般以 500 ml 计算。运动时,潮气量增大,最大可达肺活量大小。

2. **补吸气量或吸气贮备量**　平静吸气末,再尽力吸气所能吸入的气体量为**补吸气量**(inspiratory reserve volume, IRV)。正常成人补吸气量为 1 500～2 000 ml。

3. **补呼气量或呼气贮备量**　平静呼气末,再尽力呼气所能呼出的气体量为**补呼气量**(expiratory reserve volume, ERV)。正常成人补呼气量为 900～1 200 ml。

4. **残气量**　最大呼气末尚存留于肺内不能再呼出的气体量为**残气量**(residual volume, RV)。正常成人残气量为 1 000～1 500 ml。支气管哮喘和肺气肿患者的残气量增加。

5. **深吸气量**　从平静呼气末做最大吸气时所能吸入的气体量为**深吸气量**(inspiratory capacity, IC)。它是潮气量与补吸气量之和,是衡量最大通气潜力的一个重要指标。胸廓、胸膜、肺组织和呼吸肌等的病变,可使深吸气量减少而降低最大通气潜力。

6. 功能残气量 平静呼气末尚存留于肺内的气体量,称为功能残气量(functional residual capacity, FRC)。功能残气量等于残气量与补呼气量之和,正常成人约为 2 500 ml,肺气肿患者的功能残气量增加,肺实质性病变时减小。功能残气量的生理意义是缓冲呼吸过程中肺泡气氧分压(PO_2)和二氧化碳分压(PCO_2)的变化幅度。由于功能残气量的稀释作用,吸气时,肺内 PO_2 不致突然升得太高,PCO_2 不致降得太低;呼气时,PO_2 则不会降得太低,PCO_2 不会升得太高。这样,肺泡气和动脉血液的 PO_2 和 PCO_2 就不会随呼吸而发生大幅度的波动,有利于肺换气。

7. 肺活量和用力呼气量 尽力吸气后,从肺内所能呼出的最大气体量称为肺活量(vital capacity, VC)。肺活量是潮气量、补吸气量与补呼气量之和。肺活量有较大的个体差异,与身材大小、性别、年龄、体位、呼吸肌强弱等有关,正常成年男性平均约 3 500 ml,女性约 2 500 ml。

肺活量反映了肺一次通气的最大能力,在一定程度上可作为肺通气功能的指标。但由于测定肺活量时不限制呼气的时间,所以肺活量不能充分反映肺组织的弹性状态和气道的通畅程度,即不能充分反映通气功能的状况。因此,有人提出了用力呼气量的概念。用力呼气量(forced expiratory volume, FEV)过去称为时间肺活量(timed vital capacity),是指一次最大吸气后再尽力尽快呼气时,然后计算在第 1、2、3 秒末呼出的气体量占用力肺活量的百分数。正常时,第 1、2、3 秒末呼出的气体量占用力肺活量的 83%、96%、99%。其中,第 1 秒用力呼气量在临床上最有意义。在哮喘等阻塞性肺疾病患者,第 1 秒用力呼气量可显著下降。

8. 肺总量 肺所能容纳的最大气体量称为肺总量(total lung capacity, TLC)。肺总量等于肺活量与残气量之和,其大小因性别、年龄、身材、运动锻炼情况和体位改变而异,成年男性平均约 5 000 ml,女性约为 3 500 ml。

(二)肺通气量和肺泡通气量

1. 肺通气量 肺通气量是指每分钟吸入或呼出的气体总量。它等于潮气量乘以呼吸频率。正常成人平静呼吸时,呼吸频率为每分钟 12~18 次,潮气量为 500 ml,则肺通气量为 6~9 L。肺通气量随性别、年龄、身材和活动量的不同而有差异。为便于比较,应在基础条件下测定,并以每平方米体表面积的通气量为单位来计算。

劳动或运动时,肺通气量增大。在尽力做深、快呼吸时,每分钟所能吸入或呼出的最大气体量为最大随意通气量。最大随意通气量反映单位时间内充分发挥全部通气能力所能达到的通气量,是估计一个人能进行多大运动量的生理指标之一。测定时,一般只测量 10 s 或 15 s 的最深、最快的呼出或吸入气量,再换算成每分钟的最大通气量。最大通气量一般可达 150 L,是肺通气量的 25 倍。

2. 无效腔和肺泡通气量 每次吸入的气体,一部分将留在鼻或口与终末细支气管之间的呼吸道内,这部分气体不参与肺泡与血液之间的气体交换,故将这部分呼吸道的容积称为解剖无效腔,在正常成人约 150 ml。进入肺泡的气体,也可因血流在肺内分布不均而未能都与血液进行气体交换,未能发生交换的这一部分肺泡容积称为肺泡无效腔。肺泡无效腔与解剖无效腔一起合称为生理无效腔。健康人平卧时,生理无效腔等于或接近于解剖无效腔。

由于无效腔的存在,每次吸入的新鲜空气不能都到达肺泡与血液进行气体交换。因此,为了计算真正有效的气体交换量,应以肺泡通气量为准。肺泡通气量(alveolar ventilation)是每分钟吸入肺泡的新鲜空气量(等于潮气量和无效腔气量之差)乘以呼吸频率。如果潮气量为 500 ml,无效腔气量为 150 ml,则每次吸入肺泡的新鲜空气为 350 ml。此外,潮气量和呼吸频率的变化对肺通气量和肺泡通气量有不同的影响。在潮气量减半和呼吸频率加倍或潮气量加倍而呼吸频率减半时,

113

肺通气量保持不变,但是肺泡通气量却发生明显变化。由表4-3可见,对肺换气而言,浅而快的呼吸是不利的。深而慢的呼吸虽然可以增加肺泡通气量,但同时也会增加呼吸做功。

表4-3 不同呼吸形式时的通气量(ml/min)

呼吸形式	每分通气量	肺泡通气量
平静呼吸	500×12 = 6 000	(500－150)×12 = 4 200
浅快呼吸	250×24 = 6 000	(250－150)×24 = 2 400
深慢呼吸	1 000×6 = 6 000	(1 000－150)×6 = 5 100

第七节 肺换气和组织换气

肺泡与肺毛细血管血液之间的气体交换过程称为**肺换气**;组织毛细血管血液与组织细胞之间的气体交换过程称为**组织换气**。

一、气体交换的原理

气体分子不停地进行着无定向的运动,其结果是气体分子从压力高处向压力低处发生净转移,这一过程称为**气体扩散**。肺换气和组织换气就是以扩散方式进行的。单位时间内气体扩散的容积为气体扩散速率,它受下列因素的影响。

(一)气体的分压差

在混合气体中,每种气体分子运动所产生的压力称为该**气体的分压**,如氧气(O_2)的分压可表示为PO_2。气体分压不受混合气体中的其他气体或其分压的影响,在温度恒定时,每一气体的分压取决于它自身的浓度。混合气的总压力等于各气体分压之和,而各气体的分压可按下式计算:

$$气体分压 = 总压力 \times 该气体的容积百分比$$

两个区域之间的分压差(ΔP)是气体扩散的动力,分压差大,扩散快,扩散速率大;反之,分压差小则扩散速率小。

(二)其他因素

气体扩散速率和气体分子量(MW)的平方根成反比,与气体在溶液中的溶解度成正比,与扩散面积(A)成正比,与扩散距离(d)成反比。

二、肺换气和组织换气

(一)肺换气过程

如图4-32所示,混合静脉血流经肺毛细血管时,血液PO_2是40 mmHg(5.3 kPa),比肺泡气的104 mmHg(13.9 kPa)低,肺泡气中的O_2便在分压差的作用下向血液净扩散,血液的PO_2逐渐上升,最后接近肺泡气的PO_2;混合静脉血的PCO_2是46 mmHg(6.1 kPa),肺泡气的PCO_2是40 mmHg(5.3 kPa),所以,CO_2向相反的方向净扩散,即从血液到肺泡。

(二)影响肺换气的因素

前已述及,气体分压差、扩散面积、扩散距离等因素均可影响气体的扩散速率。这里再进一步讨论扩散距离和扩散面积以及另一重要因素,即通气/血流比值,对肺换气的影响。

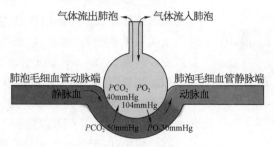

图 4-32 肺换气示意图

1. **呼吸膜的厚度** 肺泡气体通过呼吸膜(血-气屏障)与血液气体进行交换。气体扩散速率与呼吸膜厚度成反比,呼吸膜越厚,单位时间内交换的气体量就越少。呼吸膜很薄,使气体易于扩散通过。此外,整个肺的呼吸膜面积很大,约为 70 m^2,而肺毛细血管总血量不多,只有 60～140 ml,因而血液层很薄,交换速度快。任何使呼吸膜增厚或扩散距离增加的疾病如肺纤维化、肺水肿等,都会降低扩散速率,减少扩散量。运动时,由于血流加速,气体在肺部的交换时间缩短,这时呼吸膜的厚度或扩散距离的改变对肺换气的影响便显得更加突出。

2. **呼吸膜的面积** 气体扩散速率与扩散面积成正比。正常成人,两肺约有 3 亿个肺泡,总扩散面积达 70 m^2。安静状态下,用于气体扩散的呼吸膜面积约 40 m^2,因此有相当大的贮备面积。运动时,由于肺毛细血管开放的数量和开放程度增加,扩散面积也大大增加。肺不张、肺实变、肺气肿、肺叶切除或肺毛细血管关闭和阻塞,均使呼吸膜扩散面积减小,进而影响肺换气。

3. **通气/血流比值** 通气/血流比值(ventilation/perfusion ratio)是指每分钟肺泡通气量(V_A)和每分钟肺血流量(Q)之间的比值。正常成人安静时,V_A 约为 4.2 L/min,Q 约为 5 L/min,因此,V_A/Q 约为 0.84。只有在适宜的 V_A/Q 时才能实现适宜的肺换气。如果 V_A/Q 比值增大,就意味着通气过剩,血流相对不足,部分肺泡气体未能与血液气体充分交换,致使肺泡无效腔增大。反之,V_A/Q 比值下降,则意味着通气不足,血流相对过多,部分血液流经通气不良的肺泡,混合静脉血中的气体不能得到充分更新,犹如发生了功能性动静脉短路。由此可见,无论 V_A/Q 比值增大或减小,都会妨碍有效的气体交换,导致机体缺 O_2 和 CO_2 潴留,其中主要是缺 O_2。在肺气肿患者,由于许多细支气管阻塞和肺泡壁的破坏,上述两种 V_A/Q 比值异常的情况都可能发生,致使肺换气效率受到极大影响,这是造成肺换气功能异常最常见的一种原因。因此,V_A/Q 比值可作为衡量肺换气功能的指标(图 4-33)。

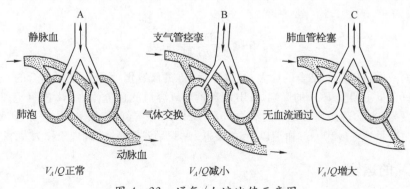

图 4-33 通气/血流比值示意图

115

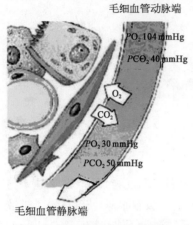

毛细血管动脉端

PO_2 104 mmHg

PCO_2 40 mmHg

O_2

CO_2

PO_2 30 mmHg

PCO_2 50 mmHg

毛细血管静脉端

图 4-34　组织换气示意图

（三）组织换气

组织换气的机制和影响因素与肺换气相似,不同的是气体的交换发生于液相(血液、组织液、细胞内液)介质之间,而且扩散膜两侧 O_2 和 CO_2 的分压差随细胞内氧化代谢的强度和组织血流量而异。如果血流量不变,代谢增强,则组织液中的 PO_2 降低,PCO_2 升高;如果代谢率不变,血流量增大,则组织液中的 PO_2 升高,PCO_2 降低。

在组织中,由于细胞的有氧代谢,O_2 被利用,并产生 CO_2,所以 O_2 可低至 30 mmHg(4 kPa)以下,PCO_2 可高达 50 mmHg(6.7 kPa)以上。动脉血液流经组织毛细血管时,O_2 便顺着分压差从血液向组织液和细胞扩散,CO_2 则由组织液和细胞向血液扩散(图 4-34),动脉血因失去 O_2 和得到 CO_2 而变成静脉血。

第八节　气体在血液中的运输

一、O_2 和 CO_2 在血液中的存在形式

O_2 和 CO_2 都以物理溶解和化学结合两种形式存在于血液中。

气体在溶液中溶解的量与分压和溶解度成正比,与温度成反比。血液中以物理溶解形式存在的 O_2、CO_2 的量较少,单靠物理溶解的形式来运输 O_2 和 CO_2 是不能适应机体代谢需要的。实际上,机体在进化过程中形成了非常有效的 O_2 和 CO_2 的化学结合运输形式,这就大大降低了心脏和呼吸器官的负担。

虽然血液中以溶解形式存在的 O_2、CO_2 很少,但也很重要,因为必须先有溶解才能发生化学结合。物理溶解和化学结合两者之间处于动态平衡。下面主要讨论 O_2 和 CO_2 的化学结合形式的运输。

二、O_2 的运输

血液中以物理溶解形式存在的 O_2 量,仅约占血液总 O_2 含量的 1.5%,化学结合的占 98.5% 左右。O_2 的结合形式是**氧合血红蛋白**(HbO_2)。

血红蛋白(Hb)是 4 个亚单位组成的球状分子,因此,1 分子 Hb 可以结合 4 分子 O_2。血液中的 O_2 主要以 HbO_2 形式运输(图 4-35)。

$$Hb + O_2 \xrightleftharpoons[PO_2 \text{低}]{PO_2 \text{高}} HbO_2$$

100 ml 血液中,Hb 所能结合的最大 O_2 量称为 **Hb 的氧容量**,而 Hb 实际结合的 O_2 量称为 **Hb 的氧含量**。氧含量主要受 PO_2 的影响。Hb 氧含量与氧容量的百分比为 Hb 的氧饱和度。一般动脉血氧饱和度为 98%,静脉血氧饱和度约为 75%。HbO_2 呈鲜红色,去氧 Hb 呈紫蓝色。当血液中去氧血红蛋白含量达 5 g/100 ml 血液以上时,皮肤、黏膜呈浅蓝色,这种现象称为发绀。

三、CO_2 的运输

血液中物理溶解的 CO_2 约占 CO_2 总运输量的 5%,化学结合的占 95%。化学结合的形式主要

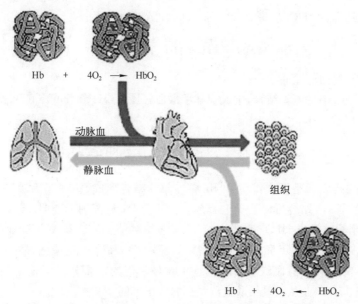

图 4-35 血红蛋白结构与氧合血红蛋白组成示意图

是碳酸氢盐和氨基甲酸血红蛋白,碳酸氢盐形式占 CO_2 总运输量的 88%,氨基甲酸血红蛋白形式占 7%。从组织扩散入血的 CO_2 首先溶解于血浆,在血浆中溶解的 CO_2 绝大部分扩散进入红细胞,在红细胞内以碳酸氢盐和氨基甲酸血红蛋白形式运输。

（一）形成碳酸氢盐

从组织扩散进入血液的大部分 CO_2,在红细胞内通过碳酸酐酶的催化与水反应生成 H_2CO_3,H_2CO_3 解离成 HCO_3^- 和 H^+(图 4-36)。在此反应过程中,红细胞内 HCO_3^- 的浓度不断增加,HCO_3^- 便顺着浓度梯度通过红细胞膜扩散进入血浆。为维持红细胞内电荷平衡,于是 Cl^- 便由血浆扩散进入红细胞,这一现象称为氯转移。这样,HCO_3^- 便不会在红细胞内堆积,有利于下式中的反应向右进行和 CO_2 的运输。在红细胞内,HCO_3^- 与 K^+ 结合,在血浆中则与 Na^+ 结合,生成碳酸氢盐。上述反应中产生的 H^+,大部分与 Hb 结合而被缓冲。

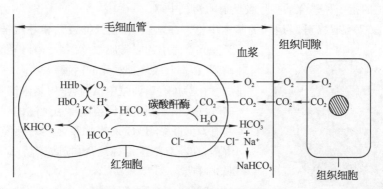

图 4-36 CO_2 以碳酸氢盐形式运输

117

在肺部,反应向相反方向(向左)进行。因为肺泡气的 PCO_2 比静脉血的低,血浆中溶解的 CO_2 首先扩散入肺泡,红细胞内的 HCO_3^- 与 H^+ 生成 H_2CO_3,碳酸酐酶又加速 H_2CO_3 分解成 CO_2 和 H_2O,CO_2 从红细胞扩散入血浆,而血浆中的 HCO_3^- 便进入红细胞以补充消耗了的 HCO_3^-,Cl^- 则扩散出红细胞。这样，以 HCO_3^- 形式运输的 CO_2，在肺部被释放出来。

$$CO_2 + H_2O \xrightarrow{\text{碳酸酐酶}} H_2CO_3 \rightleftharpoons HCO_3^- + H^+$$

（二）氨基甲酸血红蛋白

一部分 CO_2 与 Hb 的氨基结合，生成**氨基甲酸血红蛋白**（HHbNHCOOH），这一反应无需酶的催化，而且迅速、可逆。

$$HbNH_2O_2 + H^+ + CO_2 \underset{\text{在肺}}{\overset{\text{在组织}}{\rightleftharpoons}} HHbNHCOOH + O_2$$

这一反应的主要因素是氧合作用。HbO_2 与 CO_2 结合形成氨基甲酸血红蛋白的能力比去氧 Hb 的小，因此 O_2 与 Hb 结合可促使 CO_2 释放，而 O_2 与 Hb 解离则促进 Hb 与 CO_2 结合。在组织，HbO_2 解离释放出 O_2，部分 HbO_2 变成去氧 Hb，与 CO_2 结合生成氨基甲酸血红蛋白。在肺部，HbO_2 的生成增多，促使氨基甲酸血红蛋白解离，释放 CO_2 和 H^+，反应向左进行。上述调节具有重要的意义，虽然以氨基甲酸血红蛋白形式运输的 CO_2 仅约占 CO_2 总运输量的 7%，但在肺部排出的 CO_2 中却有 17.5% 是从氨基甲酸血红蛋白释放出来的。

第九节　呼吸运动的调节

呼吸运动是一种节律性活动，其深度和频率随机体内外环境的改变而改变。例如肌肉运动时，代谢增强，呼吸运动加深加快，肺通气量增大，机体可摄取更多的 O_2，排出更多的 CO_2。节律性呼吸运动的产生，呼吸的深度和频率随体内外环境改变而发生的改变等，都是在神经系统的调节和控制下实现的。

一、呼吸中枢及作用

呼吸中枢（respiratory center）是指中枢神经系统内产生和调节呼吸运动的神经细胞群所在的部位。呼吸中枢分布在大脑皮质、间脑、脑桥、延髓和脊髓等各级中枢部位。

在脊髓有支配呼吸肌（膈、肋间肌和腹肌）的运动神经元，位于脊髓的前角。脊髓神经元只是执行脑干呼吸中枢的指令和整合某些呼吸反射的初级中枢。

延髓（图 4-37）是调节呼吸运动的基本中枢。在延髓，有**吸气神经元**和**呼气神经元**。吸气神经元兴奋时引起吸气肌收缩。呼气神经元兴奋时引起主动呼气，抑制吸气神经元的活动。

在脑桥有**吸调整中枢**，其作用是限制吸气，促使吸气向呼气转换。脑桥**吸调整中枢**与延髓的呼吸神经核团之间有双向联系，形成调控呼吸运动的神经元回路。在麻醉猫，切断双侧迷走神经，再损毁脑桥呼吸组，可出现长吸式呼吸。

呼吸运动还受脑桥以上中枢部位的影响，如大脑皮质、边缘系统、下丘脑等。大脑皮质可通过下行纤维束控制低位脑干呼吸神经元的活动，以保证其他重要的呼吸相关活动的完成，例如说话、唱歌、哭笑、咳嗽、吞咽、排便等。在一定限度内的随意屏气或加深加快呼吸也是靠大

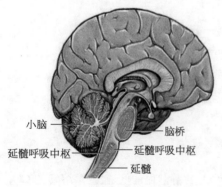

图 4-37　脑干内与呼吸相关核团示意图

小脑　　　脑桥
延髓呼吸中枢　　延髓呼吸中枢
延髓

脑皮质的控制实现的。大脑皮质对呼吸运动的调节系统是随意的呼吸调节系统,低位脑干的呼吸运动调节系统是不随意的自主呼吸节律调节系统。

二、呼吸的反射性调节

节律性呼吸活动虽然起源于脑,但可受到来自呼吸器官本身以及血液循环等其他器官系统的传入信息的反射性调节,其中最重要的是化学感受性呼吸反射。

(一)化学感受性呼吸反射

机体通过呼吸运动调节血液中 O_2、CO_2 和 H^+ 的水平,动脉血中 O_2、CO_2 和 H^+ 水平的变化又通过化学感受器和相关神经通路调节呼吸运动,从而维持内环境中这些因素的相对稳定。呼吸运动的这种调节方式称为**化学感受性呼吸反射**。

1. 化学感受器 是指在调节呼吸运动中,能接受血液中 O_2、CO_2 和 H^+ 浓度变化刺激的感受器。因其所在部位的不同,分为外周化学感受器和中枢化学感受器。

(1)外周化学感受器:颈动脉体和主动脉体是调节呼吸和循环的重要的**外周化学感受器**。这些感受器在动脉血 PO_2 降低、PCO_2 或 H^+ 浓度升高时受到刺激,冲动分别经窦神经(舌咽神经的分支,亦称为颈动脉窦支)和迷走神经(分支分布于主动脉体)传入延髓,反射性地引起呼吸加深加快。在成年人或成年动物,颈动脉体是主要的外周化学感受器(图 4 - 38)。

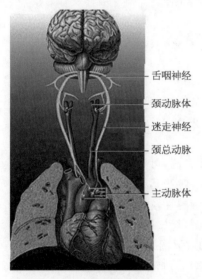

图 4 - 38 外周化学感受器
及传入神经

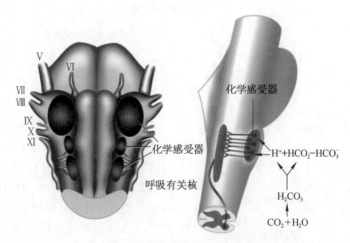

图 4 - 39 中枢化学感受器及 CO_2 透过血脑屏障
进入中枢生成的 H^+ 兴奋中枢化学感受器

(2)中枢化学感受器:在延髓还存在着一些不同于呼吸中枢但可影响呼吸活动的化学感受区,这些区域被称为**中枢化学感受器**,位于延髓腹外侧部的浅表部位,左右对称(图 4 - 39 左)。

中枢化学感受器的生理性刺激是脑脊液和局部细胞外液中的 H^+。血液中的 CO_2 能迅速通过血脑屏障,使化学感受器周围细胞外液中的 H^+ 浓度升高,从而刺激中枢化学感受器,再引起呼吸中枢兴奋(图 4 - 39 右)。但血液中的 H^+ 不易通过血脑屏障,故血液 pH 的变动对中枢化学感受器的作用较小,也较缓慢。

2. CO_2、H^+ 和 O_2 对呼吸的调节

(1) CO_2:一定水平的 PCO_2 对维持呼吸中枢的基本活动是必要的。CO_2 是调节呼吸运动的最

重要的生理性化学因素。

吸入气中 CO_2 增加时,肺泡气的 PCO_2 升高,动脉血 PCO_2 也随之升高,呼吸加深加快,肺通气量增加。肺通气的增加可以增加 CO_2 的排出,肺泡气和动脉血 PCO_2 可重新接近正常水平。但是,当吸入气 CO_2 含量超过一定水平(超过 7%),肺通气量不能再相应增加,致使肺泡气和动脉血的 PCO_2 显著升高,CO_2 的过多积聚可抑制中枢神经系统包括呼吸中枢的活动,引起呼吸困难、头痛、头昏,甚至昏迷,出现 CO_2 麻醉。总之,CO_2 在呼吸调节中经常起作用,动脉血 PCO_2 在一定范围内升高,可以加强对呼吸的刺激作用,但超过一定限度则有抑制和麻醉效应。

CO_2 刺激呼吸是通过两条途径实现的:一是通过 H^+ 刺激中枢化学感受器再兴奋呼吸中枢;二是刺激外周化学感受器,冲动经窦神经和迷走神经传入延髓,反射性地使呼吸加深加快,肺通气量增加(图 4-40)。去除外周化学感受器的作用之后,CO_2 引起的通气反应仅下降约 20%;动脉血 PCO_2 只需升高 2 mmHg(0.266 kPa)就可刺激中枢化学感受器,出现肺通气增强的反应;而刺激外周化学感受器,则需升高 10 mmHg(1.33 kPa)。可见,中枢化学感受器在 CO_2 引起的通气反应中起主要的作用。

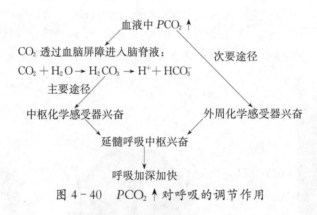

图 4-40　PCO_2 ↑ 对呼吸的调节作用

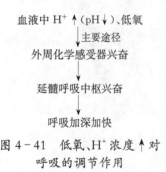

图 4-41　低氧、H^+ 浓度 ↑ 对
呼吸的调节作用

(2) H^+:动脉血的 H^+ 浓度升高,可导致呼吸运动加深加快,肺通气量增加;H^+ 浓度降低时,呼吸运动抑制,肺通气量降低。虽然中枢化学感受器对 H^+ 的敏感性较高,约为外周化学感受器的 25 倍,但是 H^+ 不易通过血脑屏障。因此,血液 H^+ 对呼吸的影响主要通过外周化学感受器实现的(图 4-41)。

(3) O_2:吸入气的 PO_2 降低时,肺泡气和动脉血的 PO_2 都随之降低,呼吸运动加深加快,肺通气量增加。在严重肺气肿、肺心病患者,由于肺换气功能障碍,导致低氧和 CO_2 潴留,长时间的 CO_2 潴留能使中枢化学感受器对 CO_2 的刺激作用发生适应,而外周化学感受器对低氧刺激的适应很慢,在这种情况下,低氧对外周化学感受器的刺激成为驱动呼吸运动的主要刺激因素。因此,如果在慢性通气低下引起低氧的情况下给患者吸入纯氧,由于解除了低氧的刺激作用,反而可以引起呼吸运动暂停。这些情况在临床应用氧疗时应予注意。

低氧对呼吸运动的刺激作用完全是通过外周化学感受器实现的(图 4-41)。切断动物外周化学感受器的传入神经后,急性低氧的呼吸刺激效应完全消失。低氧对中枢的直接作用是抑制性的。低氧通过外周化学感受器对呼吸中枢的兴奋作用,可以对抗低氧对中枢的直接的抑制作用。但在严重低氧时,外周化学感受器的反射效应如不足以克服低氧对中枢的直接抑制作用,将导致呼吸障碍。

（二）机械感受性反射

气管和肺内还存在许多感受器,能感受呼吸道理化性质的变化,其信息经迷走神经传入纤维向中枢神经系统传递,引起一系列重要的呼吸反射,如肺牵张反射。

肺牵张反射（hering-breuer reflex）是肺的扩张与缩小引起呼吸反射性变化的一种反射（图 4 - 42）。肺牵张感受器位于从气管到细支气管的平滑肌中,对牵张刺激敏感。当吸气时肺扩张,肺内气体达到一定容量时,牵拉支气管和细支气管,使牵张感受器兴奋,经迷走神经传入延髓的冲动增加,使吸气神经元抑制,结果使吸气停止,转为呼气。当呼气时肺缩小,使支气管和细支气管内的牵张感受器兴奋性减低,经迷走神经传入延髓的冲动减少,对吸气神经元的抑制解除,结果使吸气神经元兴奋,转为吸气。可见肺牵张反射是对中枢吸气神经元的负反馈调节,其意义是阻止吸气过长过深,促使吸气转为呼气,与脑桥调整中枢共同调节呼吸的频率与深度。

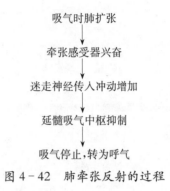

吸气时肺扩张

↓

牵张感受器兴奋

↓

迷走神经传入冲动增加

↓

延髓吸气中枢抑制

↓

吸气停止,转为呼气

图 4 - 42　肺牵张反射的过程

但在成人,吸入气量增加至 800 ml 以上时才能引起肺牵张反射。所以在平静呼吸时,肺牵张反射一般不参与呼吸运动的调节。在病理情况下,肺顺应性降低,肺扩张时对气管的牵张刺激较强,可以引起该反射,使呼吸变浅变快。

（三）防御性呼吸反射

1. 咳嗽反射（cough reflex）　是常见的重要的防御性反射。它的感受器位于喉、气管和支气管的黏膜。大支气管以上部位的感受器对机械刺激敏感,二级支气管以下部位对化学刺激敏感。传入冲动经迷走神经传入延髓,触发咳嗽反射。

咳嗽时,由于肺内压很高,气体便以高速度从肺内冲出,将呼吸道内的异物或分泌物排出。剧烈咳嗽时,可因胸膜腔内压显著升高而阻碍静脉回流,使静脉压和脑脊液压升高。

2. 喷嚏反射（sneeze reflex）　是类似于咳嗽的反射,不同的是刺激作用于鼻黏膜的感受器,传入神经是三叉神经,反射效应是腭垂下降,舌压向软腭,而不是声门关闭,呼出气主要从鼻腔喷出,以清除鼻腔中的刺激物。

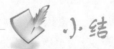

小结

呼吸是机体与外界环境之间进行气体交换的过程。通过呼吸,机体从外界环境摄取新陈代谢所需要的 O_2,排出代谢产生的 CO_2,其意义在于维持机体内环境中 O_2 和 CO_2 含量的相对稳定,以保证生命活动的正常进行。呼吸由四个相互衔接并同时进行的环节组成,即肺通气、肺换气、气体在血液中的运输和组织换气。

呼吸系统的器官由呼吸道和肺组成。呼吸道是传送气体的通道,包括鼻、咽、喉、气管和各级支气管。通常将鼻、咽和喉称为上呼吸道,气管和各级支气管称为下呼吸道。肺由肺实质和肺间质组成,为气体交换的场所。

121

（王从荣　姚　磊　顾　峻　周培华）

第五章

消化系统

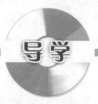

◆ 认知目标

掌握：消化系统的组成；胃的位置、形态和分部；小肠壁的组织结构特点，肝脏的位置、分叶和肝门的结构，肝外胆道的组成，肝小叶结构特点；胆汁的排出途径。熟悉：消化管壁的一般结构；口腔的内部结构，咽、食管、小肠、大肠、直肠和肛管、胰腺、唾液腺的位置和形态；胃底腺的结构、功能；胰腺的组织结构和功能；消化、吸收的概念；消化的方式；胃液、胰液和胆汁的性质、成分、作用；胃排空的概念、动力、

排空速度。了解：胃壁的组织结构特点；消化管运动的形式和意义；消化器官的神经支配及其作用；唾液的成分及作用；小肠液的成分、作用；主要营养物质的吸收过程；消化器官活动的调节；粪便的形成和排便反射。

◆ 技能目标

能认识消化系统各器官的形态、位置。能在镜下认识消化系统各器官的微细结构，联系消化系统疾病的显微镜下病变特点。能知道消化吸收的过程。

第一节 概 述

一、消化吸收的概念

人体在进行新陈代谢过程中必须不断地从外界摄入营养物质，包括糖类、蛋白质、脂肪、维生素，以及水和无机盐。人体利用这些物质合成自身的组织并提供维持机体活动的能量。食物是人体所需的营养物质的来源。其中糖类、蛋白质、脂肪必须在消化系统中进行消化，分解成小分子物质才能被吸收进入体内。消化系统的主要生理功能就是对食物进行消化和吸收，为人体提供营养物质、水和电解质，以保证新陈代谢的需要（图 5-1）。

消化（digestion）是指食物在消化道内被分解为可吸收的小分子物质的过程，分为机械性消化和化学性消化两种方式。**机械性消化**是指通过消化道管壁的收缩和舒张运动把食物磨碎，使之与消化液充分混合，并不断地将食物推送到消化道远端，最后把不能消化和吸收的食物残渣以粪便的形式排出体外的过程。**化学性消化**是指通过消化腺分泌的消化液对食物中的营养物质进行化学分解的过程。消化液中含有各种消化酶，它们使食物中的蛋白质、脂肪和糖类分解成能够被人体直接吸收的小分子物质。

吸收（absorption）是指食物的成分或其消化后的产物通过消化道黏膜的上皮细胞进入血液或

122

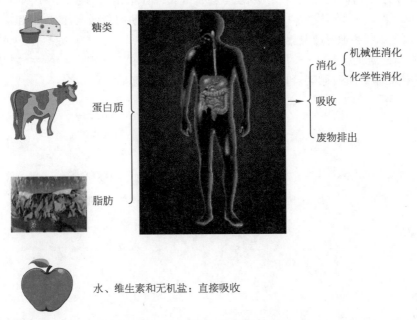

糖类

蛋白质

脂肪

消化 {机械性消化，化学性消化}

吸收

废物排出

水、维生素和无机盐：直接吸收

图 5-1　消化吸收的过程

淋巴循环的过程。

　　消化和吸收是消化系统中同时发生的两个密不可分的过程,这两个过程都受到神经系统和体液因素的精细调节,一旦消化或吸收功能发生障碍,就会引起消化系统乃至机体其他脏器或系统的疾病。

二、消化系统的组成

　　消化系统的器官包括消化管和消化腺两大部分(图 5-2)。

　　消化管(alimentary canal)是指从口腔到肛门的管道,分为口腔、咽、食管、胃、小肠(包括十二指肠、空肠和回肠)和大肠(包括盲肠、阑尾、结肠、直肠和肛管)。在临床上,通常把从口腔到十二指肠称为**上消化道**;空肠到肛管称为**下消化道**。**消化腺**(alimentary gland)可分为大消化腺和小消化腺两种。大消化腺包括大唾液腺、肝和胰;小消化腺是消化管壁内位于黏膜层或黏膜下层的许多小腺体,如唇腺、颊腺、舌腺、食管腺、胃腺和肠腺等。

　　消化系统的主要功能是消化食物,吸收营养,最后将食物残渣形成粪便排出体外。咽和口腔还参与呼吸和语言的活动。

　　在临床上,为便于描述腹腔内器官的正常位置,通常对腹部划分一些区域。有时通过脐做一横线和一垂

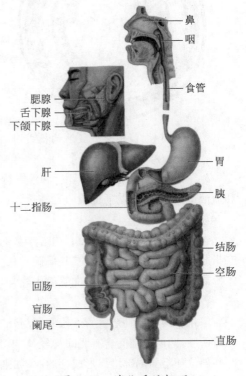

鼻
咽
食管
腮腺
舌下腺
下颌下腺
胃
肝
胰
十二指肠
结肠
空肠
回肠
盲肠
阑尾
直肠

123

图 5-2　消化系统概观

直线,将腹部分为**右上腹**、**左上腹**、**右下腹**、**左下腹** 4 个区。但常用两条横线和两条纵线将腹部分成 9 个区域(图 5-3)。两条横线为通过两侧肋弓最低点(第 10 肋的最低点)的连线和通过两侧髂结节的连线。两条纵线为通过两侧腹股沟韧带中点所做的垂直线。上述 4 条线相交,将腹部分为 9 区:上腹部中间的**腹上区**和两侧的**左**、**右季肋区**;中腹部中间的**脐区**和两侧的**左**、**右腹外侧区(腰区)**;下腹部中间的**腹下区(耻区)**和两侧的**左**、**右腹股沟区(髂区)**。

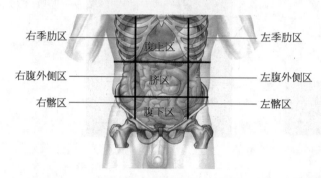

图 5-3 腹部的分区

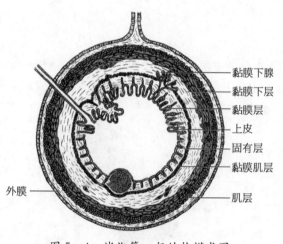

图 5-4 消化管一般结构模式图

三、消化管的基本结构

消化管除口腔与肛门外,管壁自内向外均可分为黏膜、黏膜下层、肌层和外膜四层(图 5-4)。

(一)黏膜

黏膜由上皮、固有层和黏膜肌层组成,是消化管各段结构差异最大、功能最重要的部分。

1. **上皮** 消化管上端(口腔、食管)和下端(肛门)为复层扁平上皮,具有保护功能。消化管其余部分均属单层柱状上皮,以消化吸收功能为主。

2. **固有层** 为疏松结缔组织,富含毛细血管、神经、毛细淋巴管和小消化腺。

3. **黏膜肌层** 通常由内环行和外纵行两薄层平滑肌组成,其收缩可促进固有层内的腺体分泌和血液运行,有利于物质的吸收和转运。

(二)黏膜下层

黏膜下层为疏松结缔组织,内含丰富的小血管和淋巴管、黏膜下神经丛和小消化腺(食管和十二指肠分别含有食管腺和十二指肠腺)。

局部的黏膜与黏膜下层向管腔内隆起,称皱襞,有环行、纵行和不规则走向的皱襞。

(三)肌层

消化管两端(口腔、食管上段和肛门)的**肌层**为骨骼肌,其余均为平滑肌。一般分为内环行、外纵行两层,两层肌层间含有肌间神经丛,其结构与黏膜下神经丛相似,具有调节肌层舒缩的功能。有些部位环行肌局部增厚形成括约肌,如幽门括约肌。

124

（四）外膜

消化管上端（咽和食管）和下端（直肠）的**外膜**仅由结缔组织构成,称纤维膜,与周围组织相延续。其余部分主要为浆膜,由少量结缔组织和间皮组成,表面光滑,可减少消化管蠕动时的摩擦。

第二节　口腔的结构和口腔内消化

一、口腔的结构

口腔是消化管的起始部,向前经口裂通体外,向后经咽峡与咽相通。口腔以上、下牙弓为界,分为**口腔前庭和固有口腔**两部分。当上、下牙列咬合时,口腔前庭可经第3磨牙后方的间隙与固有口腔相通,临床上患者牙关紧闭时,可经此插管、给药或注入营养物质。

（一）口唇和颊

口唇的游离缘是皮肤与黏膜的移行部,称**唇红**。唇红是体表毛细血管最丰富的部位之一,呈红色,当缺氧时则呈绛紫色,临床称为发绀。上、下唇间的裂隙称**口裂**。口裂两侧,上、下唇结合处为**口角**。在上唇外面正中线处有一纵行浅沟称为**人中**,昏迷患者急救时常在此处进行指压或针刺。在上唇的外面两侧与颊部交界处,各有一弧形的浅沟,称**鼻唇沟**,面瘫患者鼻唇沟变浅或消失。

颊位于口腔两侧,在上颌第2磨牙牙冠相对的颊黏膜上有**腮腺管乳头**(图5-5),上有腮腺管的开口。

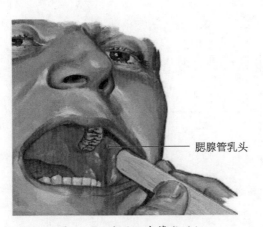

图5-5　颊(腮腺管乳头)

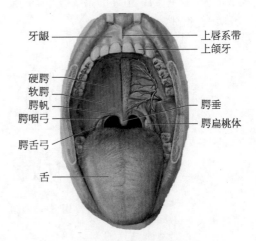

图5-6　口与咽峡

（二）腭

腭(palate)是口腔的上壁,分隔鼻腔与口腔。腭分前2/3的**硬腭**和后1/3的**软腭**(图5-6)。软腭后部斜向后下称为**腭帆**。腭帆后缘游离,其中部有一向下突起称**腭垂**或**悬雍垂**。自腭帆向两侧各有两条弓形黏膜皱襞,前方的一对向下延续于舌根,称**腭舌弓**,后方的一对向下延至咽侧壁,称**腭咽弓**。两弓间的三角形凹陷区称扁桃体窝,容纳腭扁桃体。腭垂、腭帆游离缘、两侧的腭舌弓及舌根共同围成**咽峡**,它是口腔与咽的狭窄部和分界线。

（三）牙

牙(teeth)是人体最坚硬的器官,嵌于上、下颌骨的牙槽内。

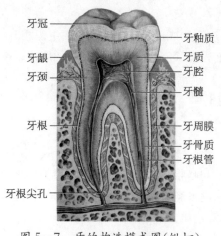

牙冠
牙龈
牙颈
牙根
牙根尖孔
牙釉质
牙质
牙腔
牙髓
牙周膜
牙骨质
牙根管

图 5-7 牙的构造模式图(纵切)

1. 牙的形态 每个牙均可分为牙冠、牙颈和牙根三部分(图 5-7)。**牙冠**是暴露于口腔,露出于牙龈以外的部分;**牙根**为嵌于牙槽骨内的部分;**牙颈**是牙冠与牙根之间的部分,被牙龈所包绕。牙根内的细管称**牙根管**,其开口于牙根尖端的**根尖孔**。牙的血管和神经通过根尖孔与牙根管进入牙冠内的腔隙即**牙冠腔**。牙根管与牙冠腔合称**牙腔**或**髓腔**,其内容纳牙髓。

2. 牙组织 牙由**牙质、釉质、牙骨质**和**牙髓**组成。牙质构成牙的大部分,呈淡黄色,在牙冠部的牙质表面覆有坚硬洁白的釉质。在牙根和牙颈的牙质外面包有牙骨质。牙髓位于牙腔内,由神经、血管和结缔组织共同构成,牙髓发炎时常可引起剧烈疼痛。

3. 牙周组织 包括**牙周膜**、**牙槽骨**和**牙龈**三部分,对牙起保护、固定和支持的作用。牙周膜是介于牙根和牙槽骨之间的致密结缔组织,具有固定牙根缓冲咀嚼时的压力的作用。牙龈是口腔黏膜的一部分,血管丰富,呈淡红色,紧贴于牙颈周围及邻近的牙槽骨上。如果牙周组织发炎,易使牙松动。

4. 牙的种类和排列 人的一生中先后有两组牙发生,第 1 套牙称**乳牙**,一般在出生后 6 个月开始萌出,到 3 岁左右出全,共 20 个(图 5-8)。第 2 套牙称恒牙,6～7 岁时,乳牙开始脱落,逐渐更换成恒牙(图 5-9)。恒牙的第 3 磨牙萌出最迟称迟牙或智牙,一般到成年后才长出,有的甚至终生不出,因此恒牙数为 28～32 个。

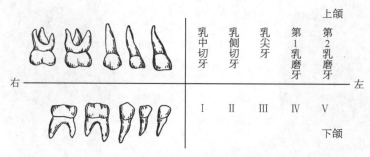

上颌

右
乳中切牙 乳侧切牙 乳尖牙 第1乳磨牙 第2乳磨牙
I   II   III   IV   V
左

下颌

图 5-8 乳牙的名称及符号

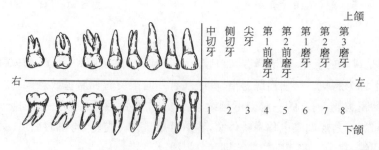

上颌

右
中切牙 侧切牙 尖牙 第1前磨牙 第2前磨牙 第1磨牙 第2磨牙 第3磨牙
1   2   3   4   5   6   7   8
左

下颌

图 5-9 恒牙的名称及符号

126

乳牙在上、下颌的左右半侧各有 5 个,共 20 个。恒牙上、下颌的左右半侧各有 8 个,共 32 个。临床上为了记录牙的位置,常以被检查者的方位为准,以"十"记号划分 4 区表示左、右侧及上、下颌的牙位,并以罗马数字Ⅰ～Ⅴ表示乳牙,用阿拉伯数字 1～8 表示恒牙。如 6 表示左上颌第 1 恒磨牙,Ⅴ 表示右下颌第 2 乳磨牙。

(四) 舌

舌是表面覆有黏膜的肌性器官。位于口腔底,具有协助咀嚼和吞咽食物,感受味觉和辅助发音等功能。

1. 舌的形态　舌分**舌尖**、**舌体**和**舌根**三部分(图 5-10)。舌根占舌的后 1/3,与前两者之间在舌背以向前开放的"V"字形的界沟为界。

2. 舌黏膜　呈淡红色,被覆于舌的表面。舌的上面为舌背,在舌背黏膜上有许多小突起,称**舌乳头**。按形状可分为丝状乳头、菌状乳头、叶状乳头和轮廓乳头四种。①**丝状乳头**:数量最多,遍布于舌背前 2/3,如丝绒状。②**菌状乳头**:稍大于丝状乳头,呈鲜红色,散在于丝状乳头之间,多见于舌尖和舌侧缘。③**轮廓乳头**:体积最大,排列于界沟前方,7～11 个,其中央隆起,周围有环状沟。④**叶状乳头**:位于舌侧缘的后部,每侧为 4～8 条并列的叶片形的黏膜皱襞,小儿较清楚。除丝状乳头外,其他舌乳头均含有味蕾,为味觉感受器,具有感受甜、酸、苦、咸等味觉功能。

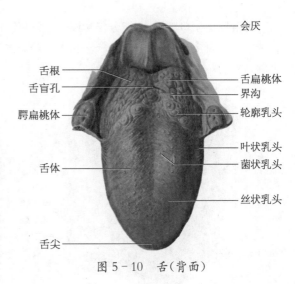

图 5-10　舌(背面)

在舌背根部的黏膜内,有许多由淋巴组织集聚而成的突起,称**舌扁桃体**。

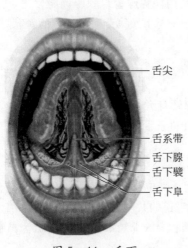

图 5-11　舌下

舌下面的黏膜在舌的中线处形成一连于口腔底的黏膜皱襞,称**舌系带**。在舌系带根部的两侧各有一小黏膜隆起,称**舌下阜**,是下颌下腺管和舌下腺大管的开口处。由舌下阜向口底后外侧延续的带状黏膜皱襞称**舌下襞**,其深面有舌下腺,其上面有舌下腺小管的开口(图 5-11)。

3. 舌肌　为骨骼肌,可分为**舌内肌**和**舌外肌**两部分(图 5-12)。舌内肌的起止均在舌内,其肌纤维有纵形、横形和垂直三种,收缩时可改变舌的形态。舌外肌起自舌外止于舌内,有颏舌肌、舌骨舌肌和茎突舌肌等,收缩时可改变舌的位置。其中**颏舌肌**在临床上较为重要,起自下颌骨的颏棘,肌纤维呈扇状向后上方进入舌内,止于舌中线两侧。两侧颏舌肌同时收缩,拉舌向前下方,即伸舌;单侧颏舌肌收缩时可使舌尖伸向对侧。若一侧颏舌肌瘫痪,让患者伸舌时,因患侧颏舌肌不能收缩,故使舌尖歪向瘫痪侧。

127

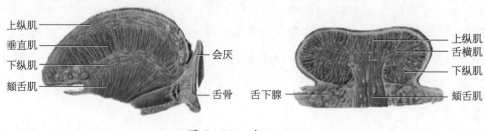

图 5-12 舌 肌

（五）口腔腺

唾液腺位于口腔周围，能分泌唾液，清洁口腔和帮助消化食物的功能。唾液腺可分大、小两种。小唾液腺数目多，如唇腺、颊腺、腭腺和舌腺等。大唾液腺有 3 对（图 5-13，表 5-1），即腮腺、下颌下腺、舌下腺。

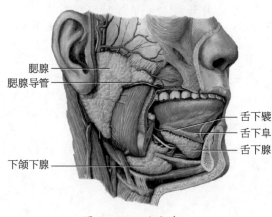

图 5-13 唾液腺

表 5-1 三大唾液腺的名称、位置和导管开口

名称	位置	导管开口
腮腺	腮腺咬肌区	上颌第 2 磨牙相对的颊黏膜上
下颌下腺	下颌下三角	舌下阜
舌下腺	舌下襞深面	大管：舌下阜；小管：舌下襞

1. 腮腺　是最大的一对唾液腺。呈不规则的三角形，位于耳郭的前下方，上达颧弓，下至下颌角，前至咬肌后 1/3 的浅面，后可伸入至下颌支深面的下颌后窝内。**腮腺管**自腮腺前缘发出，于颧弓下方一横指处横越咬肌表面，至咬肌前缘处斜穿颊肌，开口于平对上颌第 2 磨牙牙冠的颊黏膜上的腮腺管乳头。

2. 下颌下腺　位于下颌骨下缘及二腹肌前、后腹所围成的下颌下三角内，其导管沿腺内侧前行，开口于舌下阜。

3. 舌下腺　为最小的一对，位于口腔底舌下襞的深面。腺管有大、小两种，小管 10～15 条，直接开口于舌下襞表面；舌下腺大管有 1 条，与下颌下腺管共同开口于舌下阜。

二、咽

咽（pharynx）是一个上宽下窄、前后略扁的漏斗形肌性管道。咽位于第 1～6 颈椎的前方，上起颅底，下达第 6 颈椎体下缘平面移行于食管。咽是消化道与呼吸道的共同通道。

咽的前壁不完整，分别与鼻腔、口腔和喉腔相通。咽以软腭和会厌上缘平面为界，可分为鼻咽、口咽和喉咽三部（图 5-14，图 5-15）。

1. 鼻咽　位于鼻腔的后方，介于颅底与软腭之间，向前经鼻后孔通鼻腔，向下续于口咽部。在鼻咽的两侧壁相当于下鼻甲后方 1 cm 处各有**咽鼓管咽口**，咽鼓管咽口平时是关闭的。当吞咽或用

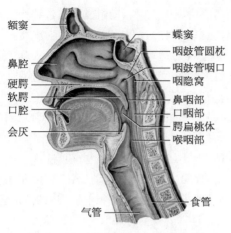

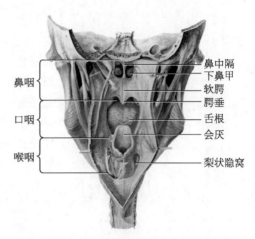

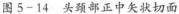

图5-14 头颈部正中矢状切面　　　图5-15 咽腔(切开咽后壁)

力张口时,空气通过咽鼓管进入中耳鼓室,以维持鼓膜两侧的气压平衡。当咽部感染时,细菌可经咽鼓管上行,引起中耳炎。咽鼓管咽口的前、上和后方有明显的弧形隆起称**咽鼓管圆枕**,它是寻找咽鼓管咽口的标志。咽鼓管圆枕与咽后壁之间有一纵行深窝称**咽隐窝**,是鼻咽癌的好发部位。

2. 口咽　位于口腔后方,介于软腭与会厌上缘平面之间,向上通鼻咽,向下通喉咽,向前经咽峡通口腔。

3. 喉咽　位于喉的后方,上起会厌上缘平面,下至第6颈椎体下缘平面移行于食管。向前经喉口通喉腔,在喉口的两侧各有一个深窝称**梨状隐窝**,常为异物滞留的部位。

三、口腔内消化

食物的消化过程从口腔开始。在口腔中,食物停留的时间可受随意运动的控制而有变化,一般15～20 s。食物经过牙齿的咀嚼,而被磨碎并与唾液混合形成食团。食团经过吞咽进入食管和胃。

(一)唾液及其分泌

人的口腔中有3对主要的唾液腺:腮腺、下颌下腺和舌下腺。此外口腔黏膜中还有许多小的唾液腺。这些大、小唾液腺所分泌的混合液就是唾液(saliva)。成人每日的分泌量可以达到1～1.5 L。

1. 唾液的性质和成分　唾液无色无味,近于中性。其中水分约占99%,有机物主要为唾液淀粉酶、黏蛋白、免疫球蛋白、溶菌酶等,无机物有 K^+、HCO_3^-、Na^+、Cl^- 等。

2. 唾液的作用　①化学性消化作用:唾液中的唾液淀粉酶可把食物中的淀粉水解为麦芽糖。②清洁和保护作用:唾液的大量分泌,可中和与清除有害物质,唾液中的溶菌酶具有杀菌的作用。若唾液分泌不足,口腔组织易受感染,并可发生龋齿。③湿润口腔,有利于说话与吞咽。④溶解食物引起味觉。

(二)咀嚼和吞咽

1. 咀嚼　**咀嚼**是由意识控制的随意运动。咀嚼肌按一定顺序收缩所组成的复杂的反射性活动称为咀嚼。咀嚼时,通过牙齿的咬切和研磨,舌的搅拌,使食物与唾液混合,形成食团,便于吞咽。同时使食物与唾液淀粉酶接触,开始初步消化淀粉。咀嚼活动还能反射性地引起胃、胰、肝和胆囊的活动,为食物在胃、肠中的进一步消化做好准备。

2. 吞咽　**吞咽**是把口腔内的食团经咽和食管送入胃的过程,虽然可以随意发动,但是整个过

129

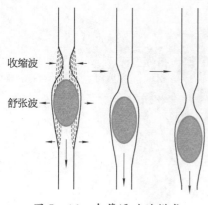

收缩波

舒张波

图 5-16 食管蠕动的模式

程是由一系列高度协调的反射活动组成。其过程为①口腔期:指食团从口腔进入咽的过程。这是在大脑皮质控制下的随意运动。通过舌的运动,将食团由口腔进入咽。②咽期:指食团从咽进入食管上端。食团刺激软腭与咽部的触觉感受器,引起一系列反射动作,包括软腭上升,咽后壁前突,封闭鼻咽通路;声带内收,喉头升高紧贴会厌,封闭咽与气管的通路;食管上括约肌舒张,食团被挤入食管。③食管期:指食团从食管上端经贲门进入胃内。通过食管产生由上而下的蠕动,将食团推送入胃。**蠕动**(图 5-16)是消化管平滑肌顺序舒张和收缩所形成的一种向前推进的波形运动,是消化管的基本运动形式。食管蠕动时,食团前方的管壁舒张,后方收缩,且这种舒缩依次下传,推动食团经贲门入胃。

第三节 食管的位置形态和功能

一、食管的位置和形态

食管(esophagus)是一前后扁窄的肌性管状器官,上端在第 6 颈椎体下缘平面与咽相接,下端约平第 11 胸椎体高度与胃的贲门连接,全长约 25 cm。

食管可分为颈部、胸部和腹部三部(图 5-17)。**颈部**自食管起始端至平对胸骨颈静脉切迹平面,胸部自胸骨颈静脉切迹平面至膈的食管裂孔,腹部自膈的食管裂孔至贲门。

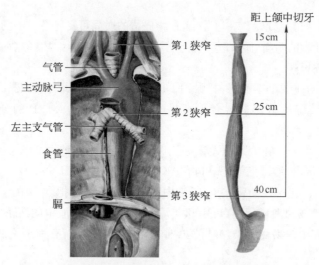

气管

主动脉弓

左主支气管

食管

膈

第1狭窄

第2狭窄

第3狭窄

距上颌中切牙

15 cm

25 cm

40 cm

图 5-17 食管的位置及 3 个狭窄

二、食管的狭窄

食管全长有 3 个生理性狭窄。

1. 第 1 个狭窄 食管的起始处,相当于第 6 颈椎体下缘水平,距中切牙约 15 cm。

2. **第2个狭窄** 食管与左主支气管交叉处,相当于第4、第5胸椎体之间水平,距中切牙约25 cm。

3. **第3个狭窄** 食管穿过膈的食管裂孔处,相当于第10胸椎水平,距中切牙约40 cm。

临床意义:这些狭窄是异物滞留和食管癌的好发部位,也是食管插管时应注意的部位。

三、食管壁的微细结构

食管壁分4层(图5-18),食管黏膜上皮为未角化的复层扁平上皮,对深层结构有保护作用。黏膜下层含有血管、神经、淋巴管及食管腺。食管腺分泌黏液,经导管排入食管腔,具有湿润食团和润滑管壁的作用。肌层在食管各段分布不同,上1/3段为骨骼肌,中1/3段既有骨骼肌又有平滑肌,下1/3段为平滑肌。食管外膜为纤维膜。

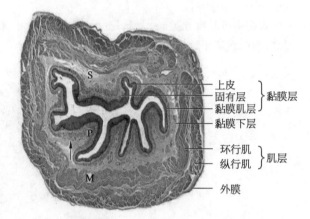

图5-18 食管壁的微细结构

第四节 胃的结构、运动和分泌功能

胃(stomach)是消化管各部中最膨大的部分,上连食管,下续十二指肠。为中空的肌性囊状器官。胃有容纳食物、分泌胃液和初步消化食物的功能。

一、胃的结构

(一)胃的形态和分部

胃的形状可受胃的充盈状态、体型、体位、年龄和性别等影响而不同。胃分为前、后两壁,大、小两弯和上、下两口(图5-19)。上缘凹向右上方称**胃小弯**,其最低处可见一弯折称**角切迹**,它是胃体与幽门部的分界;下缘大部分凸向左下方称**胃大弯**。胃的上口称**贲门**,连接食管。胃的下口称**幽门**,续接十二指肠。通常将胃分为四部:贲门部、胃底、胃体和幽门部。位于贲门附近的部分称**贲门部**;位于贲门平面向左上方凸出的部分称**胃底**,临床有时称胃穹窿,内含吞咽时进入的空气,X线片

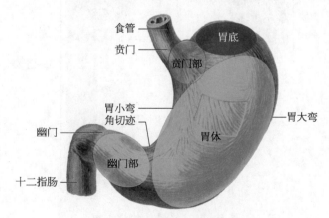

图5-19 胃的形态和分部

131

上称**胃泡**;胃的中间大部分称**胃体**;位于角切迹与幽门之间的部分称**幽门部**。幽门部在胃大弯侧有一不太明显的浅沟称中间沟,此沟将幽门部分为右侧的**幽门管**和左侧的**幽门窦**。

临床扩展:胃溃疡和胃癌多发生于胃的幽门窦近胃小弯处。

（二）胃的位置

胃在中等程度充盈时,大部分位于左季肋区,小部分位于腹上区。胃的贲门位于第 11 胸椎体左侧,幽门在第 1 腰椎体右侧(图 5 - 20)。

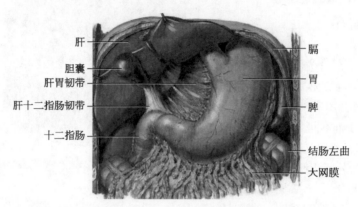

图 5 - 20　胃的位置与毗邻

（三）胃壁的微细结构

1. **黏膜**　黏膜表面有许多不规则小孔,称胃小凹,由上皮向固有层内陷形成。每一胃小凹的底部与 3～5 条胃腺通连(图 5 - 21)。

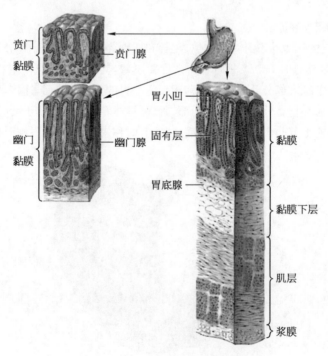

图 5 - 21　胃壁结构模式图

（1）上皮：为单层柱状上皮，主要由表面黏液细胞组成。细胞分泌的黏液覆盖于上皮表面形成黏液膜，具有保护作用。

（2）固有层：含大量胃腺根据分布部位和结构不同，可将胃腺分成胃底腺、贲门腺和幽门腺三类。

1）胃底腺：分布于胃底和胃体部，呈分支管状，由主细胞、壁细胞、颈黏液细胞、未分化细胞组成（图5－22）。

主细胞又称**胃酶细胞**，胃底腺的下半部较多。细胞呈柱状，核圆形，位于基部，基部胞质强嗜碱性。电镜显示基部胞质含大量粗面内质网，核上方有发达的高尔基复合体，顶部胞质含许多酶原颗粒。主细胞分泌胃蛋白酶原。

壁细胞又称**泌酸细胞**，胃底腺的上半部较多。细胞体积大，呈圆锥形，细胞质强嗜酸性。核圆居中，可有双核。电镜可见游离面细胞膜内陷形成许多细胞内分泌小管，小管腔面有许多微绒毛，小管周围的细胞质内有许多小管和小泡，称微管泡系，即滑面内质网。此外，细胞内还有大量线粒体。壁细胞

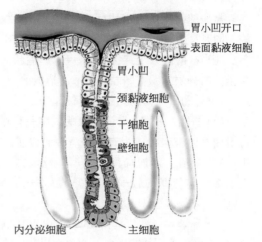

图 5－22 胃底腺模式图

能分泌盐酸和内因子，后者为糖蛋白，能与维生素 B_{12} 结合，促使回肠吸收维生素 B_{12}。

颈黏液细胞位于胃底腺颈部（近胃小凹处），数量少，细胞小，呈柱状或烧瓶状，能分泌酸性黏液，对黏膜有保护作用。

未分化细胞位于腺颈部和胃小凹底部，细胞小，为干细胞，可分裂分化成为胃底腺各种细胞或胃上皮细胞。

2）贲门腺：分布于近贲门处 1～3 cm 宽的区域内，为黏液腺。

3）幽门腺：分布于幽门处 4～5 cm 宽的区域内，多为分支且弯曲的管状黏液腺，含较多的内分泌细胞（如 G 细胞）。

（3）黏膜肌层：由内环、外纵两薄层平滑肌组成。

2. 胃壁其余各层的结构特点 黏膜下层为疏松结缔组织，含较粗的血管、淋巴管和神经。肌层较厚，分内斜、中环和外纵排列的三层平滑肌，环形肌在贲门和幽门处增厚，分别形成贲门和幽门括约肌。外膜为浆膜。

二、胃内消化

（一）胃液

1. 胃液的分泌 胃黏膜是一个复杂的分泌组织，有外分泌组织和内分泌组织。外分泌组织主要有三种：①贲门腺，分布于胃与食管连接处的环形区内，分泌碱性黏液。②胃底腺，分布在胃底和胃体处，由壁细胞、主细胞和颈黏液细胞组成，分泌盐酸、胃蛋白酶原、黏液和内因子。③幽门腺，分布在幽门部，分泌黏液。

内分泌细胞主要分泌促胃液素、生长抑素、组胺等。

2. 胃液的性质、成分和作用 纯净的胃液是一种无色、pH 为 0.9～1.5 的酸性液体。每日正常人的分泌量为 1.5～2.5 L。其成分中除了大量的水外，还包括盐酸、HCO_3^-、Na^+、K^+，以及胃蛋白酶原、黏蛋白和内因子等。

（1）盐酸：又称为胃酸，是由胃底腺中的壁细胞分泌。正常人空腹时，盐酸的排出量为 $0\sim5$ mmol/h。受食物或药物（如组胺）的影响，盐酸的排出量会发生较大的波动。正常人盐酸最大的排出量可达 $20\sim25$ mmol/h。盐酸最大排出量主要取决于壁细胞数量的多少。当胃黏膜萎缩，可导致患者盐酸量分泌不足而影响消化。

盐酸的作用：①在胃中，高浓度的盐酸激活了胃蛋白酶原，使之转变为具有生物活性的胃蛋白酶。同时盐酸提供胃蛋白酶分解蛋白质所需要的酸性环境。②盐酸能杀死随食物进入胃内的细菌。③当盐酸进入十二指肠后，可引起促胰液素、胆囊收缩素等激素的释放，从而促进胰液、胆汁和小肠液的分泌。④在肠腔内盐酸所造成的酸性环境，有利于小肠对铁和钙的吸收。但是盐酸分泌过多，对胃和十二指肠黏膜有侵蚀作用，是胃溃疡和十二指肠溃疡发病的重要原因。

（2）胃蛋白酶原：由胃底腺的主细胞合成，以酶原形式分泌，在盐酸作用下或在酸性环境中，胃蛋白酶原被激活成为有生物活性的胃蛋白酶。胃蛋白酶又能反过来对胃蛋白酶原起激活作用（自我激活），形成局部正反馈。胃蛋白酶能水解食物中的蛋白质，使之分解为䏡和胨，而产生的多肽与氨基酸较少。胃蛋白酶作用的最适 pH 为 $2.0\sim3.5$，当 pH 大于 5.0 时，胃蛋白酶失活。

（3）黏液和碳酸氢盐：胃的黏液由胃黏膜表面的上皮细胞、黏液颈细胞、贲门腺和幽门腺共同分泌，其主要成分是糖蛋白。覆盖在胃黏膜表层，形成一个厚约 500 μm 的凝胶保护层。具有润滑作用，能保护胃黏膜免受粗糙食物的机械性损伤。

在基础状态下，胃液中，高浓度的 H^+ 在黏液中缓慢地向胃黏膜表面扩散。在 H^+ 的扩散过程

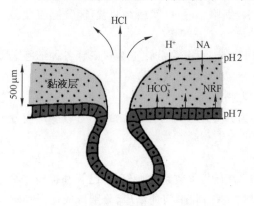

图 5-23　黏液-碳酸氢盐屏障模式图

中，遇到从黏膜表面分泌的 HCO_3^- 而被中和。HCO_3^- 和黏液避免了 H^+ 对胃黏膜的直接侵蚀作用，也使胃蛋白酶原在上皮细胞侧不能被激活，可有效地防止胃蛋白酶对胃黏膜的消化作用。由黏液和 HCO_3^- 共同构筑的抗损伤屏障，被称为黏液-碳酸氢盐屏障（图 5-23）。

3. 内因子　壁细胞还可分泌一种分子量约 6 万的糖蛋白，称为内因子。内因子可与食物中的维生素 B_{12} 结合，促进维生素 B_{12} 在回肠中的吸收。当体内的内因子分泌不足，或产生抗内因子的抗体时，在体内贮存的维生素 B_{12} 耗竭后，会出现维生素 B_{12} 缺乏症，引起巨幼红细胞性贫血。

（二）胃的运动

胃的运动有三方面的功能：①容纳进食时摄入的大量食物；②对食物进行机械消化；③以一定的速度向十二指肠排出食糜。近端胃（即胃底和胃体近端 1/3），其主要功能是容纳和贮存食物，调节胃内压及促进液体排空；远端胃（即胃窦和胃体远端 2/3），其主要功能是混合、研磨并加快固体食物的排空。

1. 胃的主要运动形式

（1）紧张性收缩：胃壁平滑肌经常处于一定程度的持续收缩状态，称为紧张性收缩，它是胃产生其他运动的基础。能使胃保持一定的形状和位置；维持一定的胃内压，促使胃液渗入到食糜中，有利于食物的消化。

（2）容受性舒张：进食时，由于食物对咽、食管等部位的感受器产生刺激作用，使近端胃和食管

下括约肌立即舒张,胃腔容量从空腹时的50 ml增大到进食后的1.5 L,以利于胃容纳食物,为**容受性舒张**(receptive relaxation)。当食物进入胃后,胃内压上升,刺激胃内压力感受器,通过迷走神经反射使近端胃舒张,故胃内压升高不明显,这种活动被称为适应性舒张。

（3）蠕动：当食物入胃后约5 min,出现蠕动。蠕动从胃的中部开始,每分钟3次,向幽门部推进,约1 min到达幽门。在推进过程中,蠕动的幅度和速度逐渐加强,到达幽门时可将1~2 ml的食糜排入十二指肠。当蠕动收缩波超越胃内容物抵达胃窦终末部时,该部位的平滑肌收缩增强,可将部分食糜反向推回到近侧胃窦或胃体,使食糜在胃中和消化液进一步混合,同时也进一步加强机械消化。胃蠕动的主要生理作用是磨碎固体食物;促进食物与胃液混合,加强化学性消化;将食糜从胃体向幽门部推进,并排入十二指肠(图5-24)。

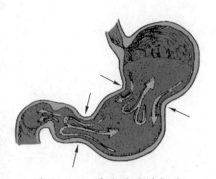

图5-24 胃的蠕动模式图

小部分液体食糜被推进挤过幽门进入十二指肠,大部分食糜则被强力推向胃体进一步磨碎及混匀

2. **胃的排空及其控制** 食糜由胃排入十二指肠的过程称为**胃排空**(gastric emptying)。近端胃紧张性收缩及远端胃收缩是胃排空的动力,而幽门及十二指肠的收缩是排空的阻力。胃排空的速率取决于胃、十二指肠之间的压力差及幽门阻力。胃排空的速率还与食糜的物理性状和化学成分有关。稀的、流质食物比稠的、固体食物排空快;颗粒小的食物比大块的食物排空快;等渗溶液比非等渗液体快。在三种营养物质中,排空速度的快慢依次为糖类、蛋白质、脂肪。混合食物由胃完全排空需4~6 h。

3. **呕吐** 呕吐(vomiting)是经过一系列复杂的反射活动,把胃肠的内容物从口腔排出的过程。机械和化学刺激作用于舌根、咽部、胃、肠、胆总管、泌尿生殖器等处的感受器都可引起呕吐,视觉和内耳前庭器官刺激过强,也可引起呕吐。颅内压增高(脑水肿、肿瘤、脑出血等)可直接刺激呕吐中枢而引起呕吐。某些中枢催吐药物如阿扑吗啡,可刺激呕吐中枢附近的特殊化学感受器而兴奋呕吐中枢。

呕吐是一种具有保护意义的防卫反射,可将胃内有害的物质排出。但是长期剧烈的呕吐会使大量的消化液丢失,造成体内水、电解质和酸碱平衡的紊乱。

第五节　小肠的结构和功能

一、小肠的结构

小肠(small intestine)是消化管中最长的一段,也是进行消化吸收的主要场所。上端起自幽门,下端续接盲肠,在成人全长5~7 m,分为十二指肠、空肠和回肠三部分。

（一）十二指肠

十二指肠介于胃与空肠之间,成人长约25 cm,紧贴腹后壁,呈"C"形包绕胰头,按其位置不同可分为上部、降部、水平部和升部四部(图5-25)。

1. **上部** 在第1腰椎右侧,起自胃的幽门,水平行向右后方,至肝门下方急转向下移行为降部,上部与降部转折处为**十二指肠上曲**。十二指肠起始处管壁较薄,管径大,黏膜面较光滑无环状襞,故临床常称此段为**十二指肠球**,是十二指肠溃疡及其穿孔的好发部位。

2. **降部** 起自十二指肠上曲,垂直下行于第1~3腰椎体和胰头的右侧,至第3腰椎体水平、

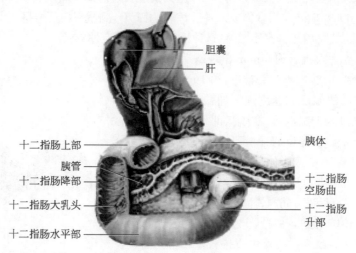

图 5-25 十二指肠、胰和胆管

胆囊
肝
十二指肠上部
胰体
胰管
十二指肠降部
十二指肠空肠曲
十二指肠大乳头
十二指肠升部
十二指肠水平部

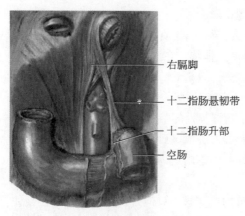

右膈脚
十二指肠悬韧带
十二指肠升部
空肠

图 5-26 十二指肠悬韧带（Treitz 韧带）

弯向左侧移行为水平部,转折处的弯曲,称**十二指肠下曲**。降部内面黏膜环状皱襞发达,在其中部后内侧壁上有一纵行皱襞称十二指肠纵襞,纵襞下端有一突起称**十二指肠大乳头**,是胆总管和胰管的共同开口处。

3. 水平部 起自十二指肠下曲,向左横行达第 3 腰椎左侧移行于升部。

4. 升部 最短,自水平部末端斜向左上方,达第 2 腰椎左侧急转向前下方,形成**十二指肠空肠曲**,移行于空肠。十二指肠空肠曲被十二指肠悬肌固定于膈右脚,十二指肠悬肌和包裹其下段的腹膜皱襞构成**十二指肠悬韧带**(图 5-26),又称 **Treitz 韧带**,是手术中确定空肠起始的重要标志。

（二）空肠和回肠

空肠上端起自十二指肠空肠曲,**回肠**下端接盲肠。空肠与回肠两者间无明显界限,一般空肠占空回肠全长近侧的 2/5,位于左腰区和脐区,在腹腔的左上部;而回肠占空回肠全长的远侧 3/5,常位于脐区、右腹股沟区和盆腔内,在腹腔右下部。外观上,空肠管径较粗,肠壁较厚,血管较多,呈粉红色,肠系膜内血管弓数较少,直血管较长,黏膜面环状皱襞密集,绒毛高而较多,有散在的孤立淋巴滤泡;而回肠管径较细,肠壁较薄,血管较少,颜色较淡,肠系膜内血管弓数较多,直血管较短,环状皱襞、绒毛疏而低,除有孤立淋巴滤泡外,还有集合淋巴滤泡(图 5-27,图 5-28)。肠伤寒的病变多侵犯集合淋巴滤泡,可并发肠穿孔或肠出血。

（三）小肠壁的组织结构

1. 黏膜

（1）扩大小肠表面积的结构:小肠腔面有发达的**环形皱襞**,使小肠的表面积扩大 3 倍。上皮和固有层向肠腔内突起形成许多指状的**绒毛**(图 5-29),绒毛使小肠的表面积扩大 10 倍。光镜下可

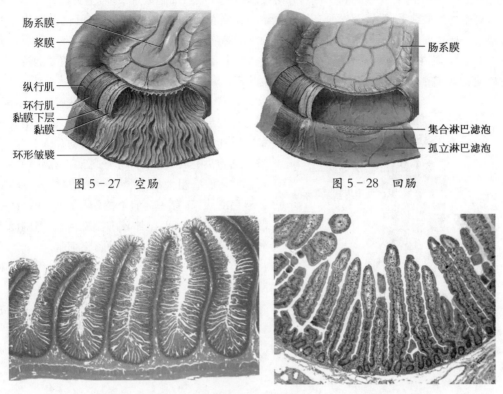

图 5－27 空肠

图 5－28 回肠

肠系膜
浆膜
纵行肌
环行肌
黏膜下层
黏膜
环形皱襞

肠系膜
集合淋巴滤泡
孤立淋巴滤泡

图 5－29 小肠纵切面(左：环形皱襞，右：小肠绒毛)

见小肠黏膜上皮细胞的游离面有**纹状缘**，电镜下显示由密集而规则排列的**微绒毛**构成，每个细胞有 2 000～3 000 根微绒毛，使细胞游离面表面积扩大 20～30 倍。小肠腔面扩大表面积的结构有利于消化吸收。

（2）绒毛：绒毛表面为单层柱状上皮，中轴为固有层结缔组织（图 5－30）。

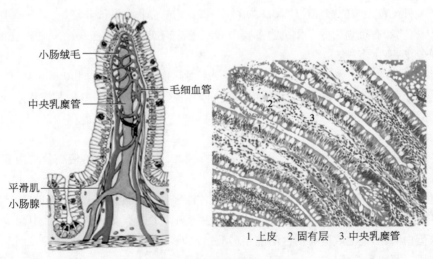

小肠绒毛
毛细血管
中央乳糜管
平滑肌
小肠腺

1. 上皮 2. 固有层 3. 中央乳糜管

图 5－30 小肠绒毛与肠腺

137

上皮由吸收细胞、杯状细胞和少量内分泌细胞组成。吸收细胞数量最多,呈高柱状。细胞游离面有密集排列的微绒毛,微绒毛表面有一层较厚的细胞衣,内含有许多消化酶,可促进食物进一步消化吸收。杯状细胞散布于吸收细胞之间,其分泌的黏液有润滑作用。固有层有1~2条纵行分布的毛细淋巴管,称**中央乳糜管**,管壁衬有内皮,通透性大,是乳糜微粒进入淋巴管的重要通道。在乳糜管周围有丰富的有孔毛细血管,上皮细胞吸收的氨基酸和单糖等经此入血。

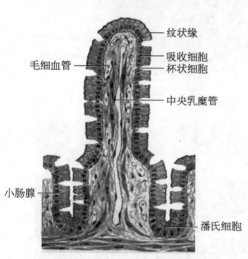

图 5－31　小肠绒毛微细结构

（3）小肠腺:相邻绒毛根部的黏膜上皮内陷,在固有层内形成管状的小肠腺（图5－31）。小肠腺除拥有上述三种细胞外,还有**潘氏细胞**和未分化细胞。潘氏细胞常三五成群分布于肠腺底部,胞体呈锥形,顶部胞质充满粗大的嗜酸性颗粒,颗粒内含防御素和溶菌酶等,具有一定的杀菌作用。未分化细胞分散在潘氏细胞之间,胞体较小,呈柱状。细胞能不断分裂增殖,并分化成其他几种肠腺细胞。

2. **小肠其他各层的结构特征**　十二指肠的黏膜下层有大量的黏液腺,称十二指肠腺,其导管穿过黏膜肌层开口于小肠腺的底部。在回肠的黏膜下层和固有层内,有许多淋巴小结聚集成集合淋巴小结。肌层为内环外纵两层平滑肌。外膜除十二指肠中段一部分为纤维膜外,均为浆膜。

二、小肠内消化

小肠是整个消化和吸收的最重要部位。在小肠中,食糜受到胰液、胆汁和小肠液的化学消化,以及小肠运动所产生的机械消化,同时,经过彻底消化的营养物质,通过小肠壁被吸收进入血液。而未被消化的食物残渣则通过小肠进入大肠。

食物在小肠中停留的时间随食物的性质和成分而有所不同,一般为3~8 h。

（一）胰液

胰液是一种无色无嗅的碱性液体,pH为7.8~8.4。成人平均每日分泌量为1~2 L。胰液由大量的水、无机物和有机物构成。无机物主要由碳酸氢盐构成,有机物主要由多种消化酶组成,由腺细胞合成分泌,有十多种。

1. **碳酸氢盐的作用**　胰液中 HCO_3^- 的浓度最高可达血浆的4倍,约140 mmol/L。HCO_3^- 的主要作用是为小肠内多种消化酶的活动提供最适pH环境（pH为7~8）,并中和进入十二指肠的胃酸,保护肠黏膜免遭强酸的侵蚀。

2. **胰液的有机成分和作用**

（1）胰淀粉酶:是一种α淀粉酶,能水解淀粉、糖原和大部分其他糖类,使之分解为双糖和少量的三糖。胰淀粉酶作用的最适pH为6.7~7.0。

（2）胰脂肪酶:可分解三酰甘油为脂肪酸、单酰甘油和甘油。其最适pH为7.5~8.5。

（3）胰蛋白酶和糜蛋白酶:两者都以不具有活性的酶原形式存在于胰液中。小肠中的肠激酶可以激活胰蛋白酶原,使之成为有活性的胰蛋白酶。此外,胃酸、胰蛋白酶本身,以及组织液也能激活胰蛋白酶原。而胰蛋白酶一方面可正反馈地自我激活胰蛋白酶原,另一方面又能激活糜蛋白酶。

胰蛋白酶和糜蛋白酶共同作用,能使蛋白质分解为小分子的多肽和氨基酸。正常胰液中还含有羧基肽酶、核糖核酸酶、脱氧核糖核酸酶等水解酶。羧基肽酶能把多肽分解为氨基酸(图5-32)。

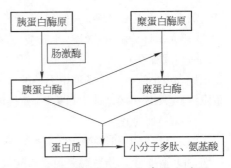

图 5 - 32　胰蛋白酶原和糜蛋白酶原
的激活及激活后的作用

正常情况下,胰液中的蛋白水解酶以酶原形式存在,故不会消化自身的结构。此外,胰腺还分泌少量的胰蛋白酶抑制物,可与胰蛋白酶结合成为无活性的化合物,可防止胰蛋白酶原在胰腺中被激活而对胰腺进行自身消化。然而当胰腺严重受损或导管阻塞导致大量胰液积聚在胰腺的受损部位时,胰蛋白酶抑制物的作用就会丧失,出现胰腺组织的自身消化,发生急性胰腺炎,危及患者的生命。

综上所述,胰液中含有三大类营养物质的水解酶,所以胰液是消化力最强的消化液。当胰液缺乏时,即使其他消化液分泌正常,脂肪与蛋白质的消化与吸收会受到严重影响,但对糖的影响不大。

(二) 胆汁

1. 胆汁的性质、成分　成年人每日胆汁的分泌量为800～1 000 ml。刚从肝细胞分泌出来的胆汁称肝胆汁,呈金黄色或桔棕色,pH为7.4;而在胆囊内贮存过的胆汁称胆囊胆汁,因为其中的水分和HCO_3^-等成分被吸收而浓缩,颜色变深,pH为6.8,呈弱酸性。

胆汁中含有水、钠、钾、钙和碳酸氢盐等无机盐离子,有机成分主要有胆汁酸、胆色素、脂肪酸、胆固醇、卵磷脂和黏蛋白等,成分非常复杂,但胆汁中没有消化酶。在胆汁中,胆汁酸与甘氨酸或牛磺酸结合形成的钠盐或钾盐称为**胆盐**。它是胆汁参与对食物消化和吸收的主要成分。胆色素是血红蛋白的分解产物,由胆红素和其分解产物胆绿素组成。两者决定了胆汁的颜色。胆汁酸主要由肝脏合成的胆固醇转化而来。

2. 胆汁的作用　虽然胆汁中不含消化酶,无法直接参与对食糜成分的化学消化,但由于有胆盐的存在,故具有以下功能。

(1) 促进脂肪的消化和吸收:胆汁中的胆盐、胆固醇和卵磷脂等都可作为乳化剂而乳化脂肪,降低脂肪的表面张力,使其成为脂肪微滴,增加了与胰脂肪酶的接触面积,从而促进脂肪的分解与消化。这种作用称之为胆盐的乳化功能。

另外,胆盐还可帮助脂肪酸、胆固醇、单酰甘油及其他脂类在小肠黏膜中的吸收。胆盐可与脂肪酸、胆固醇、单酰甘油及其他脂类物质结合,形成微胶粒。微胶粒具有高度水溶性,可通过小肠黏膜而被吸收。

(2) 在促进脂肪的消化和吸收中,同时也促进脂溶性维生素(维生素A、D、E、K)的吸收。

(3) 其他作用:胆盐、胆固醇和卵磷脂只有组成适当的比例,才能有效地溶解胆固醇,防止胆固醇沉积。当肝脏分泌的胆固醇过多,或胆盐以及卵磷脂合成不足,会导致胆固醇沉积,形成胆结石。胆盐有利胆作用,分泌进入小肠的胆盐有90%以上在回肠末段黏膜中被重吸收,然后通过门静脉,返回肝脏,再组成胆汁分泌进入小肠,构成**胆盐的肠-肝循环**。返回肝脏的胆盐具有刺激肝脏合成和分泌胆汁的作用。此外胆汁还具有对胆色素等的排泄功能。

(三) 小肠液

1. 小肠液的分泌　在小肠中有两类小肠腺,分别是十二指肠腺和小肠腺。十二指肠腺分布在十二指肠的黏膜下,分泌的碱性液体含有大量的黏蛋白,故此黏稠度高,具有保护十二指肠上皮组织免受胃酸的侵蚀。小肠腺分布在小肠的全段,其分泌物是小肠液的主要成分。

139

2. 小肠液的性质和成分　小肠液是弱碱性的液体,pH 为 7.6。小肠液的分泌量变化范围很大,成年人每日分泌 1～3 L。小肠液中含大量水分,无机盐成分有 Na^+、K^+、Ca^{2+}、Cl^- 等。有机物有黏蛋白、肠激酶以及由小肠上皮细胞分泌的免疫球蛋白。此外,小肠液中还常混有脱落的肠上皮细胞和白细胞等。小肠液中大量的水分可稀释食糜,使其渗透压与血浆相等而利于吸收。若严重腹泻,可导致小肠液体大量丢失,使机体出现脱水及电解质紊乱现象。

3. 小肠液的作用

(1) 保护作用:小肠液中的碱性黏稠黏液,可起到润滑作用,防止粗糙的食物对肠壁的摩擦和损伤,并可保护十二指肠黏膜免受胃酸侵蚀。

(2) 消化作用:肠激酶是小肠腺分泌进入肠腔的消化酶,它可激活胰蛋白酶原,从而促进食物中蛋白质的化学消化。此外还有多肽酶、二肽酶、三肽酶、麦芽糖酶和蔗糖酶等。当营养物质被吸收进入小肠上皮后这些酶能对消化不完全的产物进一步消化,从而使营养物质被充分吸收。

(3) 稀释作用:小肠液中的水分可稀释肠内消化产物,使其渗透压降低,有利于消化和吸收。

表5-2　各种营养物质的化学性消化

营养物质	消化部位	消化酶	消化产物
淀粉	口腔、胃、小肠	唾液淀粉酶、胰淀粉酶	麦芽糖
双糖	小肠黏膜纹状缘	芽糖酶、蔗糖酶	葡萄糖
三酰甘油	小肠	胰脂肪酶	甘油、脂肪酸、单酰甘油
蛋白质	胃、小肠	胃蛋白酶、胰蛋白酶、糜蛋白酶	际、胨、多肽、氨基酸
多肽	小肠黏膜纹状缘	多肽酶	二肽、三肽
二肽和三肽	小肠上皮细胞内	二肽酶、三肽酶	氨基酸

(四) 小肠的运动

小肠运动的主要功能是进一步研磨、搅拌及混合食糜,并推送食糜向大肠方向移动,促进食糜的消化和吸收。

1. 小肠的运动形式

(1) 紧张性收缩:小肠平滑肌的紧张性收缩,保持了小肠的基本形状,是小肠其他运动形式的基础。当紧张性降低时,肠腔容易扩张,而小肠内食糜与消化液的混合及被吸收物质的转运都将减慢。

(2) 分节运动:是小肠环行肌的节律性收缩和舒张运动(图 5-33)。当食糜进入一个肠段中,该肠段上环行肌在许多点上同时收缩,把食糜切成许多节段;在后一个瞬间,原来收缩的节段处于舒张状态,原来舒张的节段开始收缩,把其中的食糜切开,分别与前一个和后一个节段中的食糜混合。如此反复,使食糜被不断的切开和混合。其作用是:①使消化液与食糜充分混合,有利于消化酶对食物进行消化;②使食糜与小肠壁紧密接触,促进消化分解产物的吸收;③挤压

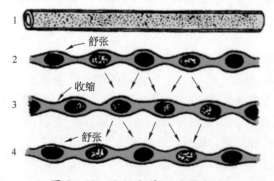

图 5-33　小肠分节运动模式图

1:肠管表面观;2、3、4:肠管纵切面。表示不同阶段的食糜阶段分割与合拢现象

肠壁,促进其中的血液和淋巴液回流,从而加强消化产物的重吸收。

(3) 蠕动:是由小肠的环行肌和纵行肌由上而下依次发生的推进性收缩运动,使受分节运动作用过的食糜到达一个新的肠段,再继续开始分节运动。小肠的蠕动可发生在小肠的任何部位,速度较慢,为 0.5~2.0 cm/s,也较微弱,通常只把食糜向前推进数厘米即消失。

在小肠中还有一种行进速度快而且传播距离远的蠕动,称为**蠕动冲**。可把食糜从小肠始段一下推送到末端,甚至进入大肠。

2. 回盲括约肌的活动 平时回盲括约肌保持轻度的收缩,可防止回肠内容物过快进入大肠,有利于小肠内容物的完全消化和吸收。当回肠蠕动的蠕动波到达回肠末端前数厘米时,回盲括约肌开始舒张,故此蠕动波到达时,可将约 4 ml 的食糜排入结肠。促胃液素也可舒张回盲括约肌。盲肠中食糜对盲肠黏膜产生的机械刺激,可通过局部反射引起回盲括约肌收缩,防止回肠内容物向结肠的排放。此外回盲括约肌还有活瓣样功能,可防止大肠内容物向回肠倒流。

第六节　大肠的结构和功能

一、大肠的结构

大肠(large intestine)围绕于空、回肠的周围,上接回肠,终于肛门,全长约 1.5 m。分为盲肠、阑尾、结肠、直肠和肛管五部分。大肠的主要功能是吸收水分,分泌黏液,并将食物残渣形成粪便,排出体外。

大肠管径较粗,肠壁较薄,除直肠、肛管与阑尾外,盲肠和结肠具有三个特征性结构,即结肠带、结肠袋、肠脂垂(图 5-34)。**结肠带**有三条,由肠壁的纵行肌增厚而成,沿大肠的纵轴排列,三条结肠带均汇集于阑尾根部,**结肠袋**的形成是由于结肠带较肠管短,使肠管形成许多向外膨出的囊状突起,**肠脂垂**为沿结肠带两侧分布的许多脂肪突起。这三种特征性结构是区别大肠和小肠的标志。

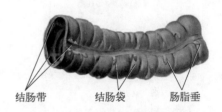

结肠带　　结肠袋　　肠脂垂

图 5-34　结肠的特征性结构
（横结肠）

(一) 盲肠

盲肠位于右髂窝内,是大肠的起始部,长 6~8 cm,其下端为盲端,左接回肠,上续升结肠。回肠末端开口于盲肠,称**回盲口**。此处有上、下两片唇样黏膜皱襞称**回盲瓣**,此瓣的作用可控制小肠内容物进入盲肠的速度,使食物在小肠内充分消化吸收,并可防止盲肠内容物逆流回小肠。在回盲口下方约 2 cm 处,有阑尾的开口(图 5-35)。

(二) 阑尾

阑尾呈细长状,形似蚯蚓,是附属于盲肠的一段肠管,其根部较固定,连于盲肠的后内侧壁(图 5-35);远端为游离的盲端,位置不固定。阑尾以回肠后位和盲肠后位较多见,其次是盆位。由于三条结肠带均在阑尾根部集中,故沿结肠带向下追踪,是手术寻找阑尾的可靠方法。阑尾的位置变化很大,因人而异。既可高达肝下,亦可低至小骨盆腔内,或越过中线至左侧。

阑尾根部的体表投影,通常在脐与右髂前上棘连线的中、外 1/3 交点处,该点称 **McBurney 点**(图 5-36)。急性阑尾炎时,此点附近有明显的固定性压痛,对诊断具有重要的价值。

141

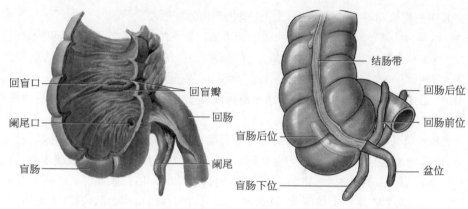

图 5-35 盲肠和阑尾

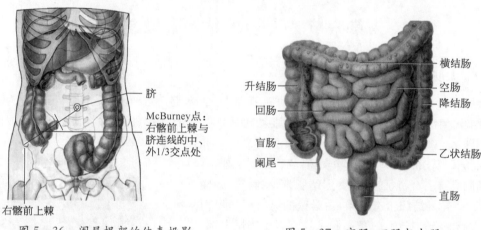

图 5-36 阑尾根部的体表投影

图 5-37 空肠、回肠与大肠

（三）结肠

结肠（colon）包绕在空、回肠周围，是介于盲肠与直肠之间的一段大肠，整体呈"M"形。可分为升结肠、横结肠、降结肠和乙状结肠四部分（图 5-37）。

（四）直肠

直肠（rectum）位于盆腔内。在第 3 骶椎前方起自乙状结肠，沿骶骨和尾骨前面下行，穿过盆膈移行于肛管。全长 10～14 cm（图 5-38）。直肠并非笔直，在矢状面上形成两个弯曲，即骶曲和会

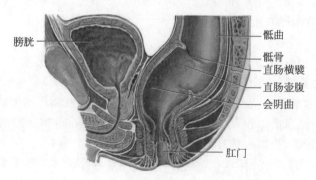

图 5-38 男性盆腔矢状切面（示直肠）

阴曲。**直肠骶曲**凸向后,与骶骨盆面弯曲一致;**直肠会阴曲**是直肠绕过尾骨尖而呈凸向前。临床上进行直肠镜或乙状结肠镜检查时,应注意这些弯曲,以免损伤肠壁。

直肠下段肠腔膨大称**直肠壶腹**。直肠内面常有上、中、下三个**直肠横襞**,由黏膜和环行肌形成。其中最大而且恒定的一个直肠横襞位于直肠右侧壁上,距肛门约 7 cm,可作为直肠镜检查的定位标志。

男性直肠的前方有膀胱、前列腺、精囊等;女性直肠的前方有子宫及阴道等,直肠指诊可触到这些器官。

(五) 肛管

肛管(anal canal)是消化管的末端,上接直肠,下终于肛门,约 4 cm。肛管(图 5 - 39)内面有 6～10 条纵行的黏膜皱襞称**肛柱**;肛柱下端之间有半月状的黏膜皱襞相连,称**肛瓣**;肛瓣与相邻的两个肛柱下端共同围成的隐窝称**肛窦**,此处感染会引起肛窦炎。

肛瓣与肛柱下端共同连成锯齿状的环形线称**齿状线**,齿状线以上肛管内面为黏膜,以下为皮肤。肛管的黏膜下和皮下有丰富的静脉丛,病理情况下静脉丛曲张向肛管腔内突起称为痔。痔发生在齿状线以上的称内痔,齿状线以下的为外痔,也有跨越于齿状线上、下的称混合痔。

肛管周围有内、外括约肌和肛提肌等。**肛门内括约肌**属平滑肌,是由肠壁环行肌增厚而形成,有协助排便的作用。**肛门外括约肌**为横纹肌,位于肛门内括约肌外下方,有较强的控制排便功能,若手术损伤将导致大便失禁。

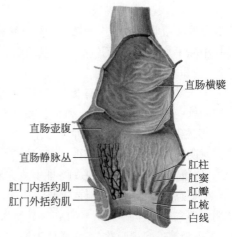

图 5 - 39 肛管纵切面

(图中标注:直肠横襞、直肠壶腹、直肠静脉丛、肛门内括约肌、肛门外括约肌、肛柱、肛窦、肛瓣、肛梳、白线)

二、大肠内消化

大肠的生理功能为:①吸收肠内容物中的水分和电解质,参与机体对水、电解质平衡的调节;②对食物残渣进行加工,形成粪便并暂时贮存;③吸收由大肠内某些细菌合成的 B 族维生素和维生素 K。

(一) 大肠液分泌及其作用

大肠液由大肠黏膜表面的柱状上皮细胞和杯状细胞分泌,pH 为 8.3～8.4。大肠液的主要成分为黏液和碳酸氢盐。碳酸氢盐维持了合适的 pH,黏液蛋白则可保护肠壁和润滑粪便。

大肠液的分泌由食物残渣对大肠壁的机械扩张所引起。交感神经兴奋使大肠液分泌减少,而刺激副交感神经则可增加大肠液的分泌。

(二) 大肠的运动和排便

1. 大肠的运动形式

(1) 袋状往返运动:由环行肌不规则的自发收缩引起的,空腹时最常见。作用是使结肠袋中的内容物向两个相反的方向做短距离的往返移动,而不向前运动。有利于研磨及混合肠内容物,使其与肠黏膜充分持久接触,促进水和电解质的吸收。

(2) 分节或多袋推进运动:分节推进运动是指环行肌有规则地收缩,将一个结肠袋的内容物推移到邻近肠段,功能是结肠在挤捏和搓揉粪便的同时缓慢地把粪便推向远端。如果在一段结肠同时发生多个结肠袋协同收缩,并使其内全部或一部分内容物向更远处推移,这种运动则称为多袋推进运动。进食后或结肠受药物如拟副交感药物的刺激时,这种分节或多袋推进的运动加强。

(3) 蠕动:大肠的蠕动收缩波远端的平滑肌舒张,往往充有气体,近端的平滑肌则保持收缩状态,从而使该肠段排空并闭合。

(4) 集团蠕动:是指大肠内一种行进快速、推进较远的蠕动,称为**集团蠕动**,也称集团运动。通常起始于横结肠,可将部分肠内容物快速推送到乙状结肠和直肠。常于进食后发生。一般认为是食糜进入十二指肠,通过十二指肠-结肠反射所引起。

2. 排便　食物残渣在大肠中一般停留十多个小时,在这停留过程中,食物残渣中的水分被大肠黏膜所吸收。大肠中的细菌利用食物残渣中的简单物质,通过发酵和腐败作用,形成了粪便。粪便中除了食物残渣,还包括了大量的细菌、脱落的上皮细胞、肝脏排出的胆色素,以及肠壁排出的钙、镁和汞等重金属离子。

正常人的直肠中没有粪便,粪便主要储存在结肠下部。当蠕动将粪便推入直肠,刺激直肠壁内的感受器,冲动经盆神经和腹下神经传至脊髓腰骶段的初级排便中枢,同时上传至大脑皮质,产生便意和排便反射。传出冲动经盆神经传出,使降结肠、乙状结肠和直肠收缩,肛门内括约肌舒张,同时阴部神经传出冲动减少,肛门外括约肌舒张,使粪便排出体外。另外,排便时,腹肌和膈肌收缩,使腹内压升高,可促进粪便排出。大脑皮质可以控制排便活动,意识可加强或抑制排便反射。产生便意后,如条件不允许,大脑皮质发出冲动,抑制脊髓的排便反射,使粪便退回到降结肠。但长期对便意进行抑制,可导致直肠对粪便压力刺激的敏感性降低,同时粪便在大肠内停留的时间过长,水分被过多地吸收,而使粪便干硬,引起排便困难,导致便秘。

3. 大肠内细菌的活动　大肠内有大量的细菌,细菌量占粪便固体重量的 20%~30%,大肠内的细菌主要来自于食物和空气,大肠内合适的 pH 和温度使细菌在大肠内大量繁殖。细菌可对食物残渣进行物质分解。例如可将糖类发酵为乳酸、醋酸、二氧化碳和沼气等;将脂肪分解为脂肪酸、胆碱和甘油等物质;将蛋白质分解成硫化氢、氨、组胺和吲哚等腐败产物。某些细菌还能利用肠内较为简单的物质合成 B 族维生素和维生素 K。长期运用肠道抗菌药物,可抑制肠内细菌,导致 B 族维生素和维生素 K 的缺乏。

4. 食物中纤维素对肠功能的影响　食物中的纤维素不容易被消化,也不被吸收。食物中纤维素对肠道功能的影响表现在:①多糖纤维能与水结合而形成凝胶,限制了水分的吸收,使肠内容物容积膨胀;②食物中的纤维素能刺激肠运动,缩短粪便在肠内停留的时间及增加粪便的容积;③纤维素可降低食物中热量的比率,减慢含能物质的摄取,有助于纠正饮食摄取不正常而导致的肥胖。

表 5-3　主要消化器官的运动及生理意义

部位	运动形式	生理意义
口腔	咀嚼	切割、磨碎食物;与唾液混合形成食团
	吞咽	将食团推送入胃
胃	容受性舒张	容纳和储存食物
	紧张性收缩	形成一定的胃内压;保持胃的形状和位置
	蠕动	搅拌和碾磨食物;使食物与胃液混合;实现胃的排空

（续表）

部位	运动形式	生理意义
小肠	紧张性收缩	是小肠其他运动形式的基础
	分节运动	使食糜与消化液充分混合；促进血液与淋巴的回流，利于吸收。
	蠕动	缓慢推进肠内容物
	蠕动冲	快速推进肠内容物
大肠	袋状往返运动	使结肠袋内容物双向短距离位移
	多袋推进运动	推进肠内容物
	蠕动	推进肠内容物
	集团蠕动	快速推进肠内容物

第七节 肝脏的结构和功能

肝（liver）是人体最大的腺体及消化腺，是机体新陈代谢最重要的器官，具有分泌胆汁、参与代谢、贮存糖原、解毒、吞噬、防御等，在胚胎时期还有造血功能。

一、肝脏的结构

（一）形态

肝呈不规则的楔形（图5-40，图5-41），可分为上、下两面，前、后、左、右四缘。

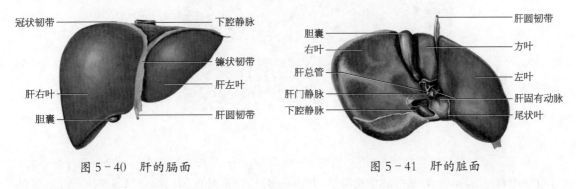

图 5-40 肝的膈面　　　　　　　　　　图 5-41 肝的脏面

1. 上面（膈面）　上面与膈相接触，故又称**膈面**。膈面隆凸，上有矢状位的镰状韧带把肝分为大而厚的**肝右叶**和小而薄的**肝左叶**。膈面的后部没有腹膜覆盖的部分称**裸区**，裸区的左侧有一较宽的沟称腔静脉沟，内有下腔静脉通过。

2. 下面（脏面）　肝的下面凹凸不平，与腹腔器官邻接又称为**脏面**。其中部有一近似"H"形的沟，横沟即为**肝门**，有肝左、右管，肝固有动脉左、右支，肝门静脉左、右支，肝的神经和淋巴管等出入，这些结构被结缔组织包绕，共同构成**肝蒂**。左纵沟的前部有**肝圆韧带**，是胎儿时期脐静脉闭锁后的遗迹，向前被包于镰状韧带的游离缘中，连至脐，后部有**静脉韧带**，是胎儿时期静脉导管的遗迹。右纵沟的前部为一浅窝，容纳胆囊，称**胆囊窝**，后部为**腔静脉沟**，有下腔静脉经过。

肝的脏面借"H"形沟分为四叶：右纵沟右侧为**右叶**；左纵沟左侧为**左叶**；左、右纵沟之间在肝门前方为**方叶**；肝门后方为**尾状叶**。脏面的肝左叶与膈面的一致；脏面的肝右叶、方叶和尾状叶一起，

145

相当于膈面的肝右叶。

肝的前缘薄而锐利,为膈面与脏面的分界线。后缘钝圆,朝向脊柱。肝的右缘即肝的右下缘。肝的左缘为肝左叶的左缘,薄而锐利。

(二) 肝的位置和体表投影

肝大部分位于右季肋区和腹上区,小部分位于左季肋区。肝的前面大部分被胸廓所掩盖,仅在腹上区的左、右肋弓之间,有一小部分直接与腹前壁相接触。

体表投影:肝的上界与膈穹隆一致,在右侧锁骨中线平第5肋,前正中线平胸骨体下端,向左至左锁骨中线附近平第5肋间。肝下界,在右侧与右肋弓一致,中部超出剑突下约3 cm,左侧被肋弓掩盖。因此,成人在右肋弓下缘不能触到肝,在剑突下方可触及约3 cm。但3岁以下幼儿,由于腹腔的容积较小,而肝体积相对较大,肝前缘常低于右肋弓下1～2 cm,到7岁以后在右肋弓下已不能触及。如果成人在右肋弓下可触及肝,可疑为病理性肝大。

(三) 肝的微细结构

肝表面覆以致密结缔组织被膜,大部分有浆膜覆盖。肝门部的结缔组织随血管、肝管等的分支伸入肝实质,将肝实质分隔成许多肝小叶(图5-42)。在肝切片中,相邻几个肝小叶之间呈三角形或椭圆形的结缔组织区,称门管区,其中含有上述三种伴行管道。

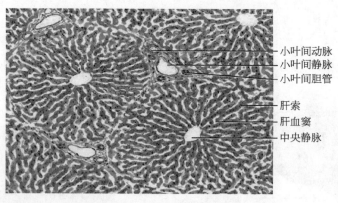

小叶间动脉
小叶间静脉
小叶间胆管

肝索
肝血窦
中央静脉

图5-42 肝的微细结构

1. **肝小叶** **肝小叶**呈多边棱柱体,长约2 mm,宽约1 mm。成人肝有50万～100万个肝小叶。小叶中央有一条与其长轴平行的**中央静脉**,其内皮多孔,内皮外仅围以少量结缔组织。肝细胞单层排列呈板状,称**肝板**,切片上肝板成索状,称**肝索**。肝板以中央静脉为中心,大致呈放射状排列,肝板相互吻合连接,呈迷路状。肝板之间的不规则腔隙为肝血窦,肝血窦经肝板上的孔相互连通(图5-43)。

(1) 肝细胞:呈多面形,核大而圆,居中,着色浅,部分肝细胞有双核。肝细胞的分化程度较高,细胞内各种细胞器丰富,表明肝细胞的功能较活跃。每个肝细胞至少有三个邻接面,即血窦面、胆小管面和肝细胞面,它们均有特殊的超微结构,具有重要的功能意义(图5-44)。

(2) 肝血窦:位于肝板之间,内皮细胞上有大量无隔膜的窗孔,细胞间隙大,内皮外无基膜,仅有散在的网状纤维,因此,肝血窦的通透性较大,除血细胞外,肝细胞分泌的蛋白质和血浆中的各种成分均可自由出入,有利于肝细胞与血液的物质交换。肝血窦的血液来自小叶间动、静脉的分支,为动、静脉混合血。血窦腔内有定居于肝内的巨噬细胞,又称**库普弗细胞**,它由血液单核细胞分化而来,能清除肝内的细菌、异物和衰老的血细胞,参与免疫应答。

146

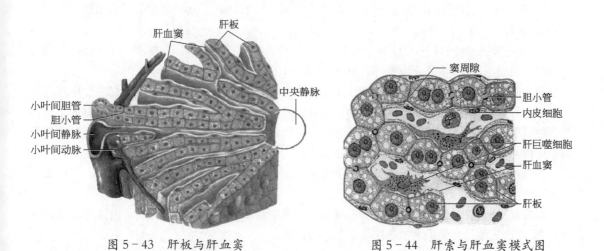

图 5 - 43　肝板与肝血窦　　　　　图 5 - 44　肝索与肝血窦模式图

（3）窦周隙：位于肝血窦的内皮细胞与肝板之间。窦周隙内充满血浆成分，肝细胞的血窦面有许多微绒毛浸泡在血浆中，与血液进行充分的物质交换。窦周隙内还有一种形态不规则的贮脂细胞，含许多大小不一的脂滴。贮脂细胞能摄取和储存维生素 A、产生少量网状纤维。慢性肝病时，该细胞可异常增殖，并转化为成纤维细胞，产生大量的胶原，导致肝硬化。

（4）胆小管：位于相邻肝细胞之间，由相邻肝细胞的细胞膜凹陷形成，在肝板内相互连接形成微细的网格样管道。电镜下可见肝细胞的胆小管面形成许多微绒毛，突入小管腔内，扩大了表面积，有利于胆汁分泌。在小管周围相邻两肝细胞膜紧密相贴，形成的紧密连接和桥粒封闭胆小管，防止胆汁外溢至肝血窦。当肝细胞病变或胆管阻塞引起内压增高时，胆小管的正常结构破坏，胆汁经窦周隙进入血液，产生黄疸。相邻肝细胞间还有缝隙连接，能沟通信息、调节生理活动。

2. 肝门管区　每个肝小叶周围有 3～4 个门管区，其中有三种伴行的管道（图 5 - 45）：①小叶间静脉，为门静脉的分支，腔大壁薄。②小叶间动脉，为肝动脉的分支，腔小壁厚。③小叶间胆管，管壁为单层立方上皮。

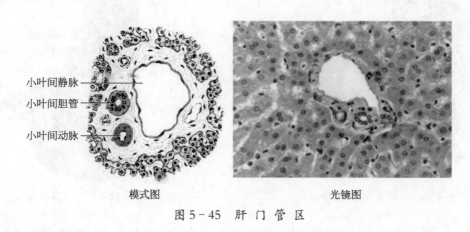

　　　模式图　　　　　　　　　　　光镜图

图 5 - 45　肝门管区

147

（四）肝外胆道

　　肝外胆道包括胆囊和输胆管道（肝左管、肝右管、肝总管和胆总管）。这些管道与肝内胆道一起，将肝分泌的胆汁输送到十二指肠腔。

1. **肝总管** 由**肝左**、**右管**走出肝门之后汇合而成,长约 3 cm,下端与胆囊管结合成胆总管。

2. **胆囊**

(1) 胆囊的位置和形态:位于肝下面的胆囊窝内,囊状器官,似长梨形,容量 40~60 ml,胆囊上面借结缔组织与肝相连,可分为底、体、颈、管四部分(图 5-46)。

胆囊底在肝前缘的胆囊切迹处露出,并与腹前壁相贴。胆囊底的体表投影在右锁骨中线与右肋弓相交处,当胆囊病变时,此处可有压痛,是临床检查胆囊的触诊部位。**胆囊体**是胆囊的主体部分。**胆囊颈**是胆囊体向下延续并变细的部分,常以直角向左下移行于胆囊管。**胆囊管**在肝十二指肠韧带内与其左侧的肝总管汇合,延续为胆总管。

胆囊内面衬有黏膜,其中颈和管部分的黏膜皱襞呈螺旋状凸入腔内,形成**螺旋襞**。螺旋襞可控制胆汁的进出,结石也易嵌顿于此。

胆囊管、肝总管和肝的脏面围成的三角形区域称**胆囊三角**(Calot 三角),三角内常有胆囊动脉通过,因此该三角是胆囊手术中寻找胆囊动脉的标志。

(2) 胆囊的功能

1) 贮存和浓缩胆汁的功能:肝脏细胞在不断地分泌胆汁,在非消化期大部分流入胆囊,在胆囊中贮存,并从胆汁中重吸收了水分和一些无机盐,使胆汁浓缩了 4~10 倍,提高了贮存胆汁的效率。

2) 调节胆管内压力:当胆囊收缩时,Oddi 括约肌舒张,胆汁被排出胆囊,进入十二指肠;与此相反,胆囊舒张时,Oddi 括约肌则收缩。调节了胆管内的压力,促进胆汁的排放。

3. **胆总管** 由肝总管和胆囊管汇合而成,长 4~8 cm,直径 0.6~0.8 cm。胆总管在肝十二指肠韧带内下行,经十二指肠上部的后方,至胰头与十二指肠降部之间与胰管汇合,形成一略膨大的**肝胰壶腹**(Vater 壶腹),开口于十二指肠降部的后内侧壁的十二指肠大乳头(图 5-46,图 5-47)。肝胰壶腹周围环绕有增厚的环行平滑肌称 Oddi 括约肌(肝胰壶腹括约肌)。此外,在胆总管末段及胰管末段周围亦有少量包绕的平滑肌分别称为胆总管括约肌和胰管括约肌。

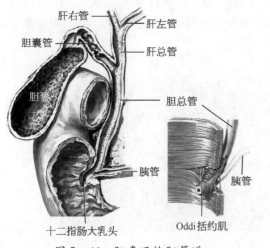

图 5-46 胆囊及输胆管道

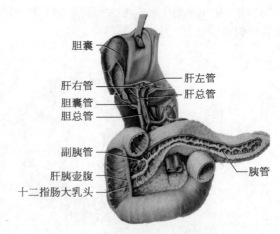

图 5-47 胆管、十二指肠和胰

肝外胆道可因结石、蛔虫或肿瘤等造成阻塞,使胆汁排出受阻,引发胆囊炎或阻塞性黄疸。

二、胆汁的分泌与排出

胆汁(bile)由肝细胞生成与分泌。在非消化期,经肝管流出,或即经胆总管流入十二指肠,或经肝管、胆囊管进入胆囊内浓缩、贮存；在消化期，在神经和体液因素影响下，胆囊收缩，Oddi 括约肌舒张，胆汁排入十二指肠，参与小肠内的消化过程（图 5-48）。

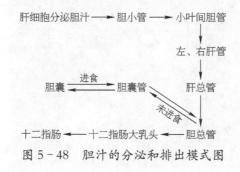

图 5-48 胆汁的分泌和排出模式图

第八节　胰的结构和功能

胰（pancreas）是人体第二大消化腺。

一、胰的结构

（一）位置
在第 1、第 2 腰椎水平横位于腹后壁。

（二）分部
分头、体和尾三部（图 5-49）。**胰头**较膨大，被十二指肠环绕，其下部向左下方伸出一钩突。胰头后面有胆总管、肝门静脉经过，因此胰头肿大时压迫胆总管可出现阻塞性黄疸；压迫肝门静脉，影响其血液回流，可出现腹水、脾大等症状。**胰颈**是位于胰头与胰体之间的狭窄部分。**胰体**位于胰颈与胰尾之间，占胰的大部分。胰体前面隔网膜囊与胃相邻，故胃后壁的溃疡穿孔或癌肿常与胰粘连。**胰尾**为伸向左上方较细的部分，触及脾门。脾切除术应注意勿伤及胰尾。

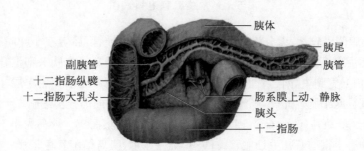

图 5-49 胰、十二指肠

（三）胰管
位于胰的实质内贯穿胰全长，与胆总管汇合成肝胰壶腹，共同开口于十二指肠大乳头。在胰头内胰管上方常有一条副胰管，开口于十二指肠小乳头。

（四）胰腺的微细结构
胰腺实质由外分泌部和内分泌部（胰岛）组成（图 5-50）。

149

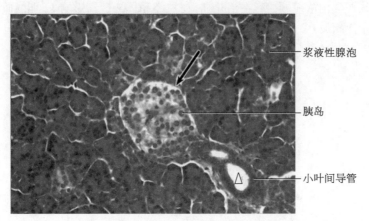

图 5 - 50　胰腺微细结构

1. 外分泌部

(1)腺泡:为浆液性腺泡,能分泌多种分解食物中营养物质的消化酶。在切片上可见腺泡的腔面有一些染色较浅的泡心细胞,与腺泡外闰管上皮相延续(图 5 - 51)。

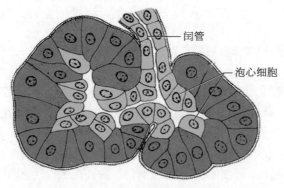

图 5 - 51　胰腺腺泡模式图

(2)导管:胰腺闰管较长,无分泌管。闰管汇合成小叶内导管,后者在小叶间结缔组织内汇合成小叶间导管,然后再汇集成一条贯穿胰腺全长的主导管,与胆总管在胰头部汇合,开口于十二指肠乳头。从小叶内导管到主导管,管腔逐渐增大,上皮由单层立方逐渐变为单层柱状,最后变成高柱状,上皮内出现杯状细胞。此外,胰腺导管上皮细胞间有散在的内分泌细胞。

2. 内分泌部——胰岛(pancreatic islet)　由内分泌细胞聚集而成。胰岛大小不等,散在分布于外分泌部,细胞间有丰富的有孔毛细血管。H-E 染色显示,胰岛细胞着色较浅。成人胰腺内约有100 万个胰岛。人胰岛主要有 A、B、D 和 PP 四种细胞。

(1)A 细胞:约占胰岛细胞总数的 20%,多分布于胰岛的周边部,分泌高血糖素。

(2)B 细胞:约占胰岛细胞总数的 75%,主要位于胰岛的中央部,分泌胰岛素。

(3)D 细胞:约占胰岛细胞总数的 5%,散在分布于 A、B 细胞之间,分泌生长抑素,作用于邻近的 A、B 细胞,抑制它们的分泌活功。

(4)PP 细胞:数量少,除了分布在胰岛外,还可见于外分泌部的腺泡或导管上皮细胞之间。细胞分泌胰多肽。

二、胰液的分泌

　　胰腺兼有外分泌腺和内分泌腺的功能,内分泌部分(胰岛)分泌胰岛素和胰高血糖素等,外分泌腺分泌胰液,经胰管排入十二指肠对食物进行消化,因其中含有各种消化酶,所以它是体内消化作用最强的消化液。

第九节　营养物质的吸收

一、吸收过程概述

　　吸收是指食物的成分或其消化后的产物、水分、无机盐和维生素通过消化道黏膜的上皮细胞进入血液或淋巴液的过程。消化道不同的部位,吸收的能力和速度都不相同。在口腔以及食管中,没有食物的吸收,食物被经过简单的消化后,送入胃。胃在机械和化学消化食物的同时,可吸收食物中的乙醇和少量的水分。吸收营养物质的主要部位是小肠。糖类、脂肪和蛋白质的消化产物大部分是在十二指肠和空肠中被吸收进入人体。对于摄入的机体的食物而言,当它们达到回肠时,其中的营养成分基本上已被吸收完毕了。回肠的功能是主动吸收胆盐和维生素 B_{12}。在大肠中,食物残渣中的水和无机盐离子被大量吸收进入体内。消化道各部位对物质的吸收见(图 5-52)。

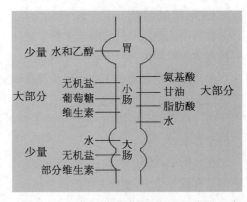

图 5-52　消化道各部位吸收物质的分布

　　食糜进入小肠后,在小肠内各种消化酶的作用下,被彻底消化分解成小分子物质,这些化学和机械消化为营养物质在小肠中的充分吸收做好了准备。小肠所特有的形态学结构,如小肠黏膜的皱襞、绒毛和微绒毛增加了小肠的吸收面积,绒毛上皮高度分化且具有许多与吸收功能有关的转运蛋白质等成为小肠吸收营养物质的结构基础。营养物质通过细胞膜的方式有三种:主动转运、被动转运(包括易化扩散、渗透和滤过)以及胞吞与胞吐。

二、几种主要营养物质的吸收

(一) 水的吸收

　　人体每日可从消化道中吸收约 8 L 的液体。各种溶质,特别是 NaCl 的主动转运造成的渗透梯度,是水吸收的主要动力。在小肠上段消化道内大部分的水通过扩散方式被吸收,回肠吸收水的量比较少,结肠可以吸收大约 400 ml 的水。粪便中排出的水为 0.1~0.2 L。

(二) 无机盐的吸收

　　1. 钠的吸收　正常时,成年人每日分泌的消化液中含有大量 Na^+,同时摄入的食物中含有 5~8 g 钠,而粪便中排出的钠不到 0.1 g。钠在小肠中通过主动转运的方式吸收。

　　2. 铁的吸收　铁主要在十二指肠和空肠被吸收。正常混合膳食中,含有 10~15 mg 的铁,但仅有 1 mg 左右被吸收。小肠对铁的吸收与机体对铁的需求有关。在机体缺铁时,如缺铁性贫血、急性失血等情况下,小肠对铁的吸收能力加强。食物中的铁多数是 Fe^{3+},不易被机体吸收,维生素 C 能使 Fe^{3+} 还原为 Fe^{2+},从而促进铁的吸收。酸性环境也能使铁易于溶解,故胃液中的盐酸能促进铁的吸收。在胃黏膜萎缩或胃大部分切除的患者,常因为胃酸分泌减少引起缺铁性贫血。

3. 钙的吸收　吸收钙的主要部位是十二指肠。当钙处于解离状态时(如氯化钙、葡萄糖酸钙等)才能被吸收,故食物中的钙只有一小部分进入人体。影响钙吸收的因素有:①机体对钙的需求:儿童、孕妇和哺乳期的妇女对钙的需求大,从而使钙的吸收增多。②活化的维生素 D 能促进小肠对钙的吸收。③肠腔内的酸度:因钙易溶解于酸性液体而被吸收。有研究表明,当肠腔内容物的 pH 为 3 时,钙为离子状态,最容易被吸收。④胆汁酸可将脂肪酸和钙结合生成的钙皂转变为水溶性复合物,促进钙的吸收。⑤磷酸盐可与钙结合而沉淀,阻碍钙的吸收。

4. 负离子的吸收　肠腔内的负离子主要是 HCO_3^- 和 Cl^-。肠腔内的 Na^+ 主动转运产生的电位差,可促进负离子的吸收。

(三) 糖的吸收

食物中的糖类要被分解成单糖才能在小肠中通过上皮细胞,最后进入血液循环而吸收。在这些被吸收的单糖中,葡萄糖占 80% 以上。其余的多为半乳糖和果糖。

单糖的吸收是通过主动转运或继发性主动转运完成的。

(四) 蛋白质的吸收

经过小肠的彻底消化,食物中的蛋白质被分解为氨基酸通过继发性主动转运的方式,几乎被小肠全部吸收。

在小肠中,还有少量的完整的蛋白质可通过胞吞的方式进入小肠上皮细胞而吸收进入血液。它们没有营养价值,相反在体内成为抗原而引起过敏反应,危及机体健康。

(五) 脂肪的吸收

食物中的脂肪主要是三酰甘油。经过小肠中胰脂肪酶的消化,三酰甘油被水解为单酰甘油、脂肪酸和甘油。10 碳以上的长链脂肪酸以及由它们组成的单酰甘油是疏水性物质,不溶解于水,必须在胆盐的帮助下,形成水溶性的混合微胶粒,通过小肠黏膜细胞长链脂肪酸和单酰甘油被重新合成三酰甘油,与载脂蛋白和磷脂结合,形成乳糜微粒。以胞吐的形式把乳糜微粒释放到组织间隙,最后乳糜微粒经淋巴途径而被吸收。

中、短链的脂肪酸及其单酰甘油是水溶性的,在十二指肠和空肠,可通过扩散直接进入血液。

(六) 胆固醇的吸收

肠道中的胆固醇分别来自于食物以及肝脏分泌的胆汁。胆固醇的吸收机制与长链脂肪酸及其单酰甘油的类似。也是通过形成混合微胶粒,在小肠上部被吸收,最后与载脂蛋白一起组成乳糜微粒经淋巴系统进入血液循环。

胆固醇的吸收受多种因素的影响。食物中胆固醇含量越多,其吸收也越多。食物中的脂肪和脂肪酸可促进胆固醇的吸收,植物固醇则可抑制胆固醇的吸收。胆盐可与胆固醇形成混合微胶粒而有助于胆固醇吸收。食物中的纤维素等可与胆盐形成复合物而妨碍微胶粒的形成。血液中胆固醇含量过高,会导致动脉粥样硬化,诱发心脑血管疾病。

(七) 维生素的吸收

食物中的维生素分为脂溶性维生素和水溶性维生素。水溶性维生素如 B 族维生素、维生素 C 等,可通过小肠上皮细胞直接吸收。其中维生素 B_{12} 在回肠中被吸收,而脂溶性维生素,如维生素 A、维生素 D、维生素 E、维生素 K 等,则伴随着脂肪的吸收而进行。

第十节 腹 膜

一、概述

腹膜(peritoneum)是一层薄而光滑的浆膜,由间皮和少量结缔组织构成,呈半透明状。为全身面积最大、配布最复杂的浆膜。腹膜衬于腹盆壁内表面的部分称**壁腹膜**或腹膜壁层;贴覆于腹、盆脏器表面的部分称**脏腹膜**或腹膜脏层。脏腹膜和壁腹膜相互延续、移行,共同围成不规则的潜在性腔隙,称**腹膜腔**。男性腹膜腔为一完全封闭的腔隙;女性腹膜腔则借输卵管腹腔口经输卵管、子宫、阴道与外界相通(图5-53)。

腹膜具有分泌、吸收、保护、支持、修复和防御等多种功能。一般上部腹膜吸收能力较强,故临床上腹膜炎患者多取半卧位,以减少毒素的吸收。

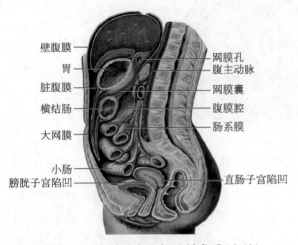

壁腹膜
胃
脏腹膜
横结肠
大网膜
小肠
膀胱子宫陷凹

网膜孔
腹主动脉
网膜囊
腹膜腔
肠系膜

直肠子宫陷凹

图5-53 腹膜腔矢状切面模式图(女性)

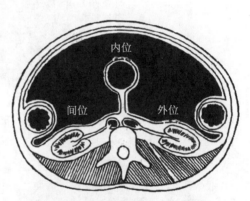

内位
间位 外位

图5-54 腹膜与脏器的关系

二、腹膜与腹盆腔器官的关系

根据腹、盆腔器官被腹膜覆盖范围的大小不同,可以分为三类,即腹膜内位器官、腹膜间位器官和腹膜外位器官(图5-54)。

(一)腹膜内位器官

腹膜内位器官是指器官表面均被腹膜覆盖的器官。如胃、十二指肠上部、空肠、回肠、盲肠、阑尾、横结肠、乙状结肠、脾、卵巢和输卵管等。

(二)腹膜间位器官

腹膜间位器官是指器官大部分被腹膜覆盖的器官。如肝、胆囊、升结肠、降结肠、子宫、膀胱和直肠上段等。

(三)腹膜外位器官

腹膜外位器官是指仅一面被腹膜所覆盖的器官。如肾、肾上腺、输尿管、胰、十二指肠降部和下部、直肠中下部等。

了解腹膜与器官的关系,有重要的临床意义。如腹膜内位器官,若进行手术必须通过腹膜腔。

而肾、输尿管等腹膜外位器官则不必打开腹膜腔便可进行手术。这样,可以避免腹膜腔的感染和术后器官的粘连等。

三、腹膜形成的主要结构

腹膜从腹盆壁内面移行于器官表面或由一个器官移行到另一个器官表面的过程中,形成网膜、系膜和韧带等结构。这些腹膜结构不仅对器官起着连接和固定的作用,也是血管和神经出入脏器的途径。

（一）网膜

网膜由双层腹膜构成。薄而透明,两层腹膜间夹有血管、神经、淋巴管和结缔组织等,包括小网膜、大网膜及网膜囊(图5-55,图5-56)。

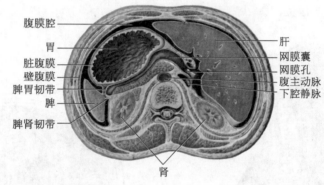

图5-55　网膜囊和网膜孔

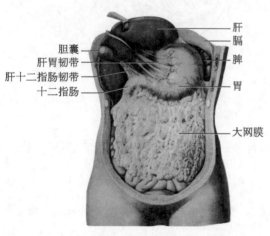

图5-56　网膜

1. 小网膜　是连于肝门至胃小弯和十二指肠上部之间的双层腹膜结构。其左侧部从肝门至胃小弯,亦称**肝胃韧带**,其内含有胃左和胃右血管、胃左和胃右淋巴结及至胃的神经等。小网膜的右侧部从肝门至十二指肠上部,亦称**肝十二指肠韧带**,内含有胆总管、肝固有动脉和肝门静脉。小网膜的右侧为游离缘,该缘的后方为**网膜孔**,通过网膜孔可进入胃后方的网膜囊。

2. 大网膜　是连于胃大弯与横结肠之间,似围裙垂于小肠、结肠前面,大网膜由四层腹膜构成,前两层是由胃前、后壁的脏腹膜自胃大弯和十二指肠上部下垂而成,当下垂至腹下部后返折向上形成后两层,向后上包裹横结肠并与横结肠系膜相续。在成人四层常已愈合在一起。而从胃大弯到横结肠的前两层大网膜又称为**胃结肠韧带**。大网膜内含丰富的血管、脂肪等,其中含许多巨噬细胞,有重要的防御功能。大网膜的下垂部常可移动位置,当腹膜腔内有炎症时,由于大网膜的包绕,粘连而限制炎症的扩散,故手术时可根据大网膜移动的位置探查病变的部位。小儿大网膜较短,当阑尾炎穿孔或下腹部炎症时,病灶不易被大网膜包裹,常造成弥漫性腹膜炎。

3. **网膜囊**　是位于小网膜和胃后方的扁窄间隙,又称小腹膜腔。网膜囊以外的腹膜腔称大腹膜腔。网膜囊的右侧为网膜孔,网膜孔是网膜囊与大腹膜腔的唯一通道,成人网膜孔可容1～2指。手术时常经网膜孔指诊,探查胆管等。网膜囊位置较深,胃后壁穿孔时,胃内容物常积聚在囊内,给早期诊断增加难度。

(二)系膜

系膜是壁、脏腹膜相互延续移行,形成许多将肠管连至腹后壁的双层腹膜结构。其内含有进出器官的血管、神经、淋巴管、淋巴结和脂肪等。主要的系膜有肠系膜、阑尾系膜、横结肠系膜和乙状结肠系膜等(图5-57)。

1. **肠系膜**　是将空、回肠连于腹后壁的双层腹膜结构,其附于腹后壁的部分称**小肠系膜根**,起自第2腰椎左侧,斜向右下方,止于右骶髂关节前方,长约15 cm。因肠系膜长而宽阔,因而空、回肠的活动性大,但也容易发生系膜扭转,血管绞窄造成肠管坏死。系膜两层间含有肠系膜上血管的分支和属支、淋巴管、神经、脂肪及大量的肠系膜淋巴结。

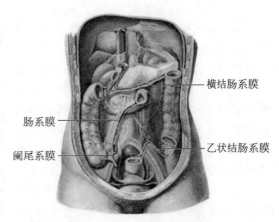

图5-57　腹膜形成的结构

2. **阑尾系膜**　将阑尾连于小肠系膜下端,呈三角形,系膜的游离缘内有阑尾血管、淋巴管、神经,故阑尾切除术时,应从系膜游离缘进行血管结扎。

3. **横结肠系膜**　是将横结肠连于腹后壁横行的双层腹膜结构。其根部起自结肠右曲,止于结肠左曲。系膜两层间含有横结肠血管、淋巴管、淋巴结和神经丛等。

4. **乙状结肠系膜**　是将乙状结肠连于左下腹的双层腹膜结构。其根部附于左髂窝和骨盆左后壁。该系膜较长,使乙状结肠活动度较大,故易发生乙状结肠扭转。系膜两层间含有乙状结肠和直肠上血管、淋巴管、淋巴结和神经丛等。

(三)韧带

韧带是连于盆壁与器官之间或连接相邻器官之间的腹膜结构,对器官有固定作用。

1. **肝的韧带**　肝的韧带位于肝下方的肝胃韧带和肝十二指肠韧带已叙述,肝上方有镰状韧带、冠状韧带和三角韧带。镰状韧带是位于膈下方与肝上面之间矢状位的双层腹膜结构,其游离缘内含有肝圆韧带。肝圆韧带由胚胎时的脐静脉闭锁后形成。由于镰状韧带偏前正中线右侧,脐上腹壁正中切口需向脐方向延长时,应偏向中线左侧,避免损伤肝圆韧带及其内的血管。冠状韧带是膈下与肝上面的腹膜结构,呈冠状位,分前、后两层,两层之间为肝裸区。冠状韧带左、右两端处,前、后两层相互黏合增厚形成左、右三角韧带。

2. **脾的韧带**　脾的韧带主要有胃脾韧带和脾肾韧带。胃脾韧带是连于胃底和脾门之间的双层腹膜结构,韧带内有胃短血管、胃网膜左血管、脾和胰的淋巴管和淋巴结等。脾肾韧带是脾门连至左肾前面的双层腹膜结构,其内有脾血管和胰尾、淋巴管、神经丛等。

(四)隐窝和陷凹

1. **肝肾隐窝**　位于肝右叶下面与右肾和结肠右曲之间,仰卧时为腹膜腔最低处,为液体易于积聚的部位。

2. **陷凹**　主要位于盆腔内,男性在直肠与膀胱之间有**直肠膀胱陷凹**。女性在膀胱与子宫之间

155

有**膀胱子宫陷凹**；直肠与子宫之间有**直肠子宫陷凹**，也称 Douglas 腔，较深，与阴道后穹间仅隔一薄层的阴道后壁。站立或半卧位时，男性直肠膀胱陷凹和女性直肠子宫陷凹是腹膜腔最低部位，故积液常积存在这些陷凹内。

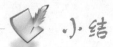

小结

消化系统的器官包括消化管和消化腺两大部分，消化管是指从口腔到肛门的管道，分为口腔、咽、食管、胃、小肠（包括十二指肠、空肠和回肠）和大肠（包括盲肠、阑尾、结肠、直肠和肛管）。在临床上，通常把从口腔到十二指肠称为上消化道；空肠到肛管称为下消化道。消化腺可分为大消化腺和小消化腺两种。大消化腺包括大唾液腺、肝和胰；小消化腺是消化管壁内位于黏膜层或黏膜下层的许多小腺体，如唇腺、颊腺、舌腺、食管腺、胃腺和肠腺等。

消化系统的主要生理功能就是对食物进行消化和吸收，为人体提供营养物质、水和电解质，以保证新陈代谢的需要。消化是指食物在消化道内被分解为可吸收的小分子物质的过程，分为机械性消化和化学性消化两种方式。吸收是指食物的成分或其消化后的产物通过消化道黏膜的上皮细胞进入血液和淋巴循环的过程。

消化和吸收是消化系统中同时发生的两个密不可分的过程，这两个过程都受到神经系统和体液因素的精细调节，一旦消化或吸收功能发生障碍，就会引起消化系统乃至机体其他脏器或系统的疾病。

（王从荣　姚　磊　黄　鹏）

第六章

泌 尿 系 统

◆ **认知目标**

掌握:泌尿系统的组成;肾的位置与形态;尿生成的过程及其调节因素。熟悉:肾的被膜;肾的一般组织结构特点;肾单位的组成及结构;膀胱的位置和形态。了解:滤过屏障的结构与原尿的形成;集合小管组成、结构;球旁复合体的组成、结构、功能;膀胱壁的微细结构;输尿管和女性尿道的形态结构特点;尿量和尿的理化性质。

◆ **技能目标**

能在标本或模型上指出泌尿系统各器官的位置和形态结构特点;学会在显微镜下观察肾的组织结构;学会给家兔插导尿管并观察不同药物对尿生成的影响;知道正常尿量和尿的理化性质以及常见的排尿异常。

第一节 概 述

泌尿系统(urinary system)由肾、输尿管、膀胱和尿道组成(图 6-1)。其主要功能是通过尿液

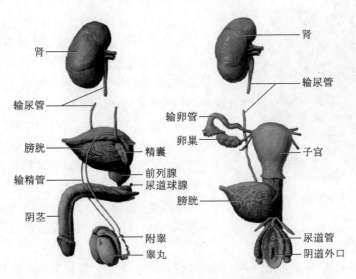

图 6-1 男、女性泌尿生殖系统全貌

的生成和排放，排出机体新陈代谢中所产生的废物、多余的无机盐和水。尿液由肾脏产生，其生成过程包括肾小球的滤过、肾小管和集合管的重吸收、肾小管和集合管的分泌与排泄，生成后的尿液经输尿管流入膀胱贮存，而后经尿道排出体外。肾是人体最重要的排泄器官，泌尿系统对于调节体液总量、维持机体水盐代谢和酸碱平衡、保证内环境的相对稳定起着重要作用。此外，肾还有内分泌功能。

正常成年人尿量为 1 000～2 000 ml/d，平均为 1 500 ml/d，一般白天与晚上的尿量之比为 3∶1～4∶1。尿量的多少随摄入水量和经其他途径排出的水量而有较大变化。正常成人肾脏每日排出的最低尿量必须达到 500 ml，才能清除体内的代谢废物。如果每昼夜尿量长期超过 2 500 ml 时，称为**多尿**；如果每昼夜尿量在 100～500 ml，称为**少尿**；每昼夜尿量低于 100 ml 时，称为**无尿**；尿量过多，可引起人体脱水；少尿或无尿，将会导致代谢产物在体内堆积，破坏人体内环境的相对稳定，均会给人体带来严重影响。

拓展知识——肾的内分泌功能

一个世纪以前，从发现肾分泌肾素至今，许多学者对肾的内分泌功能进行了卓有成效的研究。大量的研究结果表明：肾脏能产生多种激素类的生理活性物质，除肾素外，主要有缓激肽、前列腺素、促红细胞生成素、1,25-二羟维生素 D_3、利钠激素等，尽管有些分泌物需要进一步的证实，可已经足以体现肾内分泌作用的重要性，也大大丰富了对肾功能的认识和了解。

第二节　肾的结构和功能

一、肾的结构

(一)肾的外形

肾(kidney)是实质性器官，左、右各一，形似蚕豆(图 6-2)。新鲜肾呈红褐色，质柔软，表面光滑。

肾可分为上、下两端，前、后两面和内、外两缘。肾的上、下端钝圆。前面较凸，朝向腹外侧，后面较扁平，紧贴腹后壁。外侧缘隆凸；内侧缘中部凹陷称**肾门**(renal hilum)，是肾盂、肾的血管、淋巴管和神经出入的部位。出入肾门的结构为结缔组织所包裹称**肾蒂**(renal pedicle)。肾蒂内主要结构的排列关系：自前向后依次为肾静脉、肾动脉和肾盂；自上向下依次为肾动脉、肾静脉和肾盂。由肾门伸入肾实质的凹陷称**肾窦**(renal sinus)，内含肾血管、淋巴管、神经、肾大盏、肾小盏、肾盂及脂肪组织等。

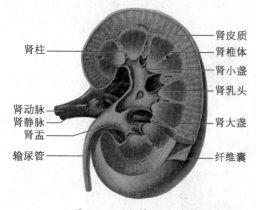

肾柱 —
肾动脉 —
肾静脉 —
肾盂 —
输尿管 —

— 肾皮质
— 肾椎体
— 肾小盏
— 肾乳头
— 肾大盏
— 纤维囊

图 6-2　右肾后面观

(二)肾的位置

肾位于脊柱两侧，腹膜后间隙内，属腹膜外位器官(图 6-3)。左肾上端平第 11 胸椎体下缘，下端平第 2 腰椎体下缘，因受肝的影响，右肾较左肾低约半个椎体。第 12 肋斜越左肾后面的中部、右肾后面的上部。左、右两肾上端相距较近,下端相距较远。肾门约平第1腰椎平面。在腰背部,肾门的体表投影点在竖脊肌外侧缘与第12肋之间的夹角处,称**肾区**(renal region)(肋脊角)(图6-4)。在肾疾病患者,叩击或触压该区时常可引起疼痛。肾的位置一般女性低于男性,儿童低于成人。

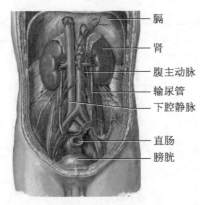

图6-3 肾的位置

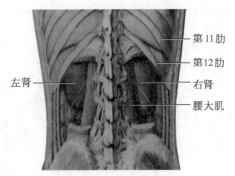

图6-4 肾与椎骨、肋的位置关系

(三) 肾的被膜

肾由内向外有三层被膜,即纤维囊、脂肪囊和肾筋膜(图6-5,图6-6)。

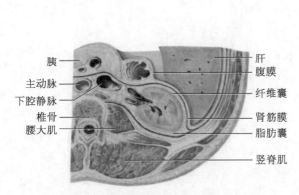

图6-5 肾的被膜(平第1腰椎水平切面)

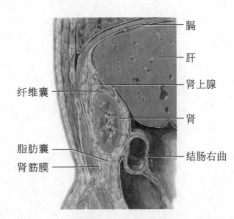

图6-6 肾的被膜(经右肾矢状切面)

1. **纤维囊** 纤维囊(fibrous capsule)为紧贴肾实质表面的薄层坚韧致密的结缔组织膜,内含少量弹性纤维。正常情况下,易与肾实质剥离,但在病理情况下,则与肾实质发生粘连,不易剥离。

2. **脂肪囊** 脂肪囊(fatty renal capsule)为包裹肾的囊状脂肪层,并通过肾门与肾窦内的脂肪组织相连续。脂肪囊对肾起弹性垫样的保护作用。

3. **肾筋膜** 肾筋膜(renal fascia)位于脂肪囊的外面,分前、后两层包裹肾及肾上腺。

肾的正常位置除主要靠肾的被膜外,肾血管、腹膜、邻近器官的承托也起一定的作用。

(四) 肾的一般结构

在肾的冠状切面上,肾实质可分为位于表层呈红褐色的**肾皮质**和深层颜色较淡的**肾髓质**。皮质伸入髓质的部分称**肾柱**。肾髓质由15~20个**肾锥体**(renal pyramid)组成,底朝皮质、尖端圆钝朝向肾窦称**肾乳头**(renal papillae),肾乳头上有许多小孔称**乳头孔**(papillary foramina),包绕肾乳头的是**肾小盏**（minor renal calices）。2～3个肾小盏合成一个**肾大盏**（major renal calices）。每肾有2～3个肾大盏，再汇合成一个前后扁平、约呈漏斗状的**肾盂**（renal pelvis）。肾盂离开肾门向下弯行，在第2腰椎上缘水平，逐渐变细移行为输尿管。

（五）肾的组织学结构

肾实质主要由大量泌尿小管（uriniferous tubule）组成，泌尿小管间有少量结缔组织，为肾间质。泌尿小管为单层上皮围成的管道，包括肾单位和集合小管两部分（图6-7）。泌尿小管的组成见表6-1。

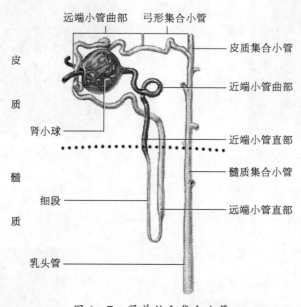

图6-7　肾单位和集合小管

表6-1　泌尿小管组成

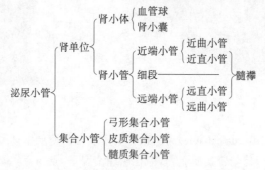

1. **肾单位**　肾单位（nephron）是肾形成尿液的结构和功能单位，由肾小体和肾小管组成。每一肾脏有100万个以上肾单位。

（1）**肾小体**（renal corpuscle）：呈球形，有微动脉进出端为血管极，与近端小管相通连处为尿极（图6-8，图6-9）。肾小体由肾小球和肾小囊组成。

1）**肾小球**（glomerulus）：为肾小体内的一团盘曲的毛细血管，又称**血管球**。入球微动脉在血管极处进入肾小体，分支形成毛细血管襻，继而汇合成出球微动脉离开肾小体。通常入球微动脉的管径较出球微动脉的粗而短，故血管球内的血压较高，有利于血浆成分滤入肾小囊腔。电镜下，毛细血管为有孔型，孔上无隔膜覆盖（图6-10），内皮外大多有基膜包绕。

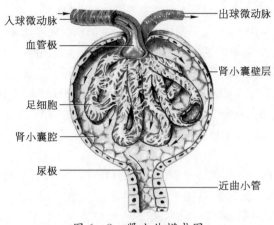

图 6-8 肾小体模式图

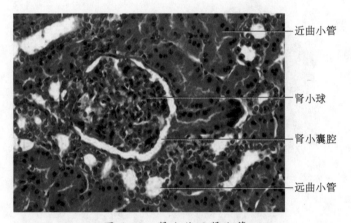

图 6-9 肾小体及肾小管

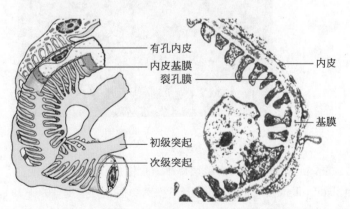

图 6-10 血管球毛细血管、足细胞、滤过膜模式图

161

2）**肾小囊**(renal capsule)：又称 Bowman 囊，为肾小管起始端的球形双层盲囊，由壁层和脏层两层上皮细胞构成，两层上皮间的腔隙为肾小囊腔。壁层为单层扁平上皮。脏层由多突状的足细胞(podocyte)构成(图 6-10)，电镜下可见由胞体伸出几个大的初级突起，从初级突起又垂直发出大量指状的次级突起，相邻的次级突起相互穿插相嵌，呈栅栏状。次级突起间的间隙称裂孔，被裂孔膜覆盖。

3）**滤过膜**：当血液流经肾小球毛细血管时，由于毛细血管内血压较高，部分血浆物质通过有孔内皮、基膜和足细胞裂孔膜组成的**滤过膜**(filtration membrane)，滤入肾小囊腔，形成滤液，又称原尿(图 6-10)。滤过膜对血浆成分具有分子大小和电荷的双重选择性通透作用。病理情况下，若滤过膜受损，大分子血浆蛋白甚至血细胞可漏出，出现蛋白尿或血尿。

（2）**肾小管**

1）**近端小管**(proximal tubule)：是肾小管中最长和最粗的一段，约占肾小管总长的一半。近曲小管(proximal convoluted tubule)由单层立方或锥体形细胞组成，体积较大，细胞分界不清，胞质强嗜酸性，细胞游离面有刷状缘(bush border)，基部有纵纹(图 6-11，图 6-12)。电镜下可见细胞游离面有大量长而密集的微绒毛，构成光镜下所见的刷状缘。直部的结构与曲部基本相似。

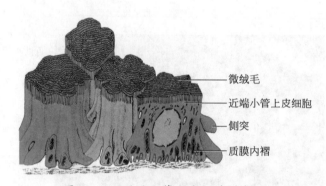

微绒毛
近端小管上皮细胞
侧突
质膜内褶

图 6-11　近端小管上皮细胞模式图

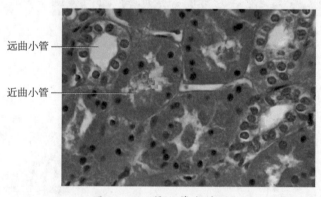

远曲小管

近曲小管

图 6-12　肾小管光镜图

2）**细段**(thin segment)：管径较细，由单层扁平上皮围成，细胞着色较浅。

3）**远端小管**(distal tubule)：较近段小管短，管壁为单层立方上皮(图 6-12)，细胞体积较小，胞质着色较浅，细胞分界较清晰，游离面无刷状缘，基底纵纹明显。电镜下观察，细胞游离面的微绒毛短而少。

2.**集合小管**　集合小管(collecting tubule)分为弓形集合小管、皮质集合小管和髓质集合管

（图6-7）。弓形集合小管较短，呈弓状由皮质迷路弯入髓放线，汇合为皮质集合小管，后者下行至肾锥体，改称为髓质集合小管。集合小管由皮质下行至髓质，上皮细胞由单层立方渐变为单层柱状。细胞着色清亮，分界清晰。

3. 球旁复合体　**球旁复合体**（juxtaglomerular complex）位于肾小体血管极处，由球旁细胞、致密斑和球外系膜细胞组成（图6-13）。

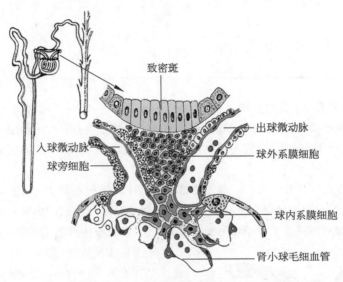

图6-13　球旁复合体结构模式图

（1）球旁细胞：由入球微动脉管壁平滑肌细胞转变成上皮样细胞，称**球旁细胞**（juxtaglomerular cell）。细胞体积较大，呈立方形，含分泌颗粒，颗粒内含有肾素（rennin）。肾素可使血管平滑肌收缩，血压升高。

（2）致密斑：远端小管行至肾小体血管极处，其朝向肾小体侧的上皮增高、变窄，形成椭圆形的斑样隆起，称**致密斑**（macula densa）。细胞呈高柱状，排列紧密，胞质着色浅。致密斑为钠离子感受器，能感受小管液的 Na^+ 浓度变化。

（3）球外系膜细胞：位于肾小体血管极的三角区内。**球外系膜细胞**与球内的血管系膜细胞相延续，两者的形态结构类似。具有传递"信息"的作用。

二、肾小球的滤过功能

循环血液经过肾小球毛细血管时，在有效滤过压的驱动下，血浆中的水和小分子溶质，包括少量分子量较小的血浆蛋白，可以滤入肾小囊的囊腔而形成原尿（超滤液）的过程，称为**肾小球的滤过作用**（glomerular filtration）。在原尿的生成过程中，血细胞和蛋白质均不能滤出，因此，原尿与血浆的主要区别在于前者蛋白质含量甚少，其他两者基本相同（表6-2）。

表6-2　血浆、原尿、终尿三者成分比较

成分	血浆(%)	原尿(%)	终尿(%)
水	90～93	99	95～97
蛋白质	7～9	微量	

（续表）

成分	血浆(%)	原尿(%)	终尿(%)
葡萄糖	0.1	0.1	
尿素	0.03	0.03	2
尿酸	0.002	0.002	0.05
氯化物	0.37	0.37	0.6
钠	0.32	0.32	0.35
钾	0.02	0.02	0.15
氨	0.000 1	0.000 1	0.14

（一）滤过膜及有效滤过压

1. **滤过的结构基础——滤过膜**　**滤过膜**的结构类似滤过器,由肾小球毛细血管内皮细胞、基膜和肾小囊脏层上皮细胞构成,血液中的物质是否能通过滤过膜,取决于物质的分子大小和所带电荷情况。

2. **滤过的动力——有效滤过压**　**有效滤过压**是肾小球滤过的动力,与组织液生成原理相似。其中促进肾小球滤过的力量是肾小球毛细血管血压,阻止肾小球滤过的力量是血浆胶体渗透压和囊内压,故肾小球有效滤过压＝肾小球毛细血管血压－(血浆胶体渗透压＋囊内压)。

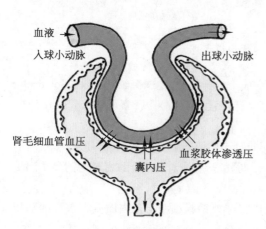

血液
入球小动脉
出球小动脉
肾毛细血管血压
血浆胶体渗透压
囊内压

图 6-14　肾小球有效滤过压变化示意图

据动物实验推知(图 6-14),肾小球毛细血管血压平均值为 45 mmHg,显著高于其他器官、组织的毛细血管血压,这有利于肾小球的滤过作用。血浆胶体渗透压在入球端为 25 mmHg,由于血液在肾小球毛细血管内流动时,血浆中部分水和小分子物质不断滤出,血浆蛋白相对增多,到出球端血浆胶体渗透压升高到 35 mmHg。肾小囊内压为 10 mmHg。根据以上数据,有效滤过压计算如下:

入球端有效滤过压 ＝ 45－(25＋10) ＝ 10 mmHg
出球端有效滤过压 ＝ 45－(35＋10) ＝ 0 mmHg

结果说明,原尿从入球端的毛细血管处生成,至出球端的毛细血管处终止。

（二）肾小球滤过率及其影响因素

1. **肾小球滤过率**　单位时间内(每分钟)两肾生成的原尿量称为**肾小球滤过率**(glomerular filtration rate,GFR)。据测定,正常成人安静时,其肾小球滤过率为 125 ml/min 左右。照此计算,两侧肾每一昼夜从肾小球滤出的血浆总量将高达 180 L。肾小球滤过率是衡量肾功能的重要指标之一。

2. **肾小球滤过率的影响因素**

（1）滤过膜的改变:在生理情况下,由于滤过膜的屏障作用,保证了血浆蛋白质和血细胞不能进入到肾小囊内。正常人双侧肾的滤过膜总滤过面积在 1.5 m² 以上,有利于原尿的生成。在病理情况下,例如急性肾小球肾炎时,由于炎症部位肾小球毛细血管口径变窄或完全阻塞,有效滤过面积减少,使肾小球滤过率降低,出现少尿或无尿;另外,滤过膜通透性增加时,会出现蛋白尿及血尿。

拓展知识——滤过膜与蛋白尿

实验提示,滤过膜上存在着大小不同的孔道,形成了滤过膜的机械屏障。小分子物质(分子量小于 6 000)很容易通过各种大小的孔道,而大分子物质(分子量大于 7 000)完全不能通过。虽然血浆蛋白分子量为 6 900,但由于滤过膜各层含有许多带负电荷的物质,主要为糖蛋白(形成电屏障),这些带负电荷的物质排斥带负电荷的血浆蛋白,限制它们的滤过,所以正常情况下原尿中没有血浆蛋白。肾在病理情况下,滤过膜上带负电荷的糖蛋白减少或消失,就会导致带负电荷的血浆蛋白滤过量比正常时明显增加,从而出现蛋白尿。

(2)有效滤过压的改变:组成有效滤过压的三个因素中任一因素发生改变,都会影响肾小球滤过率。①肾小球毛细血管血压:人体在安静情况下,当动脉血压在 80~180 mmHg 范围内波动时,肾通过自身调节,使肾小球毛细血管血压保持相对稳定。由于某些原因如大失血、休克等使动脉血压低于 80 mmHg 时,肾血流量降低,肾小球毛细血管压降低,有效滤过压减小,肾小球滤过率减少,而引起少尿或无尿。②血浆胶体渗透压:正常情况下,血浆胶体渗透压无明显波动。当某些原因使血浆蛋白浓度降低时,如果某些疾病使血浆蛋白的浓度降低时,可使血浆胶体渗透压降低,有效滤过压增大,肾小球滤过率增加,尿量增多。③囊内压:在正常情况下比较稳定。在病理情况下,如肾盂或输尿管结石、肿瘤压迫等,使尿路梗阻,囊内压升高,有效滤过压减小,肾小球滤过率降低,尿量减少。

(3)肾血浆流量:正常情况下,在肾血流量自身调节的基础上,肾血浆流量可保持相对稳定。一些生理因素(如剧烈运动)和病理因素(如大失血、缺氧),可使交感神经兴奋,肾血管收缩,肾血流量和肾血浆流量显著减少,肾小球滤过率也因而显著减少,尿量减少。

三、肾小管和集合管的重吸收和分泌功能

(一)肾小管和集合管的重吸收

人两肾每日生成的原尿量达 180 L,而终尿仅为 1.5 L 左右。这表明滤过液中约 99% 的水被肾小管和集合管重吸收,只有约 1% 被排出体外。原尿进入肾小管后称小管液。小管液中的物质通过肾小管和集合管时,其中大部分水和溶质被小管上皮细胞重新吸收入血液的过程,称肾小管和集合管的**重吸收**。

1. 重吸收的部位和方式

(1)重吸收的部位:肾小管各段和集合管都具有重吸收功能,但小管液中几乎全部的葡萄糖、氨基酸、大部分的水和 Na^+ 等物质的重吸收是在近端小管完成的,因此近端小管是重吸收的主要部位,远端小管和集合管重吸收 20% 左右。

(2)重吸收的方式:重吸收的方式包括被动转运和主动转运。被动转运是指物质顺浓度梯度或顺电位差通过肾小管上皮细胞进入血液的过程。水顺渗透压之差而被重吸收。

主动转运是指溶质逆浓度差或逆电位梯度通过肾小管上皮细胞进入血液的过程。主动转运需要消耗能量,根据主动转运过程中能量来源的不同,分为原发性主动转运和继发性主动转运。原发性主动转运(简称为主动转运)所需要消耗的能量由钠泵水解 ATP 直接提供。例如 Na^+ 和 K^+ 的重吸收。继发性主动转运所需的能量不是直接来自钠泵,而是来自其他溶质顺浓度差或顺电化学梯度转运时释放的。例如葡萄糖、氨基酸等物质重吸收的动力来自 Na^+ 顺电化学梯度转运时释放的能量。

165

2. 几种主要物质的重吸收 肾小管对重吸收的物质具有选择性,如葡萄糖、氨基酸等营养物质可全部重吸收,Na^+、Cl^-、水等物质大部分重吸收,尿素等部分重吸收,肌酐则完全不吸收。

(1) Na^+、K^+、Cl^- 的重吸收:小管液中的 Na^+ 重吸收率为 99%。Na^+ 绝大多数在近端小管经钠泵主动重吸收。Cl^-、HCO_3^- 和水随之被动重吸收。K^+ 大部分在近端小管被重吸收,终尿中的 K^+ 是由远端小管和集合管分泌的。

(2) 葡萄糖的重吸收:正常情况下,葡萄糖在近端小管全部被重吸收(仅限于近端小管的前半段)。但近端小管对葡萄糖的重吸收有一定的限度,当血糖浓度超过 8.88 mmol/L(160 mg/dl),肾小管对葡萄糖的重吸收已达极限,此时在尿中可测出葡萄糖,即出现糖尿。通常将尿中开始出现葡萄糖时的最低血糖浓度,称为**肾糖阈**(renal glucose threshold)。

(3) 水的重吸收:水的重吸收完全是一种渗透过程。小管液中的水 99% 重吸收,仅排出 1%。水的重吸收有两种情况:一部分水是在近端小管伴随溶质吸收而重吸收,与体内是否缺水无关,属必需重吸收。另一部分水是在远端小管和集合管重吸收,受抗利尿激素的影响,吸收量的多少与体内是否缺水有关,属于调节性重吸收。当人体缺水时,重吸收量就增多,反之,重吸收量减少,由此调节体内水的平衡。

(二) 肾小管和集合管的分泌与排泄

肾小管和集合管的**分泌与排泄**是指肾小管和集合管的上皮细胞,将代谢产物或血液中的某些物质排入小管液的过程。肾小管和集合管主要分泌 H^+、K^+、NH_3,这对保持体内的酸碱和电解质的平衡具有重要意义(表 6-3)。

表 6-3 肾小管和集合管分泌与排泄的主要物质

分泌物质	分泌部位	分泌过程	生理意义
H^+	肾小管各段和集合管	$H^+ - Na^+$ 交换	排酸保碱
K^+	远端小管和集合管	$K^+ - Na^+$ 交换	排 K^+ 保 Na^+
NH_3	远端小管和集合管	单纯扩散	排酸保碱

由于远端小管和集合管在 $K^+ - Na^+$ 交换和 $H^+ - Na^+$ 交换之间存在竞争抑制现象。因此,当人体酸中毒时,肾小管泌 H^+ 增强,$H^+ - Na^+$ 交换增强 $K^+ - Na^+$ 交换即受到抑制,因而酸中毒患者排钾减少,出现高血钾症。

四、尿液的浓缩和稀释功能

尿的渗透压可因体内缺水或水过剩而出现较大的变化。当机体缺水时,尿液的渗透压高于血浆成为高渗尿,即尿被浓缩;当体内水过多时,尿液的渗透压低于血浆称为低渗尿,即尿被稀释。当尿浓缩和稀释尿的能力发生障碍时,则不论体内缺水或水过剩,尿的渗透压均与血浆相近,称为等渗尿。

尿的浓缩和稀释与肾小管和集合管对水的重吸收有关。近端小管对水的重吸收虽达到总滤过量的 65%～70%,但因水完全是随 Na^+ 的重吸收而等渗性的重吸收的,所以近端小管中的小管液始终是等渗的。

近端小管以下小管如何对小管液进行浓缩和稀释呢?经研究发现,尿液的浓缩功能是哺乳类动物所特有的,因哺乳类动物的肾有髓质。不同动物髓质发达程度不一,髓质越发达,髓襻越长,浓缩能力越强。例如:沙鼠的肾髓质内层特别厚,可产生 20 倍于血浆渗透浓度的高渗尿;猪的肾髓质较薄,只能产生1.5倍于血浆渗透浓度的尿液;而人的肾髓质厚度中等,能产生4~5倍于血浆渗透浓度的高渗尿。因此,比较生物学研究证实了尿的浓缩程度与髓质厚度及髓襻长度呈正比关系。

用冰点降低法测定鼠肾皮质和髓质连续分层切片的渗透浓度,冰点越低,渗透浓度越高。实验将分层中组织液体的渗透浓度与血浆渗透浓度相比,发现肾皮质组织液与血浆渗透浓度之比为1.0,说明肾皮质组织液与血浆等渗;但髓质部组织液与血浆浓度之比,越靠近肾乳头则越高,分别为2.0、3.0、4.0(图6-15),表面肾乳头的渗透浓度从外髓到内髓逐渐升高,具有明显的渗透梯度。肾髓质渗透梯度的建立是尿浓缩和稀释的基础。

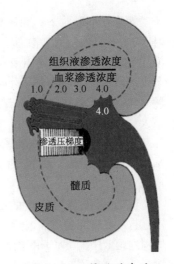

图6-15 肾髓质渗透梯度示意图

(一)肾髓质渗透梯度的形成

肾髓质渗透梯度的形成与肾小管各段不同的生理特性有关。

1. **外髓高渗梯度的形成机制** 外髓高渗梯度由升支粗段NaCl的主动重吸收而形成。大量实验证明肾髓质渗透梯度形成始于外髓部的髓襻升支粗段。升支粗段能主动重吸收Na^+和Cl^-(图6-16),但对水不通透,故小管液渗透梯度逐渐下降,而其到周围外髓部组织间液成为高渗,而且越靠近内髓部渗透浓度越高,越靠近皮质部越接近等渗。

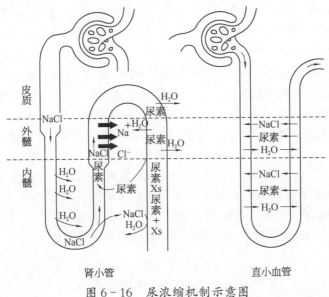

图6-16 尿浓缩机制示意图

Xs表示未被重吸收的溶质

2. **内髓高渗梯度的形成机制** 内髓高渗梯度的形成与尿素的重吸收和再循环及髓襻升支细段对NaCl重吸收有密切关系。①由于髓襻升支粗段、远曲小管、皮质部和外髓部集合管对尿素不易通透,而在抗利尿激素的作用下,远曲小管和集合管对水通透,所以小管液流经远曲小管和集合管时,随着水的重吸收,尿素浓度逐渐升高。当小管液进入内髓部集合管时,由于其管壁对尿素通透性较高,尿素不断通过管壁向组织液扩散,使内髓组织液高渗。髓襻升支细段对尿素有中等通透性,因此内髓组织液中的尿素可向升支细段内扩散,返回小管液,从而形成尿素的再循环。②由

167

于髓襻降支细段对 Na^+ 和尿素通透性都较小,而对水的通透性较高,所以小管液流经降支细段时,其中水因内髓的高渗而不断渗出,小管液渗透浓度不断升高,在髓襻转折处为最高。当小管液通过髓襻转折处流入升支细段,其管壁对水相对不通透,而对 Na^+ 通透性较高,所以小管液在升支细段内流动时 NaCl 不断扩散到内髓部组织液,进一步提高其渗透梯度,与尿素共同形成内髓高渗。由于髓襻细段转折处 NaCl 浓度最高,扩散到内髓深部组织液的 NaCl 最多,渗透梯度也最大。

综上所述,髓襻升支粗段对 NaCl 的主动重吸收是外髓高渗梯度形成的主要原因,而尿素和 NaCl 是形成内髓高深梯度的主要溶质。从整个髓质渗透梯度形成的全过程来看,外髓高渗梯度的形成更为重要。

(二)髓质渗透梯度的保持

直小血管与髓襻深入到内髓,也形成逆流交换系统。其降支对 NaCl、尿素及水都具有通透性,周围组织液中的 NaCl 和尿素可顺浓度梯度向血管内扩散,而水则不断渗出,使血管内的 NaCl 和尿素的浓度比同一水平的组织液的浓度高,于是 NaCl 和尿素就顺浓度梯度不断向组织液扩散,并可再次透入直小血管降支,形成 NaCl 和尿素在直小血管降支与升支之间的逆流循环,所以髓质组织液形成高渗状态的溶质就不会被血液大量带走。同时,直小血管折返处和升支的溶质浓度高,渗透压高于组织液,通过渗透作用,使组织液中多余的水不断进入直小血管升支,随血流返回体循环,从而使肾髓质的渗透梯度得以保持。

(三)尿液的浓缩与稀释过程

尿被浓缩还是被稀释,浓缩或稀释到什么程度,主要取决于两个因素:①肾髓质的渗透梯度;②释放到血中的抗利尿激素浓度。正常情况下,肾髓质渗透梯度变化不大,因而尿液的浓缩和稀释主要受抗利尿激素的调节。

1. 尿的浓缩 小管液从髓襻升支粗段进入远曲小管时已成为低渗或高渗液,若肾髓质渗透梯度无异常,并在血中存在抗利尿激素的条件下,远曲小管和集合管对水有一定的通透性,小管液中的一部分水在肾髓质渗透梯度的动力作用下被重吸收,使尿液被浓缩到一定程度。血中抗利尿激素的浓度越高,远曲小管和集合管对水的通透性越大,小管液中的水被重吸收越多,尿液的浓缩程度也越大。

2. 尿的稀释 大量饮水时,抗利尿激素的分泌和释放减少,血中抗利尿激素浓度越低,远曲小管和集合管对水的通透性降低,但在醛固酮分泌无异常的条件下,远曲小管和集合管对 Na^+ 的重吸收不受影响。进入远曲小管的小管液在原先已为低渗或高渗液的基础上,Na^+ 继续被重吸收,而水则很少被重吸收,所以小管液的渗透浓度越来越低,于是尿液被稀释。

拓展知识——肾疾预兆

出现哪些症状可能预示着肾脏疾病?

1. 水肿 一般先出现于眼睑和面部。

2. 高血压 临床往往表现为收缩压和舒张压同时升高。

3. 尿量异常 可表现为尿量的增加或减少。

4. 排尿异常 可表现为尿频、尿急、尿痛。

5. 尿质异常 可出现蛋白尿、血尿、管型尿等。

6. 肾绞痛及肾区慢性钝痛。

第三节　尿生成的调节

　　尿的生成有赖于肾小球的滤过作用和肾小管、集合管的重吸收和分泌作用。因此,机体对尿的生成的调节也就是通过对滤过作用和重吸收、分泌作用的调节来实现的。肾小球滤过作用的调节在前文已述,本节主要论述肾小管和集合管重吸收和分泌的调节。肾小管和集合管功能的调节包括肾的自身调节和神经、体液调节。

一、肾的自身调节

　　肾内自身调节包括小管液中溶质浓度的影响、球-管平衡等。

(一) 小管液中溶质的浓度

　　小管液中溶质所呈现的渗透压,是对抗肾小管重吸收水分的力量。而小管液溶质的浓度决定着小管液渗透压的大小,因此小管液中溶质的浓度是影响肾小管对水重吸收的重要因素。

　　由于小管液溶质的浓度增大,渗透压增高,妨碍了肾小管对水的重吸收,使尿量增多的现象,称为**渗透性利尿**(osmotic diuresis)。糖尿病患者,由于血糖浓度升高,超过肾糖阈,小管液中的葡萄糖不能被完全重吸收,使一部分葡萄糖留在肾小管内,造成小管液葡萄糖浓度增大,渗透压升高,水重吸收减少,于是尿量增加并出现糖尿。因此,临床上给某些水肿患者使用可被肾小球滤过而不被肾小管重吸收的物质如甘露醇和山梨醇等,以提高小管液中溶质的浓度,使小管液的渗透压增加,从而减少水分的重吸收,使尿量增加,以达到利尿消肿的目的。

(二) 球-管平衡

　　近端小管对溶质(特别是钠离子)和水的重吸收量是随着肾小球滤过率的变化而发生相应改变的。当肾小球滤过率增加,小管液中溶质和水的含量增加,近端小管对钠离子等溶质和水的重吸收率也相应增加;反之,肾小球滤过率减少,小管液中溶质和水的含量减少,近端小管对钠离子等溶质和水的重吸收率也相应减少。实验说明,不论肾小球滤过率或增或减,近端小管是定比重吸收的,即近端小管的重吸收率始终占肾小球滤过率的 65%～70%(即重吸收百分率为 65%～70%)。这种现象称为**球-管平衡**(glomerulotubular balance)。球-管平衡的生理意义在于使尿中排出的溶质和水不致因肾小管滤过率的增减而出现大幅度的变动。

　　球-管平衡在某些情况下可能被打乱。例如,渗透性利尿时,近端小管重吸收率减少,而肾小球滤过率不受影响,这时重吸收百分率就会小于 65%～70%,尿量和尿中的氯化钠排出量明显增多。

拓展知识——球-管平衡与水肿

　　目前认为球-管平衡障碍与临床上见到的某些水肿的形成机制有关。例如在充血性心力衰竭时,肾灌注压和血流量可明显下降,但由于出球小动脉发生代偿性收缩,所以肾小球滤过率仍能保持正常水平,因此滤过分数将变大。此时近端小管旁毛细血管血压下降而血浆胶体渗透压增高。如上所述,这将导致钠和水的重吸收增加,重吸收百分率将超过 65%～70%,于是因体内钠盐潴留和细胞外液量增多而发生水肿。

二、神经调节

　　肾脏受交感神经支配,其节后纤维末梢释放去甲肾上腺素,不仅支配着肾脏血管,还支配肾小管上皮细胞和近球小体。当肾交感神经兴奋时,通过以下方式影响肾脏的功能。①通过作用于血管上的 α 肾上腺素能受体,引起肾血管收缩,减少血流量。由于入球小动脉收缩更为明显,导致肾小球毛细血管血浆流量减少、血压下降,肾小球滤过率下降。②可激活 β 肾上腺素能受体,使球旁细胞肾素分泌增加,进而通过血管紧张素 II 和醛固酮使肾小管对氯化钠和水的重吸收增加(见后)。③可刺激近端小管和髓襻对钠离子、氯离子和水的重吸收。

三、体液调节

(一)抗利尿激素

抗利尿激素(antidiuretic hormore,ADH)又称血管升压素(AVP),是下丘脑的视上核和室旁核的神经元分泌的一种激素。它的作用主要是提高远端小管和集合管上皮细胞对水的通透性,从而增加水的重吸收,使尿量减少(抗利尿)。调节抗利尿激素的主要因素是血浆晶体渗透压和循环血量。

1. **血浆晶体渗透压** 血浆晶体渗透压的改变可明显影响抗利尿激素的分泌。当人体水分丢失过多时(如大量出汗、呕吐、腹泻等),血浆晶体渗透压升高,可刺激下丘脑视上核及其周围区域的渗透压感受器,引起抗利尿激素分泌增多,使肾对水的重吸收活动明显增强,导致尿量减少。相反,大量饮清水后,尿液被稀释,尿量增加,从而使机体内多余的水排出体外。这种大量饮用清水后引起尿量增多的现象,称为**水利尿**(water diuresis)。

2. **循环血量** 当循环血量改变时,可刺激左心房和胸腔大静脉中的容量感受器,反射性地调节抗利尿激素的释放。人体大量失血后,循环血量减少,对容量感受器刺激减弱,传入冲动减少,则抗利尿激素释放增多,使水重吸收增多,尿量减少,有利于血容量恢复。如静脉大量输液后,循环血量增多,对容量感受器刺激增强,冲动传入中枢,反射性抑制抗利尿激素释放,结果导致水重吸收减少,尿量增加,以排出体内过剩的水分。

丘脑病变如侵犯到视上核和室旁核或下丘脑垂体束时,使抗利尿激素合成和释放发生障碍,可导致排尿明显增加,每日可达 10 L 以上,称为尿崩症。

(二)醛固酮

醛固酮是由肾上腺皮质球状带分泌的一种类固醇激素,其主要作用是促进远端小管和集合管对钠离子的重吸收,同时促进钾离子的排出。钠离子的重吸收同时伴有水的重吸收,所以醛固酮具有保钠、排钾、保水的作用。若肾上腺皮质功能亢进,醛固酮分泌过多,可出现水、钠潴留,同时引起低血钾症和代谢性碱中毒。若肾上腺皮质功能减退,醛固酮分泌不足,则钠、水重吸收减少,使血容量减少、血压降低,同时引起高钾血症。

醛固酮分泌主要受肾素-血管紧张素-醛固酮系统和血钾、血钠浓度等因素调节。

(三)心房钠尿肽

心房钠尿肽(atrial natriuretic peptide,ANP)是由心房肌合成和释放的一种含有 28 个氨基酸的多肽。循环血量增多使心房扩张或摄入钠离子过多时,刺激其释放。ANP 具有明显的促进氯化钠和水的排出,是目前已知最强的排钠利尿剂。其作用机制为:①入球小动脉舒张,肾小球滤过率增加;②同集合管上皮细胞上的受体结合,抑制管周膜上钠通道开放,从而减少氯化钠和水的重吸收;③减少肾素分泌和 ANG II 生成;④抑制醛固酮和抗利尿激素的分泌。

第四节　输尿管、膀胱、尿道的结构和功能

一、输尿管

输尿管(ureter)是一对细长的肌性管道,起于肾盂,在腹后壁沿腰大肌前面下降,在小骨盆入口处,左、右输尿管分别跨过左髂总动脉末端和右髂外动脉起始处进入盆腔,斜穿膀胱底壁,开口于膀胱,长 20～30 cm(图 6-3)。全长分为三段,即腹段、盆段和壁内段。

在盆段,男性输尿管与输精管后方交叉,女性输尿管经子宫颈外侧约 2 cm 处,子宫动脉横过其上方。

输尿管全程有三处狭窄:①第一处狭窄,位于肾盂与输尿管移行处;②第二处狭窄,位于与髂血管交叉处;③第三处狭窄,在输尿管的壁内段。这些狭窄处是输尿管结石容易滞留的部位。

二、膀胱

膀胱(urinary bladder)是储存尿液的肌性囊状器官(图 6-17,图 6-18),其形状、大小、位置均随尿液的充盈程度、年龄、性别不同而异,膀胱充盈时呈卵圆形。一般正常成年人的膀胱容量为 350～500 ml,超过 500 ml 时,因膀胱壁张力过大而产生疼痛,最大容量可达 800 ml。新生儿膀胱容量约为成人的 1/10。

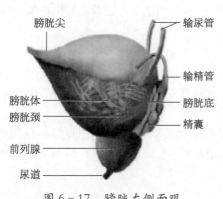

图 6-17　膀胱左侧面观

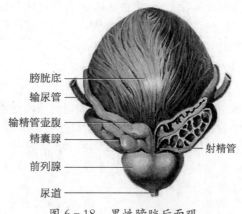

图 6-18　男性膀胱后面观

(一) 膀胱的形态

空虚的膀胱呈三棱锥体形,可分为尖、底、体、颈四部(图 6-17)。**膀胱尖**(apex of bladder)朝向前上方。膀胱的后面朝向后下方,呈三角形,为**膀胱底**(fundus of bladder)。膀胱尖与膀胱底之间的部分为**膀胱体**(body of bladder)。膀胱的最下部称**膀胱颈**(neck of bladder),与前列腺底(男性)或与盆膈(女性)相邻。

膀胱空虚时在其黏膜面有许多皱襞,膀胱充盈时皱襞消失。但在膀胱底的内面有一个三角形区域,位于两输尿管口(ureteric orifice)与尿道内口(internal urethral orifice)之间,称**膀胱三角**(trigone of bladder)(图 6-19)。

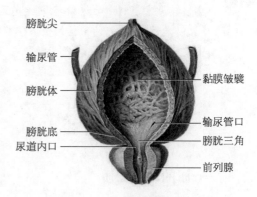

图 6-19　膀胱冠状切面

171

此处膀胱壁由于缺少黏膜下层,黏膜与肌层紧密连接,无论膀胱处于空虚或充盈,黏膜均保持平滑而不形成皱襞。膀胱三角是膀胱肿瘤、结核和炎症的好发部位,膀胱镜检时应特别注意。

(二) 膀胱的位置和毗邻

膀胱位于盆腔的前部。前方为耻骨联合。后方与男性的精囊、输精管壶腹和直肠,女性与子宫和阴道相毗邻(图6-20,图6-21)。

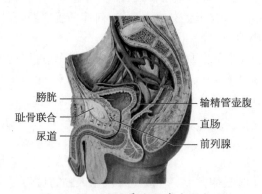

图6-20 男性骨盆正中矢状切面

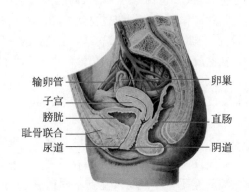

图6-21 女性骨盆正中矢状

空虚时膀胱全部位于盆腔内。充盈时,膀胱尖上升至耻骨联合以上,此时膀胱腹膜返折线可上移至耻骨联合上方,使膀胱的前下壁直接与腹前壁相贴。此时可在耻骨联合上方行膀胱穿刺术,可避免损伤腹膜、污染腹膜腔。新生儿膀胱的位置高于成年人,老年人因盆底肌肉松弛,膀胱的位置较低。

三、尿道

尿道(urethra)是膀胱与体外相通的一段管道。男、女尿道差异很大,男性尿道除排尿外,还有排精液的功能(在男性生殖系统内讲述)。

女性尿道(female urethra)起始于尿道内口,穿过尿生殖膈,开口于阴道前庭的尿道外口(external urethral orifice)(图6-21)。女性尿道较男性尿道短、宽而较直,长3~5 cm,故易引起逆行尿路感染。

拓展知识——女性导尿术

女性导尿术是利用导尿管经尿道插入膀胱,使尿液排出。女性尿道短、宽、直,与阴道相邻,与肛门很近,易引起逆行性泌尿系统感染。因此,在给患者做导尿术时,要注意以下两点:①加强会阴部的消毒,严格执行无菌操作。②熟悉尿道外口的位置,放松尿道括约肌。

第五节 尿液及其排放

一、尿的理化性质

尿的质和量,主要反映肾本身的结构和功能状态,也可反映人体其他方面的某些变化。因此,在医护工作中,要重视对患者尿液的理化性质和正常尿量的观察,有利于疾病的诊断和治疗。

正常尿液为淡黄色的透明液体,如在较低温度下久置,可出现磷酸盐或尿酸盐沉淀,特别是浓度高的尿液则更明显。尿液的颜色主要来自于胆红素代谢产物,以及食物和药物的影响。如食入大量的胡萝卜或维生素 B_2 时,尿呈亮黄色。病理情况下可出现血尿(肉眼血尿呈红色或棕红色)、血红蛋白尿(酱油色或浓茶色)、胆红素尿(黄褐色)、乳糜尿(乳白色)、脓尿(白色混浊状)。

正常尿液的气味来自于尿液内的挥发酸,尿液静置一段时间后,因尿素分解产生氨,故有氨臭味。如有尿路感染,新鲜的尿液就有氨臭味;糖尿病酮症酸中毒时,因尿液中含有丙酮,使尿液有烂苹果味。

尿的成分中 95%～97% 是水,其余是溶解于其中的固体物质(如电解质、非蛋白含氮化合物等)。正常尿中糖、蛋白质的含量极微,临床上常规方法不能将其测出。尿液的比重一般在 1.015～1.025,渗透压一般高于血浆,大量饮水后,尿被稀释,颜色变浅,比重下降;尿量少时,尿浓缩,颜色变深,比重上升。一般情况下,尿液的 pH 为 5.0～7.0,呈弱酸性。尿的 pH 与食物的成分有关,喜素食者,尿液呈碱性;而荤素杂食者,尿液呈弱酸性。另外,药物对尿液 pH 也有影响。

二、排尿

尿的生成是个连续不断的过程。持续不断进入肾盂的尿液,由于压力差以及肾盂的收缩而被送入输尿管。输尿管中的尿液则通过输尿管的周期性蠕动而被送入到膀胱。但是,膀胱的排尿是间歇地进行的。尿液在膀胱内贮存并达到一定量时,才能引起反射性排尿动作,将尿液经尿道排放于体外。

(一) 膀胱与尿道的神经支配

膀胱逼尿肌和内括约肌受交感和副交感神经支配。副交感神经节前纤维由第 2～4 骶髓发出,经盆神经到达膀胱,在膀胱换神经元后,节后纤维释放 ACh 作用于逼尿肌和内括约肌,可使逼尿肌收缩、膀胱内括约肌松弛,促进排尿。交感神经纤维由腰髓发出,经腹下神经到达膀胱,它的兴奋可使逼尿肌松弛、内括约肌收缩,阻止尿的排放。在排尿活动中起主要作用的是副交感神经,交感神经的作用比较弱。膀胱外括约肌受阴部神经(由骶髓发出的躯体神经)支配,它的兴奋可使外括约肌收缩,这一作用受意识控制。至于外括约肌的松弛,则是阴部神经活动的反射性抑制所造成的(图 6 - 22)。

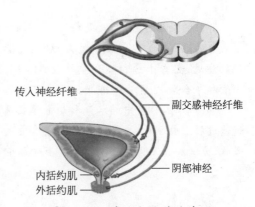

传入神经纤维

副交感神经纤维

阴部神经

内括约肌
外括约肌

图 6 - 22 膀胱和尿道的神经
支配示意图

(二) 排尿反射

排尿活动是一种反射活动。当膀胱尿量充盈到一定程度时(400～500 ml),膀胱壁的牵张感受器受到刺激而兴奋。冲动沿盆神经传入,到达骶髓的排尿反射初级中枢;同时,冲动也到达脑干和大脑皮质的排尿反射高位中枢,并产生排尿的欲望。排尿反射进行时,冲动沿盆神经传出,引起逼尿肌收缩、内括约肌松弛,于是尿液进入后尿道。这时尿液还可以刺激尿道的感受器,冲动沿阴部神经再次传到脊髓排尿中枢,进一步加强其活动,使外括约肌开放,于是尿注被强大的膀胱内压(可高达 14.7 kPa,即 150 cmH_2O)驱出。尿液对尿道的刺激可进一步反射性地加强排尿中枢活动。这是一种正反馈,它使排尿反射(micturition reflex)一再加强,直至尿液排完为止。在排尿末期,由于尿道海绵体肌肉收缩,可将残留于尿道的尿液排出体外。此外,在排尿时,腹肌和膈的强大收缩也产生较高的腹内压,协助克服排尿的阻力。

大脑皮质等排尿反射高位中枢能对脊髓初级中枢施加易化或抑制性影响,以控制排尿反射活动。小儿大脑发育尚未完善,对初级中枢的控制能力较弱,所以小儿排尿次数多,且易在夜间发生遗尿现象。

排尿或贮尿任何一方发生障碍,均可出现排尿异常,临床上常见的有尿频、尿潴留和尿失禁。排放次数过多者称为尿频,常常是由于膀胱炎症或机械性刺激(如膀胱结石)而引起的。膀胱中尿液充盈过多而不能排出者称为尿潴留。尿潴留多半是由于腰骶部脊髓损伤使排尿反射初级中枢的活动发生障碍所致,但尿流受阻也能造成尿潴留。当脊髓受损,以致初级中枢与大脑皮质推动功能联系时,排尿便失去了意识控制,可出现尿失禁。

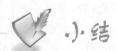

小结

泌尿系统由肾、输尿管、膀胱、尿道四个部分组成,其主要功能是以形成尿液的方式排出机体在物质代谢中产生的各种终产物、进入体内的异物(包括药物)和过剩的物质,对人体的水盐代谢和离子平衡起到调节作用。此外还有维持机体内环境稳定和内分泌等功能。肾是产生尿液的器官,也是人体最重要的排泄器官。

肾脏的泌尿过程,实质是种净化和调整血浆成分的过程。它包括三个基本过程:①肾小球的滤过;②肾小管和集合管的重吸收;③肾小管和集合管的分泌和排泄。血液流经肾小球毛细血管时,血浆中的水分和小分子物质通过滤过膜形成原尿,再经肾小管和集合管的重吸收、分泌和排泄形成终尿,而后经输尿管输送到膀胱储存,当膀胱内的尿液积聚到一定量时通过排尿反射经尿道排出体外。

影响尿液生成的因素有很多。影响原尿生成的因素有:①滤过膜的面积和通透性的改变;②肾小球有效滤过压的改变;③肾血浆流量的改变。影响和调节终尿生成的因素有:小管液溶质的浓度、球-管平衡、肾交感神经、抗利尿激素、醛固酮、心房钠尿肽。

排尿是一种由意识控制的反射动作,脊髓排尿低位中枢与其高位中枢失去联系时,出现尿失禁,脊髓排尿低位中枢本身损伤时,出现尿潴留。

掌握和熟悉泌尿系统各器官的位置、形态、结构和功能,对于正确认识和理解临床泌尿系统疾病及相关操作有重要意义。

(顾春娟 黄伟草)

第七章

生殖系统

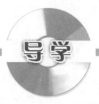

导学

◆ **认知目标**

掌握:男、女生殖系统的组成;睾丸和卵巢的位置和功能;男性、女性激素的作用。熟悉:睾丸和卵巢的形态、结构;输卵管的位置和分部;子宫的位置、形态、固定装置。了解:子宫壁的组织结构特点;子宫内膜的周期性变化;阴道的结构。

◆ **技能目标**

能在标本或模型上指出生殖系统各器官的位置和形态结构特点;能在显微镜下观察睾丸、卵巢和子宫内膜的微细结构;能应用学到的生殖系统有关生理知识,解释男性、女性生殖功能的正常生理活动现象。

生殖系统包括男性生殖器和女性生殖器。男、女性生殖器均分为内生殖器和外生殖器两部分。内生殖器多位于盆腔内,外生殖器则露于体表。生殖系统主要功能是产生生殖细胞、繁殖新个体和分泌性激素。

第一节　男性生殖系统的结构和功能

男性内生殖器由生殖腺(睾丸)、输送管道(附睾、输精管、射精管)和附属腺体(精囊腺、前列腺、尿道球腺)组成。睾丸是产生精子和分泌男性激素的器官。睾丸产生的精子,先贮存于附睾内,当射精时经输精管、射精管和尿道排出体外。外生殖器包括阴囊和阴茎(图7-1)。

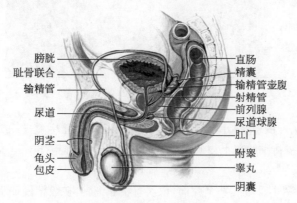

图 7-1　男性生殖系统

一、内生殖器

(一) 睾丸

1. 睾丸的位置和形态　睾丸(testis)位于阴囊内,左、右各一。睾丸呈扁椭圆形,表面光滑,分为上、下两端,前、后两缘和内、外侧面(图7-2)。前缘游离,后缘和上端有附睾贴附,睾丸的血管、神经和淋巴管经后缘出入。睾丸随着性的成熟而迅速生长,老年人的睾丸随性功能的衰退而萎缩变小。

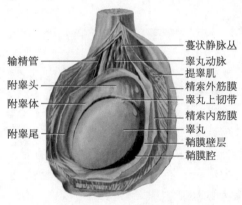

图7-2　睾丸及附睾的位置和形态

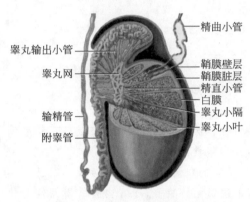

图7-3　睾丸及附睾模式图

2. 睾丸的结构　睾丸表面有一层坚厚的纤维膜,称**白膜**。白膜在睾丸后缘增厚并突入睾丸内形成**睾丸纵隔**。从睾丸纵隔发出许多放射状的睾丸小隔,将睾丸实质分成250多个锥体形的**睾丸小叶**。每个睾丸小叶内含有1~4条盘曲的**精曲小管**。精曲小管的上皮能产生精子,精曲小管结合成**精直小管**,进入睾丸组成**睾丸网**,然后从睾丸网发出15条**睾丸输出小管**,经睾丸后缘上部进入附睾头(图7-3)。精曲小管之间的疏松结缔组织为**睾丸间质**(图7-4)。

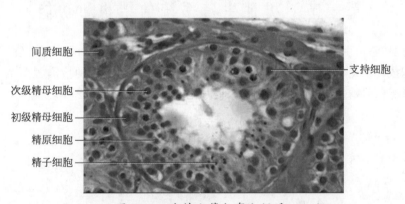

图7-4　生精小管与睾丸间质

(1) 生精小管:成人的**生精小管**(seminiferous tubule)由生精上皮构成,包括生精细胞(spermatogenic cell)和支持细胞。上皮基膜外侧有梭形的肌样细胞(myoid cell)。肌样细胞收缩有助于精子排出。

1) **生精细胞**:自生精小管基底部至腔面,依次有精原细胞、初级精母细胞、次级精母细胞、精子细胞和精子(图7-5)。从精原细胞分裂分化发育成为精子的过程称精子发生(spermatogenesis),在人类需64±4.5日,经历精原细胞增殖、精母细胞减数分裂和精子形成三个阶段。

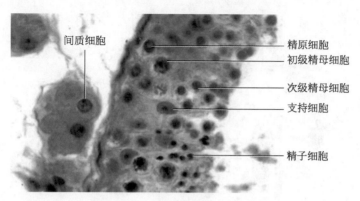

图7-5　生精上皮与睾丸间质

精原细胞(spermatogonium)紧贴基膜,圆形或椭圆形,直径约12 μm,核圆形,染色质粗细不一,核型为44,XY。精原细胞不断地分裂增殖,一部分子细胞继续作为干细胞,另一部分经数次分裂后,分化为初级精母细胞。

初级精母细胞(primary spermatocyte)位于精原细胞上方,圆形,直径约18 μm。核大而圆,核型为44,XY。初级精母细胞经过DNA复制后(4nDNA),完成第1次减数分裂,形成两个次级精母细胞。

次级精母细胞(secondary spermatocyte)位置靠近腔面,直径约12 μm。核圆形,染色较深,核型为22,X或22,Y(2nDNA)。次级精母细胞不进行DNA复制,迅速进入第2次减数分裂,产生两个精子细胞。

精子细胞(spermatid)位于近腔面,直径约8 μm。核圆,染色质细密,核型为22,X或22,Y(1nDNA)。精子细胞不再分裂,经过复杂的变态,由圆形细胞逐渐转变为蝌蚪状的精子,这一过程称精子形成(spermiogenesis),包括:①核染色质高度浓缩;②由高尔基复合体形成顶体(acrosome),位于核的头侧;③中心体迁移到顶体对侧,其中一个中心粒的微管延长,形成轴丝,成为精子尾部的中轴结构;④线粒体聚集、缠绕在轴丝近段周围,形成线粒体鞘;⑤多余的胞质汇聚于尾侧,形成残余胞质,最后脱落(图7-6,图7-7)。

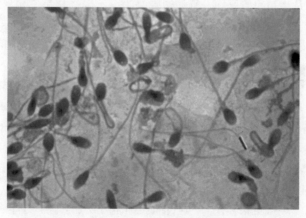

图7-6　精液涂片

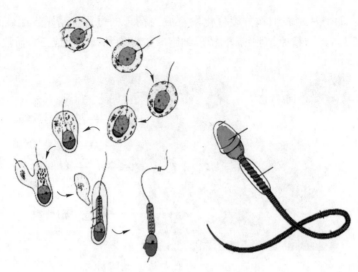

图 7 - 7　精子形成模式

人的**精子**(spermatozoon)似蝌蚪状,长约 60 μm,分头、尾两部分。头部正面观呈卵圆形,长 4~5 μm。染色质高度浓缩的细胞核位于头部,顶体覆盖核的前 2/3。顶体是特殊的溶酶体,内含多种水解酶。尾部是精子的运动装置。

拓展知识——精子如何获得受精能力

精子从睾丸精曲小管内生成后,形态上已呈蝌蚪状,但实验证明,睾丸内的精子并不具备受精能力。睾丸内的精子还需要在附睾内经历成熟过程,然后在女性生殖道内完成获能过程。射出的精子表面附着有附睾和精囊分泌的物质,这些物质可以使精子在到达女性输卵管之前无受精能力。获能过程即是将这些物质去掉,使精子获得受精能力的过程。精子获能后还需要发生一种顶体反应,使精子内膜完全暴露,精子才能与卵细胞膜相互融合,最终精子与卵子合二为一,完成受精过程。

2) **支持细胞**:又称塞托利细胞(Sertoli cell)。每个生精小管的横断面上有 8~11 个支持细胞。细胞呈不规则长锥形,从生精小管基膜一直伸达腔面(图 7 - 5)。核呈三角形或不规则形,染色浅,核仁明显。生精小管与血液之间存在着血-生精小管屏障(blood-seminiferous tubule barrier),其组成包括间质的血管内皮及其基膜、结缔组织、生精上皮基膜和支持细胞的紧密连接,其中紧密连接是构成屏障的主要结构。支持细胞对生精细胞有支持和营养作用。

(2) **睾丸间质**:生精小管之间的疏松结缔组织为**睾丸间质**,富含血管和淋巴管。间质内除有结缔组织的细胞外,还有单个或成群分布的**睾丸间质细胞**,又称莱迪希细胞(Leydig cell)。细胞圆形或多边形(图 7 - 5),核圆居中,胞质嗜酸性。睾丸间质细胞可分泌雄激素(androgen)。

(3) **直精小管和睾丸网**:精子经**直精小管**和**睾丸网**进入附睾。直精小管和睾丸网管壁的上皮均为单层立方。

睾丸的功能除产生精子外,其间质细胞还能分泌雄激素,主要为睾酮。

睾酮的生理作用:①维持生精作用,睾酮自间质细胞分泌后,可经支持细胞进入精曲小管,睾酮可直接或先转变为活性更强的双氢睾酮,与生精细胞的雄激素受体结合;②刺激生殖器官的生长发育,促进男性副性征出现并维持其正常状态;③维持正常的性欲;④促进蛋白质合成,特别是肌肉和生殖器官的蛋白质合成,同时还能促进骨骼生长与钙磷沉积和红细胞生成等。

(二)附睾

1. 附睾的位置和形态　附睾(epididymis)呈新月形,紧贴睾丸的后缘和上端(图7-2,图7-3)。上端为附睾头,中部为附睾体,下端为附睾尾。附睾尾向后上弯曲移行为输精管,附睾头由睾丸输出小管盘曲而成。输出小管的末端汇合成一条**附睾管**。附睾管迂回盘曲而成附睾体和尾。附睾尾返折弯向上移行为输精管。

2. 附睾的组织学结构　附睾分头、体、尾三部分,头部由输出小管组成,体部和尾部由附睾管组成,管周均有薄层结缔组织环绕。

(1) **输出小管**(efferent ductules):是与睾丸网连接的8~12根弯曲小管,上皮由高柱状细胞及低柱状细胞相间排列构成,故管腔不规则。

(2) **附睾管**(ductus epididymis):是一条极度盘曲的长4~6 m的管道,近端与输出小管相连,远端与输精管相连。附睾管管腔规则,腔内充满精子和分泌物。附睾管的腔面覆盖有假复层柱状上皮,附睾管上皮的基膜外侧有薄层平滑肌围绕,管壁外为富含血管的疏松结缔组织。

精子在附睾内停留8~17日,经历一系列成熟变化,获得运动能力与受精能力,达到功能上的成熟。精子的成熟与雄激素以及附睾上皮细胞分泌的肉毒碱、甘油磷酸胆碱、唾液酸等密切相关。

附睾的功能除暂时贮存精子外,其分泌的液体还供精子营养,并促进精子继续发育成熟。附睾为结核的好发部位。

(三)输精管和射精管

输精管(ductus deferens)是附睾管的直接延续(图7-1),平均长度为31~32 cm。管壁肌层较厚,管腔细小,于活体触摸时呈坚实的圆索状。输精管行程较长,可分为四部。①睾丸部:为输精管的起始段,行程迂曲,自附睾尾端沿睾丸后缘及附睾内侧上升,至睾丸上端进入精索移行为精索部。②精索部:介于睾丸上端与腹股沟管皮下环之间,此段输精管位置表浅,容易触及,输精管结扎术常在此部进行。③腹股沟管部:输精管位于腹股沟管内。④盆部:为最长的一段,输精管穿过腹股沟管腹环,向下沿盆侧壁行向后方,经输尿管末端的前方至膀胱底的后面,在此两侧输精管逐渐靠近并扩大成输精管壶腹。输精管壶腹下端变细,与精囊腺的排泄管汇成**射精管**(ejaculatory duct),射精管长约2 cm,向前下穿前列腺实质,开口于尿道的前列腺部。

精索(spermatic cord)为一对柔软的圆索状结构,从腹股沟管腹环,经腹股沟管延至睾丸上端;其主要内容有输精管、睾丸动脉、蔓状静脉丛、输精管动静脉、神经丛、淋巴管和鞘韧带(腹膜鞘突的残余)等。自皮下环以下,精索表面包有三层被膜,从内向外依此为精索内筋膜、提睾肌和精索外筋膜。

(四)精囊

精囊(seminal vesicle)又叫精囊腺,为一对长椭圆形的囊状腺体,表面凹凸不平,位于膀胱底后方及输精管壶腹的外侧(图7-8)。其排泄管与输精管壶腹的末端汇合成射精管。精囊分泌的液体参与组成精液。

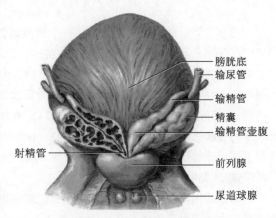

图7-8　前列腺和精囊腺

膀胱底
输尿管
输精管
精囊
输精管壶腹
射精管
前列腺
尿道球腺

（五）前列腺

前列腺（prostate）为不成对的实质性器官，位于膀胱与尿生殖膈之间，包绕尿道的起始部，呈栗子形（图7-8）。上端宽大称前列腺底，与膀胱颈相接，有尿道穿入，下端尖细称前列腺尖，与尿生殖膈相邻，尿道由此穿出。底与尖之间的部分称前列腺体，体的后面较平坦，正中有一纵行的浅沟称前列腺沟。近底的后缘处有一对射精管穿入前列腺，开口于尿道前列腺部。

二、外生殖器

（一）阴囊

阴囊（scrotum）为一皮肤囊袋，位于阴茎的后下方（图7-1）。皮肤薄而柔软，颜色深暗，成人生成少量阴毛，其中有一纵行的阴囊缝。阴囊壁由皮肤和肉膜组成。肉膜（dartos coat）为阴囊的浅筋膜，含有平滑肌纤维。平滑肌可随外界温度变化而舒缩，以调节阴囊内的温度，使其低于体温1～2℃，有利于精子的发育。肉膜在中线向深部发出阴囊中隔（septum of scrotum），将阴囊腔分为左、右两部，各容纳两侧的睾丸和附睾。

（二）阴茎

阴茎（penis）可分为头、体、根三部分（图7-9）；后端为阴茎根，附于耻骨下支、坐骨支及尿生殖膈，中部为阴茎体（body of penis），呈圆柱形，悬于耻骨联合的前下方。前端膨大为阴茎头（glans penis），其尖端有呈矢状位的尿道外口（external orifice of urethra），在头与体交界处为阴茎颈。

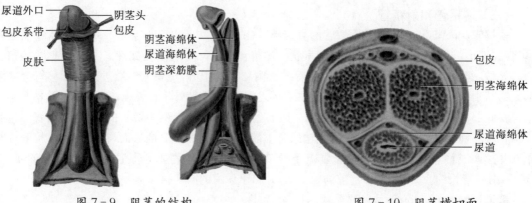

图7-9　阴茎的结构　　　　　　图7-10　阴茎横切面

阴茎主要由两个**阴茎海绵体**和一个**尿道海绵体**组成（图7-10），外面包以筋膜和皮肤。阴茎海绵体（cavernous body of penis）左、右各一，位于阴茎的背侧，其后端分开，形成左、右阴茎脚。尿道海绵体（cavernous body of urethra）位于阴茎海绵体的腹侧，尿道贯穿其全长。尿道海绵体前、后端均膨大，前端膨大为**阴茎头**，后端膨大为**尿道球**（bulb of urethra）。三个海绵体外面共同包有阴茎深、浅筋膜和皮肤。阴茎皮肤薄而柔软，富有伸展性。皮肤在阴茎颈处游离，向前延伸并返折成双层的皮肤皱襞包绕阴茎头，称**阴茎包皮**（prepuce of penis）。在阴茎头腹侧中线上，包皮与尿道外口下端相连的皮肤皱襞，称**包皮系带**（frenulum of prepuce）。做包皮环切手术时，注意勿伤及包皮系带，以免影响阴茎的正常勃起。

幼儿的包皮较长，包着整个阴茎头，包皮口也小。随着年龄的增长，包皮逐渐向后退缩，包皮口逐渐扩大。若包皮盖住尿道外口，但能够上翻露出尿道外口和阴茎头时，称**包皮过长**。若包皮口过小，包皮完全包着阴茎头不能翻开时，称**包茎**。

三、男性尿道

男性尿道(male urethra)兼有排尿和排精功能(图7-1,图7-11)。起于膀胱的尿道内口,终于尿道外口,成年男性尿道长 16～22 cm。全长分为三部,即前列腺部、膜部和海绵体部。临床上称前列腺部和膜部为后尿道(posterior urethra),海绵体部为前尿道(anterior urethra)。

1. **前列腺部**(prostatic part)　为尿道贯穿前列腺的部分,长约 2.5 cm,管腔中部扩大呈梭形。其后壁上有射精管和前列腺排泄管的开口。

2. **膜部**(membranous part)　为尿道贯穿尿生殖膈的部分,短而窄,长约 1.2 cm,其周围有尿道括约肌(骨骼肌)环绕,可控制排尿。

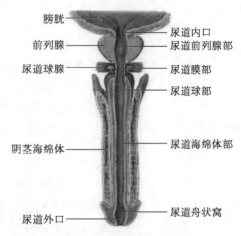

图 7-11　男性尿道模式图

3. **海绵体部**(cavernous part)　为尿道贯穿尿道海绵体的部分,长约 12 cm,尿道球内的尿道较宽阔,称尿道球部,尿道球腺管开口于此。在阴茎头内尿道扩大成尿道舟状窝(navicular fossa of urethra)。

男性尿道在行径中粗细不一,它有三处狭窄、三处扩大和两个弯曲。三处狭窄分别位于**尿道内口、膜部和尿道外口**。三处扩大分别位于**前列腺部、尿道球部和尿道舟状窝**。两个弯曲:一为**耻骨下弯**(subpubic curvature),在耻骨联合下方,凹向前上方,位于前列腺部、膜部和海绵体部的起始段,此弯曲恒定无变化;另一个弯曲为**耻骨前弯**(prepubic curvature),在耻骨联合前下方,凹向后下方,位于海绵体部,如将阴茎向上提起,此弯曲可以消失。临床上向男尿道插入导尿管或器械时,便采取这种位置。

第二节　女性生殖系统的结构和功能

女性内生殖器由生殖腺(卵巢)和输送管道(输卵管、子宫和阴道)组成(图7-12)。卵巢是产生卵子和分泌女性激素的器官。女性外生殖器即女阴。此外,女性乳房与生殖功能密切相关,也在本节叙述。

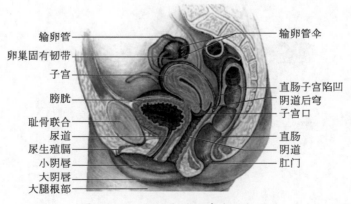

图 7-12　女性盆腔正中矢状切面

181

一、内生殖器

（一）卵巢

1. 卵巢的位置和形态　　卵巢（ovary）是位于盆腔内成对的实质性器官，呈扁卵圆形（图 7 - 13），分为内、外侧面，前、后缘和上、下端。外侧面贴于盆腔侧壁的卵巢窝（相当于髂内、外动脉起始部之间的夹角处），内侧面朝向盆腔。上端借**卵巢悬韧带**连于盆壁。卵巢悬韧带（suspensory ligament of ovary）为腹膜形成的皱襞，其内含有卵巢的血管、淋巴管和神经丛等。下端借**卵巢固有韧带**（proper ligament of ovary）连于子宫底的两侧。卵巢后缘游离，前缘借卵巢系膜连于子宫阔韧带，前缘中部有血管、神经等出入，称**卵巢门**（hilum of ovary）。

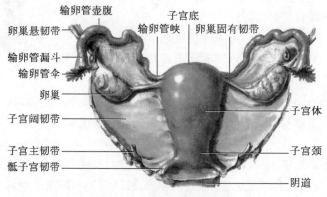

图 7 - 13　女性内生殖器

卵巢的大小和形状随年龄的增长而变化，幼女的卵巢较小，表面光滑。性成熟期卵巢较大。此后由于多次排卵，卵巢表面形成瘢痕，显得凹凸不平。35～40 岁开始缩小，50 岁左右随月经停止而逐渐萎缩。

2. 卵巢的组织学结构　　卵巢表面覆有单层扁平或立方上皮。上皮下的白膜为一薄层致密结缔组织。卵巢分为皮质和髓质。周围的皮质宽厚，含有不同发育阶段的卵泡以及大量网状纤维和幼稚的梭形细胞。中央的髓质狭窄，由富含血管和弹性纤维的疏松结缔组织构成。卵巢门处有血管出入，近卵巢门处有少量平滑肌和具分泌雄激素功能的门细胞（图 7 - 14）。

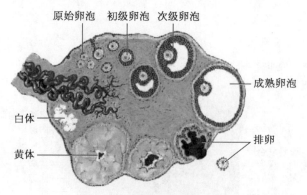

图 7 - 14　卵巢结构模式图

（1）卵泡的发育和成熟：**卵泡**（ovarian follicle）由一个卵母细胞和包绕它的许多卵泡细胞组成。卵泡数量随年龄增长而减少。出生时，双侧卵巢约有100万个原始卵泡；至青春期仅余4万个。从青春期开始，在促性腺激素影响下，每28日左右可有1个卵泡成熟，并排卵。在整个性成熟期中有400～500个卵泡能达到成熟，其余卵泡均在不同发育阶段先后退化，退化的卵泡称为闭锁卵泡（atresic follicle）。绝经期后，卵巢内几乎没有卵泡。

在性成熟期，卵泡的生长发育是一个连续的过程，一般分为三个阶段（图7-15）。

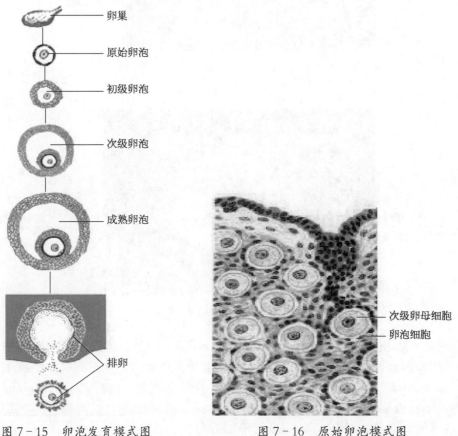

图7-15 卵泡发育模式图　　　　图7-16 原始卵泡模式图

1) **原始卵泡**（primordial follicle）：位于卵巢皮质浅层，数量多，呈球状。中央为一个大而圆的初级卵母细胞（primary oocyte），周围是一层扁平的卵泡细胞（follicular cell）。初级卵母细胞在胚胎期由卵原细胞分裂分化而成，核大而圆。卵泡细胞较小，核扁圆形（图7-16）。原始卵泡逐渐发育为初级卵泡。

2) **生长卵泡**（growth follicle）：又分为初级卵泡和次级卵泡两个阶段。①**初级卵泡**：位于卵泡中央的初级卵母细胞体积增大。卵泡细胞由扁平变为立方或柱状，并迅速增殖为多层。卵泡细胞和卵母细胞共同分泌一种凝胶状的糖蛋白，在两者之间呈现为一层嗜酸性的厚膜，称**透明带**（zona pellucida）。围绕卵泡的毛细血管、梭形细胞和结缔组织分化形成卵泡膜，与卵泡细胞以基膜相隔（图7-17）。②**次级卵泡**：在促性腺激素刺激下，多层卵泡细胞之间出现一些含液体的不规则腔隙，此时初级卵泡改称为次级卵泡（图7-18）。随着卵泡的发育增大，小腔逐渐融合成一个较大的**卵泡腔**（follicular antrum），腔内充满**卵泡液**。卵泡腔的增大使初级卵母细胞及其周围的卵泡细胞

183

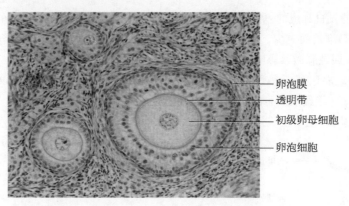

图 7-17　初 级 卵 泡

卵泡膜
透明带
初级卵母细胞
卵泡细胞

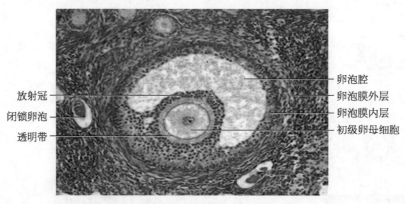

图 7-18　次 级 卵 泡

放射冠
闭锁卵泡
透明带

卵泡腔
卵泡膜外层
卵泡膜内层
初级卵母细胞

被挤至卵泡的一侧,突向腔内,称为**卵丘**(cumulus oophorus)。紧靠透明带的一层卵泡细胞为柱状,呈放射状排列,称为**放射冠**(corona radiata)。卵泡腔周围的卵泡细胞密集成数层,形成**颗粒层**(stratum granulosum)。卵泡膜逐渐分化为界限不清的内、外两层。内膜层(theca interna)中含较多的细胞及丰富的毛细血管。内膜细胞具有分泌类固醇激素细胞的结构特点。外膜层(theca externa)由纤维束、少量成纤维细胞和平滑肌纤维组成。

3)**成熟卵泡**(mature follicle):为卵泡发育的最终阶段,体积显著增大,直径可达 25 mm,向卵巢表面隆起。卵泡液剧增,卵泡腔扩大,使颗粒层变薄。在排卵前 36～48 h,初级卵母细胞完成第一次成熟分裂,形成一个大的次级卵母细胞(secondary oocyte)和一个很小的第一极体。第一极体位于次级卵母细胞和透明带之间的卵周间隙内。次级卵母细胞迅速进入第二次成熟分裂,停滞在分裂中期。

卵泡发育过程中,颗粒层细胞和内膜细胞相互协作,合成和分泌雌激素。雌激素主要为雌二醇(estradiol),主要作用是:①对生殖器官的作用:促进卵巢、输卵管、子宫以及阴道的生长发育,并维持其正常功能。如在青春期前雌激素过少,则生殖器官不能正常发育;雌激素过多,则会出现早熟现象。②对乳腺和副性征的影响:雌激素刺激乳腺导管和结缔组织增生,促进乳腺发育,并使全身脂肪和毛发分布具有女性特征,音调较高,骨盆宽大,臀部肥厚。③对代谢的作用:雌激素对人体新陈代谢的作用比较广泛,刺激成骨细胞的活动,而抑制破骨细胞的活动,加速骨的生长,促进钙盐沉积,并能促进骨骺软骨的愈合,因而在青春期早期女孩的生长较男孩为快,而最终身高反而较矮;促进肌肉蛋白质的合成;雌激素促进肾小管对水和钠的重吸收,增加细胞外液的量,有利于水和钠在体内的保留。因此雌激素对青春期的生长和发育起着重要的作用。

(2)排卵:在月经周期第14日,垂体释放LH量急剧上升,促使成熟卵泡破裂,卵母细胞自卵巢排出,该过程称为**排卵**(ovulation)。次级卵母细胞及其外周的透明带与放射冠随卵泡液一起从卵巢排出,被吸入输卵管伞部。如排卵后24 h内未受精,次级卵母细胞则退化;如与精子相遇受精,次级卵母细胞完成第二次成熟分裂,形成一个成熟的卵细胞(ovum)和一个小的第二极体。

(3)黄体的形成和退化:排卵后,残留在卵巢内的卵泡壁塌陷形成皱襞。卵泡膜内的血管和结缔组织伸入颗粒层。在LH作用下卵泡壁细胞分化,体积增大,形成一个暂存的内分泌细胞团,新鲜时呈黄色,故称**黄体**(corpus luteum)(图7-19)。由颗粒层细胞分化而成的**粒黄体细胞**呈多边形,胞体大,染色浅。细胞数量较多,分泌大量孕激素,主要为孕酮(progesterone)。来源于内膜细胞的**膜黄体细胞**体积较小,染色较深,数量较少。两种黄体细胞共同作用,产生一定量的雌激素。

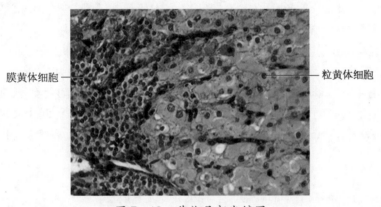

图7-19 黄体局部光镜图

孕激素的作用:孕激素主要作用于子宫内膜和子宫肌层,适应受精卵着床和维持妊娠。由于孕酮受体含量受雌激素调节,因此孕酮的绝大部分作用都必须在雌激素作用的基础上才能发挥。①对子宫的作用:孕酮促使在雌激素作用下增生的子宫内膜进一步增厚,并发生分泌期的变化,有利于受精卵在子宫腔的生存和着床。它使子宫平滑肌对催产素的敏感性降低,防止子宫收缩,保持胚胎生长的环境。另外,孕酮使宫颈黏液减少而变稠,使精子难以通过。②乳腺:在雌激素作用的基础上,孕激素主要促进乳腺腺泡发育,并在妊娠后为泌乳做好准备。③产热作用:女性基础体温在排卵前先出现短暂降低,而在排卵后升高0.5 ℃左右,并在黄体期一直维持在此水平上,临床上常将这一基础体温的双相变化,作为判定排卵的标志之一。

黄体的发育与排出的次级卵母细胞是否受精密切相关。若卵未受精,黄体维持2周即退化,称为**月经黄体**。黄体细胞退化,由致密结缔组织瘢痕替代,形成**白体**(corpus albicans)。如果卵受精,在胎盘分泌的绒毛膜促性腺激素的作用下,黄体继续发育增大,直径可达5 cm,称为**妊娠黄体**。它可维持6个月,以后也退化为白体,白体逐渐被巨噬细胞吸收。

(二) 输卵管

输卵管(uterine tube)是一对输送卵子的弯曲管道,长10~12 cm。连于子宫底的两侧,包裹在子宫阔韧带上缘内(图7-13,图7-20)。其外侧端游离以输卵管腹腔口(abdominal orifice of uterine tube)开口于腹膜腔;内侧端连于子宫以输卵管子宫口开口于子宫腔。故女性腹膜腔经输卵管、子宫、阴道可与外界相通。输卵管由内侧向外侧分为四部。

185

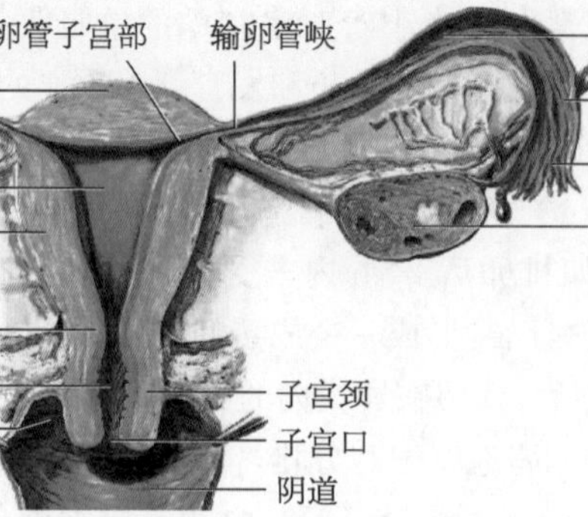

图 7-20　女性内生殖器（冠状切面）

1. **输卵管子宫部**（uterine part）　为贯穿子宫壁的一段，以输卵管子宫口开口于子宫腔。

2. **输卵管峡**（isthmus of uterine tube）　紧接子宫底外侧，短而细，壁较厚，水平向外移行为输卵管壶腹。输卵管结扎术常在此部进行。

3. **输卵管壶腹**（ampulla of uterine tube）　管径粗而较长，约占输卵管全长的 2/3，行程弯曲。卵细胞通常在此部受精。若受精卵未能移入子宫而在输卵管内发育，则为宫外孕。

4. **输卵管漏斗**（infundibulum of uterine tube）　为输卵管外侧端的膨大部分，呈漏斗状。漏斗中央有输卵管腹腔口开口于腹膜腔，卵巢排出的卵细胞由此进入输卵管。漏斗末端的边缘形成许多细长突起，称**输卵管伞**（fimbriae of uterine tube），盖在卵巢的表面，手术时常以此作为识别输卵管的标志。

（三）子宫

子宫（uterus）为一壁厚、腔小的肌性器官，胎儿在此发育成长。

1. 子宫的形态　成年未产妇的子宫略似前后稍扁的倒置梨形（图 7-13），长 7～8 cm，最宽径 4～5 cm，厚 2～3 cm。子宫形态可分为底、体、颈三部。两侧输卵管子宫口以上圆凸的部分为**子宫底**（fundus of uterus）。下端呈细圆柱状的部分为**子宫颈**（neck of uterus），子宫颈为肿瘤的好发部位。底与颈之间的部分为**子宫体**（body of uterus）。子宫颈在成人长 2.5～3.0 cm，其下端伸入阴道内的部分称**子宫颈阴道部**（vaginal part of cervix）。在阴道以上的部分称**子宫颈阴道上部**（supravaginal part of cervix）。子宫颈阴道上部的上端与子宫体相接，且较狭细称**子宫峡**（isthmus of uterus）。非妊娠期，子宫峡不明显，长仅 1 cm；在妊娠期，子宫峡逐渐扩张伸长，形成子宫下段，妊娠末期可长达 7～11 cm。产科常在此处进行剖腹取胎术，可避免进入腹膜腔，减少感染的机会。

子宫的内腔较狭窄，分上、下两部（图 7-20）。上部由子宫底、体围成，称**子宫腔**（cavity of uterus）。子宫腔呈三角形，底向上，两侧角通输卵管；尖向下，通子宫颈管。子宫内腔的下部在子宫颈内，称**子宫颈管**（canal of cervix of uterus）。子宫颈管上口通子宫腔，下口通阴道称**子宫口**（orifice of uterus）。未产妇的子宫口呈圆形，边缘光滑整齐；分娩后呈横裂状。

2. 子宫的位置和固定装置　子宫位于盆腔的中央，在膀胱和直肠之间，下端突入阴道，两侧连有输卵管和子宫阔韧带。成年未孕的子宫底位于小骨盆入口平面以下。子宫颈下端在坐骨棘平面稍上方。成年女性子宫的正常位置呈前倾前屈位（图 7-12）。前倾是指整个子宫向前倾斜，子宫的长轴与阴道的长轴形成一个向前开放的钝角；前屈是指子宫体与子宫颈之间凹向前的弯曲，亦呈钝角。

维持子宫正常位置的韧带有：

(1) **子宫阔韧带**(broad ligament of uterus):是子宫两侧的双层腹膜皱襞,由子宫前后面的腹膜向盆侧壁延伸而成(图7-13)。其上缘游离,内包输卵管。子宫阔韧带可限制子宫向两侧移位。

(2) **子宫圆韧带**(round ligament of uterus):由平滑肌和结缔组织构成,呈圆索状。起于子宫前面的上外侧,输卵管与子宫连接处的下方,在阔韧带前层腹膜的覆盖下向前外侧弯行,然后通过腹股沟管止于阴阜和大阴唇的皮下。此韧带是维持子宫前倾的主要结构。

(3) **子宫主韧带**(cardinal ligament of uterus):为子宫阔韧带下部两层腹膜之间的纤维结缔组织束和平滑肌纤维,较强韧,连于子宫颈阴道上部和骨盆侧壁之间(图7-21),其主要功能是防止子宫下垂。

(4) **骶子宫韧带**(sacrouterine ligament):由平滑肌和结缔组织构成,起自子宫颈阴道上部后面,向后绕过直肠两侧,止于骶骨前面(图7-21)。此韧带表面盖以腹膜,其主要功能是与子宫圆韧带共同维持子宫的前倾前屈位。

除上述韧带外,盆底肌和阴道的承托以及周围结缔组织的牵拉等因素,对子宫位置的固定也起很大作用。

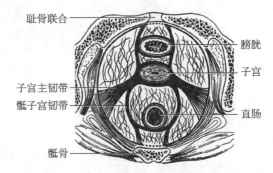

图7-21 子宫主韧带和骶子宫韧带模式图(盆腔横切面)

3. **子宫壁的组织结构** 子宫壁从内向外分为内膜、肌层和外膜(图7-22)。

(1) **内膜**(endometrium):由单层柱状上皮和固有层组成。上皮向固有层内陷形成许多管状的子宫腺,其末端近肌层处常有分支。固有层较厚,血管丰富,含有大量分化程度较低的基质细胞(stroma cell)。

子宫底和体部的内膜可分成功能层和基底层。**功能层**较厚,位于浅层,自青春期起在卵巢激素的作用下发生周期性增生、肥厚、剥脱和出血;妊娠时为胚泡植入和孕育胎儿的部位。**基底层**较薄,位于内膜深处,无周期性剥脱变化,但可增生,修复内膜。

子宫动脉经外膜穿入子宫肌层,在内膜与肌层交界处,形成分支称为基底动脉,分布于内膜基底层,它不受性激素的影响。基底动脉的主干螺旋状行走于功能层称为螺旋动脉,它对于激素的作用很敏感。螺旋动脉在内膜浅层形成毛细血管网,经物质交换后汇入小静脉,穿越肌层,最后汇合成子宫静脉出子宫。

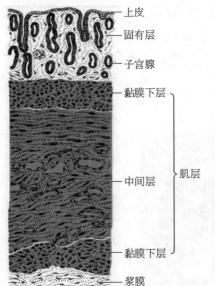

图7-22 子宫壁结构模式图

(2) **肌层**(myometrium):很厚,由大量成片或成束的平滑肌交织而成,富含血管,由内向外大体上可分为黏膜下肌层、中间肌层及浆膜下肌层。妊娠时子宫平滑肌纤维明显增长,并可分裂增殖。分娩后,平滑肌纤维可恢复原状,增大的子宫也可复原。子宫平滑肌的收缩受激素调节。

(3) **外膜**(perimetrium):子宫底部与体部的外膜为浆膜,子宫颈部分为纤维膜。

4. **子宫内膜周期性变化** 自青春期起,在卵巢分泌的雌激素和孕激素的作用下,子宫底部和体部的功能层内膜出现周期性变化,表现为每隔28日左右发生一次内膜剥脱、出血、修复和增生的

187

连续过程,称为**月经周期**(menstrual cycle)。每个周期是从月经第1日起至下次月经来潮的前1日止。

一般分为三期,即**月经期**、**增生期**和**分泌期**(图7-23)。

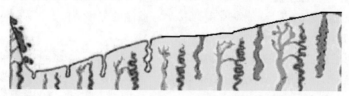

月经期 增生早期 增生中期 增生晚期　分泌早期　　　分泌晚期

图7-23　子宫内膜周期性变化

月经周期具体变化特点见表7-1,图7-24。

表7-1　月经周期卵巢、激素、子宫内膜特点变化

月经周期	月经期	增生期	分泌期
所处时期	第1~5日	第6~14日	第15~28日
历经时间	3~5日	8~10日	14日
卵巢变化	黄体退化	卵泡生长	黄体形成
激素变化	雌激素、孕激素↓	雌激素↑↑	孕激素↑↑、雌激素↑
子宫内膜变化	子宫内膜剥脱出血,形成月经	子宫内膜修复、增厚,子宫腺增长、弯曲,螺旋动脉增长、弯曲,基质细胞增多	内膜更增厚,子宫腺更增长弯曲并分泌,螺旋动脉更增长、弯曲并达浅面,基质细胞更多,胞质内充满糖原颗粒和脂滴

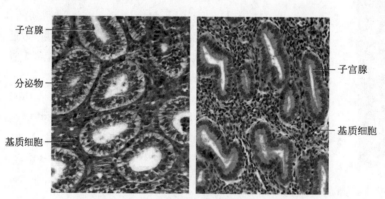

图7-24　增生期、分泌期子宫内膜变化(左:分泌期,右:增生期)

绝经后,卵巢功能退化,激素分泌停止,子宫内膜萎缩变薄,仅残留稀少而细小的腺体,不再出现周期性变化。

(四)阴道

阴道(vagina)为前后略扁的肌性管道,连接子宫和外生殖器,是导入精液、排出月经和娩出胎儿的管道。阴道下端为**阴道口**(vaginal orifice),开口于阴道前庭(图7-12,图7-20)。阴道的上端

较宽,包绕子宫颈阴道部,两者间形成的环形凹陷,称**阴道穹**(fornix of vagina)。阴道穹分为前、后部和两侧部,以**阴道穹后部**为最深,并与直肠子宫陷凹紧密相邻,两者间仅隔以阴道后壁和腹膜。当直肠子宫陷凹有积液时,可经阴道穹后部进行穿刺或引流。

阴道前壁邻膀胱和尿道,后壁邻直肠。如邻接部位损伤,可发生尿道阴道瘘或直肠阴道瘘,致使尿液或粪便进入阴道。

拓展知识——女性计划生育小常识

1. 女性绝育手术　输卵管是输送卵子的管道和卵子受精的地方,女性绝育手术是在输卵管峡部处将输卵管断开后结扎。

2. 宫内节育器　宫内节育器就是人为地在子宫腔内放置异物,多为金属环,抑制胚囊的着床。

3. 自然避孕　女性排卵时间一般为月经周期的第 14 日左右,所以月经期前 1 周和月经期后 1 周是安全期,可达到自然避孕的目的。

二、外生殖器

女性外生殖器又称**女阴**(vulva),包括阴唇、阴道前庭、阴蒂、前庭球和前庭大腺等(图 7 - 25,图 7 - 26)。

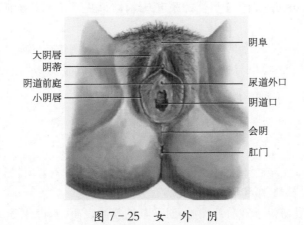

图 7 - 25　女　外　阴

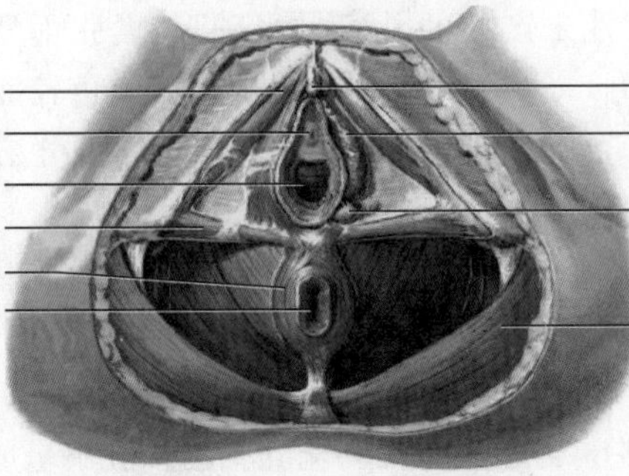

图 7 - 26　阴蒂、前庭球及前庭大腺

189

（一）阴阜

阴阜（mons pubis）为耻骨联合前面的皮肤隆起；深面有较多的脂肪组织。性成熟期以后,皮肤生有阴毛。

（二）大阴唇

大阴唇（greater lip of pudendum）为一对纵长隆起的富有色素和生有阴毛的皮肤皱襞。大阴唇的前端和后端左右互相连合,形成唇前连合和唇后连合。

（三）小阴唇

小阴唇（lesser lip of pudendum）是位于大阴唇内侧的一对较薄的皮肤皱襞,表面光滑无阴毛。两侧小阴唇后端互相连合形成阴唇系带。小阴唇的前端分为两个小皱襞,内侧的在阴蒂下面与对侧者结合成阴蒂系带,向上连于阴蒂;外侧的在阴蒂背面与对侧者连合形成阴蒂包皮。

（四）阴道前庭

阴道前庭（vaginal vestibule）是位于两侧小阴唇之间的裂隙,其前部有较小的尿道外口,后部有较大的阴道口。处女的阴道口周缘有环形或半月形的黏膜皱襞称**处女膜**,破裂后成为处女膜痕。

（五）阴蒂

阴蒂（clitoris）位于尿道外口的前方,由两个阴蒂海绵体（cavernous body of clitoris）组成,相当于男性的阴茎海绵体。后端以两个阴蒂脚（crus of clitoris）附于耻骨下支和坐骨支,两脚在前方结合成**阴蒂体**（body of clitoris）,露于表面的为**阴蒂头**（glans of clitoris）,富有神经末梢,感觉敏锐。

（六）前庭球

前庭球（bulb of vestibule）相当于男性的尿道海绵体,呈铁蹄形,位于大阴唇的深面。

（七）前庭大腺

前庭大腺（greater vestibular gland）又称 Bartholin 腺,位于阴道口的两侧,前庭球的后端,形如豌豆。导管向内侧开口于阴道口与小阴唇之间的沟内,相当于小阴唇中、后 1/3 交界处。分泌物有润滑阴道口的作用。

三、乳房和会阴

（一）乳房

乳房（mamma,breast）为哺乳动物特有的结构。人的乳房为成对器官,男性不发达。女性乳房于青春期后开始发育生长,妊娠和哺乳期的乳房有分泌活动。

1. **乳房的位置**　乳房位于胸前部,胸大肌及其筋膜的表面,上起自第 2～3 肋,下至第 6～7 肋,内侧至胸骨旁线,外侧可达腋中线。乳头平第 4 肋间隙或第 5 肋。

2. **乳房的形态**　成年女性未产妇的乳房呈半球形,紧张而富有弹性。乳房的中央有**乳头**（papilla）,其顶端有输乳管的开口（图 7-27）。乳头周围有颜色较深的环形区域,称**乳晕**（areola of breast）,表面有许多小隆起,其深面为**乳晕腺**（areolar gland）,可分泌脂性物质润滑乳头。乳头和乳晕的皮肤较薄弱,易于损伤。

3. **乳房的结构**　乳房由皮肤、乳腺、脂肪组织和纤维组织构成（图 7-27）。纤维组织主要包绕乳腺,并有纤维隔嵌入乳腺叶之间,将乳腺分为 15～20 个**乳腺叶**（lobe of mammary gland）。每一乳腺叶有一排泄管,称**输乳管**（lactiferous ducts）。输乳管在近乳头处膨大称**输乳管窦**（lactiferous sinus）,其末端变细开口于乳头。由于乳腺叶和输乳管围绕乳头呈放射状排列,乳房手术时应尽量做放射状切口,以减少对乳腺叶和输乳管的损伤。乳房皮肤与乳腺深面的胸筋膜之间,连有许多

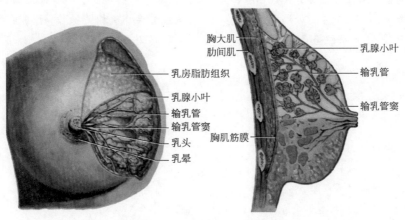

胸大肌
肋间肌
乳腺小叶
乳房脂肪组织
输乳管
乳腺小叶
输乳管
输乳管窦
输乳管窦
胸肌筋膜
乳头
乳晕

图7-27　乳腺结构模式图

纤维组织小束,称**乳房悬韧带**(suspensory ligaments of breast)或 Cooper 韧带,对乳房起固定作用。乳腺癌早期,乳房悬韧带可受侵犯而缩短,牵拉表面皮肤产生一些凹陷,呈橘皮样,这是乳腺癌早期的常见体征。

(二) 会阴

会阴(perineum)有狭义和广义之分(图7-26)。临床上,常将肛门与外生殖器之间的区域称为会阴,即狭义的会阴。妇女分娩时应注意保护此区,以免造成会阴撕裂。广义的会阴是指封闭骨盆下口的全部软组织。通过两侧坐骨结节前缘的连线,可将会阴分为前、后两部。前部为**尿生殖三角**(尿生殖区),男性有尿道通过,女性有尿道和阴道通过;后部为**肛门三角**(肛区),有肛管通过。

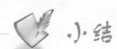

小结

生殖系统包括男性生殖系统和女性生殖系统,均由内生殖器和外生殖器组成。生殖系统的主要功能是产生生殖细胞、繁殖新个体和分泌性激素。

男性内生殖器由睾丸、附睾、输精管、射精管和附属腺体(前列腺、精囊腺、尿道球腺)组成。睾丸是男性的生殖腺,主要功能是产生精子和分泌雄激素。其产生的精子在附睾内暂时储存并进一步获取营养后成熟,再经过输精管、射精管和男性尿道排出体外。雄激素可促进男性副性器官的发育、男性副性征的出现和维持、蛋白质的合成和正常性欲的维持等。男性尿道是排出尿液和精液的管道,全长可分为3个部分,有3个狭窄和2个弯曲。

女性内生殖器由卵巢、输卵管、子宫、阴道及附属腺体组成。卵巢是女性的生殖腺,主要功能是产生卵子和分泌女性激素。女性激素包括雌激素和孕激素。雌激素可促进女性副性器官发育和女性副性征的出现和维持。孕激素可在雌激素作用的基础上发挥其保证着床和维持妊娠的作用。女性生殖器官具有周期性的变化,最显著的是月经。月经周期平均为28日,可分为增生期、分泌期和月经期。在月经周期,卵巢、女性激素、子宫内膜等都发生周期性的变化。

女性乳房位于胸大肌的表面,主要由皮肤、脂肪组织和乳腺构成。乳腺被脂肪组织分隔成许多乳腺叶,每一乳腺叶内均有一条围绕乳头呈放射状排列的输乳管,故乳房手术时应尽量采取放射状切口。

会阴有广义和狭义之分。广义会阴指封闭骨盆下口的所有软组织。狭义会阴指肛门和

191

外生殖器之间的软组织，也称产科会阴，在分娩时应注意保护。

掌握和熟悉生殖系统各器官的位置、形态、结构和功能，对于正确认识和理解临床生殖系统疾病及相关操作、计划生育常识等具有重要意义。

（顾春娟　刘　丽）

第八章

脉 管 系 统

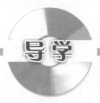

◆ **认知目标**

　　掌握：大、小循环的途径；血液在心腔内流动方向；心泵血功能、评价指标、影响因素；动脉血压的影响因素及心血管功能调节。熟悉：心脏的位置、外形和心腔的主要结构；心的传导系统；身体各部位的主要血管（全身动脉主干、主要的浅静脉）和淋巴导管；全身主要淋巴结的位置和收纳范围；心肌的生理特性、生物电现象；中心静脉压的意义；微循环

的功能。了解：心的血管和心包结构；心音和心电图。

◆ **技能目标**

　　指出心脏等器官的体表标志；指出全身能用于临床穿刺和压迫止血的血管；学会人体动脉血压的测量方法；初步辨别第一、第二心音；学会心电图的测量方法和了解各波段的组成及意义。

第一节　心脏的结构和功能

　　脉管系统是人体内执行运输功能的连续管道系统，包括心血管系统和淋巴系统。

　　心血管系统由心、动脉、毛细血管和静脉组成。心脏是心血管系统的动力器官，具有泵血功能，推动血液在心血管内循环流动；**动脉**是引导血液离开心脏向周围输送的管道；毛细血管是血液与组织细胞之间进行物质交换的场所；**静脉**是引导血液从周围回流到心脏的管道。

　　淋巴系统由淋巴管道、淋巴器官和淋巴组织构成。淋巴系统常被看成是静脉的辅助管道，淋巴液最后汇入静脉。

　　循环系统的主要功能是把营养物质和氧等输送到全身各器官、组织和细胞；同时又将组织和细胞的代谢产物如二氧化碳、尿素等运送到肺、肾、皮肤等器官排出体外，以维持身体内环境理化特性的相对稳定以及机体防卫功能。

　　血液由心室射出，经动脉、毛细血管、静脉返回心房，这种周而复始的循环流动伴随物质交换的过程称为**血液循环**。依照循环途径不同，又分为体循环（大循环）和肺循环（小循环）（图 8 - 1，图 8 - 2）。两个循环同时进行，彼此连续。

193

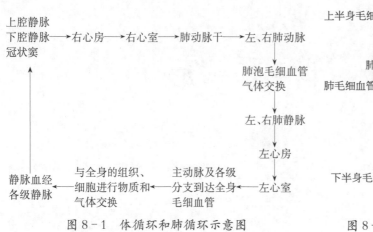

图 8-1 体循环和肺循环示意图

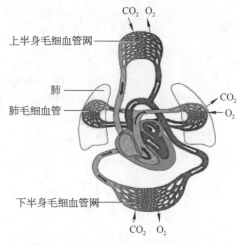

图 8-2 体循环和肺循环模式图

一、心脏结构

(一)心脏的位置和外形

心脏是中空的肌性器官,具有节律性收缩的功能,为心血管系统的"动力泵",它能从静脉吸回血液,再推入动脉,使血液在血管内周而复始地流动。

1. 心脏的位置　心位于胸腔中纵隔内,周围裹以心包。约 2/3 位于正中矢状切面的左侧,1/3 在其右侧。心的上方有出入心的大血管,下方是膈。前方对向胸骨体和第 2～6 肋软骨,后方平对第 5～8 胸椎。两侧借纵隔、胸膜与胸膜腔、肺邻近(图 8-3)。

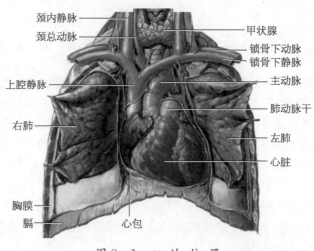

图 8-3 心 的 位 置

2. 心脏的外形　心脏形似倒置、前后稍扁的圆锥体。它可分为一尖、一底、两面、三缘,表面尚有三条沟(图 8-4,图 8-5)。**心尖**朝向左前下方,故在胸骨左侧第 5 肋间隙锁骨中线内侧 1～2 cm 处,可扪及心尖搏动。**心底**朝向右后上方。**胸肋面**朝向前上方。**膈面**几乎呈水平位,朝向下方并略朝向后。心脏的三缘分别是**下缘**、**左缘**和**右缘**。心表面有**三条沟**。冠状沟位于心底处,是分界心房和心室的表面标志。在心室的胸肋面和膈面各有一条自冠状沟向心尖延伸的浅沟,分别称为前室

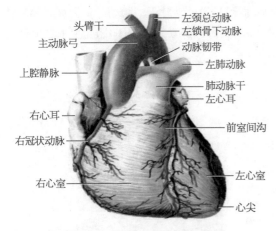

图 8-4　心的外形和血管(前面)

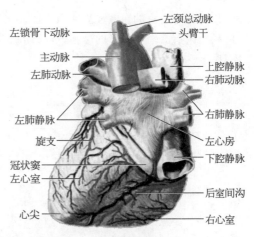

图 8-5　心的外形和血管(后面)

间沟和后室间沟。前、后室间沟是分界左、右心室的表面标志。

(二) 心腔

　　心脏内部共分四个腔,即**右心房**、**右心室**、**左心房**和**左心室**。同侧心房与心室之间有房室口相通。左、右心房间以**房间隔**分隔,左、右心室间以**室间隔**分隔(表 8-1)。房间隔由两层心内膜夹少量心肌和结缔组织构成。卵圆窝处最薄,为房间隔缺损的好发部位。室间隔分为肌部和膜部。肌部位于室间隔的前下部分,较厚,由心肌和心内膜构成。膜部位于室间隔上方中部,心房和心室交界处。此处是先天性心脏病室间隔缺损的好发部位。

表 8-1　心 腔 结 构

项目	右心房	右心室	左心房	左心室
入口	上腔静脉口;下腔静脉口;冠状窦口	右房室口	四个肺静脉入口	左房室口
出口	右房室口	肺动脉口	左房室口	主动脉口
瓣膜	三尖瓣	肺动脉瓣	二尖瓣	主动脉瓣

　　1. **右心房**　构成心的右上部,壁薄腔大,右心房有三个入口、一个出口。其前部向左呈三角形突出,称右心耳。在右心房的上方有**上腔静脉口**,下方有**下腔静脉口**,在下腔静脉口与右房室口之间有**冠状窦口**。这三个口是右心房的入口,分别引导人体上半身、下半身和心本身的静脉血回流入右心房。在下腔静脉口的左前方为**右房室口**,是右心房的出口,下通右心室。在房间隔右侧面下部有一浅窝称**卵圆窝**,是胎儿时期卵圆孔闭合后的遗迹,房间隔缺损多发生于此处(图 8-6)。

　　2. **右心室**　位于右心房的左前下方。其入口即右房室口,口周缘附有 3 个三角形的瓣膜,称**三尖瓣**(右房室瓣),各尖瓣借**腱索**连于乳头肌。当心室收缩时,血液的推动使三尖瓣关闭房室口,由于乳头肌的收缩和腱索的牵拉,使三尖瓣不致翻向右

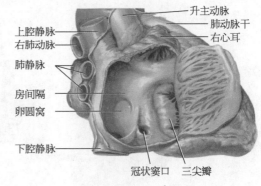

图 8-6　右心房结构

195

心房,以防止右心室的血液逆流回右心房。出口为肺动脉口,通肺动脉干。肺动脉口周缘有肺动脉瓣环,环上附有3个半月形的瓣膜,称**肺动脉瓣**。当心室舒张时,肺动脉瓣关闭,阻止血液逆流回右心室(图8-7)。

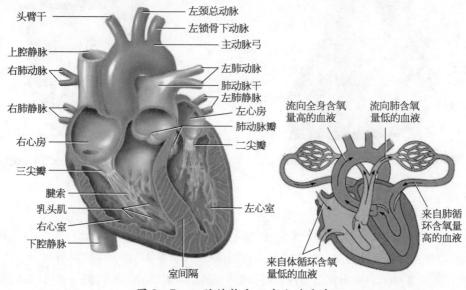

图8-7 心腔结构和心内血流方向

3. **左心房** 位于右心房的左后方,构成心底的大部。其后方与食管相邻,左心房扩大时可压迫食管。左心房后部两侧各有两个入口,称**肺静脉口**,导入由肺流入心的动脉血。左心房的出口为**左房室口**,下通左心室。(图8-5,图8-7)

4. **左心室** 大部分位于右心室的左后下方,左心室壁厚,是右心室壁厚的3倍。左心室的入口即左房室口,口周缘有二尖瓣环,环上附有**二尖瓣**(左房室瓣),各尖瓣借腱索连于**乳头肌**。出口为主动脉口,主动脉口周缘附有3个半月形瓣膜,称**主动脉瓣**。当左心室舒张时,主动脉瓣关闭,防止血液反流至左心室(图8-7)。

(三) 心壁的构造

1. **心壁的组织结构** 心壁由心内膜、心肌层和心外膜构成(图8-8)。心肌层是其中的主要部分。

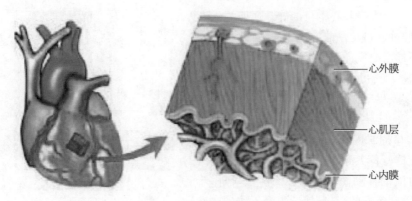

图8-8 心 壁 的 构 成

（1）心外膜：浆膜心包的脏层，被覆于心肌层和大血管根部的表面，是透明光滑的浆膜。

（2）心内膜：被覆于心腔内面的一层滑润的薄膜，与大血管的内膜相延续，心的各瓣膜是由心内膜向心腔折叠并夹一层致密结缔组织而构成的。

（3）心肌层：心肌是构成心壁的主体，由心肌细胞和结缔组织支架组成（图8-8）。心肌细胞包括特殊心肌细胞和普通心肌细胞。普通心肌细胞构成心房肌和心室肌，其中心房肌较薄，心室肌肥厚，尤以左心室肌最发达。心室肌一般分为浅、中、深三层，其走行方向是浅层斜行，中层环行，深层纵行，它们的主要功能是收缩。结缔组织在肺动脉口、主动脉口、右房室口和左房室口周围形成四个纤维环。它们构成心壁的纤维支架（又称纤维骨骼），在心肌运动中起支持和稳定的作用。心房肌和心室肌不相延续，均附着于纤维支架上。因此，心房、心室可以分别收缩（图8-9）。

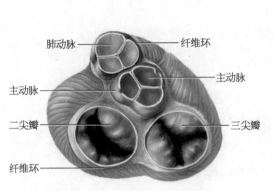

图8-9 心横切面（沿冠状沟）

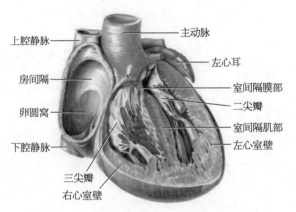

图8-10 心冠状切面（示房间隔与室间隔）

2. 房间隔和室间隔　房间隔位于左右心房之间，由两层心内膜夹少量心肌和结缔组织构成，厚1～4 mm，卵圆窝处最薄，约为1 mm（图8-10）。室间隔位于左、右心室之间，较厚，由心肌和心内膜构成。其下方大部分是由心肌构成的肌部，上方小部分紧靠主动脉口的下方，为一卵圆形较薄的部分，面积大约0.8 cm²，缺乏肌质，称膜部，此处是先天性心脏病室间隔缺损的好发部位。

（四）心的传导系统

心的传导系统由特殊分化的心肌细胞组成，包括窦房结、房室结、房室束、左右束支及浦肯野纤维网（图8-11）。它们形成结或束位于心壁内，具有产生兴奋、传导冲动和控制心正常节律性搏动的功能。

（五）心的血管

1. 心的动脉　心的动脉供应主要来自左、右冠状动脉，它们均发自升主动脉根部，其分支都是按营养部位命名的（图8-12，图8-13）。左、右冠状动脉的起始、行经、分支和营养范围（表8-2）。

2. 心的静脉　心壁回流的静脉血，绝大部分经冠状窦汇入右心房。一小部分直接流入右心房。心的静脉有心大静脉、心中静脉、心小静脉等。

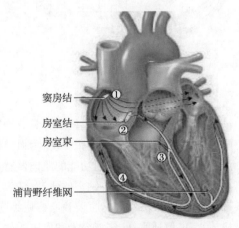

图8-11 心的传导系统

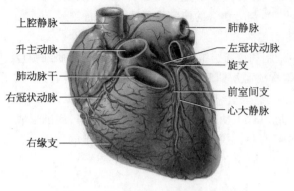

上腔静脉
升主动脉
肺动脉干
右冠状动脉
右缘支

肺静脉
左冠状动脉
旋支
前室间支
心大静脉

图 8-12　冠状血管(胸肋面)

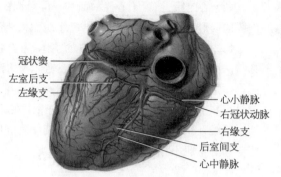

冠状窦
左室后支
左缘支

心小静脉
右冠状动脉
右缘支
后室间支
心中静脉

图 8-13　冠状血管(膈面)

表8-2　左、右冠状动脉的起始、行径、分支和营养范围

名称	起始	行径	分支	营养范围
左冠状动脉	升主动脉	经左心耳与肺动脉干	前室间支 旋支	心的左半部及室间隔前 2/3
右冠状动脉	升主动脉	经右心耳与肺动脉干,在根部之间进入冠状沟向右后行,一般至房室交点	后室间支 左室后支	右心房、右心室、室间隔后 1/3、部分左心室后壁

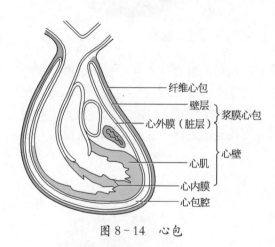

纤维心包
壁层
心外膜(脏层)　浆膜心包
心肌
心内膜　心壁
心包腔

图 8-14　心包

(六) 心包

心包为包裹心和出入心的大血管根部的纤维浆膜囊。分内、外两层,外层为纤维心包,内层为浆膜心包(图8-14)。

纤维心包是坚韧的纤维结缔组织囊,上方与出入心的大血管的外膜相延续,下方与膈的中心腱附着。浆膜心包薄而光滑,分成脏、壁两层。脏层为紧贴在心和大血管根部表面的浆膜,心表面的浆膜又称心外膜。壁层衬贴于纤维心包的内面。脏、壁二层在大血管根部相互移行,两层之间的潜在腔隙称**心包腔**,内含少量浆液起润滑作用,减少心脏搏动时的摩擦。

二、心脏功能

心脏是一个由心肌组织构成并具有瓣膜结构的空腔器官,是血液循环的动力装置。生命过程中,心脏节律性的收缩和舒张活动,为血液流动提供能量。心脏的这种活动形式与水泵相似,因此可以把心脏视为实现泵血功能的肌肉器官。几个世纪以来,生物学家一直认为心脏是一个单纯的循环器官,近年来关于心钠素的研究,认识到心脏除循环功能外,还具有内分泌功能。心钠素是脊椎动物心脏分泌的激素,主要在心房肌细胞内合成,具有利尿、利钠、舒张血管和降血压作用。参与机体水、电解质平衡,体液容量和血压的调节。除心钠素外,从哺乳动物的心肌组织中还提取分离出某些生物活性多肽,如抗心律失常肽和内源性洋地黄素等,还发现心肌细胞内有肾素-血管紧张素系统存在。有关心脏内分泌功能的研究进展很快,大大加深丰富了对心脏功能的认识和了解。

(一) 心脏的泵血功能

心脏由左、右两个心泵组成,每侧心脏均由心房和心室组成。心房收缩力较弱,但其收缩可帮助血液流入心室。心室收缩力强,可将血液射入肺循环和体循环。心脏和血管中的瓣膜使血液在循环系统中只能以单一方向流动。心脏泵血呈周期性,这种周期性活动由心肌生物电的活动、机械收缩和瓣膜活动三者相联系配合才得以实现。

1. 心动周期和心率 心脏一次收缩和舒张,构成一个机械活动周期,称为**心动周期**(cardiac cycle)。心房与心室的心动周期均包括收缩期和舒张期。由于心室在心脏泵血活动中起主要作用,故通常心动周期是指心室的活动周期而言。正常心脏的活动由一连串的心动周期组合而成,因此,心动周期可以作为分析心脏机械活动的基本单元。

心动周期持续的时间与心跳频率有关,两者呈反变关系。成年人心率平均每分钟 75 次,每个心动周期持续 0.8 s。一个心动周期中,两心房首先收缩,持续 0.1 s,继而心房舒张,持续 0.7 s。当心房收缩时,心室处于舒张期,心房进入舒张期后,心室便开始收缩,持续 0.3 s,随后进入舒张期,历时 0.5 s。心室舒张的前 0.4 s 期间,心房也处于舒张期,这一时期称为全心舒张期(图 8-15)。可见,一次心动周期中,心房和心室各自按一定的时程进行舒张与收缩相交替的活动,而心房和心室两者的活动又依一定的次序先后进行,左右两侧心房或两侧心室的活动则几乎是同步的。另一方面,无论心房或心室,收缩期均明显短于舒张期。如果心率增快,心动周期持续时间缩短,收缩期和舒张期均相应缩短,但舒张期缩短的比例较大;因此,心率增快时,心肌工作的时间相对延长,休息时间相对缩短,这对心脏的持久活动是不利的。

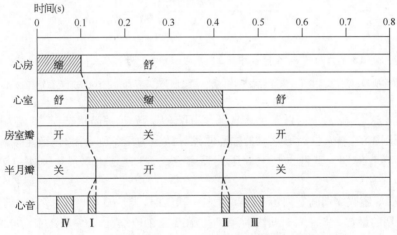

图 8-15 心动周期中心房、心室活动的顺序和时间的关系

2. 心脏泵血过程 在心脏泵血过程中,心室起主要作用,左右心室的泵血过程相似,而且几乎同时进行。现以左心室为例(图 8-16),说明一个心动周期中心室射血和充盈的过程,以便了解心脏泵血的机制。根据心室内压力、容积的改变,瓣膜启闭与血流情况,可将心室的泵血过程分为心室**收缩期**(systole)和**舒张期**(diastole)。

(1) 心室收缩期

1) 等容收缩期:心房进入舒张期后不久,心室开始收缩,心室内压力开始升高;当超过房内压时,心室内血液出现由心室向心房反流的倾向,但这种反流正好推动房室瓣,使之关闭,血液因

199

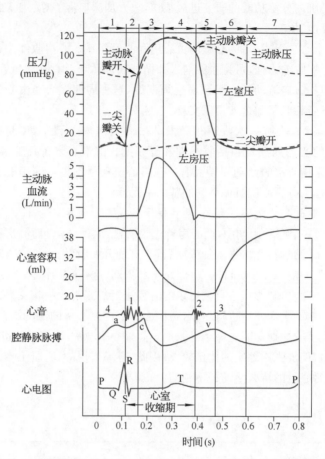

图 8-16　心动周期各时相中,心脏(左侧)内压力、容积和瓣膜等的变化

1:心房收缩期;2:等容收缩期;3:快速射血期;4:减慢射血期;5:等容舒张期;6:快速充盈期;7:减慢充盈期

而不至于倒流。这时,室内压尚低于主动脉压,半月瓣仍然处于关闭状态,心室成为一个封闭腔,因血液是不可压缩的液体,这时心室肌的强烈收缩导致室内压急剧升高,以致主动脉瓣开启的这段时期称为等容收缩期。其特点是室内压大幅度升高,且升高速率很快。这一期持续 0.05 s 左右。

2) 射血期:等容收缩期间室内压升高超过主动脉压时,半月瓣被打开,等容收缩期结束,进入射血期。射血期的最初 1/3 左右时间内,心室肌仍在做强烈收缩,由心室射入主动脉的血液量很大(约占总射血量的 2/3)流速也很快,此时,心室容积明显缩小,室内压继续上升达峰值,这段时期称**快速射血期**(0.10 s);由于大量血液进入主动脉,主动脉压相应增高。随后,由于心室内血液减少以及心室肌收缩强度减弱,心室容积的缩小也相应变得缓慢,射血速度逐渐减弱,这段时期称为**减慢射血期**(0.15 s),这一时期内,心室内压和主动脉压都相应由峰值逐步下降。

(2) 心室舒张期

1) 等容舒张期:心室肌开始舒张后,室内压下降,主动脉内血液向心室方向反流,推动半月瓣关闭;这时室内压仍明显高于心房压,房室瓣仍然处于关闭状态,心室又成为封闭腔。此时,心室肌舒张,室内压以极快的速度大幅度下降,但容积并不改变,从半月瓣关闭直到室内压下降到低于心房压,房室瓣开启时为止,称为**等容舒张期**,持续 0.06~0.08 s。

2) 心室充盈期:当室内压下降到低于心房压时,血液顺着房室压力梯度由心房向心室方向流动,冲开房室瓣并快速进入心室,心室容积增大,称**快速充盈期**(0.11 s);其间进入心室的血液约为总充盈量的 2/3。随后,血液以较慢的速度继续流入心室,心室容积进一步增大,称**减慢充盈期**(0.22 s)。在心室舒张的最后 0.1 s,心房收缩,将心房血液挤入心室,使心室得到进一步充盈,这一时期称为心房收缩期(0.1 s)。

从以上对心室充盈和射血过程的描述中,不难理解左心室泵血的机制。心室的收缩和舒张,是造成室内压力变化,从而导致心房和心室之间以及心室和主动脉之间产生压力梯度的根本原因;而压力梯度是推动血液在相应腔室之间流动的主要动力,血液的单方向流动则是在瓣膜活动的配合下实现的。还应注意瓣膜对于室内压力的变化起着重要作用,没有瓣膜的配合,等容收缩期和等容舒张期的室内压大幅度升降,是不能完满实现的。另外,从心脏泵血的过程可以看出,心房收缩对于心室充盈不起主要作用。故当发生心房纤维性颤动时,虽然心房已不能正常收缩,心室充盈量因此有所减少,但一般不至于严重影响心室的充盈和射血功能;如果发生心室纤维性颤动,心脏泵血活动立即停止,后果十分严重。

3. 心脏泵血功能的评价　心脏泵血功能是正常或是不正常,是增强或减弱,这是医学实践工作中经常遇到的问题。因此,用何种方法和指标来测量和评定心脏功能,在理论和实践上都是十分重要的。

(1) 心脏的输出量:心脏在循环系统中所起的主要作用就是泵出血液以适应机体新陈代谢的需要,不言而喻,心脏输出的血液量是衡量心脏功能的基本指标。

1) 每分输出量和每搏输出量:一侧心室一次收缩射出的血液量,称**每搏输出量**,又称**搏出量**(stroke volume)。一侧心室每分钟射入动脉的血液量,称**每分输出量**,简称**心输出量**(cardiac output),等于心率与搏出量的乘积。左、右两心室的输出量基本相等。心输出量与机体新陈代谢水平相适应,可因性别、年龄及其他生理情况而不同。如健康成年男性静息状态下,心率平均每分钟 75 次,搏出量约为 70 ml(60~80 ml),心输出量为 5 L/min(4.5~6.0 L/min)。女性比同体重男性的心输出量约低 10%,青年时期心输出量高于老年时期。心输出量在剧烈运动时可高达 25~35 L/min,麻醉情况下则可降低到 2.5 L/min。

2) 心指数:心输出量是以个体为单位计算的。身体矮小的人和高大的人,新陈代谢总量不相等,因此,用心输出量的绝对值作为指标进行不同个体之间心功能的比较,是不全面的。群体调查资料表明,人体静息时的心输出量也和基础代谢率一样,并不与体重成正比,而是与体表面积成正比的。以单位体表面积(m^2)计算的心输出量,称为**心指数**(cardiac index);中等身材的成年人体表面积为 1.6~1.7 m^2,安静和空腹情况下心输出量 5~6 L/min,故心指数为 3.0~3.5 L/(min·m^2)。安静和空腹情况下的心指数,称之为静息心指数,是分析比较不同个体心功能时常用的评定指标。年龄在 10 岁左右时,静息心指数最大,可达 4 L/(min·m^2)以上,以后随年龄增长而逐渐下降,到80 岁时,静息心指数接近于 2 L/(min·m^2)。肌肉运动时,心指数随运动强度的增加大致成比例地增高。妊娠、情绪激动和进食时,心指数均增高。

3) 射血分数:心室舒张末期充盈量最大,此时心室的容积称为舒张末期容积。心室射血期末,容积最小,这时的心室容积称为收缩末期容积。舒张末期容积与收缩末期容积之差,即为搏出量。正常成年人,左心室舒张末期容积估计约为 145 ml,收缩末期容积约 75 ml,搏出量为 70 ml。可见,每一次心跳,心室内血液并没有全部射出。搏出量占心室舒张末期容积的百分比,称为**射血分数**(left ventricular ejection fractions)。健康成年人安静状态下,射血分数为 55%~65%。

在评定心泵血功能时,单纯用搏出量做指标,不考虑心室舒张末期容积,是不全面的。正常情况下,搏出量始终与心室舒张末期容积相适应,即当心室舒张末期容积增大时,搏出量也相应增加,射血分数基本不变。但是,在心室异常扩大、心室功能减退的情况下,搏出量可能与正常人没有明显区别,但它并不与已经增大的舒张末期容积相适应,射血分数明显下降。若单纯依据搏出量来评定心泵血功能,则可能做出错误判断。

(2) 心脏作功量:血液在心血管内流动过程中所消耗的能量,是由心脏作功所供给的;换句话说,心脏作功所释放的能量转化为压强能和血流的动能,血液才能循环流动。

心室一次收缩所作的功,称为**每搏功**,可以用搏出的血液所增加的动能和压强能来表示。心脏射出的血液所具有的动能在整个搏功中所占比例很小,可以略而不计。搏出血液的压强能可用平均动脉压表示,约相当于舒张压+1/3(收缩压-舒张压)。由于心室充盈是由静脉和心房输送回心的血液充盈心室造成的,计算心室收缩释放的能量时不应将充盈压计算在内。搏出功乘以心率即为每分功。计算左心室搏出功和每分功的简式如下:

$$左心室每搏功＝搏出量×(平均动脉压-平均左心房压)$$
$$每分功＝每搏功×心率$$

用作功量来评定心脏泵血功能,较每搏输出量或心输出量更有意义。因为心脏收缩不仅仅是排出一定量的血液,而且使这部分血液具有较高的压强能及较快的流速。在动脉压增高的情况下,心脏要射出与原先同等量的血液,就必须加强收缩。比如两个人的每搏输出量相同,均为70 ml,但前者为高血压患者,后者为正常血压者,显然只有前者心脏作功的量大于后者,才能维持相同的每搏输出量。由此可见,作为评定心脏泵血功能的指标,心脏作功量要比单纯的心输出量更为全面,尤其是对动脉血压高低不同个体之间以及同一个体动脉血压发生改变前后的心脏泵血功能进行比较时更是如此。

4. 影响心输出量的因素　心输出量取决于心率和搏出量,因此凡能影响搏出量和心率的因素都能影响心输出量。

(1) 搏出量的影响因素:心脏的每搏输出量受前负荷(即心肌初长度或心室舒张末期容量)、心肌收缩能力,以及后负荷(动脉血压)的影响。

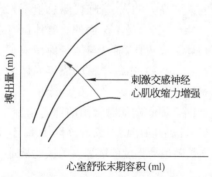

图 8-17　心室功能曲线图

1) 前负荷:**前负荷**(preload)是指肌肉收缩前所承受的负荷,它决定着心肌的初长度;肌肉在收缩前就处于某种程度的被拉长状态,使肌肉具有一定的长度,称初长度。在完整心脏,心室肌的初长度取决于心室收缩前的容积,即**心室舒张末期血液的充盈量**。因此,每搏输出量的多少是由静脉回心血量的多少来决定的(图 8-17)。

心脏能自动地调节和平衡心搏出量和回心血量之间的关系;回心血量愈多,心脏在舒张期充盈量就愈大,心肌初长度越长,则心室的收缩力量也愈强,搏出到主动脉的血量也愈多,这种通过心肌细胞本身初长度的改变而引起心肌收缩强度的变化称为**异长调节**,属于心肌细胞的自身调节,不需要神经和体液因素参与。实验证明,即使在前负荷很大的情况下,心肌的初长度一般也不超过 2.25～2.30 μm。心肌细胞这种能抵抗过度延伸的特性,对心脏泵血功能有重要生理意义,它使心脏不至于在前负荷明显增加时发生搏出量和作功能力的下降。

2) 后负荷:心室肌**后负荷**是指**动脉血压**。在心率、心肌初长度和收缩能力不变的情况下,如果动脉血压增高,等容收缩期室内压峰值必然也增高,而射血期缩短,同时心室肌缩短的程度和速度均减小,射血速度减慢,以致每搏输出量暂时减少。另一方面,由于搏出量减少,造成心室内剩余血量增加,通过异长调节机制可使搏出量恢复正常。随着搏出量的恢复,心室舒张末期容积也恢复到原来水平。如果此时动脉血压仍维持在高水平,心脏的搏出量不再减少,这是神经体液调节使心肌收缩能力增强的缘故。如果动脉血压持续升高,心室肌将因长期处于收缩加强状态而逐渐肥厚,此时搏出量可能仍在正常范围,但左心室作功量增加;久之心脏将不堪负担而导致心力衰竭,搏出量减少。

3) 心肌收缩能力:人们在运动或强体力劳动时,搏出量可成倍增加,而此时心脏舒张期容量或动脉血压并不明显增大,即此时心脏收缩力量和速度的变化并不主要依赖于前、后负荷的改变。骨骼肌可通过改变收缩肌纤维的数量和强直收缩来改变收缩的力量,但心肌是合胞体,它的兴奋和收缩均表现"全或无"的现象,不可能通过改变参加收缩肌纤维的数量来调节收缩强度,更不会强直收缩。心肌可通过改变其收缩能力来调节每搏输出量。心肌收缩能力(myocardial contractility)是指心肌不依赖于前、后负荷而能改变其力学活动的一种内在特性。这种对心脏泵血功能的调节是通过收缩能力这个与初长度无关的心肌内在功能状态的改变而实现的,所以又称为**等长调节**。

神经、体液、药物等因素都可以改变心肌收缩力来调节心搏出量。如肾上腺素能使心肌收缩力加强,乙酰胆碱则使心肌收缩力减弱。

(2) 心率的影响因素:健康成年人在安静状态下,心率平均为每分钟 75 次(正常范围为每分钟 60～100 次)。

心输出量是搏出量与心率的乘积,心率增快,心输出量增加;但这有一定的限度,如果心率增加过快,超过每分钟 170～180 次,心室充盈时间明显缩短,充盈量减少,搏出量可减少到仅有正常时的一半左右,心输出量亦开始下降。当心率增快但尚未超过此限度时,尽管此时心室充盈时间有所缩短,但由于回心血量中的绝大部分是在快速充盈期内进入心室的,因此,心室充盈量以及搏出量不至于减少或过分减少,而由于心率增加,每分钟的输出量增加。反之,如心率太慢,低于每分钟 40 次,心输出量亦减少。这是因为心室舒张期过长,心室充盈早已接近限度,再延长心舒时间也不能相应增加充盈量和搏出量。可见,心跳频率最适宜时,心输出量最大,心率过快或过慢,心输出量都会减少。

心率受自主神经的控制,交感神经活动增强时,心率增快;迷走神经活动增强时,心率减慢。影响心率的体液因素主要有循环血液中的肾上腺素、去甲肾上腺素及甲状腺素。此外,心率受到体温的影响,体温升高 1 ℃,心率将增加 12～18 次。

5. 心脏泵血功能的贮备　心脏的泵血功能能够广泛适应机体不同生理条件下的代谢需要,表现为心输出量可随机体代谢增强而增加。健康成年人静息状态下心率平均每分钟 75 次,搏出量约 70 ml,心输出量为 5 L 左右。强体力劳动时,心率可达每分钟 180 左右,搏出量可增加到 150 ml 左右,心输出量可达 25～30 L,为静息时的 5～6 倍。心脏每分钟能射出的最大血量,称最大输出量。它反映心脏的健康程度。由上可以看出,心输出量能够在需要时成倍地增长,表明健康人心脏泵血功能有一定的贮备力量。心输出量随机体代谢需要而增加的能力,称为**泵血功能贮备**,或**心力贮备**。健康人有相当大的心力贮备,而某些心脏疾患的患者,静息时心输出量与健康人无明显差别,尚能够满足静息状态下代谢的需要,但在代谢活动增强时,心输出量却不能相应增加,最大输出量较正常人为低。而训练有素的运动员,心脏的最大输出量远比一般人大,可达 35 L 以上,为静息时的 8 倍左右。

6. **心音和心音图** 心动周期中,心肌收缩、瓣膜启闭、血液加速度和减速度对心血管壁的加压和减压作用以及形成的涡流等因素引起的机械振动,可通过周围组织传递到胸壁;如将听诊器放在胸壁某些部位,就可以听到声音,称为**心音**。若用换能器将这些机械振动转换成电信号记录下来,便得到了**心音图**。

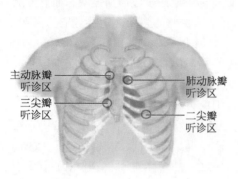

主动脉瓣听诊区
三尖瓣听诊区
肺动脉瓣听诊区
二尖瓣听诊区

图 8-18 心音听诊示意图

心音发生在心动周期的某些特定时期,其音调和持续时间也有一定的规律;正常心脏可听到 4 个心音,即第一、第二、第三和第四心音。多数情况下用听诊器只能听到第一和第二心音(图 8-18),在某些健康儿童和青年人也可听到第三心音,40 岁以上的健康人也有可能出现第四心音。心脏某些异常活动可以产生杂音或其他异常心音。因此,听取心音或记录心音图对于心脏疾病的诊断有一定的意义。

第一心音发生在心缩期,音调低,持续时间相对较长,在心尖搏动处(左侧第 5 肋间隙锁骨中线)听得最清楚。主要由心室射血引起大血管扩张及产生的涡流、房室瓣突然关闭等所引起的振动而形成,房室瓣关闭是第一心音的主要组成成分,因此,通常可用第一心音作为心室收缩期开始的标志。

第二心音发生在心室舒张期,音调高,持续时间较短。第二心音主要与主动脉瓣的关闭有关,故第二心音标志着心室舒张期开始。

第三心音发生在快速充盈期末,是一种低频、低振幅的心音。它可能是由于心室快速充盈期末,血流充盈减少,流速突然改变,使心室壁和瓣膜发生振动而产生的。

第四心音是与心房收缩有关的一组心室收缩期前的振动,故也称心房音。正常心房收缩,听不到声音,但在异常有力的心房收缩和左室壁变硬的情况下,心房收缩使心室充盈的血量增加,心室进一步扩张,引起左心室肌及二尖瓣和血液的振动,则可产生第四心音。

(二) 心肌的生物电现象和生理特性

心房和心室不停地进行有顺序的、协调的收缩和舒张交替的活动,是心脏实现泵血功能、推动血液循环的必要条件,而细胞的兴奋过程则是触发收缩反应的始动因素。需要阐述的问题是:引起心脏收缩活动的兴奋来自何处?为什么心脏四个腔室能够做协调的收缩活动?为什么心脏的收缩活动始终是收缩和舒张交替而不出现强直收缩?要回答这些问题,必须了解心肌的生理特性以及心肌细胞的生物电现象(图 8-19)。

心肌细胞可分为两大类:一类是普通心肌细胞,又称**工作细胞**(working cardiac cell),包括心房肌和心室肌,有收缩性、兴奋性和传导性,没有自律性,是非自律细胞。另一类是组成特殊传导系统的心肌细胞,主要包括窦房结 P 细胞和浦肯野细胞等,有兴奋性、自律性和传导性,又称**自律细胞**(rhythmic cell),其收缩功能基本丧失。

1. **心肌细胞的生物电现象**

(1) 心室肌细胞的跨膜电位及其形成机制:人和哺乳动物的心室肌细胞和骨骼肌细胞一样,静息电位约 -90 mV。心室肌细胞静息电位的形成机制与骨骼肌相同,也就是说,尽管肌膜两侧上述几种离子都存在有浓度梯度,但静息状态下肌膜对 K^+ 的通透性较高,而对其他离子的通透性很低,因此,K^+ 顺浓度梯度由膜内向膜外扩散所达到的平衡电位,是静息电位的主要原因,但两者的动作电位有明显不同。心室肌细胞动作电位的主要特征在于复极过程比较复杂,持续时间很长,

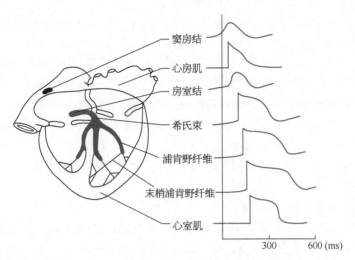

图 8-19 各类心肌细胞的动作电位示意图

动作电位降支与升支很不对称。通常用 0、1、2、3、4 等数字分别代表心室肌细胞动作电位的各个时期(图 8-20)。

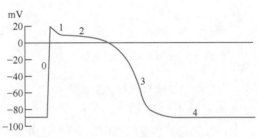

图 8-20 心室肌动作电位

1) 0 期除极(去极)过程:在适宜的外来刺激作用下,心室肌细胞发生兴奋,膜内电位由静息状态下的 -90 mV 迅速上升到 +30 mV 左右,即肌膜两侧原有的极化状态被消除并呈极化倒转,构成动作电位的上升支。除极很短暂,仅占 1~2 ms,而且除极幅度很大,为 120 mV;可见,心室肌细胞的除极速度很快,膜电位的最大变化速率可达 800~1 000 V/s。心室肌细胞 0 期去极形成的原因是:在有效刺激的作用下,引起肌膜部分电压门控式 Na^+ 通道开放和少量 Na^+ 内流,造成肌膜部分去极化;而当膜电位由静息水平(膜内 -90 mV)去极化到阈电位水平(膜内 -70 mV)时,膜上 Na^+ 通道开放概率明显增加,出现大量 Na^+ 快速内流,进一步使膜去极化,膜内电位向正电性转化。决定 0 期去极的 Na^+ 通道是一种快通道,它不但激活、开放的速度很快,而且激活后很快就失活,因此将心室肌细胞(以及具有同样特征的心肌细胞)称为快反应细胞。Na^+ 通道可被河豚毒(TTX)所阻断。

2) 1 期(快速复极初期):在复极初期,仅出现部分复极,膜内电位由 +30 mV 迅速下降到 0 mV 左右,占时约 10 ms。此期钠通道已经失活,K^+ 通道激活,K^+ 一过性外向电流是 1 期快速复极的主要原因。

3) 2 期(平台期):当 1 期复极膜内电位达到 0 mV 左右之后,复极过程就变得非常缓慢,膜内电位基本上停滞于 0 mV 左右,细胞膜两侧呈等电位状态,记录图形比较平坦,持续 100~150 ms,是整个动作电位持续时间长的主要原因,是心室肌细胞以及其他心肌细胞的动作电位区别于骨骼肌和神经纤维的主要特征。在平台期,心肌细胞膜上有一种电压门控式的慢通道 Ca^{2+} 通道被激活,Ca^{2+} 顺其浓度梯度向膜内缓慢扩散,从而形成该期间外向电流(K^+ 外流)和内向电流(主要是 Ca^{2+} 内流)同时存在并处于平衡状态,使复极时程明显延长。

4) 3 期(快速复极末期):2 期复极过程中,随着时间的推移,膜内电位以较慢的速度由 0 mV 逐

205

渐下降,延续为3期复极,2期和3期之间没有明显的界线。在3期,细胞膜复极速度加快,膜内电位由0 mV左右较快地下降到-90 mV,完成复极化过程,占时100～150 ms。因此时Ca^{2+}通道已经失活,在平台期已经激活的外向K^+流出现随时间而递增的趋势,最终形成3期快速复极。

5)4期(静息期):4期是膜复极完毕,膜电位恢复后的时期。4期内膜电位稳定于静息电位水平,但膜内外离子的分布尚未恢复,离子的跨膜转运仍然在活跃进行。因为,动作电位期间有Na^+和Ca^{2+}进入细胞内,而K^+流出细胞,只有从细胞内排出多余的Na^+和Ca^{2+},并摄入K^+才能恢复细胞内外离子的正常浓度梯度,保持心肌细胞的正常兴奋性。这种离子转运是通过肌膜上Na^+-K^+泵的主动转运来完成的。总的来看,这时转运过程引起的跨膜交换的电荷量基本相等,因此,膜电位基本不受影响而能维持稳定。

(2)自律细胞的跨膜电位及其形成机制

1)窦房结细胞的跨膜电位及其形成机制:窦房结细胞是一种慢反应自律细胞,其跨膜电位与

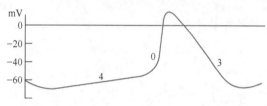

图8-21 窦房结细胞动作电位

心室肌明显不同,有以下特点:①窦房结细胞没有稳定的静息电位;②3期复极的最大复极电位只下降到-60 mV左右;③0期除极速度慢、幅度小,膜内电位仅上升到0 mV;④没有明显的1期和2期;⑤4期不稳定,由最大复极电位开始自动除极,当除极达到阈电位水平(-40 mV),即爆发一次动作电位(图8-21)。

当窦房结细胞自动除极达阈电位水平时,激活膜上钙通道,引起Ca^{2+}内流,导致0期除极;随后,钙通道逐渐失活,Ca^{2+}内流相应减少;另一方面,在复极初期,有一种K^+通道被激活,出现K^+外流。由于Ca^{2+}内流的逐渐减少和K^+外流的逐渐增加,膜便逐渐复极。当膜复极化达-40 mV时,K^+通道逐渐失活,K^+外流减少,同时一种内向的Na^+流逐渐增强,导致膜内电位缓慢上升,因而出现4期自动去极化。

2)浦肯野细胞的跨膜电位及其形成机制:浦肯野细胞动作电位的形态与心室肌的相似,产生的离子基础也基本相同,但4期膜电位并不稳定,而是出现自动除极现象,属**快反应自律细胞**。浦肯野细胞4期自动除极的离子基础与窦房结细胞的不同,是由随时间而逐渐增强的内向电流(主要是Na^+)和逐渐衰减的外向K^+电流所引起,浦肯野细胞的4期自动除极速率远较窦房结为慢,因此其自律性较窦房结为低。

2. 心肌的生理特性　心肌组织具有兴奋性、自律性、传导性和收缩性四种生理特性。其中心肌的收缩性是指心肌能够在肌膜动作电位的触发下产生收缩反应的特性,它是以收缩蛋白质之间的生物化学和生物物理反应为基础的,是心肌的一种机械特性。兴奋性、自律性和传导性则是以肌膜的生物电活动为基础的,故又称为电生理特性。心肌组织的这些生理特性共同决定着心脏的活动。

(1)心肌的自动节律性:组织、细胞能够在没有外来刺激的条件下,自动地发生节律性兴奋的特性,称为**自动节律性**,简称**自律性**。具有自动节律性的组织或细胞,称**自律组织**或**自律细胞**。组织、细胞单位时间(每分钟)内能够自动发生兴奋的次数,即自动兴奋的频率,是衡量自动节律性高低的指标。

心脏特殊传导系统,包括窦房结、房室交界(结区除外)、浦肯野纤维等具有自律性。但各部位的自律性高低不一,窦房结为90～100次/min,房室结为40～60次/min,浦肯野纤维为15～40次/min。可见,窦房结的自律性最高,成为心脏活动的**正常起搏点**(normal pacemaker)。其他部位的自律组织受窦房结控制,在正常情况下不表现其自身的节律性,只起着兴奋传导的作用,所以称为**潜在起**

搏点(latent pacemaker)。以窦房结为起搏点的心脏节律性活动,临床上称为**窦性心律**。在某种异常情况下,窦房结以外的自律组织也可能作为起搏点控制心肌活动,引起异位心律,此时的起搏点称为**异位起搏点**。

(2) 兴奋性:所有心肌细胞都具有兴奋性,即具有在受到刺激时产生兴奋的能力。衡量心肌的兴奋性,同样可以采用刺激的阈值做指标,阈值大表示兴奋性低,阈值小表示兴奋性高。

1) 一次兴奋过程中兴奋性的周期性变化:心肌细胞发生一次扩布性兴奋后,兴奋性会发生周期性变化(图 8-22)。

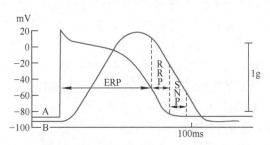

图 8-22 心室肌动作电位期间细胞兴奋性的变化与机械收缩的关系

绝对不应期和有效不应期:从除极开始到复极达-55 mV 这一期间内,无论给予多大的刺激,心肌细胞均不产生反应,也就是说,此期内兴奋性等于零,称为**绝对不应期**(absolute refractory period)。从-55 mV 复极到-60 mV 这段时间内,给予强刺激可使膜发生部分除极或局部兴奋,但不能爆发动作电位。因此从除极开始至复极达-60 mV 这段时期内,给予任何刺激均不能产生动作电位,称为**有效不应期**(effective refractory period,ERP)。

相对不应期:相当于从复极-60 mV 到约-80 mV 的时期。在此期间内,用大于正常阈值的强刺激才能产生动作电位,故称为**相对不应期**(relative refractory period,RRP)。在此期内,大部分钠通道已复活,心肌的兴奋性已逐渐恢复,但仍低于正常。

超常期:相当于从复极的-80 mV 到-90 mV 的时期。在这一期间内,用低于正常阈值的刺激,就可引起动作电位爆发。在此期内,膜电位已经基本恢复,Na^+ 通道也已经复活至静息状态,而膜电位靠近阈电位,故此时若给予心肌一个阈下刺激,就可能产生一个新的动作电位。表明心肌的兴奋性超过正常,称为**超常期**(supranormal period,SNP)。

由于心肌细胞的有效不应期很长(数百毫秒),相当于整个收缩期加舒张早期。在此期内,任何刺激都不能使心肌发生兴奋和收缩。因此心肌与骨骼肌不同,不会发生强直收缩,而能保持收缩与舒张交替的节律活动,实现其泵血功能。

2) 期前收缩与代偿间歇:正常心脏是按窦房结发出的兴奋进行节律性收缩活动的。如果在心室的有效不应期之后,心肌受到人为的刺激或起自窦房结以外的病理性刺激时,心室可产生一次提前出现的兴奋和收缩,称为**期前兴奋**(premature excitation)。由于期前收缩发生在下一次窦房结兴奋所产生的正常收缩之前,故又称为**期前收缩**(premature systole)(图 8-23)。期前兴奋也有

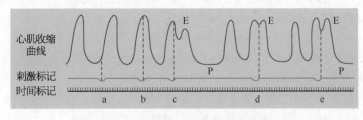

图 8-23 期前收缩与代偿间歇

E:期前收缩;P:代偿间歇。刺激 a、b 落在有效不应期内,无反应;
刺激 c、d、e 落在相对不应期内,引起期前收缩与代偿间歇

207

自己的有效不应期,当紧接在期前收缩后的一次窦房结的兴奋传到心室时,常正好落在期前兴奋的有效不应期内,因而不能引起心室兴奋和收缩,必须等到下次窦房结的兴奋传来,才能发生收缩。所以在一次期前收缩之后,往往有一段较长的心脏舒张期,称为**代偿间歇**(compensatory pause)。

(3)心肌的传导性:心肌在功能上是一种合胞体,心肌细胞膜的任何部位产生的兴奋不但可以沿整个细胞膜传播,并且可以通过闰盘传递到邻近心肌细胞,从而引起整块心肌的兴奋和收缩。动作电位沿细胞膜传播的速度可作为衡量传导性的指标。

心脏内兴奋传播的途径和特点:正常情况下窦房结发出的兴奋通过心房肌传播到整个右心房和左心房,尤其是沿着心房肌组成的"优势传导通路"迅速传到房室交界区,经房室束和左、右束支传到浦肯野纤维网,引起整个心室兴奋(图 8-24)。由于各种心肌细胞的传导性高低不等,兴奋在心脏各个部分传播的速度是不相同的。在心房,一般心房肌的传导速度较慢(约为 0.4 m/s),而"优势传导通路"的传导速度较快,窦房结的兴奋可以沿着这些通路很快传播到房室交界区。在心室,心室肌的传导速度约为 1 m/s,而心室内传导组织的传导性却高得多,末梢浦肯野纤维传导速度可达 4 m/s,而且它呈网状分布于心室壁,这样由房室交界传入心室的兴奋就沿着高速传导的浦肯野纤维网迅速而广泛地向左右两侧心室壁传导。很明显,这种多方位的快速传导对于保持心室的同步收缩是十分重要的。房室交界区细胞的传导性很低,其中又以结区最低,传导速度仅 0.02 m/s。房室交界是正常时兴奋由心房传入心室的唯一通道,交界区这种缓慢传导使兴奋在这里延搁一段时间的现象称**房-室延搁**,从而可以使心室在心房收缩完毕之后才开始收缩,不至于产生房室收缩重叠的现象。可以看出,心脏内兴奋传播途径的特点和传导速度的不一致性,对于心脏各部分有次序地、协调地进行收缩活动,具有十分重要的意义。

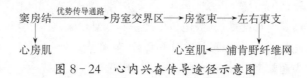

图 8-24　心内兴奋传导途径示意图

(4)收缩性:心肌在肌膜动作电位的触发下,发生收缩反应的特性称之为收缩性,心肌收缩的原理基本上同骨骼肌。即先出现电位变化,通过兴奋-收缩耦联引起肌丝滑行,造成整个肌细胞收缩。与骨骼肌收缩的不同点是:①"全或无"式收缩。心肌细胞以闰盘连接,其电阻极低,兴奋易于通过和传导,使心肌在收缩时宛如一个功能上的合胞体,一旦产生兴奋,所有心房肌细胞或心室肌细胞发生同步收缩,即"全或无"式收缩。②不发生强直收缩。心肌有效不应期特别长,相当于心肌机械活动的整个收缩期和舒张早期。在此期内,不论受到任何强大刺激,均不能引起心肌的兴奋和收缩,故不会发生强直收缩。③对细胞外液的 Ca^{2+} 明显依赖。心肌细胞肌浆网不发达,终池贮存 Ca^{2+} 量少。当血 Ca^{2+} 升高时,心肌收缩力增强;反之,心肌收缩力减弱。

3. **理化因素对心肌生理特性的影响**　多种理化因素都可以影响心肌的生理特性,如温度升高可引起心率加快,温度下降可引起心率减慢。pH 偏低可引起心肌收缩力减弱;pH 偏高则心肌收缩力增强而舒张不完全。在影响心肌活动的各种理化因素中以 K^+、Ca^{2+}、Na^+ 的影响最重要,尤其是 K^+ 在临床上的意义更大。当血液中 K^+ 浓度过高时,心肌的兴奋性、自律性、传导性、收缩性都下降,表现为收缩力减弱,心动过缓和传导阻滞,严重时心搏可停止。血浆中 K^+ 浓度过低时则可引起心肌兴奋性增加,传导性下降,超常期延长。因此在给患者补 K^+ 时,不能直接由静脉推注,必须低浓度慢慢滴注,以防心搏骤停。

4. 体表心电图 在正常人体,由窦房结发出的一次兴奋,按一定的途径和进程,依次传向心房和心室,引起整个心脏的兴奋;因此,每一个心动周期中,心脏各部分兴奋过程中出现的电变化传播方向、途径、次序和时间等都有一定的规律。这种生物电变化通过心脏周围的导电组织和体液,反映到身体表面,使身体各部位在每一心动周期中也都发生有规律的电变化。将测量电极放置在人体表面的一定部位记录出来的心脏电变化曲线,就是临床上记录的**心电图**(electrocardiogram, ECG)。心电图反映心脏兴奋的产生、传导和恢复过程中的生物电变化,而与心脏的机械收缩活动无直接关系。

将测量电极安放位置和连线方式(称导联方式)不同所记录到的心电图,在波形上有所不同,但基本上都包括一个 P 波、一个 QRS 波群和一个 T 波,有时在 T 波后,还出现一个小的 U 波(图 8 - 25)。

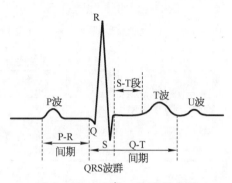

图 8 - 25　正常心电图模式图

(1) P 波:两心房去极化过程。P 波波形小而圆钝,历时 0.08～0.11 s,波幅不超过 0.25 mV。

(2) QRS 波群:左右两心室去极化过程的电位变化。典型的 QRS 波群,包括三个紧密相连的电位波动:第一个向下波为 Q 波,以后是高而尖峭的向上的 R 波,最后是一个向下的 S 波。但在不同导联中,这三个波不一定都出现。正常 QRS 波群历时 0.06～0.10 s,代表心室肌兴奋扩布所需的时间;各波波幅在不同导联中变化较大。

(3) T 波:心室复极(心室肌细胞 3 期复极)过程中的电位变化,波幅一般为 0.1～0.8 mV。在 R 波较高的导联中 T 波不应低于 R 波的 1/10。T 波历时 0.05～0.25 s。T 波的方向与 QRS 波群的主波方向相同。

(4) U 波:是 T 波后 0.02～0.04 s 可能出现的一个低而宽的波;方向一般与 T 波一致,波宽 0.1～0.3 s,波幅大多在 0.05 mV 以下。U 波的意义和成因均不十分清楚。

(5) P - R 间期(或 P - Q 间期):是指从 P 波起点到 QRS 波起点之间的时程,为 0.12～0.20 s。P - R 间期表示由窦房结产生的兴奋经由心房、房室交界和房室束到达心室,并引起心室开始兴奋所需要的时间,故也称为房室传导时间;在房室传导阻滞时,P - R 间期延长。

(6) Q - T 间期:从 QRS 波起点到 T 波终点的时程;心室开始兴奋去极到完全复极到静息状态的时间。

(7) S - T 段:指从 QRS 波群终了到 T 波起点之间的与基线平齐的线段,它表示心室各部分心肌细胞均处于动作电位的平台期(2 期),各部分之间没有电位差存在,曲线又恢复到基线水平。

第二节　血管的结构、分布和功能

一、血管的结构和分布

(一) 概述

1. **血管的吻合与侧支循环** 人体内的血管之间存在广泛的血管吻合以适应人体各部的功能。按吻合形式可分为动脉间吻合、静脉间吻合以及动静脉间吻合、毛细血管间吻合。当动脉主干发生阻塞时,通过血管间的吻合,以保证阻塞以下的血液循环能照常进行。这种通过血管间的吻合形成侧支而建立的循环称**侧支循环**。静脉间吻合远比动脉丰富,常以吻合形式形成静脉丛或静脉网。动静脉间吻合可起到调节局部血流和体温的作用。毛细血管间吻合形成毛细血管网,使血液流速变慢,有利于物质交换。

2. 各类血管的结构及功能特点

(1)毛细血管的结构和分类

1)毛细血管的结构:毛细血管的管径小,通常只能容纳1~2个红细胞通过。管壁主要由内皮细胞和基膜构成,基膜外有少量结缔组织。

2)毛细血管的分类:电镜下,根据内皮细胞等的结构特点,毛细血管可分为三类,即连续毛细血管、有孔毛细血管和血窦(表8-3,图8-26)。

表8-3 连续毛细血管、有孔毛细血管和血窦结构比较

类型	内皮细胞	细胞间连接	基膜	分 布
连续毛细血管	薄	有	完整	结缔组织、肌组织、肺、脑等处
有孔毛细血管	薄,有孔	有	完整	胃肠黏膜、肾血管球、一些内分泌腺
血窦	薄、不规则、有孔或无孔	无	连续、不完整或缺如	肝、脾、一些内分泌腺

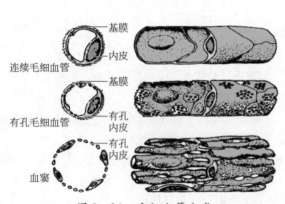

图8-26 毛细血管分类

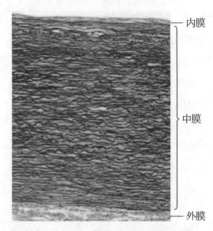

图8-27 中膜可见大量弹性
纤维的大动脉结构

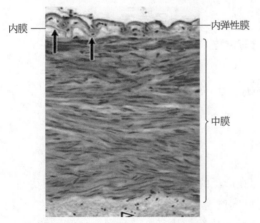

图8-28 中膜可见大量平滑肌的
大动脉结构

(2)动脉管壁的结构特征:除毛细血管外,其余所有血管的管壁均可从内向外分为内膜、中膜和外膜三层结构(图8-27,图8-28,表8-4)。根据管径大小和管壁结构不同,将动脉分成大、中、小、微四级,它们之间没有明显的分界线。

管径0.3~1 mm的动脉称小动脉,结构与中动脉相似,也属肌性动脉。管径在0.3 mm以下的动脉称微动脉,内膜无内弹性膜,中膜仅1~2层平滑肌,外膜较薄。小动脉和微动脉又称外周阻力血管,其舒缩能显著地调节器官和组织的血流量,可直接影响外周血流的阻力。

表8-4 各类血管的结构及功能特点

血管分类	结构特点	功能特点
大动脉	富含弹性纤维	弹性大(弹性血管)
中动脉	富含平滑肌	肌性动脉(分配血管)
小动脉、微动脉	富含平滑肌	产生阻力的主要部位(阻力血管)
毛细血管	仅一层内皮细胞	通透性大、物质交换(交换血管)
静脉	壁薄、管腔大	扩张性大、容量大、(容量血管)

(3)静脉管壁的结构特征:根据静脉管径和管壁结构的不同,也可分成微、小、中、大四级。小静脉和中静脉常与相应的动脉伴行,但其数量较动脉多,管径较粗,管壁较薄,弹性较小,在切片中常呈塌陷状(表8-4)。

(二)动脉

动脉是从心运送血液到全身各器官的血管。由左心室发出的主动脉及其各级分支运送动脉血,而由右心室发出的肺动脉干及其分支则运送静脉血。

1. 肺循环的动脉 **肺动脉干**系一短粗的动脉干,在升主动脉的右侧向左后上方斜行,至主动脉弓的下方分为左、右肺动脉。在肺动脉干分叉处稍左侧有一结缔组织索,连于主动脉弓下缘,是胚胎时期动脉导管闭锁后的遗迹,称**动脉韧带**(图8-4)。动脉导管若在出生后6个月尚未闭锁,则称动脉导管未闭,是常见的先天性心脏病之一。

2. 体循环的动脉 体循环的动脉主干是**主动脉**,也是全身最粗大的动脉。根据其行程可分为:升主动脉、主动脉弓、降主动脉。降主动脉又以膈的主动脉裂孔为界分胸主动脉和腹主动脉。腹主动脉继续下降分为左、右髂总动脉。髂总动脉沿腰大肌内侧下行,至骶髂关节处分为髂内动脉和髂外动脉(表8-5)。

表8-5 全身各大局部的动脉主干的分布

动脉主干	颈总动脉	锁骨下动脉	胸主动脉	腹主动脉	髂外动脉	髂内动脉
分布部位	头颈部	上肢	胸部	腹部	下肢	盆部

(1)升主动脉:发自左心室,分支有左、右冠状动脉营养心脏。

(2)主动脉弓:凸侧从右向左发出三大分支,即头臂干、左颈总动脉和左锁骨下动脉。其中头臂干向右上斜行至右侧胸锁关节的后方分为右颈总动脉和右锁骨下动脉。

1)颈总动脉:是头颈部的动脉主干,左侧起自主动脉弓,右侧起自头臂干,至甲状软骨的上缘高度分为颈内动脉和颈外动脉(图8-29)。颈总动脉分叉处有两个重要的结构。**颈动脉窦**是颈总动脉末端和颈内动脉起始处的膨大部分,此处的动脉壁内富含游离神经末梢称压力感受器,当血压增高时,可反射性地引起心跳变慢,血管扩张,血压下降。**颈动脉小球**是一扁椭圆形小体,借结缔组织连于颈总动脉分叉处的后方,为化学感受器,可感受血液中

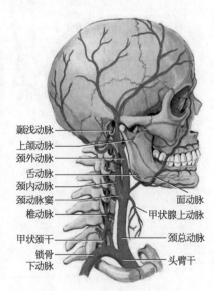

颞浅动脉
上颌动脉
颈外动脉
舌动脉
颈内动脉
颈动脉窦
椎动脉
甲状颈干
锁骨下动脉

面动脉
甲状腺上动脉
颈总动脉
头臂干

图8-29 颈总动脉及其分支

211

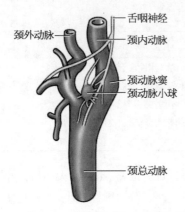

图 8-30 颈动脉窦及颈动脉小球

颈外动脉

舌咽神经
颈内动脉
颈动脉窦
颈动脉小球
颈总动脉

CO_2 和 O_2 浓度的变化(图 8-30)。颈总动脉可在颈部两侧触及搏动。当头面部大失血时,在胸锁乳突肌前缘,相当于环状软骨平面,可将颈总动脉向后压向第 6 颈椎横突,进行止血急救。

颈外动脉,自颈总动脉,主要有以下几个分支(图 8-29)。①甲状腺上动脉:主要分布于甲状腺和喉。②面动脉:在咬肌前缘处绕过下颌骨下缘至面部,上行至眼内眦,分支分布于面部软组织、腭扁桃体等处。面动脉在下颌骨下缘与咬肌前缘交界处位置浅表,可触及搏动。面部出血时,可在此位置压迫止血。③颞浅动脉:经外耳门前方上行至颞部。分支分布于腮腺和颞、顶、额部软组织。在外耳门前方位置浅表,可触及搏动。当头前外侧部出血时,可在此压迫止血。④上颌动脉:分布于咀嚼肌、上下牙及鼻腔等处,发出脑膜中动脉入颅腔后,其分支经翼点内面,故翼点部位骨折时易受伤,引起硬膜外血肿。

颈内动脉,由颈总动脉发出后,垂直上升至颅底,经颈动脉管入颅腔,分支分布于脑和视器(图 8-29)。

2)锁骨下动脉:左侧起自主动脉弓,右侧起自头臂干。锁骨下动脉的主要分支有椎动脉,向上穿第 1~6 颈椎横突孔,经枕骨大孔入颅腔,分支分布于脑和脊髓(图 8-31)。

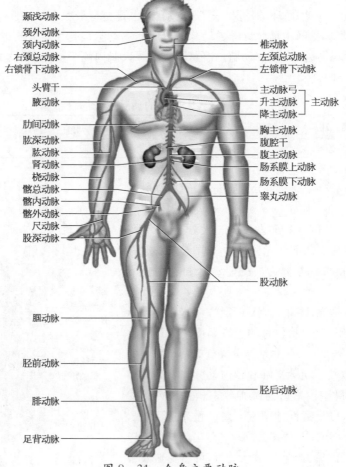

颞浅动脉
颈外动脉
颈内动脉
右颈总动脉
右锁骨下动脉
头臂干
腋动脉
肋间动脉
肱深动脉
肱动脉
肾动脉
桡动脉
髂总动脉
髂内动脉
髂外动脉
尺动脉
股深动脉
腘动脉
胫前动脉
腓动脉
足背动脉

椎动脉
左颈总动脉
左锁骨下动脉
主动脉弓
升主动脉   主动脉
降主动脉
胸主动脉
腹腔干
腹主动脉
肠系膜上动脉
肠系膜下动脉
睾丸动脉
股动脉
胫后动脉

图 8-31 全身主要动脉

腋动脉,锁骨下动脉的直接延续,从第 1 肋外缘行于腋腔,至大圆肌下缘处移行为肱动脉。腋动脉分支分布于肩肌、胸肌、背阔肌和乳房等(图 8-32)。

肱动脉,是腋动脉的直接延续,至肘窝深部分为桡动脉和尺动脉。在肘窝的内上方,肱二头肌腱内侧可触到肱动脉的搏动,此处是测量血压时听诊的部位(图 8-32)。

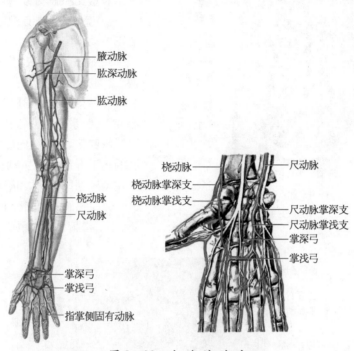

图 8-32 上肢的动脉

桡动脉,自肱动脉发出,在桡腕关节处,分出掌浅支入手掌;桡动脉末端与尺动脉掌深支吻合,形成掌深弓。桡动脉在桡腕关节上方的位置表浅,可触到其搏动,是临床诊脉的常用部位(图 8-32)。

尺动脉,由肱动脉分出,其末端与桡动脉掌浅支吻合成掌浅弓,自掌浅弓发出分支沿手指两侧行向指尖。掌深弓的分支与掌浅弓的分支吻合。桡、尺动脉沿途分支分布于前臂和手(图 8-32)。

(3) 胸主动脉:是胸部的动脉主干,其分支有壁支和脏支两种(图 8-33)。

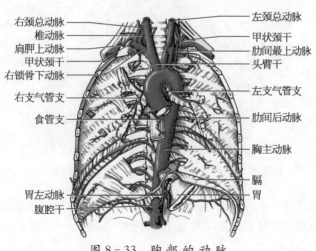

图 8-33 胸部的动脉

1) 壁支：分布于胸壁和腹壁上部，主要为肋间后动脉和肋下动脉。

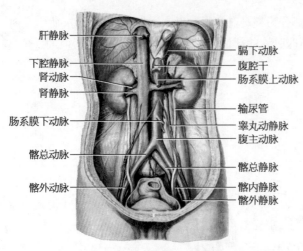

图 8-34　腹部的动静脉

2) 脏支：主要是一些细小的分支，主要分布于气管、支气管、食管和心包。

(4) 腹主动脉：是腹部的动脉主干，分支也有壁支和脏支两种（图 8-34）。

1) 壁支：主要有腰动脉、膈下动脉和骶正中动脉等。

2) 脏支：包括成对脏支和不成对脏支两种。成对的有肾上腺中动脉、肾动脉、睾丸动脉（男）或卵巢动脉（女）。不成对的有腹腔干、肠系膜上动脉和肠系膜下动脉。

腹腔干，为短粗的动脉干，在主动脉裂孔的稍下方起自腹主动脉前壁，立即分为胃左动脉、肝总动脉和脾动脉（图 8-35，图 8-36）。它们的分支分布于肝、胆、胰、脾、胃、十二指肠和食管腹段。

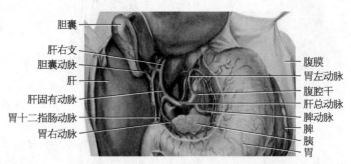

图 8-35　腹腔干动脉及其分支（胃前面）

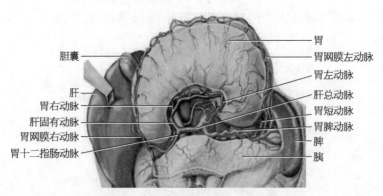

图 8-36　腹腔干动脉及其分支（胃后面）

肠系膜上动脉，在腹腔干起点稍下方，约平第 1 腰椎高度起自腹主动脉前壁，它的分支分布于胰、十二指肠、空肠、回肠至结肠左曲之间的消化管（图 8-37，图 8-38）。

214

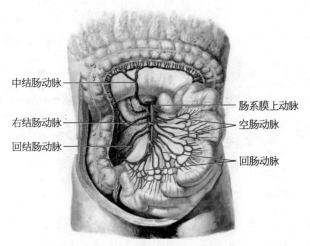

图 8-37　肠系膜上动脉及其分支

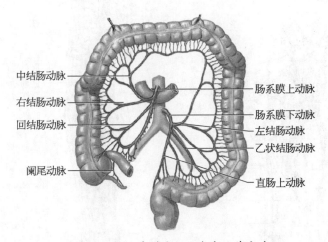

图 8-38　肠系膜上、下动脉及其分支

　　肠系膜下动脉，约平第 3 腰椎高度起于腹主动脉前壁，在腹后壁腹膜后面向左下方走行，分支分布于降结肠、乙状结肠和直肠上部(图 8-38)。

　　(5)髂总动脉：左、右各一，于第 4 腰椎体下缘起自腹主动脉，沿腰大肌内侧走向外下方，至骶髂关节前分为髂内动脉和髂外动脉(图 8-39)。

　　1)髂内动脉：为一短干，沿盆腔侧壁下行，发出壁支和脏支(图 8-39)。

　　壁支：主要有闭孔动脉和臀上、下动脉。

　　脏支：主要分支分布于盆腔脏器和外生殖器。主要分支有：直肠下动脉、子宫动脉、阴部内动脉等。

　　2)髂外动脉：经腹股沟韧带中点深面至股前区，移行为股动脉(图 8-40)。

　　股动脉，是髂外动脉的直接延续，在股三角内下行，入腘窝移行为腘动脉。在腹股沟韧带中点稍下方，股动脉位置表浅，在活体上可触到其搏动。当下肢出血时，可在该处将股动脉压向耻骨上支进行压迫止血。股动脉也是动脉穿刺和插管最方便的血管。股动脉的主要分支为股深动脉(图 8-40)。

215

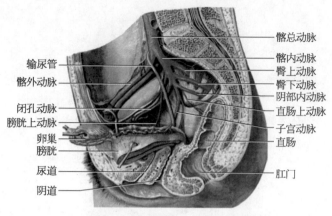

图 8-39 髂总动脉及其分支（女性）

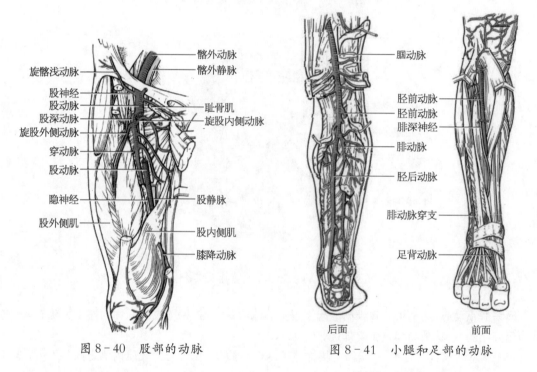

图 8-40 股部的动脉

图 8-41 小腿和足部的动脉

腘动脉，在腘窝下部分为胫前动脉和胫后动脉，并发支分布于膝关节及邻近肌（图 8-41）。

胫后动脉，为腘动脉的分支，沿小腿后面浅、深层肌之间下行，经内踝后方转至足底，分为足底内、外侧动脉（图 8-41）。

胫前动脉，腘动脉发出后，穿小腿骨间膜至小腿前面，在小腿前群肌之间下行，至距小腿关节前方移行为足背动脉。足背动脉位置表浅，在距小腿关节的前方，内、外踝连线中点可触及其搏动。下肢脉管炎时，足背动脉的搏动可以减弱和消失（图 8-41）。

（三）静脉

静脉是运送血液回心的血管，较之动脉，静脉在结构和配布上有以下特点。①下肢静脉有较多的静脉瓣，是防止血液逆流的重要装置。②体循环的静脉分浅、深两类。浅静脉位于皮下浅筋膜内，又称皮下静脉。临床上常经浅静脉注射、输液、取血、输血和插入导管等。深静脉位于深筋膜的深面或体腔内,与动脉伴行,其导血范围、行程和名称基本与伴行的动脉相同。③静脉的吻合比较丰富。④静脉管壁薄而弹性小。

1. 肺循环的静脉 肺循环的静脉主干是**肺静脉**,左、右侧各两条,无静脉瓣,分别称左上、右上肺静脉和左下、右下肺静脉。肺静脉均起自肺门,注入左心房后部的两侧。肺静脉内为动脉血。

2. 体循环的静脉 体循环的静脉包括上腔静脉系、下腔静脉系和心静脉系(已述于心)(图8-7)。

(1)上腔静脉系:由上腔静脉及其各级属支组成,上腔静脉由左、右头臂静脉汇合而成,收集头颈、上肢、胸壁和部分胸腔等上半身器官的静脉血。

1)头颈部的静脉:主要有颈内静脉和颈外静脉(图8-42)。

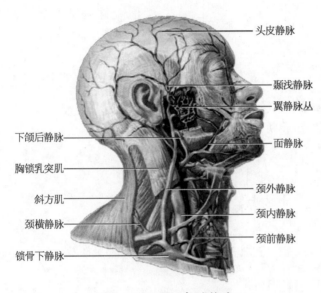

图8-42 头颈部的静脉

颈内静脉为颈部最大的静脉干,主要收集颅内、面部和颈部的静脉血。颈内静脉的属支有颅内支和颅外支两种。颅外支主要是**面静脉**。面静脉的位置浅表,起自内眦静脉,与面动脉伴行,注入颈内静脉。面静脉收纳面前部软组织的血液。面静脉在口角平面以上缺少静脉瓣,并与颅内海绵窦相交通,因此,当面部,尤其是鼻根至两侧口角间的三角区发生感染,处理不当时,病菌可经上述途径感染颅内,临床上称此三角间的区域为"危险三角"。

颈外静脉是颈部最大的浅静脉,主要收集头皮和面部的静脉血,注入锁骨下静脉。

锁骨下静脉,在第1肋的外缘续腋静脉,与同名动脉伴行,在胸锁关节后方与颈内静脉汇合成头臂静脉,两静脉汇合处称**静脉角**,是淋巴导管的注入部位。其主要属支有颈外静脉和腋静脉。长期输液及需要测定中心静脉压的患者常选用锁骨下静脉进行静脉置管(图8-48)。

2)上肢的静脉:分为上肢浅静脉和上肢深静脉。

上肢浅静脉,包括头静脉、贵要静脉、肘正中静脉及其属支。临床上常用手背静脉网、前臂和肘部前面的浅静脉取血、输液和注射药物(图8-43)。**头静脉**起于手背静脉网的桡侧,转至前臂前面,肘部前面,循肱二头肌外侧沟上行,注入腋静脉或锁骨下静脉。该静脉在肘窝处通过肘正中静脉与贵要静脉交通。头静脉主要收集手和前臂桡侧浅层结构的静脉血。**贵要静脉**起于手背静脉网的尺侧,沿前臂尺侧上行至肘窝处接受肘正中静脉,注入肱静脉。贵要静脉主要收集手和前臂

217

附:体循环动脉的主要分支归纳

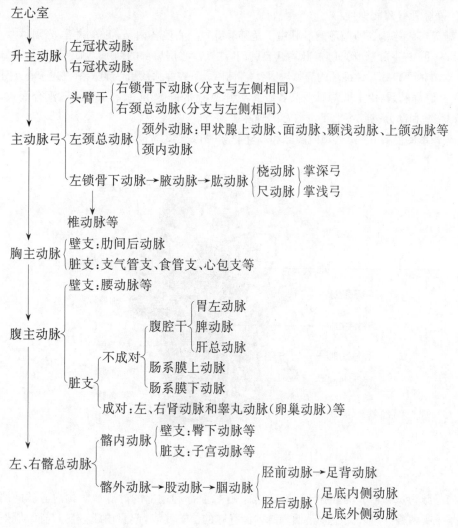

左心室

↓

升主动脉 { 左冠状动脉 / 右冠状动脉

↓

主动脉弓
　头臂干 { 右锁骨下动脉(分支与左侧相同) / 右颈总动脉(分支与左侧相同)
　左颈总动脉 { 颈外动脉:甲状腺上动脉、面动脉、颞浅动脉、上颌动脉等 / 颈内动脉
　左锁骨下动脉→腋动脉→肱动脉 { 桡动脉—掌深弓 / 尺动脉—掌浅弓
　　↓
　椎动脉等

胸主动脉 { 壁支:肋间后动脉 / 脏支:支气管支、食管支、心包支等

腹主动脉
　壁支:腰动脉等
　脏支
　　不成对 { 腹腔干 { 胃左动脉 / 脾动脉 / 肝总动脉 } 肠系膜上动脉 / 肠系膜下动脉
　　成对:左、右肾动脉和睾丸动脉(卵巢动脉)等

↓

左、右髂总动脉
　髂内动脉 { 壁支:臀下动脉等 / 脏支:子宫动脉等
　髂外动脉→股动脉→腘动脉 { 胫前动脉→足背动脉 / 胫后动脉 { 足底内侧动脉 / 足底外侧动脉

尺侧浅层结构的静脉血。**肘正中静脉**斜行于肘窝皮下,连接头静脉和贵要静脉,是临床采血或输液的部位。

　　上肢深静脉,与同名动脉伴行,且多为两条。从手指到腋腔各部深静脉收集同名动脉分布区域的静脉血。

　　3) 胸部静脉:主要包括头臂静脉、上腔静脉、奇静脉等(图8-44)。

　　头臂静脉,又称无名静脉,左、右各一,由同侧的颈内静脉和锁骨下静脉在胸锁关节后方汇合而成(图8-44)。

　　上腔静脉,左、右头臂静脉在右侧第1胸肋结合处后方汇合成上腔静脉。上腔静脉入右心房前尚有奇静脉注入(图8-44)。

　　奇静脉,起自右腰升静脉,穿膈沿食管后方和胸主动脉右侧上行,至第4胸椎体高度,注入上腔静脉。它主要收集胸壁、食管、气管及支气管等处的静脉血(图8-44)。

　　(2) 下腔静脉系:由下腔静脉及其各级属支构成,收集下肢、腹部、盆部和会阴等下半身的静脉血,其主干为**下腔静脉**。

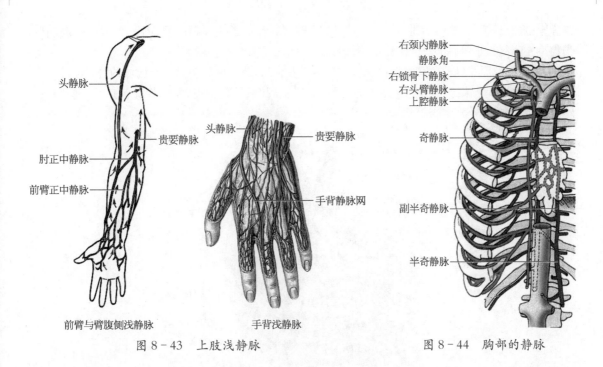

头静脉

贵要静脉

肘正中静脉

前臂正中静脉

前臂与臂腹侧浅静脉

图 8-43 上肢浅静脉

头静脉

贵要静脉

手背静脉网

手背浅静脉

右颈内静脉
静脉角
右锁骨下静脉
右头臂静脉
上腔静脉

奇静脉

副半奇静脉

半奇静脉

图 8-44 胸部的静脉

1) 下肢静脉：下肢浅静脉包括大隐静脉、小隐静脉及其属支。①大隐静脉是全身最长的静脉，在足内侧缘起于足背静脉弓，经内踝前方，沿小腿内侧上升，经膝关节内后方、大腿前内侧面上行，至耻骨结节外下方 3～4 cm 处，注入股静脉（图 8-45）。大隐静脉除收集足、小腿及大腿内侧、下腹壁、阴部等浅层结构的静脉血。大隐静脉在内踝前方的位置表浅，临床常在此处做静脉穿刺插管。大隐静脉行程长，血液回流困难，是下肢静脉曲张的好发血管。②**小隐静脉**在足外侧缘起自于足

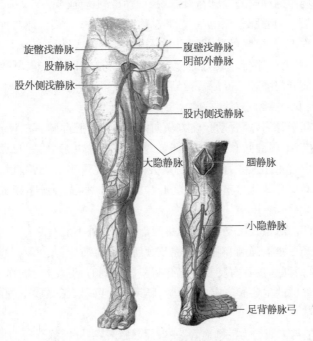

旋髂浅静脉
股静脉
股外侧浅静脉

腹壁浅静脉
阴部外静脉

股内侧浅静脉

大隐静脉
腘静脉

小隐静脉

足背静脉弓

图 8-45 下肢浅静脉

219

背静脉弓,经外踝后方,沿小腿后面中线上升,至腘窝穿深筋膜注入腘静脉(图8-45)。小隐静脉收集足外侧部和小腿后部浅层结构的静脉血。

下肢深静脉从足底至股部,深静脉皆与同名动脉伴行,收集同名动脉分布区域的静脉血。

2)腹、盆部静脉:腹部静脉包括下腔静脉和肝门静脉系及其属支;盆部静脉包括髂内静脉、髂外静脉、髂总静脉及其属支等(图8-46)。

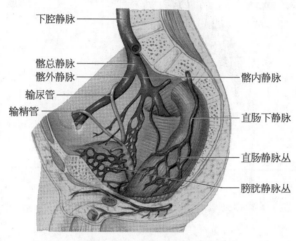

图8-46　盆部静脉

髂内静脉与髂内动脉伴行,短而粗,收集盆部和会阴等区域的静脉血。其属支分为脏支与壁支,脏支分布特点是在器官周围或壁内形成广泛的静脉丛,如膀胱、子宫及直肠静脉丛等。

髂外静脉是股静脉的直接延续,收纳下肢静脉血。

髂总静脉是由髂内静脉和髂外静脉在骶髂关节的前方汇合而成。

下腔静脉是人体最大的静脉干。由左、右髂总静脉在第4～5腰椎体右前方汇合而成,沿腹主动脉右侧和脊柱右前方上行,穿膈的腔静脉孔进入胸腔,再注入右心房。下腔静脉的属支有壁支和脏支两种,多数与同名动脉伴行。成对的壁支与脏支直接或间接注入下腔静脉,不成对的脏支(除肝静脉外)先汇合成肝门静脉入肝后,再经肝静脉汇入下腔静脉。

壁支,包括1对膈下静脉和4对腰静脉。

脏支,①肾静脉:起于肾门,经肾动脉前方横向内侧注入下腔静脉。左肾静脉长于右侧,跨越腹主动脉前面,并接受左肾上腺静脉和左睾丸(卵巢)静脉。②睾丸静脉:起自睾丸和附睾,伴睾丸动脉上行。左睾丸静脉以直角注入左肾静脉,右睾丸静脉以锐角注入下腔静脉,故睾丸静脉曲张多见于左侧。在女性此对应静脉为卵巢静脉。③肝静脉:由2～3支静脉干组成,收集肝窦回流的血液,注入下腔静脉。

肝门静脉系由肝门静脉及其属支组成,收集腹部除肝以外不成对脏器的静脉血(图8-47)。

肝门静脉大多由肠系膜上静脉和脾静脉在胰颈后方汇合而成(图8-47)。肝门静脉经肝门分别注入肝左、右叶。肝门静脉在肝内反复分支并与来自肝固有动脉分支的血液混合。再经肝静脉注入下腔静脉。肝门静脉的主要属支有:脾静脉、肠系膜上静脉、肠系膜下静脉、胃左静脉、胃右静脉、胆囊静脉、附脐静脉。

肝门静脉系的始端与末端均为毛细血管,一般无静脉瓣,当肝门静脉压力升高时,血液可以发生逆流。肝门静脉系分别通过食管静脉丛、直肠静脉丛、脐周静脉网与上、下腔静脉相交通(图8-48)。

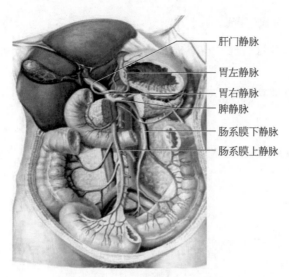

图 8-47 肝门静脉及其属支

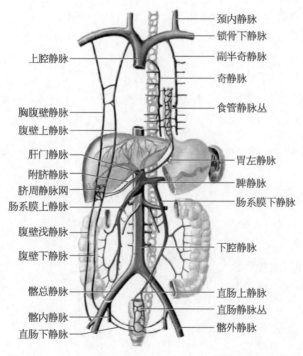

图 8-48 肝门静脉的属支及其与上、下腔静脉的吻合

在正常情况下,上述吻合处的静脉细小,血液量少,各自分流到所属静脉系统。当肝门静脉回流受阻时(如肝硬化、肝肿瘤等),血液不能畅流入肝,部分肝门静脉系的血液则通过上述静脉丛的交通途径形成侧支循环,通过上、下腔静脉系回流。随着血流量的增多,吻合部位的交通支变得粗大弯曲,于是在食管下端及胃底、直肠黏膜和脐周出现静脉曲张,甚至破裂,引起呕血和便血等。亦可导致脾和胃肠的静脉淤血,出现脾大和腹水等。因此,熟悉上述吻合途径,具有重要的临床意义。

附：体循环主要静脉回流情况归纳

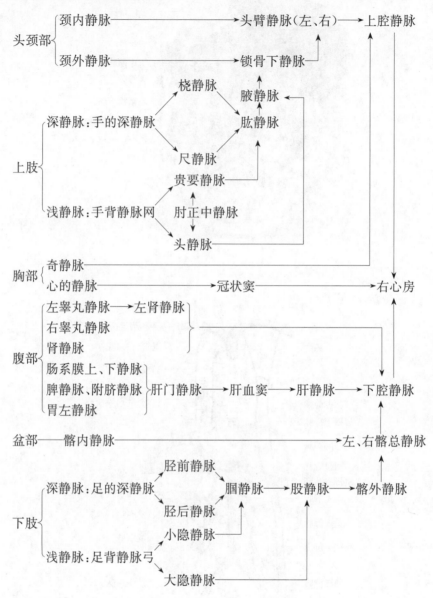

二、血管功能

(一) 血流量、血流阻力和血压

血液在心血管系统中流动的一系列物理学问题属于血流动力学的范畴。血流动力学和一般的流体动力学一样,其基本的研究对象是流量、阻力和压力之间的关系。由于血管是有弹性和可扩张性的而不是硬质的管道系统,血液是含有血细胞和胶体物质等多种成分的液体,而不是理想液体,因此血流动力学除与一般流体力学有共同点外,又有它自身的特点。

1. **血流量和血流速度**　单位时间内流过血管某一截面的血量称为**血流量**(blood flow),也称容积速度,其单位通常以 ml/min 或 L/min 来表示。血液中的一个质点在血管内移动的线速度,称为血流速度。血液在血管内流动时,其血流速度与血流量成正比,与血管的横截面积成反比。

(1) 泊肃叶定律:泊肃叶研究了液体在管道系统内流动的规律,指出单位时间内液体的流量 (Q) 与管道两端的压力差 P_1-P_2 以及管道半径 r 的 4 次方成正比,与管道的长度 L 成反比,即为泊肃叶定律(Poiseuille's law)。这些关系可用下式表示(η 代表血液黏滞度):

$$Q=\frac{\pi(P_1-P_2)r^4}{8\eta L}$$

(2) 层流和湍流:血液在血管内流动的方式可分为层流(laminar flow)和湍流(turbulence)两类。在层流的情况下,液体每个质点的流动方向都一致,与血管的长轴平行;但各质点的流速不相同,在血管轴心处流速最快,越靠近管壁,流速越慢。泊肃叶定律适用于层流的情况。在血流速度快,血管口径大,血液黏滞度低的情况下,容易产生湍流。此时血液中各个质点的流动方向不再一致,出现旋涡。在湍流的情况下,泊肃叶定律不再适用。

2. **血流阻力** 血液在血管内流动时所遇到的阻力,称为**血流阻力**。血流阻力的产生,是由于血液流动时血液内部的摩擦力,以及血液与血管壁之间的摩擦力。在湍流的情况下,血液中各个质点不断变换流动的方向,故血流消耗的能量较层流时更多,血流阻力就较大。血流阻力一般不能直接测量,而需通过计算得出。按照流体力学的一般规律,在一段管道中,液体的流量与该管道两端的压力差成正比,而与管道对液体流动的阻力成反比。在血液循环中,血流量、血流阻力和血压三者之间的关系也是如此,可用下式表示:

$$Q=\frac{P_1-P_2}{R}$$

在一个血管系统中,若测得血管两端的压力差和血流量,就可根据上式计算出血流阻力。如果比较上式和泊肃叶定律的方程式,则可写出计算血流阻力的方程式,即

$$R=\frac{8\eta L}{\pi r^4}$$

这一算式表示,血流阻力与血管的长度和血液的黏滞度成正比,与血管半径的 4 次方成反比。由于血管的长度很少变化,因此血流阻力主要由血管口径和血液黏滞度决定。对于一个器官来说,如果血液黏滞度不变,则器官的血流量主要取决于该器官血管的口径。由于血流阻力与血管半径的 4 次方成反比,因此只要稍稍改变血管口径的大小,就能引起血流阻力较大的改变。小动脉和微动脉为体循环中血流阻力最大的部分,因而称为阻力血管。阻力血管口径增大时,血流阻力降低,血流量就增多;反之,当阻力血管口径缩小时,器官血流量就减少。机体对循环功能的调节,就是通过控制各器官阻力血管的口径来调节各器官之间的血流分配的。

3. **血压** 血压(blood pressure)是指血管内的血液对于单位面积血管壁的侧压力,也即压强。按照国际标准计量单位规定,压强的单位为帕(Pa)。帕的单位较小,血压数值通常用千帕(kPa)来表示(1 mmHg=0.133 kPa)(图 8-49)。

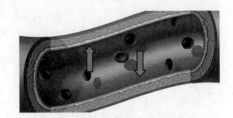

图 8-49 血液对血管壁的
压强示意图

223

(二)动脉血压和动脉脉搏

1. **动脉血压** 动脉血压(arterial blood pressure)一般是指主动脉内的血压。因为在大动脉中血压降落很小,故通常将在肱动脉测得的血压代表主动脉压。

(1) 动脉血压的形成:循环系统内足够的血液充盈和心脏射血是形成血压的基本因素。在动

脉系统,影响动脉血压的另两个因素是外周阻力和弹性贮器血管的弹性。**外周阻力**(peripheral resistance)主要是指小动脉和微动脉对血流的阻力。假如不存在外周阻力,心室射出的血液将全部流至外周,即心室收缩释放的能量可全部表现为血流的动能,因而对血管壁的侧压不会增加。

一般情况下,左心室每次收缩时向主动脉内射出的血液,由于受外周阻力的影响,大约只有三分之一流至外周,其余约三分之二被暂时贮存在主动脉和大动脉内,使主动脉和大动脉进一步扩张。主动脉压也就随之升高。这样,心室收缩时释放的能量中有一部以势能的形式贮存在弹性贮器血管的管壁中。心室舒张时,半月瓣关闭,射血停止,被扩张的弹性贮器血管管壁发生弹性回缩,将在心缩期贮存的那部分血液继续推向外周,并使主动脉压在心舒期仍能维持在较高的水平。可见,由于弹性贮器血管的作用,使左心室的间断射血变为动脉内的连续血流;另一方面,还使每个心动周期中动脉血压的变动幅度远小于左心室内压的变动幅度,对血压起到缓冲作用(图 8 - 50)。老年人的大动脉管壁弹性减弱,弹性贮器功能受损,因此每个心动周期中动脉血压的波动幅度明显增大。

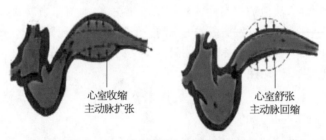

心室收缩
主动脉扩张

心室舒张
主动脉回缩

图 8 - 50　主动脉缓冲血压示意图

(2) 动脉血压的正常值:心室收缩时,主动脉压急剧升高,达到最高值,这时的动脉血压值称为**收缩压**。心室舒张时,主动脉压下降,达到的最低值称为**舒张压**。收缩压和舒张压的差值称为**脉搏压**,简称**脉压**。一个心动周期中每一个瞬间动脉血压的平均值,称为平均动脉压。简略计算,平均动脉压大约等于舒张压加 1/3 脉压。

我国健康青年人在安静状态时的收缩压为 100～120 mmHg(13.3～16.0 kPa),舒张压为 60～80 mmHg(8.0～10.6 kPa),脉搏压为 30～40 mmHg(4.0～5.3 kPa),平均动脉压在 100 mmHg(13.3 kPa)左右。动脉血压除存在个体差异外,还有性别和年龄的差异。一般说来,女性在更年期前动脉血压比同龄男性的低,更年期后动脉血压升高。男性和女性的动脉血压都随年龄的增长而逐渐升高,收缩压的升高比舒张压的升高更为显著。新生儿的收缩压仅为 40 mmHg(5.3 kPa)左右。出生后第 1 个月内,收缩压很快升高,到第 1 个月末约可达到 80 mmHg(10.6 kPa)。以后,收缩压继续升高,到 12 岁时约为 105 mmHg(14.0 kPa)。在青春期,收缩压又较快地上升,17 岁的男性青年,收缩压可达 120 mmHg(16.0 kPa)。青春期以后,收缩压随年龄增长而缓慢升高。至 60 岁时,收缩压约 140 mmHg(18.6 kPa)。

(3) 影响动脉血压的因素:凡是能影响心输出量和外周阻力的各种因素,都能影响动脉血压。循环血量和血管系统容量之间的相互关系,即循环系统内血液充盈的程度,也能影响动脉血压。现将影响动脉血压因素分述如下。

1) 心脏每搏输出量:如果每搏输出量增大,心缩期射入主动脉的血量增多,心缩期中主动脉和大动脉内增加的血量变多,管壁所受的压力也更大,故收缩期动脉血压的升高更加明显。由于动脉血压升高,血流速度随之增快,到舒张期末,大动脉内存留的血量和每搏输出量增加之前相比,增加并不多。因此,当每搏输出量增加而外周阻力和心率变化不大时,动脉血压的升高主要表现为收缩压的升高,舒张压可能升高不多,故脉压增大。反之,当每搏输出量减少时,则主要使收缩压降低,脉压减小。可见,在一般情况下,收缩压的高低主要反映心脏每搏输出量的多少。

2) 心率:如果心率加快,而每搏输出量和外周阻力都不变,由于心舒期缩短,在心舒期内流至外周的血液就减少,故心舒期末主动脉内存留的血量增多,舒张期血压就升高。由于动脉血压升高可使血流速度加快,因此在心缩期内可有较多的血液流至外周,收缩压的升高不如舒张压的升高显著,脉压比心率增加前减小。相反,心率减慢时,舒张压降低的幅度比收缩压降低的幅度大,故脉压增大。

3) 外周阻力:如果心输出量不变而外周阻力加大,则心舒期中血液向外周流动的速度减慢,心舒期末存留在主动脉中的血量增多,故舒张压升高。在心缩期,由于动脉血压升高使血流速度加快,因此收缩压的升高不如舒张压的升高明显,故脉压减小。可见,在一般情况下,舒张压的高低主要反映外周阻力的大小。

外周阻力的改变,主要是由于骨骼肌和腹腔器官阻力血管口径的改变。原发性高血压的发病,主要是由于阻力血管口径变小而造成外周阻力过高。另外,血液黏滞度也影响外周阻力。如果血液黏滞度增高,外周阻力就增大,舒张压就升高。

4) 主动脉和大动脉的弹性贮器作用:如前所述,由于主动脉和大动脉的弹性贮器作用,动脉血压的波动幅度明显小于心室内压的波动幅度。老年人的动脉管壁硬化,大动脉的弹性贮器作用减弱,故脉压增大。

5) 循环血量和血管系统容量的比例:循环血量和血管系统容量相适应,才能使血管系统足够地充盈,产生一定的体循环平均充盈压。在正常情况下,循环血量和血管容量是相适应的,血管系统充盈程度的变化不大。失血后,循环血量减少,此时如果血管系统的容量改变不大,则体循环平均充盈压必然降低,使动脉血压降低。在另一些情况下,如果循环血量不变而血管系统容量增大时,也会造成动脉血压下降。

上述对影响动脉血压各种因素的分析,都是在假设其他因素不变的前提下,分析某一因素发生变化时对动脉血压的影响。实际上,在不同的生理情况下,上述各种影响动脉血压的因素可同时发生改变。因此,在某种生理情况下动脉血压的变化,往往是各种因素相互作用的综合结果。

2. 动脉脉搏　在每个心动周期中,动脉内的压力发生周期性的波动。这种周期性的压力变化可引起动脉血管发生搏动,称为**动脉脉搏**。在手术时暴露动脉,可以直接看到动脉随每次心搏而发生的搏动。用手指也可摸到身体浅表部位的动脉搏动。

用脉搏描记仪可以记录浅表动脉搏动的波形,这种记录图形称为脉搏图(图8-51)。动脉脉搏的波形可因描记方法和部位的不同而有差别,但一般都包括以下几个组成部分。

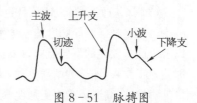

图 8-51　脉搏图

(1) 上升支:在心室快速射血期,动脉血压迅速上升,管壁被扩张,形成脉搏波形中的上升支。上升支的斜率和幅度受射血速度、心输出量以及射血所遇阻力的影响。

(2) 下降支:心室射血的后期,射血速度减慢,进入主动脉的血量少于由主动脉流向外周的血量,故被扩张的大动脉开始回缩,动脉血压逐渐降低,形成脉搏波形中下降支的前段。随后,心室舒张,动脉血压继续下降,形成下降支的其余部分。动脉脉搏波形中下降支的形状可大致反映外周阻力的高低。

由于小动脉和微动脉对血流的阻力很大,故在微动脉段以后的脉搏波动大大减弱。到毛细血管,脉搏已基本消失。

(三) 静脉血压和静脉回心血量

静脉在功能上不仅仅是作为血液回流入心脏的通道,由于整个静脉系统的容量很大,而且静脉容易被扩张,又能够收缩,因此静脉起着血液贮存库的作用。静脉的收缩或舒张可有效地调节回心血量和心输出量,使循环功能能够适应机体在各种生理状态时的需要。

1. 静脉血压 当体循环血液经过动脉和毛细血管到达微静脉时,血压下降至 15～20 mmHg(2.0～2.7 kPa)。右心房作为体循环的终点,血压最低,接近于零。通常将右心房和胸腔内大静脉的血压称为**中心静脉压**(central venous pressure),而各器官静脉的血压称为**外周静脉压**(peripheral venous pressure)。中心静脉压的高低取决于心脏射血能力和静脉回心血量之间的相互关系。如果心脏射血能力较强,能及时地将回流入心脏的血液射入动脉,中心静脉压就较低。反之,心脏射血能力减弱时,中心静脉压就升高。另一方面,如果静脉回流速度加快,中心静脉压也会升高。因此,在血量增加,全身静脉收缩,或因微动脉舒张而使外周静脉压升高等情况下,中心静脉压都可能升高。可见,中心静脉压是反映心血管功能的又一指标。临床上在用输液治疗休克时,除须观察动脉血压变化外,也要观察中心静脉压的变化。中心静脉压的正常变动范围为 0.4～1.2 kPa(4～12 cmH$_2$O)。如果中心静脉压偏低或有下降趋势,常提示输液量不足;如果中心静脉压高于正常并有进行性升高的趋势,则提示输液过快或心脏射血功能不全。当心脏射血功能减弱而使中心静脉压升高时,静脉回流将会减慢,较多的血液滞留在外周静脉内,故外周静脉压升高。

2. 静脉血流及其影响因素 单位时间内的静脉回心血量取决于外周静脉压和中心静脉压的差,以及静脉对血流的阻力。故凡能影响外周静脉压、中心静脉压以及静脉阻力的因素,都能影响静脉回心血量。

(1) 体循环平均充盈压:是反映血管系统充盈程度的指标。实验证明,血管系统内血液充盈程度愈高,静脉回心血量也就愈多。当血量增加或容量血管收缩时,体循环平均充盈压升高,静脉回心血量也就增多。反之,血量减少或容量血管舒张时,体循环平均充盈压降低,静脉回心血量减少。

(2) 心脏收缩力量:心脏收缩时将血液射入动脉,舒张时则可以从静脉抽吸血液。如果心脏收缩力量强,射血时心室排空较完全,在心舒期心室内压就较低,对心房和大静脉内血液的抽吸力量也就较大。右心衰竭时,射血力量显著减弱,心舒期右心室内压较高,血液淤积在右心房和大静脉内,回心血量大大减少。患者可出现颈外静脉怒张、肝充血肿大、下肢水肿等体征。左心衰竭时,左心房压和肺静脉压升高,造成肺淤血和肺水肿。

(3) 体位改变:当人体从卧位转变为站立位时,身体低垂部分静脉扩张,容量增大,故回心血量减少。站立时下肢静脉容纳血量增加的程度可受到若干因素的影响,例如下肢静脉内的静脉瓣,以及下面将叙述的下肢肌肉收缩运动和呼吸运动等。下肢静脉瓣膜受损的人,常不能长久站立。即使是正常人,如长久站立不动,也会导致回心血量减少,动脉血压降低。体位改变对静脉回心血量的影响,在高温环境中更加明显。在高温环境中,皮肤血管舒张,皮肤血管中容纳的血量增多。因此,如果人在高温环境中长时间站立不动,回心血量就会明显减少,导致心输出量减少和脑供血不足,可引起头晕,甚至昏厥。长期卧床的患者,静脉管壁的紧张性较低,可扩张性较高,加之腹壁和下肢肌肉的收缩力量减弱,对静脉的挤压作用减小,故由平卧位突然站立时,可因大量血液积滞在下肢,回心血量过小而发生昏厥。

(4) 骨骼肌的挤压作用:人体在立位的情况下,如果下肢进行肌肉运动,回心血量和在没有肌肉运动时就不一样。一方面,肌肉收缩时可对肌肉内和肌肉间的静脉发生挤压,使静脉回流加快;另一方面,因静脉内有瓣膜存在,使静脉内的血液只能向心脏方向流动而不能倒流。这样,骨骼肌和静脉瓣膜一起,对静脉回流起着"泵"的作用,称为"静脉泵"或"肌肉泵"。下肢肌肉进行节律性舒缩活动时,例如步行,肌肉泵的作用就能很好地发挥。因为当肌肉收缩时,可将静脉内的血液挤向心脏,当肌肉舒张时,静脉内压力降低,有利于微静脉和毛细血管内的血液流入静脉,使静脉充盈。肌肉泵的这种作用,对于在站立位情况下降低下肢静脉压和减少血液在下肢静脉内潴留有十分重要的生理意义。例如,在站立不动时,足部的静脉压为 90 mmHg,而在步行时则降低至 25 mmHg 以下。在跑步时,两下肢肌肉泵每分钟挤出的血液可达数升。这种情况下,下肢肌肉泵的作功在相当程度上加速了全身的血液循环,对心脏的泵血起到辅助作用。但是,如果肌肉不是做节律性的舒缩,而是维持在紧张性收缩状态,则静脉持续受压,静脉回流反而减少。

(5) 呼吸运动:呼吸运动也能影响静脉回流。胸膜腔内压是低于大气压的,称为胸膜腔负压。由于胸膜腔内压为负压,故胸腔内大静脉的跨壁压较大,经常处于充盈扩张状态。在吸气时,胸腔容积加大,胸膜腔负压值进一步增大,使胸腔内的大静脉和右心房更加扩张,压力也进一步降低,因此有利于外周静脉内的血液回流至右心房。由于回心血量增加,心输出量也相应增加。呼气时,胸膜腔负压值减小,由静脉回流入右心房的血量也相应减少。可见,呼吸运动对静脉回流也起着"泵"的作用。有些人在站立时呼吸加深,显然可以促进身体低垂部分的静脉血液回流。

(四) 微循环

微循环是指微动脉和微静脉之间的血液循环。血液循环最根本的功能是进行血液和组织之间的物质交换,这一功能就是在微循环部分实现的。

1. 微循环的组成 典型的微循环由微动脉、后微动脉、毛细血管前括约肌、真毛细血管、通血毛细血管、动静脉吻合支和微静脉等部分组成(图 8-52),微循环主要有以下三条血流通路。

(1) 直捷通路:是指血液从微动脉经后微动脉和通血毛细血管进入微静脉的通路。通血毛细血管是后微动脉的直接延伸,阻力小,血流速度较快。直捷通路经常处于开放状态,其主要功能并不是物质交换,而是使一部分血液能迅速通过微循环而进入静脉,保证静脉回心血量。直捷通路在骨骼肌组织的微循环中较为多见。

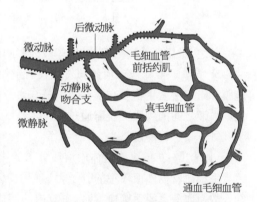

图 8-52 肠系膜微循环模式图

(2) 迂回通路:血液由微动脉进入微循环后,经后微动脉、毛细血管前括约肌、真毛细血管流入微静脉。真毛细血管管壁极薄,通透性好,血流缓慢,这些都有利于血液与组织细胞进行物质交换,故又称**营养通路**。

(3) 动静脉短路:血液从微动脉经过动静脉吻合支直接流回微静脉。在人体某些部分的皮肤和皮下组织,特别是手指、足趾、耳郭等处,这类通路较多,一般情况下经常处于关闭状态。当环境温度升高时,动静脉吻合支开放增多,皮肤血流量增加,皮肤温度升高,有利于散发身体热量。环境温度降低时,则动静脉短路关闭,皮肤血流量减少,有利于保存体热。因此动静脉短路在体温调节中发挥作用。

2. 微循环血流量的调节 微动脉位于微循环的起始部位,微静脉则位于微循环的最后部分。

227

它们主要接受交感神经的支配,也受肾上腺素、去甲肾上腺素、局部代谢产物等体液因素的调节。微动脉的舒缩活动,可调节微循环的血液灌注量,起着"总闸门"的作用;而微静脉则起"后闸门"的作用。后微动脉和毛细血管前括约肌位于真毛细血管的起始端,主要接受缺氧和局部酸性代谢产物(乳酸、CO_2等)的调节(图8-53),起着"分闸门"的作用。正常情况下,交感神经具有一定紧张性活动,维持微循环一定的血液灌注量,而真毛细血管则受局部代谢产物的影响而轮流开放。在某些毛细血管床关闭一段时间后,局部出现缺氧和酸性代谢产物堆积,这些刺激物作用于后微动脉和毛细血管前括约肌,使之舒张,于是该处分闸门开放,血液进入该处分闸门所控制的毛细血管床,改善其缺氧状态并将局部代谢产物带走;由于刺激物的移去,后微动脉和毛细血管前括约肌又复收缩,该处毛细血管再次关闭。后微动脉和毛细血管前括约肌的这种收缩和舒张交替每分钟发生5~10次。当该处毛细血管关闭时,则他处原来关闭的毛细血管开放,毛细血管如此轮流地开放和关闭,并保持约20%的毛细血管床处于开放状态。

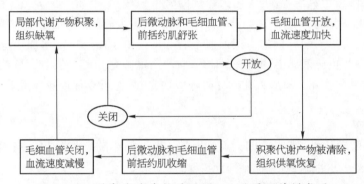

图8-53 局部代谢产物对微循环血流量调节模式图

总之,微循环血流量受神经、体液因素的调节,其中局部代谢产物起着经常性的重要调节作用。

3. 血液和组织液之间的物质交换 组织液是组织、细胞直接所处的环境。组织、细胞通过细胞膜和组织液发生物质交换。组织液与血液之间则通过毛细血管壁进行物质交换。因此,组织、细胞和血液之间的物质交换需通过组织液作为中介。血液和组织液之间的物质交换主要是通过以下几种方式进行的。

(1) 扩散:扩散是指液体中溶质分子的热运动,是血液和组织液之间进行物质交换的最主要方式。毛细血管内外液体中的分子,只要其直径小于毛细血管壁的孔隙,就能通过管壁进行扩散运动。故当血液流经毛细血管时,血液内的溶质分子可以扩散入组织液,组织液内的溶质分子也可以扩散入血液。物质通过毛细血管壁进行扩散的驱动力是该物质在管壁两侧的浓度差,即从浓度高的一侧向浓度低的一侧发生净移动。

(2) 滤过和重吸收:当毛细血管壁两侧的静水压不等时,水分子就会通过毛细血管壁从压力高的一侧向压力低的一侧移动。另外,当毛细血管壁两侧的渗透压不等时,可以导致水分子从渗透压低的一侧向渗透压高的一侧移动。由于血浆蛋白质等胶体物质较难通过毛细血管壁的孔隙,因此血浆的胶体渗透压能限制血浆的水分子向毛细血管外移动;同样,组织液的胶体渗透压则限制组织液的水分子向毛细血管内移动。在生理学中,将由于管壁两侧静水压和胶体渗透压的差异引起的液体由毛细血管内向毛细血管外的移动称为滤过,而将液体向相反方向的移动称为重吸收。血液和组织液之间通过滤过和重吸收的方式发生的物质交换,和通过扩散方式发生的物质交换相比,仅占很小的一部分,但在组织液的生成中起重要的作用。

（3）吞饮：在毛细血管内皮细胞一侧的液体可被内皮细胞膜包围并吞饮入细胞内，形成吞饮囊泡。囊泡被运送至细胞的另一侧，并被排出至细胞外。因此，这也是血液和组织液之间通过毛细血管壁进行物质交换的一种方式。一般认为，较大的分子如血浆蛋白等可以由这种方式通过毛细血管壁进行交换。

（五）组织液的生成

组织液存在于组织、细胞间隙内，绝大部分呈胶冻状，不能自由流动，因此不会因重力作用而流至身体的低垂部分。将注射针头插入组织间隙内，也不能抽出组织液。组织液凝胶的基质是胶原纤维和透明质酸细丝。组织液中有极小一部分呈液态，可自由流动。组织液中各种离子成分与血浆相同。组织液中也有蛋白质，但其浓度明显低于血浆。

1. 组织液的生成　　组织液是血浆滤过毛细血管壁而形成的。液体通过毛细血管壁的滤过和重吸收取决于四个因素，即毛细血管血压、组织液静水压、血浆胶体渗透压和组织液胶体渗透压。其中，毛细血管血压和组织液胶体渗透压是促使液体由毛细血管内向血管外滤过的力量，而血浆胶体渗透压和组织液静水压是将液体从血管外重吸收入毛细血管内的力量。滤过的力量和重吸收的力量之差，称为有效滤过压。

有效滤过压 =（毛细血管血压＋组织液胶体渗透压）－（组织液静水压＋血浆胶体渗透压）

以图（8-54）所示的各种压力数值为例，可见在毛细血管动脉端的有效滤过压为 10 mmHg（1.3 kPa），液体滤出毛细血管；而在毛细血管静脉端的有效滤过压力为负值，故发生重吸收。总的说来，流经毛细血管的血浆，约有 0.5% 在毛细血管动脉端以滤过的方式进入组织间隙，其中约90% 在静脉端被重吸收回血液，其余约 10% 进入毛细淋巴管，成为淋巴液。

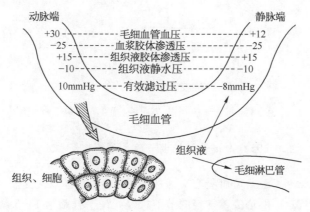

图 8-54　组织液生成与回流示意图

2. 影响组织液生成的因素　　在正常情况下，组织液不断生成，又不断被重吸收，保持动态平衡，故血量和组织液量能维持相对稳定。如果这种动态平衡遭到破坏，发生组织液生成过多或回流减少，组织间隙中就有过多的液体潴留，形成组织水肿。原则上，构成有效滤过压的四个因素发生改变，均会影响组织液的生成和回流。

（1）毛细血管血压：毛细血管血压升高，组织液生成增多；反之，毛细血管血压降低，组织液生成减少。心力衰竭时，静脉回流受阻，使毛细血管血压逆行升高，组织液生成增加，可产生水肿。

（2）血浆胶体渗透压：血浆胶体渗透压降低时，有效滤过压增大，组织液生成增多。如某些肾疾病，大量血浆蛋白质随尿排出，使血浆胶体渗透压下降，有效滤过压增大，产生水肿。

（3）淋巴回流：正常时，一部分组织液经淋巴管回流入血液，保持组织液生成量和回流量的平衡。如淋巴回流受阻，则会产生水肿。如丝虫病患者由于淋巴管阻塞而出现下肢等部位的水肿。

（4）毛细血管壁通透性：正常情况下血浆蛋白不能透过毛细血管壁。但在烧伤、过敏反应时，局部组织释放大量组织胺，使毛细血管壁的通透性增高，一部分血浆蛋白也可滤过进入组织液，使组织液胶体渗透压升高，故组织液生成增多，发生局部水肿。

第三节　心血管活动的调节

人体在不同的生理状况下，各器官组织的代谢水平不同，对血流量的需要也不同。机体的神经和体液机制可对心脏和各部分血管的活动进行调节，从而适应各器官组织在不同情况下对血流量的需要，协调地进行各器官之间的血流分配。

一、神经调节

心肌和血管平滑肌接受自主神经支配（图 8-55）。机体对心血管活动的神经调节是通过各种心血管反射实现的。

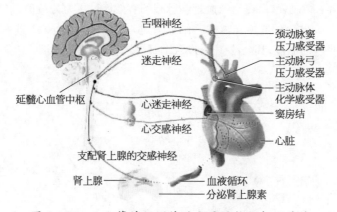

图 8-55　心血管神经调节的主要结构及相互关系

1. 心脏的神经支配和功能　心脏受心交感神经和心迷走神经双重支配。

（1）心交感神经及其作用：**心交感神经**的节前神经元位于脊髓第 1～5 胸段的中间外侧柱，其轴突末梢释放的递质为乙酰胆碱，后者能激活节后神经元膜上的 N 型胆碱能受体。心交感节后神经元位于星状神经节或颈交感神经节内。节后神经元的轴突组成心脏神经丛，支配心脏各个部分，包括窦房结、房室交界、房室束、心房肌和心室肌。

心交感节后神经元末梢释放的递质为去甲肾上腺素，与心肌细胞膜上的 β_1 型肾上腺素能受体结合，可导致心率加快，房室交界的传导加快，心房肌和心室肌的收缩能力加强。这些效应分别称为正性变时作用、正性变传导作用和正性变力作用。

（2）心迷走神经及其作用：支配心脏的副交感神经节前纤维行走于迷走神经干中。**心迷走神经**的节前和节后神经元都是胆碱能神经元。节后神经纤维支配窦房结、心房肌、房室交界、房室束及其分支。心室肌也有迷走神经支配，但纤维末梢的数量远较心房肌中为少。

230

心迷走神经节后纤维末梢释放的递质为乙酰胆碱,作用于心肌细胞膜的 M 型胆碱能受体,可导致心率减慢,心房肌收缩能力减弱,房室传导速度减慢,即具有负性变时、变力和变传导作用。刺激迷走神经时也能使心室肌收缩减弱,但其效应不如对心房肌明显。

一般说来,心迷走神经和心交感神经对心脏的作用是相拮抗的。但是当两者同时对心脏发生作用时,其总的效应并不等于两者分别作用时发生效应的代数和。在多数情况下,心迷走神经的作用相对于心交感神经的作用占有较大的优势。

2. 血管的神经支配和功能　支配血管平滑肌的神经纤维可分为缩血管神经纤维和舒血管神经纤维两大类,两者又统称为血管运动神经纤维。

(1) 缩血管神经纤维:**缩血管神经纤维**都是交感神经纤维,故一般称为交感缩血管纤维,其节后神经元位于椎旁和椎前神经节内,末梢释放的递质为去甲肾上腺素。血管平滑肌细胞有 α 和 β 两类肾上腺素能受体。去甲肾上腺素与 α 肾上腺素能受体结合,可导致血管平滑肌收缩;与 β 肾上腺素能受体结合,则导致血管平滑肌舒张。去甲肾上腺素与 α 肾上腺素能受体结合的能力较与 β 受体结合的能力强,故缩血管纤维兴奋时引起缩血管效应。

人体内多数血管只接受交感缩血管纤维的单一神经支配。在安静状态下,交感缩血管纤维持续发放 1~3 次/s 的低频冲动,称为交感缩血管紧张,这种紧张性活动使血管平滑肌保持一定程度的收缩状态。当交感缩血管紧张增强时,血管平滑肌进一步收缩;交感缩血管紧张减弱时,血管平滑肌收缩程度减低,血管舒张。在不同的生理状况下,交感缩血管纤维的放电频率在每秒低于 1 次至每秒 8~10 次的范围内变动。这一变动范围足以使血管口径在很大范围内发生变化,从而调节不同器官的血流阻力和血流量。

(2) 舒血管神经纤维:体内有一部分血管除接受缩血管纤维支配外,还接受舒血管纤维支配。舒血管神经纤维主要有以下几种。

1) 交感舒血管神经纤维:有些动物如狗和猫,支配骨骼肌微动脉的交感神经中除有缩血管纤维外,还有舒血管纤维。交感舒血管纤维末梢释放的递质为乙酰胆碱,阿托品可阻断其效应。交感舒血管纤维在平时没有紧张性活动,只有在动物处于情绪激动状态和发生防御反应时才发放冲动,使骨骼肌血管舒张,血流量增多。在人体内可能也有交感舒血管纤维存在。

2) 副交感舒血管神经纤维:少数器官如脑膜、唾液腺、胃肠外分泌腺和外生殖器等,其血管平滑肌除接受交感缩血管纤维支配外,还接受副交感舒血管纤维支配。副交感舒血管纤维末梢释放的递质为乙酰胆碱,后者与血管平滑肌的 M 型胆碱能受体结合,引起血管舒张。副交感舒血管纤维的活动只对器官组织局部血流起调节作用,对循环系统总的外周阻力的影响很小。

3. 心血管中枢　神经系统对心血管活动的调节是通过各种神经反射来实现的。在生理学中将与控制心血管活动有关的神经元集中的部位称为**心血管中枢**。控制心血管活动的神经元并不是只集中在中枢神经系统的一个部位,而是分布在中枢神经系统从脊髓到大脑皮质的各个水平上。它们各具不同的功能,又互相密切联系,使整个心血管系统的活动协调一致,并与整个机体的活动相适应。

(1) 延髓心血管中枢:一般认为,最基本的心血管中枢位于延髓。延髓心血管中枢的神经元是指位于延髓内的心迷走神经元及控制心交感神经和交感缩血管神经活动的神经元。这些神经元在平时都有紧张性活动,分别称为心迷走紧张、心交感紧张和交感缩血管紧张。在机体处于安静状态时,这些延髓神经元的紧张性活动表现为心迷走神经纤维和交感神经纤维持续的低频放电活动。延髓心血管中枢至少可包括四个部位的神经元、缩血管区、舒血管区、传入神经接替站、心抑制区。

（2）延髓以上的心血管中枢：在延髓以上的脑干部分以及大脑和小脑中，也都存在与心血管活动有关的神经元。它们在心血管活动调节中所起的作用较延髓心血管中枢更加高级，特别是表现为对心血管活动和机体其他功能之间的复杂的整合。例如下丘脑是一个非常重要的整合部位，在体温调节、摄食、水平衡以及发怒、恐惧等情绪反应的整合中，都起着重要的作用。这些反应都包含有相应的心血管活动的变化。在动物实验中可以看到，电刺激下丘脑的一些区域，可以引起躯体肌肉以及心血管、呼吸和其他内脏活动的复杂变化。这些变化往往是通过精细整合的，在生理功能上往往是相互协调的。

4. 心血管反射　当机体处于不同的生理状态如变换姿势、运动、睡眠时，或当机体内、外环境发生变化时，可引起各种心血管反射，使心输出量和各器官的血管收缩状况发生相应的改变，动脉血压也可发生变动。心血管反射一般都能很快完成，其生理意义在于使循环功能适应于当时机体所处的状态或环境的变化。

（1）颈动脉窦和主动脉弓压力感受性反射：当动脉血压升高时，可引起压力感受性反射，其反射效应是使心率减慢，外周血管阻力降低，血压回降。因此这一反射也被称为**降压反射**（depressor reflex）。

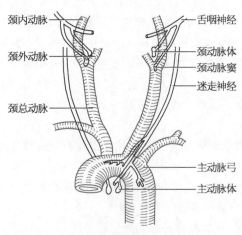

图 8-56　颈动脉窦和主动脉弓压力感受器与化学感受器

1）动脉压力感受器：压力感受性反射的感受装置是位于颈动脉窦和主动脉弓血管外膜下的感觉神经末梢，称为动脉压力感受器（图 8-56）。动脉压力感觉器并不是直接感觉血压的变化，而是感觉血管壁的机械牵张程度。当动脉血压升高时，动脉管壁被牵张的程度就升高，压力感受器发放的神经冲动也就增多。在一定范围内，压力感受器的传入冲动频率与动脉管壁扩张程度成正比。

2）传入神经和中枢联系：颈动脉窦压力感受器的传入神经纤维组成颈动脉窦神经。窦神经加入舌咽神经，进入延髓，和孤束核的神经元发生突触联系。主动脉弓压力感受器的传入神经纤维行走于迷走神经干内，然后进入延髓，到达孤束核。兔的主动脉弓压力感受器传入纤维自成一束，与迷走神经伴行，称为主动脉神经。

3）反射效应：动脉血压升高时，压力感受器传入冲动增多，通过中枢机制，使心迷走神经紧张性活动加强，心交感紧张性和交感缩血管紧张性活动减弱，其效应为心率减慢、心输出量减少、外周血管阻力降低，故动脉血压下降。反之，当动脉血压降低时，压力感受器传入冲动减少，使迷走紧张性活动减弱，交感紧张性活动加强，于是心率加快、心输出量增加、外周血管阻力增高，血压回升。

4）压力感受性反射的生理意义：降压反射的生理意义在于经常监视动脉血压的变动，维持血压的相对稳定。压力感受性反射在心输出量、外周血管阻力、血量等发生突然变化的情况下，对动脉血压进行快速调节，使动脉血压不致发生过大的波动，因此在生理学中将动脉压力感受器的传入神经称为缓冲神经。

在动物实验中可将颈动脉窦区和循环系统其余部分分隔离开来，但仍保留它通过窦神经与中枢的联系。此种情况下，人为地改变颈动脉窦区的灌注压，也可以引起体循环动脉压的变化（图 8-57）。由图可见，压力感受性反射功能曲线的中间部分较陡，向两端渐趋平坦。这说明当窦内压在

颈内动脉
舌咽神经
颈外动脉
颈动脉体
颈动脉窦
迷走神经
颈总动脉
主动脉弓
主动脉体

正常平均动脉压水平(约 13.3 kPa 或 100 mmHg)的范围内发生变动时,压力感受性反射最为敏感,纠正偏离正常水平的血压的能力最强,动脉血压偏离正常水平愈远,压力感受性反射纠正异常血压的能力愈低。在慢性高血压患者或实验性高血压动物中,压力感受性反射功能曲线向右移位。这种现象称为压力感受性反射的重调定,表示在高血压的情况下压力感受性反射的工作范围发生改变,即在较正常高的血压水平上进行工作,故动脉血压维持在比较高的水平。

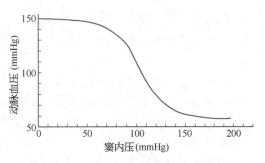

图 8-57 在实验中测得的颈动脉窦内压力与动脉血压的关系

(2) 颈动脉体和主动脉体化学感受性反射:在颈总动脉分叉处和主动脉弓区域,存在一些特殊的感受装置(图 8-56),当血液的某些化学成分发生变化时,如缺氧、二氧化碳分压过高、H^+ 浓度过高等,可以刺激这些感受装置,因此这些感受装置被称为颈动脉体和主动脉体化学感受器。这些化学感受器受到刺激后,其感觉信号分别由颈动脉窦神经和迷走神经传入延髓孤束核,然后使延髓内呼吸神经元和心血管活动神经元的活动发生改变。

化学感受性反射的效应主要是呼吸加深加快(见呼吸生理),可间接地引起心率加快、心输出量增加、外周血管阻力增大、血压升高。但化学感受性反射在平时对心血管活动并不起明显的调节作用。只有在低氧、窒息、失血、动脉血压过低和酸中毒等情况下才发生作用。

二、体液调节

心血管活动的体液调节是指血液和组织液中一些化学物质对心肌和血管平滑肌的活动发生影响,从而起调节作用。这些体液因素中,有些是通过血液运输的,可广泛作用于心血管系统;有些则在组织中形成,主要作用于局部的血管,对局部组织的血流起调节作用。

(一)肾素-血管紧张素系统

肾素是由肾近球细胞合成和分泌的一种酸性蛋白酶,经肾静脉进入血循环。血浆中的血管紧张素原,在肾素的作用下水解,产生一个十肽,为血管紧张素 I。在血浆和组织中血管紧张素转换酶的作用下,血管紧张素 I 水解,产生一个八肽,为血管紧张素 II。血管紧张素 II 在血浆和组织中的血管紧张素酶 A 的作用下,再失去一个氨基酸,成为七肽血管紧张素 III。上述过程可由图 8-58 表示。

对体内多数组织、细胞来说,血管紧张素 I 不具有活性。血管紧张素中最重要的是血管紧张素 II。血管紧张素 II 可直接使全身微动脉收缩,血压升高;也可使静脉收缩,回心血量增多。血管紧张素 II 也可作用于交感缩血管纤维末梢上的血管紧张素受体,使交感神经末梢释放递质增多。血管紧张素 II 还可作用于中枢神经系统内一些神经元的血管紧张素受体,使交感缩血管紧张加强。因此,血管紧张素 II 可以通过中枢和外周机制,使外周血管阻力增大,血压升高。此外,血管紧张素 II 可强烈刺激肾上腺皮质球状带细胞合成和释放醛固酮,后者可促进肾小管对 Na^+ 的重吸收,并使细胞外液量增加。由于肾素、血管紧张素和醛固酮之间有密切的功能联系,由此提出**肾素-血管紧张素-醛固酮系统**。血管紧张素 II 还可引起或增强渴觉,并导致饮水行为。血管紧张

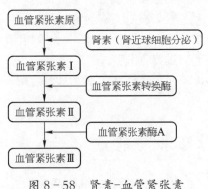

图 8-58 肾素-血管紧张素系统示意图

233

素Ⅲ的缩血管效应仅为血管紧张素Ⅱ的10%~20%，但刺激肾上腺皮质合成和释放醛固酮的作用较强。

在某些病理情况下，如失血时，肾素-血管紧张素系统的活动加强，并对循环功能的调节起重要作用。

（二）肾上腺素和去甲肾上腺素

肾上腺素和去甲肾上腺素在化学结构上都属于儿茶酚胺。循环血液中的肾上腺素和去甲肾上腺素主要由肾上腺髓质分泌。肾上腺素能神经末梢释放的递质去甲肾上腺素也有一小部分进入血液循环。肾上腺髓质释放的儿茶酚胺中，肾上腺素约占80%，去甲肾上腺素约占20%。

血液中的肾上腺素和去甲肾上腺素对心脏和血管的作用有许多共同点，但并不完全相同，因为两者对不同的肾上腺素能受体的结合能力不同。

1. 肾上腺素　肾上腺素可与α和β两类肾上腺素能受体结合。在心脏，肾上腺素与β_1肾上腺素能受体结合，产生正性变时、变力和变传导作用，使心输出量增加。临床上往往作为**强心急救药**使用。在血管，肾上腺素的作用取决于血管平滑肌上α和β_2肾上腺素能受体分布的情况。在皮肤、肾脏和胃肠道的血管平滑肌上，α肾上腺素能受体在数量上占优势，肾上腺素的作用是使这些器官的血管收缩；在骨骼肌和肝的血管，β_2肾上腺素能受体占优势，小剂量的肾上腺素常以兴奋β_2肾上腺素能受体的效应为主，引起血管舒张，大剂量时也兴奋α肾上腺素能受体，引起血管收缩。因此，肾上腺素对血管的调节作用是使全身各器官的血流分配发生变化，特别是在运动时，可使内脏血管收缩，骨骼肌血管舒张，骨骼肌的血流量明显增加。

2. 去甲肾上腺素　主要与α肾上腺素能受体结合，与血管平滑肌的β_2肾上腺素能受体结合的能力较弱，因此去甲肾上腺素能使大多数血管发生强烈收缩，导致外周阻力明显增加，血压急剧升高；去甲肾上腺素也可与心肌β_1肾上腺素能受体结合，产生正性变时、变力和变传导作用，但不如肾上腺素对心脏的作用强。静脉注射去甲肾上腺素，可使全身血管广泛收缩，动脉血压升高；血压升高通过压力感受性反射使心率减慢，掩盖了去甲肾上腺素对心脏的直接效应。临床上将去甲肾上腺素作为**升压药**。

（三）血管升压素

血管升压素是下丘脑视上核和室旁核一部分神经元合成的。经下丘脑垂体束进入垂体后叶，其末梢释放的血管升压素作为垂体后叶激素进入血循环。血管升压素的合成和释放过程也称为神经分泌。

血管升压素在肾集合管可促进水的重吸收，使尿量减少，故又称为**抗利尿激素**。血管升压素作用于血管平滑肌的相应受体，引起血管平滑肌收缩，是已知最强的缩血管物质之一。在正常情况下，血浆中血管升压素浓度升高时首先出现抗利尿效应；只有当其血浆浓度明显高于正常时，才引起血压升高。这是因为血管升压素能提高压力感受性反射的敏感性，使压力感受性反射纠正异常血压的能力增强。血管升压素对体内细胞外液量的调节起重要作用。在禁水、失水、失血等情况下，血管升压素释放增加，对保留体内液体量及维持动脉血压都起到重要的作用。

总之，心血管活动中体液调节十分复杂，研究表明还有许多体液因素参与调节，如激肽释放酶-激肽系统、心房钠尿肽、前列腺素、组胺等。

第四节　淋巴系统的组成、分布和功能

淋巴系统由淋巴管道、淋巴组织和淋巴器官构成，是心血管系统的辅助系统。淋巴系统是机体保护自身的防御性结构，淋巴系统的功能主要有两方面：①识别和清除微生物、异体细胞或大分子物质(抗原);②监护机体内部的稳定性,清除衰老死亡和突变的细胞(肿瘤细胞和病毒感染的细胞)。

一、淋巴管道

淋巴管道分为毛细淋巴管、淋巴管、淋巴干和淋巴导管(图8-59)。

(一)毛细淋巴管

毛细淋巴管是淋巴管道的起始段。它以膨大的盲端起于组织间隙,彼此吻合成网。管径粗细不一,一般比毛细血管略粗。管壁较薄,其通透性大于毛细血管,一些大分子物质如蛋白质、癌细胞、细菌、异物等较易进入毛细淋巴管(图8-60)。

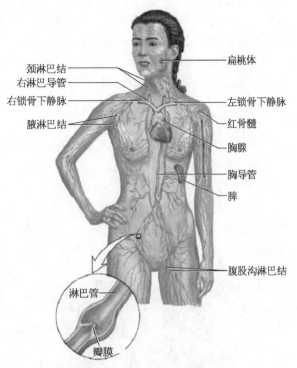

图8-59 淋巴器官及淋巴管道

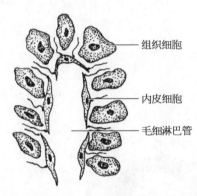

图8-60 毛细淋巴管结构

(二)淋巴管

淋巴管由毛细淋巴管汇合而成。淋巴管在向心行程中要经过一个或多个淋巴结。淋巴管亦分浅、深两种。浅、深淋巴管之间有广泛交通。

(三)淋巴干

全身各部的浅、深淋巴管通过一系列的淋巴结后,其最后一群淋巴结的输出管汇合成较大的淋巴干。全身共有9条淋巴干,即左、右颈干,左、右锁骨下干,左、右支气管纵隔干,左、右腰干和1条肠干(图8-61)。

(四)淋巴导管

全身9条淋巴干最后汇合成2条淋巴导管,即胸导管和右淋巴导管,分别注入左、右静脉角。

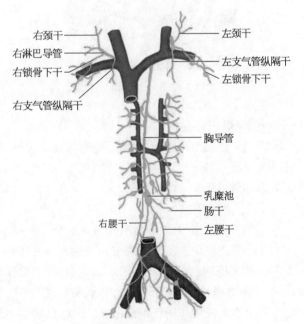

图8-61 淋巴干及淋巴导管

235

1. **胸导管**　全身最大的淋巴导管,长 30～40 cm。通常起于第 1 腰椎体前方的乳糜池。**乳糜池**为胸导管起始部的膨大,由左、右腰干和肠干汇合而成。胸导管经膈的主动脉裂孔入胸腔,在食管后方沿脊柱右前方上行,至颈根部呈弓状向前下弯曲注入左静脉角。在注入静脉角前,还收纳左颈干、左锁骨下干和左支气管纵隔干,因此,胸导管主要收集两下肢、盆部、腹部、左胸部、左上肢和左头颈部的淋巴,即人体 3/4 的淋巴回流。

2. **右淋巴导管**　为一短干,长约 1.5 cm,由右颈干、右锁骨下干和右支气管纵隔干汇合而成,注入右静脉角。右淋巴导管收集右头颈部、右上肢、右胸部的淋巴,即人体 1/4 的淋巴回流。

二、淋巴组织与淋巴细胞

含有大量淋巴细胞及其他免疫细胞的网状组织称为淋巴组织(lymphoid tissue),可分为弥散淋巴组织和淋巴小结。

(一)弥散淋巴组织

多见于消化道和呼吸道的固有层内,无明显的境界,含有 T 细胞或 B 细胞,还常有高内皮的毛细血管后微静脉,是淋巴细胞从血液进入淋巴组织的重要通道(图 8-62)。抗原刺激可使弥散淋巴组织扩大,并出现淋巴小结。

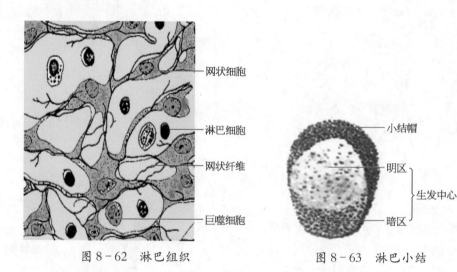

图 8-62　淋巴组织　　　　　　图 8-63　淋巴小结

(二)淋巴小结

又称淋巴滤泡,是由 B 淋巴细胞密集而成的淋巴组织,椭圆形,边界清楚。受抗原刺激,小结中央染色浅,细胞分裂相多,称生发中心。无生发中心的淋巴小结较小,称初级淋巴小结,有生发中心的称次级淋巴小结(图 8-63)。

(三)淋巴细胞

包括多种形态相似、功能不同的细胞群。按形态可有小淋巴细胞、中淋巴细胞和大淋巴细胞三种。小淋巴细胞直径为 6～8 μm,正常循环血液中主要是小淋巴细胞。中淋巴细胞直径为 9～12 μm,大淋巴细胞直径为 13～20 μm,按功能主要分为三大类。

1. **胸腺依赖性淋巴靶细胞**　由骨髓生成的淋巴干细胞,在胸腺激素的作用下发育成熟为 T 淋巴细胞。在血液中 T 淋巴细胞占淋巴细胞总数的 70%～80%。T 淋巴细胞的功能与机体的细胞免疫有关。

2. 骨髓依赖淋巴细胞　在骨髓或肠道淋巴组织中发育成熟的 B 淋巴细胞,在抗原的刺激下,B 淋巴细胞转化为浆细胞,浆细胞能产生抗体,执行体液免疫功能。在血液中 B 淋巴细胞占血液中淋巴细胞总数的 10%～15%。

3. 自然杀伤细胞　简称 NK 细胞,约占淋巴细胞的 10%,为中淋巴细胞。NK 细胞在杀伤肿瘤细胞中起重要作用。

三、淋巴器官

淋巴器官包括淋巴结、脾、胸腺和扁桃体等。

(一) 淋巴结

1. 淋巴结的形态与功能　淋巴结是淋巴管向心行程中的必经器官,为大小不等的圆形或椭圆形小体,直径 2～20 mm。其隆凸侧有数条输入淋巴管进入,而凹陷侧称淋巴结门,有 1～2 条输出淋巴管及血管、神经出入。淋巴结常聚集成群,亦有浅、深之分。四肢的淋巴结多位于关节的屈侧。内脏的淋巴结多位于器官的门附近或血管的周围。淋巴结的主要功能是过滤淋巴、产生淋巴细胞,参与机体的免疫活动。人体某区域或某器官的淋巴引流至一定的淋巴结,该淋巴结则被称为这个区域或器官的局部淋巴结。当局部有感染时,毒素、细菌、寄生虫或癌细胞等可沿淋巴管侵入相应的局部淋巴结,引起淋巴结肿大。若局部淋巴结不能阻截或清除它们时,则病变可沿淋巴流向继续蔓延。所以了解局部淋巴结的位置、收纳范围及流注方向,对诊断和治疗某些疾病有重要意义。

2. 淋巴结的组织结构　表面覆有薄层结缔组织被膜,结缔组织伸入实质形成小梁。小梁分支相互连成网,构成淋巴结的粗支架。数条输入淋巴管穿过被膜,进入被膜下淋巴窦。淋巴结的实质分为周围深染的皮质和中央浅染的髓质两部分(图 8-64)。

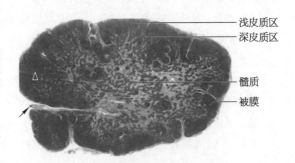

图 8-64　淋巴结组织结构

(1) 皮质:位于被膜下,由浅层皮质、深层皮质和淋巴窦组成。

1) 浅层皮质:位于皮质浅层,由淋巴小结和小结间区组成,主要含 B 淋巴细胞。初级淋巴小结经抗原激发后转化为次级淋巴小结。发育良好的次级淋巴小结正中切面可见中央淡染的生发中心,近被膜侧的深染区,称为小结帽。生发中心分为深部的暗区和浅部的明区,分别由胞质强嗜碱性的大 B 细胞和由其不断分裂形成的中淋巴细胞组成。明区的淋巴细胞进一步分裂分化迁移至小结帽。小结帽为密集的小 B 细胞(图 8-64)。小结间区为弥散淋巴组织(图 8-65)。

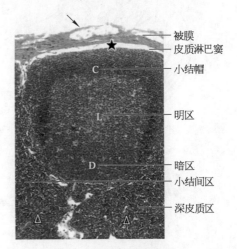

图 8-65　淋巴结皮质

2) 深层皮质:又称副皮质区,为浅层皮质与髓质间的大片弥散淋巴组织,主要由 T 细胞组成,又称胸腺依赖区。该区内还有高内皮微

237

静脉,其内皮呈立方形,是淋巴细胞从血液进入淋巴组织的重要通道,此区内的细胞流动性大(图8-65)。

3)皮质淋巴窦:包括被膜下淋巴窦和小梁周窦。窦壁衬有扁平内皮,窦内由网状细胞支撑,许多巨噬细胞借其突起附着于网状细胞及内皮表面(图8-65)。窦壁外侧有薄层网状纤维包绕。淋巴在窦内流动时受到网状细胞、巨噬细胞等阻挡,流速缓慢,有利于清除淋巴内的异物。

(2)髓质:位于淋巴结中央,由髓索和髓窦组成(图8-66)。

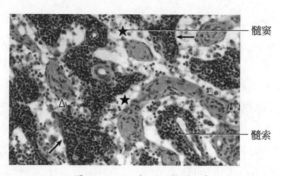

图8-66 淋巴结髓质

1)髓索:为索状的淋巴组织,彼此连成网,主要含B细胞、浆细胞、巨噬细胞和肥大细胞等,其数量与种类可因不同的免疫功能状态而异。

2)髓窦:为髓质内的淋巴窦,其结构与皮质淋巴窦相似,但较宽大,腔内巨噬细胞较多,滤过作用强。髓窦与门部的输出淋巴管相通。

(3)淋巴结内的淋巴通路:淋巴由淋巴结周围的输入淋巴管导入被膜下淋巴窦,随后部分经小梁周窦直接通达髓窦;部分渗入皮质淋巴组织,由此向四周缓慢弥散,再进入髓窦,髓窦汇集淋巴进入门部的输出淋巴管,出淋巴结。

3. 人体各部的淋巴结的分布

(1)头颈部淋巴结:主要分布于颈内、外静脉周围与头、颈交界处(图8-67)。

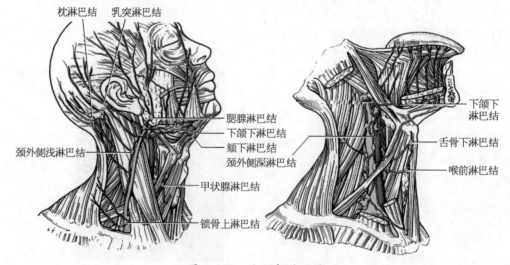

图8-67 头颈部淋巴结

1) 下颌下淋巴结：位于下颌下腺周围，收纳面部和口腔的淋巴。

2) 颈外侧浅淋巴结：沿颈外静脉排列，引流颈外侧浅层结构的淋巴，并收纳枕淋巴结、乳突淋巴结和腮腺淋巴结的输出淋巴管，其输出淋巴管注入颈外侧深淋巴结。

3) 颈外侧深淋巴结：主要沿颈内静脉排列，直接或间接地接受头颈部各群淋巴结的输出淋巴管，该淋巴结的输出淋巴管合成颈干，左侧注入胸导管，右侧注入右淋巴导管。其中左侧斜角肌淋巴结又称 Virchow 淋巴结。食管腹段癌和胃癌时，癌细胞栓子可经胸导管转移至该淋巴结，常可在胸锁乳突肌后缘与锁骨上缘形成的夹角处触摸到肿大的淋巴结。

（2）上肢的淋巴结群：主要为腋淋巴结群，该淋巴结数目多，位于腋窝内，沿腋静脉及其属支排列，主要有胸肌淋巴结、外侧淋巴结、肩胛下淋巴结、中央淋巴结和尖淋巴结等，收集上肢、胸前外侧壁、乳房外侧部和肩部等处的淋巴。其输出淋巴管合成锁骨下干(图 8-68)。

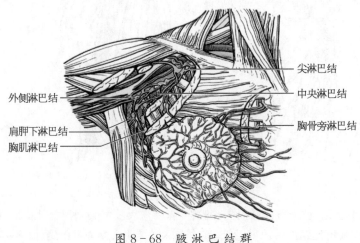

图 8-68　腋淋巴结群

（3）胸部的淋巴结群：主要有位于肺门处的支气管肺门淋巴结等，主要收纳胸前壁、乳房内侧、肺和纵隔等处的淋巴。其输出淋巴管合成左、右支气管纵隔干(图 8-69)。

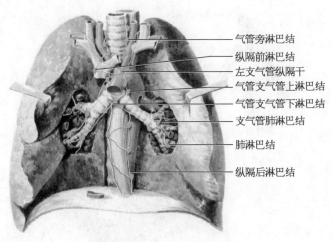

图 8-69　胸腔器官淋巴结

239

（4）下肢的淋巴结群：主要有以下淋巴结群。

1）腹股沟浅淋巴结：位于腹股沟韧带下方和大隐静脉末端周围，引流腹前外侧壁下部、臀部、会阴和子宫底、下肢大部分浅淋巴管的淋巴。腹股沟浅淋巴结的输出淋巴管注入腹股沟深淋巴结或髂外淋巴结（图8-70）。

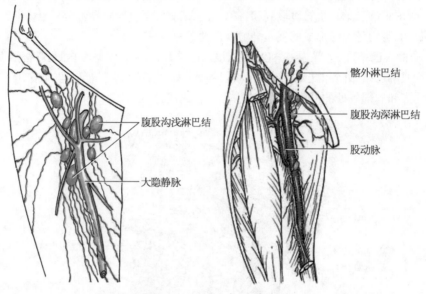

图 8-70　腹股沟深淋巴结

2）腹股沟深淋巴结：位于股静脉周围和股管内，引流大腿和会阴深部结构的淋巴，并收纳腘淋巴结深群和腹股沟浅淋巴结的输出淋巴管，其输出淋巴管注入髂外淋巴结（图8-70）。

（5）盆部的淋巴结群：盆部的淋巴结沿髂内、外血管及髂总血管排列，分别称髂外淋巴结、髂内淋巴结和髂总淋巴结。收纳同名动脉分布区的淋巴管，最后经髂总淋巴结的输出管注入腰淋巴结（图8-71）。

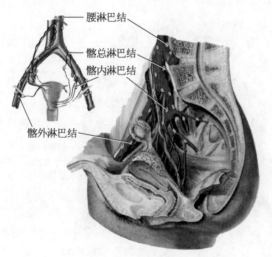

图 8-71　盆部淋巴结

（6）腹部的淋巴结群:腹部的淋巴结位于腹后壁和腹腔脏器周围,沿腹腔血管排列。

1）腰淋巴结:位于腹主动脉和下腔静脉周围,收纳髂总淋巴结的输出管、腹后壁及腹腔成对脏器的淋巴管。腰淋巴结的输出管汇合成左、右腰干,注入乳糜池(图 8-71)。

2）腹腔淋巴结和肠系膜上、下淋巴结:分别位于同名动脉干的周围,收纳同名动脉分布区域内的淋巴,输出管合成肠干注入乳糜池(图 8-72,图 8-73)。

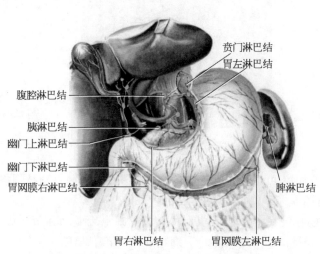

图 8-72 腹腔淋巴结、胃淋巴结

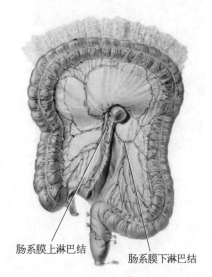

图 8-73 肠系膜上、下淋巴结

（二）脾

1. **脾的位置** 脾位于左季肋部,胃底与膈之间,第 9~11 肋的深面,长轴与第 10 肋一致。正常时在左肋弓下不能触及。脾的位置可随呼吸和体位不同而变化,站立比半卧时低 2.5 cm(图 8-75)。

2. **脾的形态** 脾分为膈、脏两面,前、后两端和上、下两缘。膈面光滑隆凸,对向膈。脏面凹陷,中央处有脾门,是血管、神经和淋巴管出入之处。前端较宽,朝向前外方,达腋中线。后端钝圆,朝向后内方,距离正中线 4~5 cm。上缘较锐,朝向前上方,前部有 2~3 个脾切迹。脾肿大时,脾切迹是触诊脾的标志。下缘较钝,朝向后下方(图 8-74)。

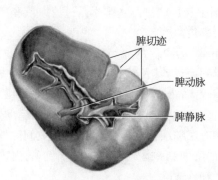

图 8-74 脾脏面

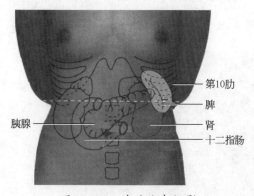

图 8-75 脾的体表投影

3. **脾的组织结构** 脾的被膜较厚,由富含弹性纤维和平滑肌的致密结缔组织组成,外表光滑有间皮覆盖。被膜伸入实质内形成许多小梁,小梁相互连接成网,构成脾的粗支架。脾的实质可分为白髓、边缘区和红髓三部分(图8-76)。

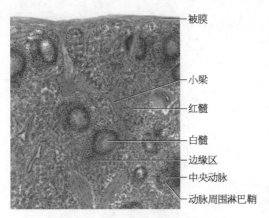

图8-76 脾的组织结构(低倍镜)

被膜
小梁
红髓
白髓
边缘区
中央动脉
动脉周围淋巴鞘

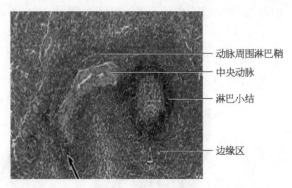

图8-77 脾的组织结构(示白髓、边缘区)

动脉周围淋巴鞘
中央动脉
淋巴小结
边缘区

(1) 白髓(white pulp):在新鲜脾的切面上,可见散在的灰白色小点,即白髓;白髓由动脉周围淋巴鞘和脾小结(淋巴小结)两部分组成(图8-77)。

1) 动脉周围淋巴鞘:为弥散淋巴组织,围绕在中央动脉周围,由大量T细胞、巨噬细胞等构成,属胸腺依赖区。当引起细胞免疫应答时,动脉周围淋巴鞘内的T细胞分裂增殖,鞘增厚。

2) 淋巴小结:又称脾小结,位于动脉周围淋巴鞘一侧,部分嵌入动脉周围淋巴鞘内,主要由B细胞组成,当抗原侵入脾引起体液免疫应答时,淋巴小结可增多增大,发育较大的淋巴小结也有生发中心;健康人脾小结很少。

(2) 边缘区(marginal zone):围绕白髓,为红、白髓间的移行部分,宽80~100 μm,该区域的淋巴细胞较白髓稀疏,含T及B细胞,以B细胞为主,有少量红细胞,并含较多的巨噬细胞。T、B淋巴细胞可进入动脉周围淋巴鞘和脾小结,以及脾索中。边缘区是脾捕获、识别抗原并诱发免疫应答的重要部位。

(3) 红髓(red pulp):位于白髓之间、被膜下和小梁周围,在新鲜切面上呈暗红色。红髓由脾索和脾窦组成(图8-78)。

1) 脾索:由富含血细胞的索条状的淋巴组织构成,互连成网状,脾索之间是脾窦,两者相间分布。脾索内主要含B细胞和浆细胞,少量T细胞、血细胞和巨噬细胞。脾索是过滤血液和产生抗体的重要部位。

2) 脾窦:为脾内的血窦。窦壁由长杆状内皮细胞平行排列而成,其长轴与血窦长轴一致,内皮细胞间的间隙较大,内皮外基膜不完整,有网状纤维环绕,故血窦呈多孔的栏栅状结构,有利于血细胞的穿越。脾窦外侧有巨噬细胞,其突起可通过内皮间隙伸向窦腔,衰老的红细胞弹性差,不易通过窄小的内皮间隙而被巨噬细胞清除。

4. 脾的功能

(1) 滤血:脾内含有大量的巨噬细胞,脾的边缘

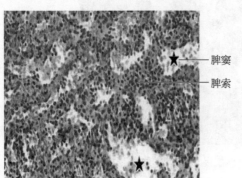

脾窦
脾索

图8-78 脾的组织结构(示红髓)

区和脾索是主要的滤血场所,能有效地清除血液中的细菌、异物、抗原及衰老的红细胞和血小板等。

(2)产生免疫应答:脾内大量的淋巴细胞对入侵血流的抗原发生免疫应答。当引起体液免疫应答时,脾白髓的淋巴小结(脾小结)增多增大,B细胞增生,脾索内浆细胞也增多;引起细胞免疫应答时,则动脉周围淋巴鞘增厚,T细胞有丝分裂相增多。脾也是淋巴细胞再循环与提供淋巴细胞的重要场所,对全身其他周围淋巴器官和淋巴组织的免疫应答有调节作用。脾发生免疫应答时,边缘区和脾索内的巨噬细胞大量增多,吞噬力增强,可致脾大。脾内还有少量K细胞和NK细胞。

(3)造血:胚胎早期时,脾有造全血细胞的功能,自骨髓开始造血后,脾内的淋巴组织增多,转变为免疫器官;成人脾内仍有少量造血干细胞,当机体严重失血或某些病理情况下,脾可恢复造全血细胞的功能。

(4)储血:人脾储血量小,仅约40 ml,血细胞浓集于脾索及边缘区和血窦内,当机体需要血液时,脾被膜与小梁的平滑肌收缩,脾内血流加速,将血送入血循环。

(三)胸腺

胸腺位于胸腔,上纵隔的前部,出生后可继续发育,青春期后发育停止,并逐渐萎缩。胸腺是中枢淋巴器官,培育、选择和向周围淋巴器官(淋巴结、脾和扁桃体)与淋巴组织(淋巴小结)输送T淋巴细胞。胸腺还有内分泌功能(详见内分泌系统章节)。

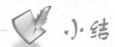 小结

脉管系统是人体内执行运输功能的连续管道系统,包括心血管系统和淋巴系统。心血管系统主要由心脏和血管组成。

心脏是心血管系统的动力器官,位于胸腔中纵隔内,周围裹以心包。心脏形似倒置、前后稍扁的圆锥体,它可分为一尖、一底、两面、三缘,表面尚有三条沟。心脏内部共分四个腔,即右心房、右心室、左心房和左心室。心具有泵血功能,根据心室内压力、容积的改变,瓣膜启闭与血流情况,可将心室的泵血过程分为心室收缩期和舒张期。心脏泵血功能的基本评价有:每搏输出量、每分心输出量、心指数、射血分数和心作功量。心输出量的影响因素是:前负荷、后负荷、心肌的收缩力和心率。心脏每收缩和舒张一次,构成一个心动周期。心动周期的特征主要有心音和心电活动,分析心音、心电图可以了解心脏各方面的功能变化。心肌的兴奋来源于自律细胞的自动节律性。窦房结的自律性最高,是正常心跳的起搏点。心肌兴奋的本质是普通心肌细胞受到自律细胞的兴奋刺激后,在静息电位的基础上产生动作电位,从而使心肌节律性地收缩和舒张。心肌细胞的生理特性有自律性、兴奋性、传导性和收缩性。

全身的血管分为动脉、静脉和毛细血管。肺循环的主干是肺动脉,体循环的主干是主动脉。静脉分为浅静脉和深静脉,深静脉一般与同名的动脉相伴行,浅静脉在临床上常作为穿刺的部位。毛细血管是组成人体微循环的主要结构,微循环的主要功能是物质交换。血压是血管内血液对血管壁的侧压力。动脉血压的影响因素主要有:搏出量、心率、外周阻力、大动脉的弹性和循环血量。静脉血压主要表现为中心静脉压,它的高低取决于心的射血能力和静脉回心血量之间的相互关系。心血管的基本中枢位于延髓,它通过降压反射监视、稳定动脉血压。心血管的体液调节因素主要有:血管紧张素、肾上腺髓质激素、血管升压素等。

淋巴系统由淋巴管道、淋巴组织和淋巴器官构成,是心血管系统的辅助系统。淋巴管道分为毛细淋巴管、淋巴管、淋巴干和淋巴导管。

含有大量淋巴细胞及其他免疫细胞的网状组织称为淋巴组织。淋巴器官包括淋巴结、脾、胸腺和扁桃体等。淋巴系统的功能主要有两方面:①识别和清除微生物、异体细胞或大分子物质(抗原);②监护机体内部的稳定性,清除衰老死亡和突变的细胞(肿瘤细胞和病毒感染的细胞)。

（黄伟革　王　珏　曹晓娥　严晓群）

第九章

感觉器官

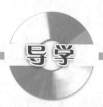

导学

◆ 认知目标

掌握：眼视近物时的调节过程。熟悉：眼球壁和眼球内容物的组成；视神经盘、黄斑、中央凹的位置、特点；与视觉有关的几种生理现象。了解：眼的感光换能机制；位听器的组成和功能；外耳、中耳和内耳的组成；咽鼓管的位置、功能和特点；膜迷路的功能；声波的正常传导途径和内耳的感音功能；皮肤的分层、功能、类型。

◆ 技能目标

能在标本或模型上指出各感觉器官的位置和形态结构特点。知道常见的眼折光异常以及矫正方法。

第一节　感受器的特性和躯体感觉

感觉器官(sensory organs)是感受器(receptor)及其附属结构的总称，是机体感受刺激的装置。人体最重要的感觉器官，如眼、耳、前庭等器官，都分布在头部，称为特殊感觉器官。

一、感受器的定义和分类

感受器是指分布在体表或组织内部的一些专门感受机体内外环境改变的结构或装置。如视网膜中的视杆细胞和视锥细胞是光感受细胞，耳蜗中的毛细胞是声波感受细胞等，这些感受细胞连同它们的非神经性附属结构，构成了各种复杂的感觉器官，如眼、耳等。

感受器有不同的方法来分类。如根据感受器的分布部位，可分为内感受器和外感受器；根据感受器所接受刺激的性质，可分为光感受器、机械感受器、温度感受器和化学感受器等；还可根据刺激物的不同和它们所引起的感觉或效应的性质来分类，据此所能区分出人体的主要感觉类型和相应的感受器(表9-1)。

表9-1　人体常见感觉类型和相应的感受器

感觉类型	感受器名称	感觉类型	感受器名称
视觉	视杆和视锥细胞	直线加速度	椭圆囊和球囊毛细胞
听觉	螺旋器内毛细胞	触、压觉	神经末梢
嗅觉	嗅神经元	热觉	神经末梢
味觉	味觉感受细胞	冷觉	神经末梢
旋转加速度	壶腹嵴毛细胞	痛觉	游离神经末梢

二、感受器的一般生理特性

（一）感受器的适宜刺激

各种感受器的一个共同功能特点，是它们各有自己最敏感、最容易接受的刺激形式；这就是说，用某种能量形式的刺激作用于某种感受器时，只需要极小的强度（即感觉阈值）就能引起相应的感觉。这一刺激形式或种类，就称为该感受器的**适宜刺激**，如一定波长的电磁波是视网膜光感受细胞的适宜刺激，一定频率的声波是耳蜗中毛细胞的适宜刺激等。正因为如此，机体内、外环境中所发生的各种形式的变化，总是先作用于和它们相对应的那种感受器。这一现象的存在，是因为动物在长期的进化过程中逐步形成了具有各种特殊结构和功能的感受器以及相应的附属结构的结果，使得它们有可能对内、外环境中某些有意义的变化进行灵敏的感受和精确的分析。

（二）感受器的换能作用

感受器的功能是把作用于它们的各种形式的刺激最终转换为传入神经末梢上的动作电位，这一过程称为感受器的**换能作用**（transduction）。在换能过程中，感受器一般不能直接把刺激的能量转变为感觉神经上的动作电位，而是首先在感受器细胞或感觉神经末梢引起具有局部电位性质的膜电位变化，称感受器电位（receptor potential）。感受器之所以能对适宜刺激发生反应，是由于感受器细胞上存在着具有换能作用的蛋白质分子，如视网膜感光细胞中的视紫红质、伤害性感受神经元末梢上的辣椒素受体等。

（三）感受器的编码作用

感受器在把外界刺激转换成神经动作电位时，不仅仅是发生了能量形式的转换；更重要的是把刺激所包含的环境变化的信息，也转移到了新的电信号系统即动作电位的序列之中，即**编码作用**。感受器将外界刺激转变成神经动作电位的序列时，同时也实现了编码作用，中枢就是根据这些电信号序列才获得对外在世界的认识的。

（四）感受器的适应现象

当刺激作用于感觉器时，经常看到的情况是虽然刺激仍在继续作用，但传入神经纤维的冲动频率已开始下降，这一现象称为感受器的**适应**（adaptation）。适应是所有感受器的一个功能特点，例如，在人体的主观感受方面，也常常体验到类似"入芝兰之室，久而不闻其香"之类的感觉适应现象。

第二节　视　　　器

视器（visual organ）即**眼**（eye），由眼球和眼副器两部分组成。眼球的功能是接受光刺激，将感受的光波刺激转变为神经冲动，经视觉传导通路至大脑视觉中枢，产生视觉。眼副器位于眼球的周围或附近，包括眼睑、结膜、泪器、眼球外肌等，对眼球起支持、保护和运动作用（图 9-1）。

一、眼球

眼球（eyeball）近似球形，为视器的主要部分，位于眼眶的前部。眼球由眼球壁及其内容物组成（图 9-2，表 9-2）。

（一）眼球壁

眼球壁包括三层，从外向内依次为纤维膜、血管膜和视网膜。

1. **纤维膜**　又称**外膜**，由坚韧的纤维结缔组织构成，具有支持和保护作用。分为角膜和巩膜。

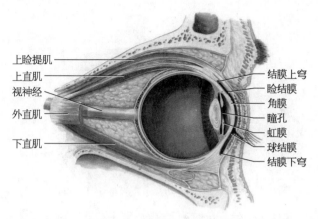

图 9-1 视器（矢状切面）

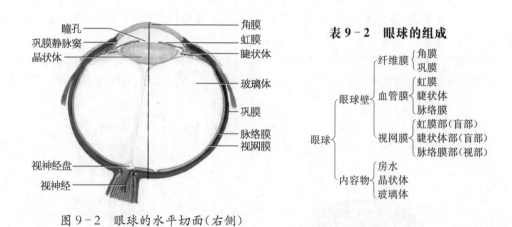

图 9-2 眼球的水平切面（右侧）

表 9-2 眼球的组成

眼球	眼球壁	纤维膜	角膜
			巩膜
		血管膜	虹膜
			睫状体
			脉络膜
		视网膜	虹膜部（盲部）
			睫状体部（盲部）
			脉络膜部（视部）
	内容物		房水
			晶状体
			玻璃体

（1）角膜（cornea）：占眼球外膜的前 1/6，无色透明，无血管，曲度较大，外凸内凹，富有弹性，有屈光作用。角膜富有感觉神经末梢，对触觉和痛觉极敏锐。

（2）巩膜（sclera）：占纤维膜的后 5/6，呈乳白色，质地厚而坚韧。在靠近角膜缘处的巩膜实质内，有环形的**巩膜静脉窦**，是房水流出的通道。

2. 血管膜 又称**中膜**，为眼球壁的中层，含有丰富的血管和色素细胞，呈棕黑色。血管膜由前向后分为虹膜、睫状体和脉络膜三部分。

（1）虹膜（iris）：位于中膜的最前部，角膜后方，呈冠状位的圆盘形薄膜（图 9-3）。中央有圆形的瞳孔（pupil）。虹膜的颜色因种族而异，黄种人为棕色。在前房周边，虹膜与角膜交界处构成的环形区域，称**前房角**（亦称**虹膜角膜角**）。此角前外侧壁有小梁网连于巩膜与虹膜之间。虹膜内有**瞳孔括约肌和瞳孔开大肌**，分别使瞳孔缩小和扩大。

（2）睫状体（ciliary body）：是中膜的肥厚部分，位于巩膜的内面（图 9-2，图 9-3）。前部有向内突出呈辐射状排列的皱襞，称**睫状突**。由睫状突发出的睫状小带与晶状体相连。睫状体内的平滑肌，称为**睫状肌**，收缩时使睫状体向前内移位，睫状小带松弛，晶状体变厚。

（3）脉络膜（choroid）：占中膜的后 2/3，是一层柔软光滑，含血管、色素而具一定弹性的棕色薄膜，在眼内压调节上起重要作用。具有营养视网膜，吸收眼内分散光线避免扰乱视觉的功能。

3. 视网膜 又称**内膜**。在视网膜（retina）的内面，视神经起始处有圆形白色隆起，称**视神经盘**

247

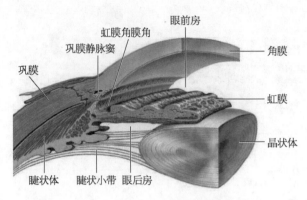

图9-3　眼球水平切面局部放大（眼球前半部后面观及虹膜角膜角）

(optic disc)，又称视神经乳头，此处无感光细胞，称生理性盲点。在视神经盘的颞侧约3.5 mm稍偏下方有一黄色小区，称**黄斑**（macula lutea），其中央凹陷称**中央凹**，是感光最敏锐处，由密集的视锥细胞构成。这些结构在活体上，可用检眼镜窥见（图9-4）。

视网膜由色素上皮层和神经层构成。色素上皮层位于视网膜最外层，可防止强光对视细胞的损害。神经层主要由三层细胞组成（图9-5），外向内依次为视细胞层、双极细胞层和节细胞层。

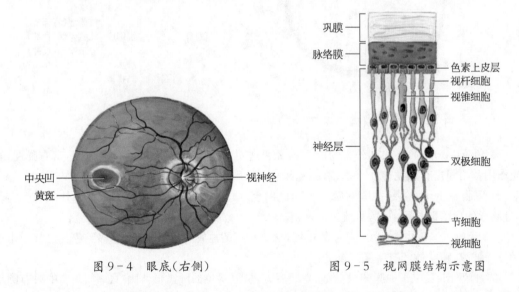

图9-4　眼底（右侧）　　　　　图9-5　视网膜结构示意图

视细胞层包括视锥和视杆细胞两种，它们是感光细胞，紧邻色素上皮层；中层为双极细胞，将感光细胞的神经冲动传导至最内层的神经节细胞；内层为神经节细胞，神经节细胞的轴突向眼球后极视神经盘汇集，穿过脉络膜和巩膜，构成视神经。视锥细胞主要分布在视网膜中央部，所含感光物质称**视色素**，能感受强光和分辨颜色，在白天或明亮处视物时起主要作用。视杆细胞主要分布于视网膜周边部，所含感光物质为**视紫红质**，只能感受弱光，在夜间或暗处视物时起主要作用。其余的神经细胞均起连接传导作用。

（二）眼球内容物

眼球内容物包括房水、晶状体和玻璃体（图9-2）。这些结构无色透明而无血管，具有屈光作用，它们和角膜合称为眼的屈光装置或屈光系统，使物像投射在视网膜上。

1. 眼房和房水

(1) 眼房:为角膜与晶状体之间的腔隙,被虹膜分成前房和后房(图9-3)。前房为虹膜与角膜之间的腔隙。后房为虹膜与晶状体之间较狭小的间隙。前房与后房借瞳孔相通。

(2) 房水:为充满于眼房内的液体,由睫状体产生,从后房经瞳孔流入前房,再由前房角进入巩膜静脉窦,汇入静脉。房水除有屈光作用外,房水循环可为角膜、晶状体输送营养物质,并有维持眼内压的作用。

2. 晶状体　无色透明,富有弹性,不含血管和神经。位于虹膜与玻璃体之间,呈双凸透镜状,前面曲度较小,后面曲度较大。晶状体若因疾病或创伤而变混浊,称为白内障。晶状体借**睫状小带**(晶状体悬韧带)系于睫状体。晶状体的曲度随所视物体的远近不同而改变。

3. 玻璃体　为充满于晶状体与视网膜之间无色透明的胶状物,周围包有玻璃体膜。玻璃体除有屈光作用外,还有支撑视网膜的作用。若玻璃体混浊,可影响视力。

(三) 眼的折光系统及其调节

眼的视觉功能有直接关系的结构可分为两部分:折光系统和感光系统(图9-6)。折光系统的功能是将外界射入眼内的光线折射到视网膜上形成清晰的物像;感光系统的功能是将物像的光刺激转变成生物电变化,然后产生神经冲动,由视神经传入到视觉中枢。人眼的适宜刺激是波长370～740 nm的电磁波。

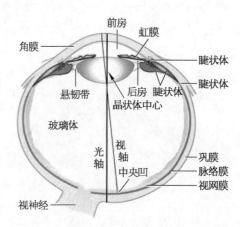

图9-6　右眼的水平切面

1. 眼的折光系统　眼的折光系统由角膜、房水、晶状体和玻璃体等折光体组成,各部分折光体的曲率半径和折光率都不相同的,光线经过该系统时最主要的折射发生在角膜。正常人眼视6 m以外的物体时,自物体折射到眼的光线可视为平行光线,眼的折光系统不需要调节,其后主焦点的位置正好是视网膜的位置,可在视网膜上形成清晰的像。就正常人眼的光学特性而言,任何远处的物体都应成像在视网膜上,但它们有时却不能被感知,其原因可能是由于到达视网膜的光线过弱或视网膜像过小。光线射入眼后,在视网膜上形成物像的过程,与凸透镜成像的过程相似,但眼对光线的折射情况要比单片凸透镜复杂得多,因为它的折光体不止一个,而是由四种具有不同曲率半径和折光系数的折光体共同构成的一个折光系统。因此,通常用简化眼模型原理来解释折光系统的功能。

2. 眼的调节　在日常生活中,眼睛所观察的物体有各种不同情况,如物体的远近不同等,为了能看清楚所观察的物体,眼睛就要根据所视物体的距离和明暗进行调节。眼的调节包括晶状体的调节、瞳孔的调节和眼球的会聚,这三种调节方式是同时进行的,其中以晶状体的调节最为重要。正常眼看近物(6 m以内的物体)时发生眼的调节,其调节过程如下。

(1) 晶状体调节:晶状体是一种富有弹性的折光体,成双凸透镜形,其周边部位由睫状小带(悬韧带)与睫状体相连。睫状体内有平滑肌,称为睫状肌,受动眼神经的副交感纤维支配。晶状体的调节是指根据所看物体的远近,通过反射活动改变晶状体的凸度,从而改变它的折光能力,使射入眼内的光线经折射后总能聚焦在视网膜上。人眼在安静时,晶状体处于扁平状态,这时,如果射入眼的光线是平行光线,经折射后所形成的物像正好落在视网膜上。一般认为,6 m以外的物体所发出的光线,到达人眼时已接近平行光线。所以观看远处(6 m以外)物体时,不需要进行调节便可看清物体。当看近物时,其光线呈辐射状,如果人眼不进行调节,物像将落在视网膜的后方,造成视物不清现象,此时必须经过调节才能看清物体。其调节过程是:当看近物时,在视网膜上形成模糊的物像,此种信息传送到视觉中枢后,反射性地引起动眼神经中的副交感纤维兴奋,使睫状肌收缩,睫状体向前内移动,于是睫状小带松弛,晶状体因其自身的弹性使凸度加大,尤其是向前突起更为明显(图9-7),因而折光能力增加,使物像前移,正好落在视网膜上。由于看近物时睫状肌处于收缩状态,所以长时间地看近物,眼睛会感到疲劳。

晶状体的调节能力有一定的限度,这主要取决于晶状体的弹性,弹性越好,晶状体凸起的能力就越强,所能看清物体的距离就越近。晶状体的调节能力可用**近点**(near point)来表示。所谓近点,是指眼睛在尽最大能力调节时所能看清物体的最近距离。近点越近,表示晶状体的弹性越好,也就是调节能力越强。晶状体的弹性与年龄有关(图9-8),年龄越大,弹性越差,因而调节能力越弱。如8岁的儿童近点平均为8.6 cm,20岁时平均为10.4 cm。一般在45岁以后调节能力显著减退,表现为近点变远,60岁时近点可延伸至83.3 cm。由于年龄的原因造成晶状体的弹性能力显著减退,表现为看近物时不清楚,这种现象称为**老视**,即通常所说的老花眼。矫正的办法是,看近物时戴凸透镜,以弥补晶状体凸起能力不足。

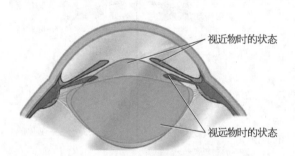

图9-7　视近物和远物时晶状体
与瞳孔的调节状态

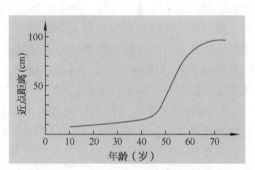

图9-8　近点与年龄的关系

(2)瞳孔调节:瞳孔的调节是指通过改变瞳孔的大小而进行的一种调节方式。在生理状态下,引起瞳孔调节的情况有两种,一种是由所视物体的远近引起的调节,另一种是由进入眼内光线的强弱引起的调节。看近物时,瞳孔反射性地缩小,这种现象称为**瞳孔的近反射**(near reflex),这种调节的意义在于视近物时,可减少由折光系统造成的球面像差和色像差。

当用不同强度的光线照射眼时,瞳孔的大小可随光线的强弱而改变。当光线强时,瞳孔会缩小;当光线弱时,瞳孔会变大。瞳孔这种随着光线强弱而改变大小的现象称为**瞳孔的对光反射**(light reflex),也称光反射。瞳孔对光反射的效应是双侧性的,即一侧眼被照射时,不仅被照射眼的瞳孔缩小,另一侧眼的瞳孔也缩小,这种现象称为互感性对光反射或互感反应。瞳孔对光反射的生理意义在于随着所视物体的明亮程度,改变瞳孔的大小,调节进入眼内的光线,使视网膜上的物像保持适宜的亮度,以便既可以在光线弱时能看清物体,又可以在光线强时使眼睛不至受到损伤。

瞳孔对光反射的中枢在中脑,反应灵敏,便于检查,临床上常把它作为判断中枢神经系统病变的部位、全身麻醉的深度和病情危重程度的重要指标。

(3)眼球会聚调节:当双眼看近物时,会出现两眼视轴同时向鼻侧聚拢的现象,这种现象称为**眼球会聚**(convergence)。眼球会聚是由两眼球的内直肌收缩来完成的,是一种反射活动,也称**辐辏反射**,受动眼神经中的躯体运动纤维支配。这种反射的意义在于,当看近物时,使物体的成像落在两眼视网膜的对应点上,从而产生清晰的视觉,避免复视。

3. 眼的折光能力和调节异常 正常的眼睛在安静状态下,来自远处的平行光线正好聚焦在视网膜上,因此可以看清远处的物体。看近物时,只要物距不小于近点的距离,经过调节也可以看清楚。有些人因折光系统异常或眼球的形态异常,在安静状态下平行光线不能聚焦在视网膜上,这种现象称为折光异常,或称屈光不正,包括近视、远视和散光。

(1) 近视(myopia):多数是由于眼球的前后径过长引起的,也有一部分人是由于折光系统的折光力过强引起的,如角膜或晶状体的球面弯曲度过大等。近视眼看远物时,由远物发来的平行光线不能聚焦在视网膜上,而是聚焦在视网膜之前,故视物模糊不清;当看近物时,由于近物发出的光线呈辐射状,成像位置比较靠后,物像便可以落在视网膜上,所以能看清近处物体。近视眼的形成,部分是由于先天遗传引起的,部分是由于后天用眼不当造成的。矫正近视眼通常使用的办法是佩戴合适的凹透镜,使光线适度辐散后再进入眼内。

(2) 远视(hyperopia):多数是由于眼球前后径过短引起的,常见于眼球发育不良,多系遗传因素;也可由于折光系统的折光力过弱引起,如角膜扁平等。远视眼在安静状态下看远物时,所形成的物像落在视网膜之后,若是轻度远视,经过适当调节可以看清物体;远视眼看近物时,物像更加靠后,晶状体的调节即使达到最大限度也不能看清。由于远视眼不论看近物还是看远物均需要进行调节,故容易发生调节疲劳。远视眼矫正的办法是佩戴合适的凸透镜。

(3) 散光(astigmatism):是由于眼球在不同方位上的折光力不一致引起的。在正常情况下,折光系统的各个折光面都是正球面,即折光面每个方位的曲率半径都是相等的。由于某种原因,某个折光面有可能失去正球面形,这种情况常发生在角膜,即角膜的表面在不同方位上的曲率半径不相等。这样,通过角膜射入眼内的光线就不能在视网膜上形成焦点,导致视物不清。散光眼的矫正办法是佩戴合适的圆柱形透镜,使角膜某一方位的曲率异常情况得到纠正。

(四) 视网膜的感光功能

眼的感光系统由视网膜构成。来自外界物体的光线,通过折光系统进入眼内并在视网膜上形成物像,这只是一种物理学现象,只有物像被感光细胞所感受,并转变成生物电信号传入中枢,经中枢分析处理后才能形成主观意识上的感觉。

1. 感光细胞 在视网膜中,能感受光线刺激的是视锥细胞和视杆细胞,这两种感光细胞在视网膜上的分布并不均匀,在中央凹处的感光细胞几乎全部是视锥细胞。两种感光细胞都与双极细胞发生突触联系,双极细胞再和神经节细胞联系,神经节细胞的轴突构成视神经。在视神经穿过视网膜的地方形成视神经乳头,此处没有感光细胞,故没有感光功能,是生理上的盲点,位于眼底中央凹的鼻侧 3 mm 处。如果一个物体的成像正好落在此处,人将看不到该物体。正常时由于用两眼视物,一侧盲点可被另一侧视觉补偿,所以,平时人们并不觉得有盲点的存在。

2. 视网膜的感光换能系统

(1) 视杆系统:视杆系统是指由视杆细胞和与它有关的传递细胞(如双极细胞和神经节细胞等)共同组成的感光换能系统。其特点是对光线的敏感度较高,能在昏暗环境中感受弱光刺激而引起视觉。但该系统视物时不能分辨颜色,只能辨别明暗,分辨率较低,视物时的精细程度较差,即在光线很暗的情况下,人眼只能看到物体的粗略形象,而看不清其精细结构和色彩。视杆系统的主要功能是在暗光下视物,故也称晚光觉系统(或暗视觉系统)。由于视杆细胞主要分布在视网膜的周边部,所以,在黑暗中看物体时,正盯着物体观看(成像在中央凹)反倒不如稍旁开些看得清楚,如夜间看夜光表即如此。在自然界,以夜间活动为主的动物,如鼠、猫头鹰等,它们的感光细胞以视杆细胞为主。

视杆细胞内的感光物质是视紫红质。视紫红质由视蛋白与视黄醛共同组成,在生理情况下,

251

视紫红质既有分解过程，又有合成过程，两者处于动态平衡状态。受光线照射时，视紫红质分解为视蛋白和视黄醛，在弱光下又会慢慢地合成视紫红质。

维生素 A 与视黄醛的化学结构相似，经代谢可转变成视黄醛。在视紫红质分解与合成的过程中，总有一部分视黄醛被消耗，要靠体内贮存的维生素 A 来补充（相当部分贮存于肝）。体内贮存的维生素 A 最终要从食物中获得，如果长期维生素 A 摄入不足，就会影响人在暗光下的视力，引起**夜盲**。

（2）视锥系统：视锥系统是指由视锥细胞和与它有关的传递细胞（如双极细胞和神经节细胞等）共同组成的感光换能系统。其特点是对光线的敏感性较差，只有在较强的光线刺激下才能发生反应，主要功能是白昼视物，也称为昼光觉系统（或明视觉系统）。该系统视物时能分辨颜色，有很高的分辨率，对物体的轮廓及细节都能看清。以白昼活动为主的动物，如鸡、鸽等，其视网膜的感光细胞几乎全是视锥细胞。

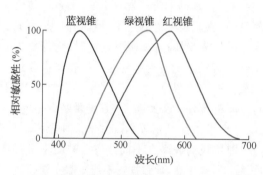

图 9-9 人视网膜中三种视锥细胞的
光谱相对敏感性

视锥细胞内含有特殊的感光色素。大多数脊椎动物都具有三种不同的感光色素，分别存在于三种不同的视锥细胞中，即分别对红、绿、蓝三种颜色的光线最敏感（图 9-9）。辨别颜色是视锥细胞的重要功能。色觉是由于不同波长的光线作用于视网膜后在人脑引起的主观感觉，这是一种复杂的物理和心理现象。人眼可区分波长在 370～740 nm 的约 150 种颜色，但主要是光谱上的红、橙、黄、绿、青、蓝、紫 7 种颜色。

人类产生颜色视觉的确切原因尚未完全清楚，一般用三原色学说来解释。三原色学说认为，当不同波长的光线照射视网膜时，会使三种视锥细胞以一定的比例兴奋，这样的信息传到中枢，就会产生不同颜色的感觉。用三原色学说可以较好地解释色盲和色弱的发生机制。色盲是一种色觉障碍，对全部颜色或部分颜色缺乏分辨能力，可能是由于缺乏某种视锥细胞或其功能异常所造成的。

（五）与视觉有关的其他现象

1. 暗适应和明适应

（1）暗适应（dark adaptation）：从明亮的地方突然进入暗处，起初对任何物体都看不清楚，经过一定时间后，视觉敏感度逐渐升高，在暗处的视觉逐渐恢复。这种突然进入暗环境后视觉逐渐恢复的过程称为**暗适应**。

暗适应的过程主要决定于视杆细胞的视紫红质。视紫红质的合成和分解过程与光照的强度有直接关系，光线越强，分解的速度越大于合成的速度。在亮处时，由于受到强光的照射，视杆细胞中的视紫红质大量分解，使视紫红质的贮存量很小，因此进入暗环境的开始阶段什么也看不清。待一定时间后，由于视紫红质的合成，使视紫红质的含量得到补充，于是视觉敏感度逐渐升高，视力逐渐恢复，整个暗适应过程约需 30 min。实验证明，光敏感度的高低与视紫红质的含量有密切关系，视紫红质的浓度与光敏感度的对数成正比。

（2）明适应：从暗处突然来到亮处，最初只感到耀眼的光亮，看不清物体，稍待片刻才能恢复正常视觉。这种突然进入明亮环境后视觉逐渐恢复正常的过程称为**明适应**（light adaptation）。明适应较快，约 1 min 即可完成。其产生机制是，在暗处视杆细胞内蓄积的大量视紫红质，到亮处时遇强光迅速分解，因而产生耀眼的光感。待视紫红质大量分解后，视锥细胞便承担起在亮光下的感光任务，明适应过程完成。

2. 视野和视力

（1）视力：也称视敏度（visual acuity），**视力**是指眼对物体细微结构的分辨能力，也就是分辨物体上两点间最小距离的能力。视力的好坏通常以视角的大小作为衡量标准。所谓视角，是指物体上的两个点发出的光线射入眼球后，在节点上相交时形成的夹角。眼睛能辨别物体上两点所构成的视角越小，表示视力越好（图 9－10）。

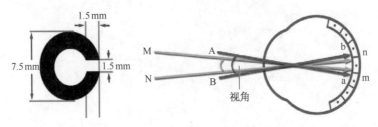

图 9－10　视力与视角示意图

（2）视野：单眼固定地注视前方一点时，该眼所能看到的范围，称为**视野**（visual field）。正常人的视野受面部结构的影响，鼻侧和上方视野较小，颞侧和下方视野较大。各种颜色的视野也不一致，白色视野最大，黄色、蓝色次之，红色再次之，绿色视野最小（图 9－11）。临床上检查视野，可帮助诊断视网膜或视觉传导通路上的某些疾病。

3. 双眼视觉和立体视觉　两眼观看同一物体时所产生的视觉为**双眼视觉**。人和高等哺乳动物的两眼都在头面部的前方，两眼视野有很大一部分是重叠的。双眼视物时，两眼视网膜各形成一个完整的物像，两眼视网膜的物像又各自按照自己的神经通路传向中枢。但正常时，人在感觉上只产生一个物体的感觉，而不产生两个物体的感觉。这是由于从物体同一部分发出的光线，成像于两眼视网膜的对应点上。

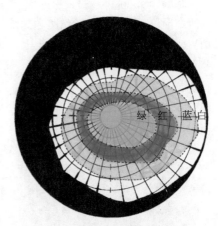

图 9－11　右眼的颜色视野

双眼视觉可以扩大视野，互相弥补单眼视野中的生理性盲点，并可产生立体感。一般来说，在用单眼视物时，只能看到物体的平面，即只能感受到物体的大小。在用双眼视物时，不但能感觉到物体的大小，而且还能感觉到距离物体的远近和物体表面的凹凸情况，即形成所谓的**立体视觉**。

二、眼副器

包括眼睑、结膜、泪器、眼球外肌等结构（图 9－12）。有保护、运动和支持眼球的作用。

（一）眼睑

眼睑（eyelids）分上睑和下睑，位于眼球的前方，是保护眼球的屏障。上、下睑之间的裂隙称睑裂。睑裂两端成锐角分别称内眦和外眦。眼睑的游离缘称睑缘。睑缘的前缘有睫毛。眼睑由浅至深可分为 5 层：**皮肤、皮下组织、肌层、睑板和睑结膜**。眼睑的皮肤薄，皮下组织疏松，缺乏脂肪组织。睑板内有许多睑板腺，其导管开口于睑缘后部，分泌油脂样液体。若睑板腺导管阻塞，形成睑板腺囊肿。当睑板腺化脓性感染时，临床上称为内睑腺炎；如感染位于睫毛毛囊或其附属腺体，称为外睑腺炎。

253

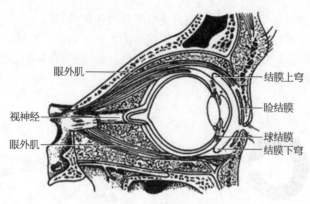

图 9-12　眼副器的结构

（二）结膜

结膜（conjunctiva）是一层薄而光滑透明的黏膜，覆盖在眼球的前面和眼睑的后面，富含血管。按所在部位，可分二部：**睑结膜和球结膜。结膜穹窿**位于睑结膜与球结膜互相移行处，其返折处分别构成结膜上穹和结膜下穹。当上、下睑闭合时，整个结膜形成囊状腔隙，称结膜囊。此囊通过睑裂与外界相通。

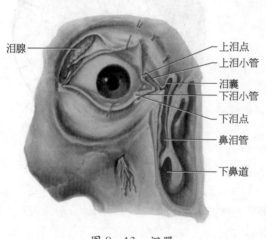

图 9-13　泪器

（三）泪器

泪器由泪腺和泪道组成（图 9-13）。

1. 泪腺（lacrimal gland）　位于眶上壁前外侧部的泪腺窝内，分泌泪液。泪液借眨眼活动抹于眼球表面，以便湿润和清洁角膜，冲洗结膜囊内异物，对眼球起保护作用。多余的泪液流向泪湖，经泪道到鼻腔。

2. 泪道　泪道包括泪点、泪小管、泪囊和鼻泪管。

（1）泪点：上、下睑缘近内侧端各有一小突起，突起上的小孔称泪点，是泪小管的开口。

（2）泪小管：上、下各一，位于上、下眼睑内侧部皮下，起始于泪点，先分别垂直向上、下行，继而转向内侧汇合一起，开口于泪囊上部。

（3）泪囊：位于眶内侧壁前部的泪囊窝中，为一膜性的盲囊。向下移行为鼻泪管。

（4）鼻泪管：为膜性管道。鼻泪管的上部包埋在骨性鼻泪管中，下部在鼻腔外侧壁黏膜的深面，下部开口于下鼻道外侧壁的前部。

（四）眼球外肌

眼球外肌包括运动眼球的四块直肌、两块斜肌和上提上眼睑的上睑提肌，都是骨骼肌（图 9-14）。各直肌共同起自视神经管周围的总腱环，在眼球中纬线的前方，分别止于巩膜的上、下、内侧面和外侧面。

眼外肌的作用和神经支配详见表 9-3。

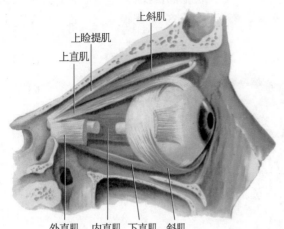

图 9-14　眼外肌(右侧)

表 9-3	眼外肌的作用和神经支配	
肌	作用	神经支配
上睑提肌	提上睑	III
上直肌	瞳孔转向上内	III
下直肌	瞳孔转向下内	III
内直肌	瞳孔转向内	III
外直肌	瞳孔转向外	VI
上斜肌	瞳孔转向下外方	IV
下斜肌	瞳孔转向上外方	III

第三节　前 庭 蜗 器

前庭蜗器(vestibulocochlear organ)又称**耳**(ear),是听觉的感受器官,耳的适宜刺激是一定频率范围内的声波振动。耳分为外耳、中耳和内耳三部分(图 9-15)。外耳和中耳是声波的收集和传导装置,是前庭蜗器的附属器。听觉感受器(听器)和位觉感受器(平衡器)位于内耳。听觉感受器是感受声波刺激的感受器;位觉感受器是感受头部位置变动、重力变化和运动速度刺激的感受器。两者的功能虽不同,但在结构上关系密切。

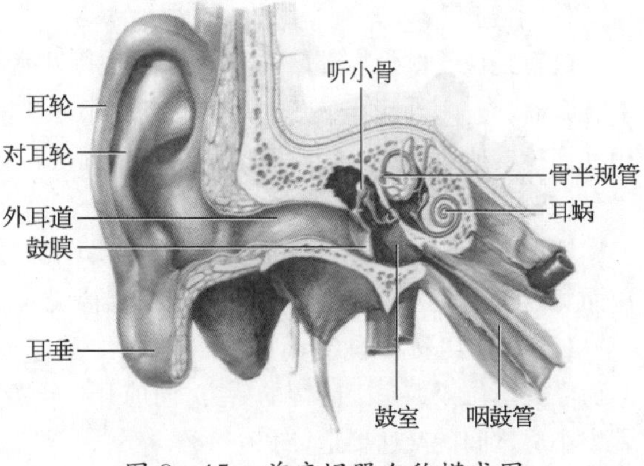

图 9-15　前庭蜗器全貌模式图

一、外耳

外耳包括耳郭、外耳道和鼓膜三部分。

(一) 耳郭

耳郭位于头部的两侧(图 9-15)。弹性软骨和结缔组织构成耳郭上部的支架,表面覆盖着皮肤,皮下组织少,但神经血管丰富;耳郭下 1/3 为耳垂,耳垂内无软骨,仅含结缔组织和脂肪,有丰富的神经和血管,是临床常用采血的部位。

(二) 外耳道

外耳道是从外耳门至鼓膜的管道(图 9-15)。成人长 2.0～2.5 cm。外耳道外侧 1/3 为软骨部,与耳郭的软骨相延续;内侧 2/3 为骨性部,是由颞骨鳞部和鼓部围成的椭圆形短管。检查鼓膜时,将耳郭向后上方牵拉,即可使外耳道变直。

(三) 鼓膜

鼓膜位于外耳道与鼓室之间,呈椭圆形半透明的薄膜(图 9-16)。鼓膜的位置倾斜,外面朝向前、下、外方，其中心向内凹陷，称**鼓膜脐**。鼓膜的上 1/4 为**松弛部**，在活体呈淡红色。鼓膜下 3/4 为**紧张部**，在活体呈灰白色。紧张部的前下部有一三角形的反光区，称**光锥**。中耳的一些疾患可引起光锥改变或消失。

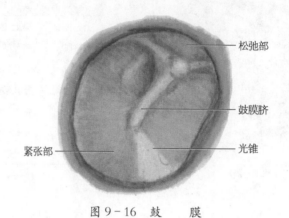

图 9-16　鼓　　膜

二、中耳

由鼓室、咽鼓管、乳突窦和乳突小房组成。

(一) 鼓室

鼓室是位于颞骨岩部内的含气的不规则小腔(图 9-15)，位于鼓膜和内耳之间。鼓室有上、下、前、后、内侧、外侧 6 个壁。鼓室内有听小骨 3 块，即**锤骨、砧骨**和**镫骨**(图 9-15，图 9-17)，三者相互连接构成听骨链。镫骨底借韧带连于前庭窗边缘，封闭前庭窗。

(二) 咽鼓管

咽鼓管(pharyngotympanic tube)连通鼻咽部与鼓室，长 3.5～4.0 cm(图 9-15)。小儿咽鼓管短而宽，接近水平位，故咽部感染可经咽鼓管侵入鼓室。

(三) 乳突窦和乳突小房

乳突窦位于鼓室上隐窝的后方，向前开口于鼓室后壁上部，向后下与乳突小房相通，为鼓室和乳突小房之间的交通要道(图 9-18)。

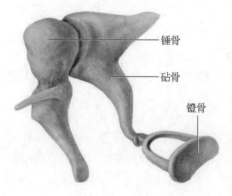

图 9-17　听小骨

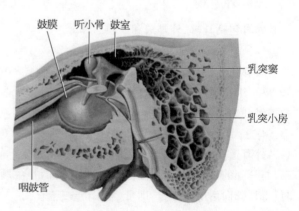

图 9-18　乳突窦及乳突小房

三、外耳和中耳的传音作用

(一)耳郭和外耳道的集音作用和共鸣作用

耳郭的形状有利于声波能量的聚集,在一定程度上还可帮助判断声音发出的方向。人耳郭的运动能力已经退化,必要时可通过头部运动来帮助判断声源的位置。外耳道是声波传导的通路,对声音具有共鸣作用。

(二)鼓膜和中耳听骨链增压效应

中耳构成了声音由外耳传向耳蜗的最有效通路。鼓膜的面积为$50\sim90\ mm^2$。鼓膜的形态和结构特点,使它具有较好的频率响应和较小的失真度,它的振动可与声波振动同始同终,很少有残余振动,有利于把声波振动如实地传递给听骨链。锤骨柄附着于鼓膜,镫骨脚板和前庭窗膜相接,砧骨居中,将锤骨和镫骨连接起来,使三块听小骨形成一个杠杆系统。它可使声波的振动度减小,压强增大。这样既可提高传音效率,又可避免对内耳和前庭窗膜造成损伤。

(三)咽鼓管的功能

咽鼓管亦称耳咽管,它连通鼓室和鼻咽部,这就使鼓室内空气和大气相通,因而通过咽鼓管,可以平衡鼓室内空气和大气压之间有可能出现的压力差,这对于维持鼓膜的正常位置、形状和振动性能有重要意义。

(四)声波传入内耳的途径

声波必须传入内耳的耳蜗,才能刺激听觉感受器,进而引起听觉。声波传入内耳的途径有两种:气传导和骨传导。

1. 气传导　声波经外耳道空气传导引起鼓膜振动,再经听骨链和前庭窗进入耳蜗,这种传导方式称为气传导,也称气导。气传导是引起正常听觉的主要途径。当鼓膜穿孔、听骨链严重病变等,声波也可通过外耳道和鼓室内的空气传至蜗窗,经蜗窗传至耳蜗,使听觉功能得到部分代偿。

2. 骨传导　声波直接引起颅骨的振动,从而引起耳蜗内淋巴的振动,这种传导方式称为骨传导,也称骨导。在正常情况下,骨传导的效率比气传导的效率低得多。平时,我们接触到的声音一般不足以引起颅骨的振动,只有较强的声波,或者是自己的说话声,才能引起颅骨较明显的振动。

四、内耳

内耳又称**迷路**,是前庭蜗器的主要部分。内耳全部位于颞骨岩部的骨质内,在鼓室内侧壁和内耳道底之间(图9-15),其形状不规则,构造复杂,由骨迷路和膜迷路两部分组成。骨迷路是颞骨岩部骨密质所围成的不规则腔隙,膜迷路套在骨迷路内,是密闭的膜性管腔或囊。膜迷路内充满内淋巴,膜迷路与骨迷路之间充满外淋巴。内、外淋巴互不相通。内耳迷路中除耳蜗外,还有三个半规管、椭圆囊和球囊,后三者合称为前庭器官,是人体对自身运动状态和头在空间位置的感受器。

(一)骨迷路

骨迷路从前内向后外沿颞骨岩部的长轴排列。依次可分为耳蜗、前庭和骨半规管,它们互相通连(图9-19)。

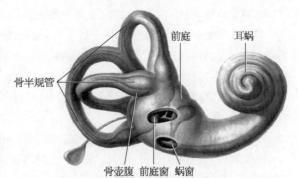

图9-19　骨迷路(右侧)

257

1. 骨半规管　为骨迷路后部,是三个相互垂直排列的半环形骨小管,分别称为**前、后、外骨半规管**。每个骨半规管皆有两个骨脚连于前庭,其中一个骨脚膨大称壶腹骨脚,膨大部称骨壶腹;另一骨脚细小称单骨脚。

2. 前庭　是骨迷路的中间部分,为一不规则的近似椭圆形腔隙,内藏膜迷路的椭圆囊和球囊。前庭的外侧壁即鼓室的内侧壁部分,有前庭窗和蜗窗。

3. 耳蜗　位于前庭的前方,形如蜗牛壳(图9-20)。尖向前外侧,称为蜗顶;底朝向后内侧,称为蜗底,向着内耳道底。耳蜗由蜗轴和蜗螺旋管构成。蜗轴是由蜗顶至蜗底的圆锥形骨性中轴。

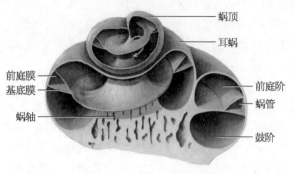

图 9-20　耳蜗(纵切面)

（二）膜迷路

膜迷路是套在骨迷路内封闭的膜性管或囊(图9-21),由膜半规管、椭圆囊、球囊和蜗管三部分组成。它们之间相连通,其内充满着内淋巴。

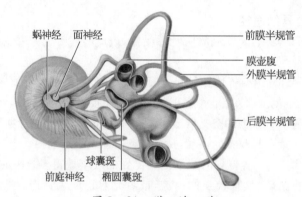

图 9-21　膜 迷 路

1. 膜半规管（semicircular duct）　其形态与骨半规管相似,位于同名骨半规管内,半规管共有三个,它们各自所处的平面都互相垂直。各膜半规管亦有相应呈球形的膨大的膜壶腹,膜壶腹壁上有隆起的壶腹嵴,它们是位觉感受器,能感受头部旋转变速运动的刺激。

半规管的功能是感受躯体的旋转变速运动,并可引起眼震颤和躯体、四肢骨骼肌紧张性的改变,以调整姿势,保持平衡;同时冲动上传到大脑皮质,引起旋转的感觉。

2. 椭圆囊和球囊　椭圆囊位于后上方,呈椭圆形。球囊位于前下方。椭圆囊和球囊是膜质的小囊,内部充满内淋巴液。在椭圆囊上端的底部有椭圆囊斑,在球囊内的前上壁有球囊斑,两者都是位觉感受器,感受头部静止的位置及直线变速运动引起的刺激。

椭圆囊和球囊的功能是感受头部的空间位置和躯体的直线变速运动,同时引起姿势反射,以维持身体平衡。

3. 蜗管　位于蜗螺旋管内,蜗管也盘绕蜗轴两圈半,其前庭端借连合管与球囊相连通,顶端细小,终于蜗顶,为盲端(图9-20)。在蜗管的水平断面上,呈三角形,有上壁、外侧壁和下壁。其下壁为长约30mm的基底膜称螺旋膜,与鼓阶相隔。在螺旋膜上有螺旋器,又称Corti器,是听觉感受器(图 9-22)。其横截面上可见数行纵向排列的毛细胞,每个毛细胞的顶部都有数百条排列整齐的听毛,有些较长的听毛其顶端埋植在盖膜的胶冻状物质中,这些装置共同构成感受声波的结构基础。

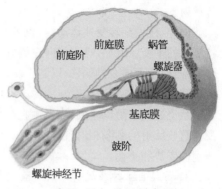

图 9-22 耳蜗模式图

(三)耳蜗的感音换能作用

耳蜗的作用是把传到耳蜗的机械振动转变成听神经纤维的神经冲动。在这一转变过程中,耳蜗基底膜的振动是一个关键因素。它的振动使位于它上面的毛细胞受到刺激,引起耳蜗内发生各种过渡性的电变化,最后引起位于毛细胞底部的传入神经纤维产生动作电位。

1. 基底膜的振动和行波理论 内耳的感音作用是把传到耳蜗的机械振动转变为蜗神经的神经冲动,即将机械能转换为生物电能。在这一转变过程中,耳蜗基底膜的振动起着关键作用。

基底膜的振动是以所谓行波的方式进行的,即振动最先发生在靠近前庭窗处的基底膜,随后以波浪的方式沿基底膜向耳蜗顶部传播,就像有人在规律地抖动一条绸带,形成的波浪向远端有规律地传播一样。声波频率不同时,行波传播的远近和最大振幅出现的部位也有所不同。声波振动频率越高,行波传播越近,引起最大振幅出现的部位越靠近前庭窗处;反之,声波频率越低,则行波传播越远,最大振幅出现的部位越靠近蜗顶部,这是行波学说的主要论点,也被认为是耳蜗能区分不同声音频率的基础,即耳蜗的底部感受高频声波,耳蜗的顶部感受低频声波。

2. 耳蜗内的生物电现象 基底膜的振动引起螺旋器上毛细胞顶部听毛的变形,进而引起耳蜗及与之相连的神经纤维产生一系列的电变化。耳蜗及蜗神经的电变化主要有三种:一是未受声波刺激时的耳蜗静息电位;二是受到声波刺激时耳蜗产生的微音器电位;三是由耳蜗微音器电位引发的蜗神经的动作电位。

3. 耳蜗神经动作电位 这是耳蜗对声音刺激的一系列反应中最后出现的电变化。它是由耳蜗毛细胞的微音器电位触发产生的。蜗神经动作电位是耳蜗对声波刺激进行换能和编码作用的总的结果,它的作用是传递声音信息。

综上所述,听觉的产生机制是声波通过外耳道、鼓膜和听骨链的传递,引起耳蜗中淋巴液和基底膜的振动,使耳蜗螺旋器中的毛细胞产生兴奋。螺旋器和其中所含的毛细胞,是真正的声音感受装置,外耳和中耳等结构只是辅助振动波到达耳蜗的传音装置。听神经纤维就分布在毛细胞下方的基底膜中,振动波的机械能在这里转变为听神经纤维上的神经冲动,并以神经冲动的不同频率和组合形式对声音信息进行编码,传送到大脑皮质听觉中枢,产生听觉。听觉对动物适应环境和人类认识自然有重要的意义;在人类,有声语言是互通信息交流思想的重要工具。

(四)前庭反应

当前庭器官受刺激而兴奋时,其传入冲动到达有关的神经中枢后,除引起一定的位置觉、运动觉以外,还能引起各种不同的骨骼肌和内脏功能的改变,这种现象称为**前庭反应**。

1. 前庭器官的姿势反射 当进行直线变速运动时,可刺激椭圆囊和球囊,反射性地改变颈部和四肢肌紧张的强度。例如,猫由高处跳下时,常常头部后仰而四肢伸直,做准备着地的姿势;而它一着地,则头前仰,四肢屈曲。又如,当动物被突然上抬时,常头前倾,四肢屈曲;而上抬停止时,则头后仰,四肢伸直。人们在乘电梯升降的过程中,也可见到相似的反射活动。在乘车时,如果汽车突然加速或突然停止,也会引起骨骼肌的反射活动。这些都是直线变速运动引起的前庭器官的姿

259

势反射。

同样,在做旋转变速运动时,也可刺激半规管,反射性地改变颈部和四肢肌紧张的强度,以维持姿势的平衡。例如,当人体向左侧旋转时,可反射性地引起左侧上、下肢伸肌和右侧屈肌的肌紧张加强,使躯干向右侧偏移,以防歪倒;而旋转停止时,可使肌紧张发生反方向的变化,使躯干向左侧偏移。

从上述例子可以看到,当发生直线变速运动或旋转变速运动时,产生的姿势反射的结果,常同发动这些反射的刺激相对抗,其意义在于有利于使机体尽可能地保持在原有空间位置上,以维持一定的姿势和平衡。

2. 前庭自主神经反射　人类前庭器官受到过强或过久的刺激,常可引起自主神经系统功能的改变,表现出一系列相应的内脏反应,如恶心、呕吐、眩晕、皮肤苍白、心率加快、血压下降等现象。有些人的这种现象特别明显,出现晕车、晕船等症状,可能由于其前庭器官的功能过于敏感的缘故。

3. 眼震颤　躯体做旋转运动时,眼球可出现一种特殊的往返运动,这种现象称为眼震颤。眼震颤主要是由于半规管受刺激引起的,它可反射性地引起眼外肌肉的规律性活动,从而造成眼球的规律性往返运动。在生理情况下,两侧水平半规管受刺激时,引起水平方向的眼震颤,上、后半规管受刺激时,引起垂直方向的眼震颤。人类在水平面上的活动较多,如转身、回头等,所以水平方向的眼震颤最为常见。临床上,常用检查眼震颤的方法,来判断前庭器官的功能是否正常。

第四节　皮　肤

皮肤是人体最大的器官,由表皮和真皮组成,借皮下组织与深部的组织相连(图9-23)。皮肤内有表皮衍生的毛、指(趾)甲、汗腺、皮脂腺等皮肤附属器,还有丰富的神经和血管。皮肤具有重要的屏障作用,并能调节体温、感受外界的多种刺激。

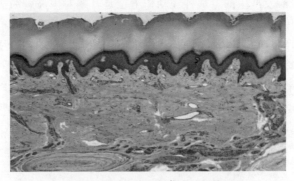

图9-23　皮肤(手掌皮)光镜图

一、表皮

260

表皮(epidermis)为角化的复层扁平上皮,机体各部的表皮厚度不一,手掌、足底的表皮最厚。表皮由两类细胞组成,一类是**角质形成细胞**(keratinocyte),为表皮的主要成分;另一类是**非角质形成细胞**(non-keratinocyte),数量少。

（一）表皮的分层和角化

由基底部到游离面可依次分5层（图9-24）。

1. 基底层（stratum basale） 一层矮柱状或立方形细胞，附着于基膜。

2. 棘层（stratum spinosum） 5～10层多边形细胞组成。

3. 颗粒层（stratum granulosum） 3～5层较扁的梭形细胞组成，胞质内含许多强嗜碱性的透明角质颗粒。

4. 透明层（stratum lucidum） 几层更扁平的梭形细胞组成，细胞呈透明均质状，嗜酸性，折光性强。

5. 角质层（stratum corneum） 几层至几十层扁平的角质细胞组成，细胞已完全角化、干硬、轮廓不清，呈均质状的嗜酸性结构。

基底层细胞有活跃的分裂能力，新生的细胞向浅层推移，分化成表皮其他各层细胞。从表皮的基底层到角化层，是角质形成细胞从增殖分化到最后死亡脱落的自我更新的动态变化过程，也是表皮逐渐形成角蛋白的角化过程。

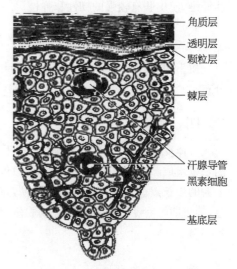

图9-24 表皮分层和细胞
结构模式图

（二）非角质形成细胞

表皮内的非角质形成细胞包括黑素细胞、郎格汉斯细胞和梅克尔细胞（图9-25），散在分布于角质形成细胞之间。

1. 黑素细胞（melanocyte） 为树突状，分布于表皮基底层及毛囊内。黑素细胞顶部的突起较长，伸入棘层细胞之间。胞质内有很多含酪氨酸酶的黑素体，酪氨酸在黑素体内生成黑色素，充满黑色素的黑素体称为黑素颗粒。白化病患者的黑素细胞缺乏酪氨酸酶，不能合成黑色素。

2. 朗格汉斯细胞（Langerhans cell） 分散在棘细胞之间，细胞呈现树突状，突起伸入到相邻细胞之间。朗格汉斯细胞具有摄取、处理及呈递抗原的功能。

3. 梅克尔细胞（Merkel cell） 散在分布于表皮基底层。细胞顶部有较粗短的突起伸至角质形成细胞之间。

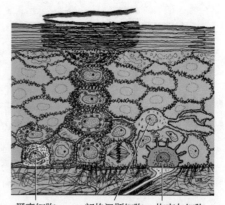

黑素细胞　　　朗格汉斯细胞　　梅克尔细胞

图9-25 非角质形成细胞模式图

二、真皮

真皮（dermis）为致密结缔组织，可分为乳头层和网状层，两层之间无明显分界线。

（一）乳头层

乳头层（papillary layer）是位于真皮浅层的疏松结缔组织，借基膜与表皮相连。含丰富的毛细血管襻。

（二）网状层

网状层（reticular layer）是真皮的主要部分，由不规则的致密结缔组织构成，含胶原纤维束和弹性纤维，使皮肤有较强的韧性和弹性。

三、皮下组织

皮下组织（hypodermis）由疏松结缔组织和脂肪组织组成，有汗腺、毛根、血管、淋巴管和神经分布。

四、毛发

人体皮肤除手掌、足跖等处外均有**毛**（hair）（图9-26）。毛由伸出皮肤外的毛干和埋在皮肤内的**毛根**组成。毛根由**毛囊**（hair follicle）包裹。毛根和毛囊的下端合为一体，膨大形成**毛球**，是毛和毛囊的生长点。毛有一定的生长周期，定期脱落和更新。生长期的毛牢固生长在皮肤中，不易脱落，静止期的毛囊和毛球萎缩，毛易脱落。毛的生长周期不一，有的仅数月，头发生长周期较长，可达4～6年。

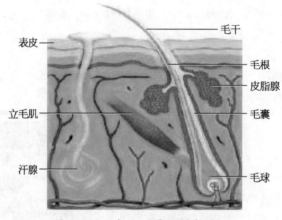

图 9-26　皮肤附属器模式图

立毛肌为一束平滑肌，位于毛根与表皮之间的钝角侧。立毛肌受交感神经支配，在寒冷、惊恐和愤怒时收缩，使毛竖立。立毛肌收缩有助于皮脂腺排出分泌物。

五、皮脂腺

皮脂腺（sebaceous gland）为分支泡状腺，分布于除手掌、足跖和足背外的皮肤中。一般由2～5个腺泡和1个短而粗的导管组成，导管开口于毛囊上1/3，其分泌物是皮脂。皮脂有润滑皮肤和保护毛发的作用，并在皮肤表面形成脂质膜，具有缓冲和抑菌作用。皮脂腺的分泌受雄激素和肾上腺皮质激素控制，青春期分泌最为活跃；老年时皮脂腺萎缩，皮肤和毛发变得干燥，失去光泽。

六、汗腺

汗腺（sweat gland）为单曲管状腺。遍布于身体大部分的皮肤中。分泌部由单层锥体形细胞构成，腺细胞与基膜之间有肌上皮细胞，它的收缩有助于腺细胞排出汗液。导管部较细，开口于表皮汗孔。管壁常由两层小的立方形细胞组成（图9-27）。

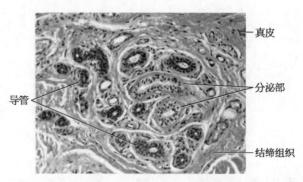

图9-27 汗腺光镜图

分布在腋窝、乳晕、阴部等处的**大汗腺**产生特殊的分泌物,为较黏稠的乳状液,排出后受表面细菌的作用,产生特别气味,过浓时称腋臭。

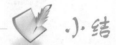

小结

感觉器官是感受器及其附属结构的总称,是机体感受刺激的装置。人体最重要的感觉器官有眼、耳、前庭、皮肤等。

眼由眼球和眼副器两部分组成。眼球的功能是接受光刺激,将感受的光波刺激转变为神经冲动,经视觉传导通路至大脑视觉中枢,产生视觉。眼副器包括眼睑、结膜、泪器、眼球外肌等,对眼球起支持、保护和运动作用。

耳的适宜刺激是一定频率范围内的声波振动。耳分为外耳、中耳和内耳三部分,外耳和中耳是声波的收集和传导装置。听觉感受器和位觉感受器位于内耳。听觉感受器是感受声波刺激的感受器;位觉感受器是感受头部位置变动、重力变化和运动速度刺激的感受器。

皮肤由表皮和真皮组成,有表皮衍生的毛、指(趾)甲、汗腺、皮脂腺等皮肤附属器。皮肤具有重要的屏障作用,并能调节体温、感受外界的多种刺激。

(王新艳 王 征 钱 能)

第十章

神 经 系 统

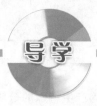

导学

◆ **认识目标**

掌握:脊髓、脑的位置与分部;主要神经的位置、分支和支配器官;突触和突触传递的原理;特异性与非特异性投射系统及脑干网状结构上行激动系统;牵张反射类型及产生原理。了解:人体神经系统的组成;神经系统对躯体的运动和内脏活动的调节以及自主神经递质与受体。

◆ **技能目标**

能初步学会在标本和模型上辨认出全身神经形态、位置;脑、脊髓的构造以及浅层神经分支和分布。学会人体腱反射的检验方法和动物反射弧分析的实验方法。

第一节 总 论

神经系统是人体结构和功能最复杂的系统。神经系统(nervous system)包括位于颅腔和椎管内的脑和脊髓及与之相连的周围神经。神经系统由数以亿万计且相互联系异常密切的神经细胞网络构成。主要功能是对体内各器官的活动进行调节,使其适应内、外环境的变化,并使机体的活动协调统一。

一、神经系统的分类

神经系统按其所在位置,可分为**中枢神经系统**(central nervous system)和**周围神经系统**(peripheral nervous system)两部分。中枢神经系统包括脑和**脊髓**,分别位于颅腔和椎管内;周围神经系统包括分别与脑和脊髓相连的**脑神经和脊神经**(图10-1)。根据周围神经系统在各器官、系统中分布对象的不同,把周围神经分为**躯体神经**和**内脏神经**。躯体神经分布于体表、骨、关节和骨骼肌;内脏神经则分布于内脏、心血管和腺体。

二、神经系统的常用术语

1. 灰质 在中枢部,由神经元胞体和树突集聚而成,

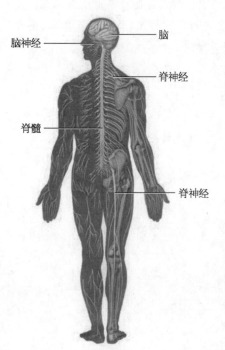

脑神经 —— 脑

—— 脊神经

脊髓 ——

—— 脊神经

图 10-1 神经系统的分类

在新鲜标本上呈灰色。

2. 皮质　是大、小脑表面形成的灰质层。

3. 神经核　中枢部除皮质外,形态与功能相似的神经元胞体集聚成团,称神经核。

4. 白质　中枢部神经纤维集聚处,神经纤维外面包有髓鞘,色泽白亮,称为白质。

5. 髓质　为大脑、小脑深部的白质。

6. 纤维束　在中枢部,起止、行程与功能相同的神经纤维集聚在一起称为纤维束。

7. 神经节　在周围部,神经元胞体和树突集聚形成的结构,称为神经节。

8. 神经　周围神经中,神经纤维集聚成粗细不等的纤维束,称为神经。

9. 网状结构　在中枢神经内,神经纤维交织成网状,内含分散的神经元或较小的核团,这些区域称为网状结构。

三、神经系统功能活动的基本原理

(一) 神经元和神经胶质细胞

神经元和**神经胶质细胞**是构成神经系统的主要细胞成分。

1. 神经元

(1) 神经元的一般结构和功能:神经细胞又称为神经元(neuron),是构成神经系统结构和功能的基本单位。人类中枢神经系统内约含 10^{11} 个神经元,它由胞体和突起两部分组成(图 10-2)。突起分为树突和轴突。一个神经元的树突数量很多,还有许多分支。胞体和树突在功能上主要是接受信息的传入,而一个神经元一般只有一个轴突,轴突的作用主要是传出信息。轴突的外面包有髓鞘或神经膜,称为**神经纤维**,它的基本功能是传导神经冲动。神经纤维的末端有许多分支,称为**神经末梢**。

神经元的主要功能是接受和传递信息。此外,有些神经元还能分泌激素,将神经信号转变为体液信号。

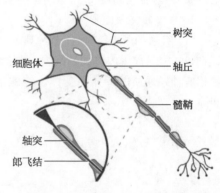

图 10-2　神经元的结构示意图

(2) 神经纤维的功能和分类:神经纤维的主要功能是传导兴奋。在神经纤维上传导的兴奋或动作电位称为**神经冲动**。

神经纤维传导兴奋具有以下特征:①完整性:神经纤维只有在其结构和功能上都完整时才能传导兴奋。②绝缘性:一根神经干内含有许多神经纤维,但神经纤维传导兴奋时基本上互不干扰。③双向性:刺激神经纤维上任何一点,引起的兴奋可沿纤维向两端传播。④相对不疲劳性:连续电刺激神经纤维数小时,神经纤维始终能保持传导兴奋的能力,表现为不易发生疲劳。

神经纤维传导兴奋的速度:神经纤维的直径越粗,传导速度越快。有髓神经纤维以跳跃式传导的方式传导兴奋,因而其传导速度远比无髓鞘神经纤维快。温度在一定范围内升高也可使加快传导速度。神经传导速度的测定有助于诊断神经纤维的疾患和估计神经损伤的预后。

神经纤维的分类:

1) 根据电生理学特性分类:由于混合神经干中不同神经纤维的传导速度不同,当刺激电极与记录电极之间的距离足够长时,记录的动作电位由多个潜伏期不同的波组成,而传导这些动作电位的神经纤维即分为 A、B、C 三类纤维,其中的 A 类纤维又分为 A_{α}、A_{β}、A_{γ} 和 A_{δ} 四类神经纤维。传出神经纤维多使用这种命名法。

265

2) 根据纤维来源分类：用罗马数字将神经纤维命名为Ⅰ、Ⅱ、Ⅲ、Ⅳ四大类（表 10 - 1），其中Ⅰ类纤维又分为Ⅰₐ和Ⅰᵦ。传入神经纤维多使用这种命名法。

表 10 - 1　用罗马数字命名的神经纤维分类

罗马数字命名	来　　源	电生理学分类
Ⅰₐ	肌梭传入纤维	A_α
Ⅰᵦ	腱器官传入纤维	A_α
Ⅱ	肌梭传入纤维触觉、压觉、震动觉传入	A_β
Ⅲ	痛觉、温度觉传入，深压觉传入	A_δ
Ⅳ	痛觉、温度觉传入	C

2. **神经胶质细胞**　神经胶质细胞主要对神经组织起着重要的支持和修复作用。

（二）突触传递

突触传递是神经系统中信息交流的一种重要方式。一个神经元的轴突末梢与其他神经元的胞体或突起相接触形成的特殊结构称为**突触**（synapse）。

1. **经典的突触传递**

（1）突触的基本结构：一个经典的突触由**突触前膜、突触间隙和突触后膜**三个部分组成（图 10 - 3）。突触前膜内侧的轴浆内，含有大量囊泡，内含高浓度的神经递质。在突触后膜上则存在着相应神经递质的特异性受体。突触前膜和后膜之间存在间距 20～40 nm 的间隙，称为突触间隙。

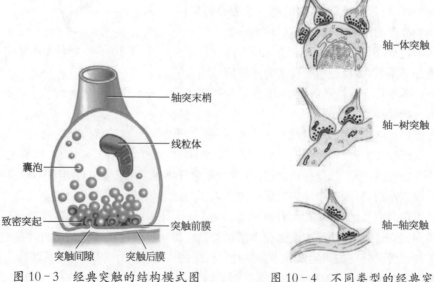

图 10 - 3　经典突触的结构模式图　　　　图 10 - 4　不同类型的经典突触

（2）突触的分类：根据突触接触的部位不同，可将经典的突触分为轴突-胞体式突触、轴突-树突式突触和轴突-轴突式突触等三类突触（图 10 - 4）。按突触传递产生的效应不同，可将突触分为兴奋性突触和抑制性突触两类。

（3）突触传递的过程：突触传递是指突触前神经元的信息传递到突触后神经元的过程。当突触前神经元兴奋时，突触前膜的去极化引起前膜上电压门控式 Ca^{2+} 通道开放，Ca^{2+} 进入突触前膜，促使突触囊泡和前膜接触、融合和胞裂，导致神经递质释放到突触间隙。递质经过扩散作用于突触后膜上的特异性受体，从而引起突触后膜上某些离子通道开放，导致突触后膜发生去极化或超极化的电位变化。这种由于突触后膜的膜电位变化所形成的局部电位，称为突触后电位。释放排入突触间隙的神经递质通过不同途径及时被清除，保证了突触部位信息传递的精确性。

（4）突触后膜的电位变化：由于突触前神经元释放不同的神经递质，突触后膜上分布着不同的受体。递质与受体结合后，可以引起突触后膜的去极化，也可以引起突触后膜的超极化，分别称为兴奋性突触后电位和抑制性突触后电位。

1）兴奋性突触后电位：某种兴奋性递质作用于突触后膜上的受体，提高后膜对 Na^+ 的通透性，从而导致突触后膜的去极化，这种电位变化称为**兴奋性突触后电位**（excitatory postsynaptic potential，EPSP）。中枢神经系统内最主要的兴奋性神经递质是谷氨酸。

2）抑制性突触后电位：某种抑制性递质作用于突触后膜上的受体，使后膜上的 Cl^- 通道开放，Cl^- 内流，从而使突触后膜的膜电位发生超极化，这种电位变化称为**抑制性突触后电位**（inhibitory postsynaptic potential，IPSP）。γ 氨基丁酸和甘氨酸分别是脑和脊髓内重要的抑制性递质。

2. 神经递质

（1）神经递质的基本概念：神经递质是指由突触前神经元合成并在末梢处释放，经突触间隙扩散，特异性地作用于突触后神经元或效应器细胞上的受体，起到在神经元之间或神经元与效应器细胞之间传递信息作用的一些化学物质。如交感神经节后神经纤维末梢释放的神经递质是去甲肾上腺素。

（2）主要的中枢神经递质：按递质存在部位的不同，神经递质可分为外周神经递质和中枢神经递质两大类。这里简要介绍几类中枢神经递质。

1）乙酰胆碱：在中枢神经系统，以乙酰胆碱作为递质的神经元，称为胆碱能神经元。它们在中枢的分布极为广泛，如脊髓、脑干网状结构、纹状体、边缘系统等处都有乙酰胆碱递质存在。其功能与感觉、运动、学习记忆等活动有关。

2）胺类：胺类递质包括多巴胺、去甲肾上腺素、肾上腺素、5-羟色胺和组胺等。脑内的多巴胺主要由黑质的神经元产生。以去甲肾上腺素为递质的神经元，称为去甲肾上腺素能神经元，其胞体主要位于低位脑干，功能与觉醒、睡眠、情绪活动有关。以肾上腺素为递质的神经元称为肾上腺素能神经元，其胞体主要分布在延髓，功能则主要参与心血管活动的调节。5-羟色胺能神经元比较集中分布于低位脑干的中缝核内，与镇痛、睡眠和自主神经功能等活动有关。

3）氨基酸类：主要有谷氨酸、门冬氨酸、γ 氨基丁酸和甘氨酸，前两种为兴奋性递质，而后两种为抑制性递质。

4）肽类：**神经肽**是指分布于神经系统起递质作用的肽类物质，如脑啡肽、下丘脑调节肽、脑-肠肽等。

（三）反射活动的基本规律

1. **反射的概念和分类**　反射是指在中枢神经系统参与下，机体对内、外环境变化所做出的规律性应答。反射是神经调节的基本方式，分为非条件反射和条件反射两类。**非条件反射**是指生来就有、数量有限、形式较固定和低级的反射活动，比如防御反射、食物反射等。**条件反射**是指通过后

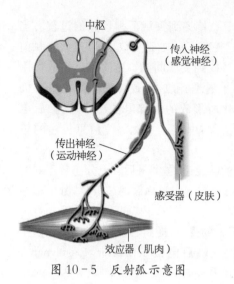

中枢

传入神经
（感觉神经）

传出神经
（运动神经）

感受器（皮肤）

效应器（肌肉）

图 10－5　反射弧示意图

天学习和训练而形成的反射,它是反射活动的高级形式,是在非条件反射的基础上建立起来的,条件反射比非条件反射具有更完善的适应性。

2. 反射弧的组成　反射的结构基础和基本单位是**反射弧**。反射弧包括感受器、传入神经、中枢、传出神经和效应器五个组成部分(图 10－5)。

3. 反射的中枢控制　中枢是反射弧的控制部位,在中枢只经过一次的反射,称为**单突触反射**,体内唯一的单突触反射是腱反射。在中枢经过多次突触传递的反射,则称为**多突触反射**。人体的大部分反射都属于多突触反射。传入冲动进入脊髓或脑干后,除在同一水平与传出部分发生联系外,还有上行冲动传到更高级的中枢部位进一步整合。因此,反射活动既有初级水平的整合活动,也有较高级水平的整合活动。通过多级水平的整合,反射活动将更具有复杂性和适应性。

4. 中枢兴奋传递的特征

(1) 单向传递:神经冲动通过突触时,只能由突触前神经元向突触后神经元方向传递,因为只有突触前膜才能释放神经递质。由于突触的单向传递,中枢神经系统内冲动的传递也有一定的方向,即由传入神经元传向中间神经元,再传向传出神经元。

(2) 中枢延搁:兴奋通过一个突触所需的时间为 0.3～0.5 ms,这与在相同长度的神经纤维上传导兴奋的时间相比要长得多,称为中枢延搁。反射过程中通过的突触数目越多,中枢延搁所耗去的时间就越长。

(3) 总和现象:突触后膜电活动属于局部电位,其兴奋和抑制都可以产生总和现象,包括时间总和和空间总和。

(4) 兴奋节律的改变:在中枢传递过程中,传出神经元的放电频率,不仅取决于传入冲动的频率,还与其本身和中间神经元的功能状态有关。因此传入神经和传出神经的放电频率往往不同。

(5) 对内环境变化的敏感性和易疲劳性:突触间隙处于细胞外液部位,突触传递过程易受内环境理化因素变化的影响,如缺氧、麻醉药等均可影响突触的传递。突触部位也是反射弧中最易疲劳的环节,疲劳的产生可能与突触前膜内递质的耗竭有关。

第二节　中枢神经系统

一、脊髓结构和功能

(一) 脊髓的位置和形态

脊髓(spinal cord)位于椎管内,上端于枕骨大孔处与延髓相连,成年人脊髓下端约平第 1 腰椎体下缘,脊髓长 42～45 cm,脊髓呈前后略扁、粗细不等的圆柱状,脊髓全长有两处膨大处即颈膨大和腰骶膨大。脊髓下端逐渐变细称**脊髓圆锥**。自脊髓圆锥向下延伸出一条无神经组织的细丝,称为**终丝**。因为脊髓较椎管短,腰、骶、尾部的脊神经前、后根在椎管内下行一段距离,才能到达各自相应的椎间孔,神经根近似垂直下行于椎管内,在脊髓圆锥下方,这些神经根称为**马尾**(图

10-6～图 10-8）。由于成人的脊髓位于枕骨大孔至第 1 腰椎体下缘之间的椎管内,第 1 腰椎体以下已无脊髓而只有马尾,因此,临床上常选择第 3、第 4 腰椎或第 4、第 5 腰椎之间进行穿刺,可避免损伤脊髓。脊髓在外形上没有明显的节段性,每一对脊神经前、后根的根丝附着的范围就是一个脊髓节段。脊神经有 31 对,脊髓也分为 31 个节段:颈节(C)8 个、胸节(T)12 个、腰节(L)12 个、骶节(S)5 个和尾节(Co)1 个。

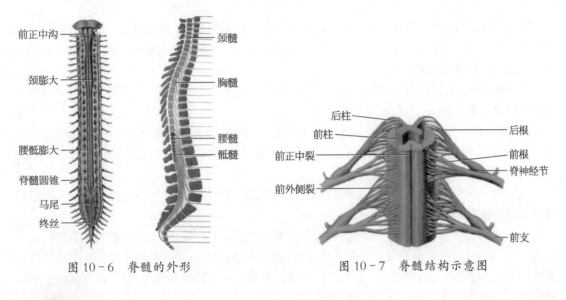

图 10-6　脊髓的外形

图 10-7　脊髓结构示意图

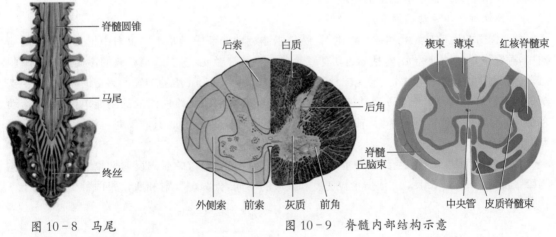

图 10-8　马尾

图 10-9　脊髓内部结构示意

(二) 脊髓的内部结构

脊髓由**灰质**和**白质**两部分组成,各节段的内部结构大致相似。脊髓在横切面的中央有一细小的**中央管**,它贯穿脊髓全长(图 10-9)。

1. 灰质　灰质围绕在中央管的周围呈"H"形。前部扩大成前角,后部狭细为后角,在胸髓和上部腰髓的前、后角之间还有向外侧突出的**侧角**。前、后角之间的区域为**中间带**,内有中央管,管前、后的灰质为**灰质连合**。

(1) 前角:也称前柱,主要由运动神经元组成,发出脊神经前根传出纤维。

(2) 后角:又称后柱,主要由中间神经元组成,接受后根传入纤维。

（3）侧角：又称侧柱，仅见于T_1～L_3脊髓节段，是**交感神经**的低级中枢。在脊髓$S_{2～4}$节段，前角基底部的外侧由小型神经元组成的核团，为**骶副交感核**，是盆腔脏器副交感节前神经元胞体所在的部位。

2. 白质　白质位于脊髓灰质周围，以脊髓的纵沟分为三个索，即**前索、外侧索**和**后索**。内有上行纤维束、下行纤维束和脊髓固有束（图10-9）。

（1）上行纤维束

1）薄束和楔束：位于白质后索。由脊神经节细胞的中枢突组成，经神经后根入脊髓后索直接上升。T_5以下的纤维组成薄束，T_4以上的纤维组成楔束，位于薄束的外侧。此二束的功能是向脑传导意识性本体感觉和精细触觉。

2）脊髓丘脑束：在外侧索和前索内上行，行经脑干，终止于背侧丘脑。主要传导痛觉和温度觉和传导粗触觉和压觉。

（2）下行纤维束：皮质脊髓束，纤维起源于大脑皮质中央前回，下行至延髓的锥体交叉处，形成皮质脊髓侧束，纤维止于同侧脊髓前角运动细胞。皮质脊髓束控制骨骼肌的随意运动。

（三）脊髓的功能

1. 传导功能　通过上、下行纤维束组成，联系脑和脊髓的不同部位。构成为脑与躯干、四肢之间联系的重要通道。

2. 反射功能　脊髓作为一个低级中枢，有许多反射活动可以完成，如腱反射、屈肌反射、血管运动、排尿、排便、发汗和勃起反射等的初级中枢，调节内脏活动的交感神经及部分副交感神经节前神经元位于脊髓胸腰段或骶段。脊髓对内脏活动虽然有一定的调节能力，但必须在高位中枢的控制下，这些反射才能适应正常的生理需要。

3. 脊髓对躯体运动的调节

（1）脊髓的运动神经元和运动单位：脊髓是躯体运动调节中最基本的反射中枢。在脊髓的前角中，存在大量运动神经元，包括α运动神经元和γ运动神经元，它们末梢释放的递质都是乙酰胆碱。α运动神经元体积较大，主要支配骨骼肌的梭外肌。当一个α运动神经元兴奋时，可引起受支配的所有肌纤维收缩。一个α运动神经元及其所支配的全部肌纤维所组成的功能单位，称为**运动单位**。γ运动神经元体积较小，其轴突末梢主要支配骨骼肌的梭内肌，其收缩时可调节肌梭对牵张刺激的敏感性。

（2）牵张反射：骨骼肌受到外力牵拉而伸长时，可引起受牵拉的肌肉反射性收缩，此种反射称为**牵张反射**（stretch reflex）。依据牵拉速度和效应的不同，分为腱反射和肌紧张两种类型（图10-10）。

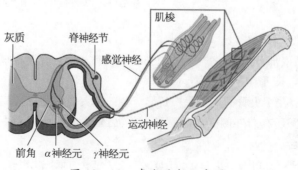

图10-10　牵张反射示意图

1) **腱反射**,是指快速牵拉肌腱时发生的牵张反射,它表现为被牵拉肌肉迅速而明显地缩短。例如膝跳反射,当膝关节半屈曲时,叩击髌骨下方的股四头肌肌腱,可使股四头肌发生快速的反射性收缩而发生伸小腿的动作。这些反射都是由叩击肌腱引起,统称为腱反射。腱反射的反射时间很短,约 0.7 ms,只够一次突触传递产生的时间延搁,故腱反射是单突触反射。它的中枢常只涉及 1~2 个脊髓节段,所以反应的范围仅限于受牵拉的肌肉。临床上常采用检查腱反射的方法,来了解神经系统的某些功能状态。如果腱反射减弱或消失,常提示该反射弧的某个部分,如传入或传出通路或脊髓中枢部分有损伤;而腱反射亢进,说明控制脊髓的高位中枢的作用减弱,这可能是高位中枢有病变的指征。

2) **肌紧张**,称为紧张性牵张反射,指的是由缓慢而持续地牵拉肌腱所引起的牵张反射。它表现为受牵拉的肌肉轻度而持续地收缩,即维持肌肉的紧张性收缩状态,阻止肌肉被拉长。肌紧张是由肌肉中的肌纤维轮流收缩产生的,所以不易发生疲劳,产生的收缩力量也不大,不会引起躯体明显的位移。肌紧张的反射弧与腱反射相似,但它属于多突触反射。在人类,由于直立时的抗重力肌是伸肌,肌紧张主要表现在伸肌。肌紧张是维持姿势最基本的反射活动,也是其他姿势反射的基础。

二、脑结构和功能

脑(brain,encephalon)位于颅腔内,可分为**端脑、间脑、中脑、脑桥、延髓**及**小脑**。通常把延髓、脑桥、中脑三部分合称为**脑干**。中国成年人脑的重量,男性约为 1 375 g,女性约为 1 305 g(图 10 - 11,图 10 - 12)。

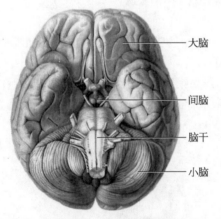

图 10 - 11　脑的底部

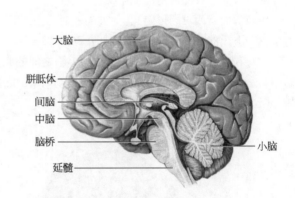

图 10 - 12　脑的正中矢状面

(一) 脑干

脑干位于颅后窝,自上而下由**中脑、脑桥**和**延髓**组成。延髓在枕骨大孔处与脊髓相连,中脑向上与间脑相接,脑干的背面与小脑相连。

1. 脑干的外形

(1)腹侧面:延髓的腹侧面,前正中裂的两侧,各有一纵行隆起的**锥体**,在延髓下端,皮质脊髓束的大部分纤维交叉,形成**锥体交叉**。锥体与橄榄之间的前外侧沟内,有舌下神经根丝。在橄榄的后方,自上而下依次排列着舌咽神经、迷走神经和副神经的根丝(图 10 - 13)。

脑桥位于脑干的中部,其腹侧面膨隆宽阔,为脑桥基底部。基底部向后外延伸逐渐变窄,在移行处有粗大的三叉神经根。在延髓和脑桥分界的延髓脑桥沟中,由内向外依次有展神经、面神经和前庭蜗神经的根(图10-13)。

中脑位于脑干上部。腹面有粗大的纵行隆起,为**大脑脚**。两脚之间为凹陷的**脚间窝**。大脑脚的内侧有动眼神经根出脑(图10-13)。

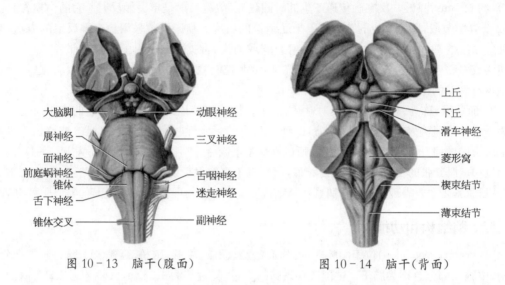

图 10 - 13 脑干(腹面)　　　　　　　图 10 - 14 脑干(背面)

(2) 背侧面:在延髓背面,上半部形成**菱形窝**的下半部。下半部形似脊髓,其后正中沟外侧,由薄束和楔束向上延伸形成各自的膨大,称**薄束结节**和**楔束结节**(图10-14)。

脑桥背面形成菱形窝的上半部。

中脑背面有两对圆形隆起,上方的一对为**上丘**,下方的一对为**下丘**,分别是视觉反射和听觉反射中枢。下丘的下部有滑车神经根出脑(图10-14)。

(3) 第四脑室:是位于延髓、脑桥和小脑之间的腔隙,形如帐篷,第四脑室借第四脑室正中孔和第四脑室外侧孔与蛛网膜下隙相通,第四脑室向上经中脑水管通第三脑室,向下通延髓中央管(图10-15)。

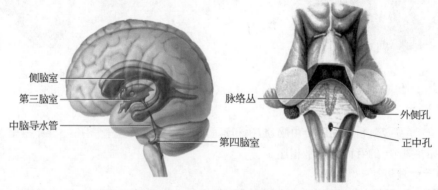

图 10 - 15 脑 室 投 影 图

2. **脑干的内部结构**　脑干内部除了与脊髓一样含有灰质和白质外,灰、白质交错混杂在一起构成网状结构。脑干内部结构主要包括:脑神经核、非脑神经核、上行纤维束、下行纤维束和网状结构。

(1) 脑神经核:除嗅、视神经外,第Ⅲ～Ⅻ对脑神经均出入脑干,与脑干的脑神经核相连。脑神经核可粗略分为四种,即躯体运动核、内脏运动核、内脏感觉核和躯体感觉核(图 10-16)。

(2) 非脑神经核:是脑干内不直接与脑神经相连的神经核团,参与组成各种神经传导通路或反射通路,主要有延髓内的薄束核和楔束核。中脑内的红核和黑质。

(3) 纤维束:包括上、下行纤维束。

1) 上行纤维束:①**内侧丘系**:由薄束核和楔束核发出的纤维组成。传导对侧躯干及上、下肢的意识性本体感觉和精细触觉。②**脊髓丘脑束**:脊髓丘脑前束和侧束进入延髓后合在一起,组成脊髓丘系。传导对侧躯干及上、下肢的温、痛、粗略触觉。③**三叉丘系**:由三叉神经脑桥核和三叉神经脊束核发出的纤维交叉至对侧而组成。传导头面部、牙、口、鼻腔的痛温觉和触觉。

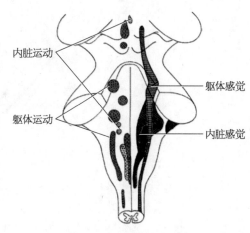

图 10-16 脑干运动核

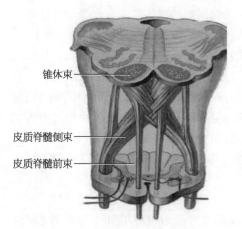

图 10-17 脑干纤维束

2) 下行纤维束:**锥体束**,由大脑皮质中央前回及中央旁小叶前部的巨型锥体细胞发出的纤维组成。锥体束分为**皮质核束**和**皮质脊髓束**。皮质核束在下行中止于各脑神经运动核,支配头面部的骨骼肌。皮质脊髓束分皮质脊髓侧束和皮质脊髓前束。前束、侧束分别支配双侧躯干和对侧上、下肢骨骼肌的随意运动(图 10-17)。

3) 脑干网状结构:在脑干中,脑神经核、边界明显的非脑神经核以及长的上、下行纤维束之间,还存在范围广泛的脑干网状结构。其间纤维纵横交错,散在着大小不等的神经细胞。网状结构接受各种感觉信息,其传出纤维则直接或间接地达到中枢神经系统其他部位。

3. 脑干的功能

(1) 传导功能:联系大脑、间脑、小脑与脊髓之间的上、下行纤维束,都必将通过脑干。

(2) 反射功能:脑干具有许多重要的内脏活动中枢。心血管运动、呼吸运动、胃肠运动和消化腺分泌等的基本反射中枢都位于延髓。因此,延髓被认为是生命中枢的所在部位。此外,脑桥有角膜反射中枢。中脑有瞳孔对光反射中枢。

(3) 网状结构的功能:调节骨骼肌张力和内脏活动,还具有使大脑皮质觉醒状态的上行网状激动系统。

(4) 脑干对肌紧张的调节:脑干对肌紧张有重要的调节作用。用电刺激动物脑干网状结构的不同区域,发现其中有加强肌紧张的区域,称为易化区,也有抑制肌紧张的区域,称为抑制区。脑干对肌紧张的调节,主要是通过脑干网状结构易化区和抑制区的活动来实现的。

1) 脑干网状结构易化区:脑干网状结构易化区的范围较广,分布于脑干中央区域,包括延髓网状结构的背外侧部分、脑桥的被盖、中脑的中央灰质及被盖(图 10-18)。

脑干网状结构易化区的主要作用是加强伸肌的肌紧张和肌运动。它的活动比较强,并与延髓的前庭核、小脑前叶两侧部共同作用,以加强肌紧张。

273

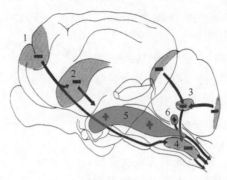

图 10-18　肌紧张抑制和易化系统示意图
＋：易化区；－：抑制区；1：大脑皮质运动区；2：纹状体；3：小脑前叶蚓部；4：延
髓网状结构腹内侧；5：中脑、脑桥及延髓腹外侧网状结构；6：前庭核

2）脑干网状结构抑制区：脑干网状结构抑制区的范围较小，位于延髓网状结构的腹内侧部分
（图 10-18）。它通过网状脊髓束经常抑制 γ 运动神经元，使肌梭敏感性降低，从而降低肌紧张。此
外，大脑皮质运动区、纹状体、小脑前叶蚓部等处，也有抑制肌紧张的作用。

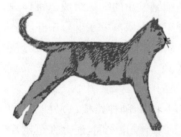

图 10-19　去大脑僵直

正常情况下，肌紧张易化区和抑制区在一定水平上保持相对
平衡，以维持正常的肌紧张。在动物实验中发现，如在中脑上、下
丘之间切断脑干，此时动物会出现四肢伸直、头尾昂起、脊柱挺硬
等主要是伸肌（抗重力肌）过度紧张的现象，称为**去大脑僵直**。它
的发生是因为切断了大脑皮质、纹状体等部位与脑干网状结构抑
制区的功能联系，使抑制区活动减弱，而易化区活动相对地占优
势，使伸肌紧张加强，引起僵直。当人类的脑干损伤时，也可以出
现头后仰、上下肢僵硬伸直等类似动物去大脑僵直的现象，是脑
损伤危重的表现（图 10-19）。

（二）小脑

小脑（cerebellum）位于颅后窝，后上方隔着小脑幕，与端脑枕叶底面相对，前下方与脑干之间借
三对小脑脚相连。

1. 小脑的外形　小脑上面平坦，下面中间部凹陷，容纳延髓。小脑中间缩窄的部分为**小脑蚓**，
两侧膨大的部分称**小脑半球**。近枕骨大孔上方，小脑蚓垂两侧的半球膨出部分，称**小脑扁桃体**。当
颅内压增高时，小脑扁桃体可嵌入枕骨大孔，形成**小脑扁桃体疝**，压迫延髓，导致呼吸循环障碍，危
及生命（图 10-20，图 10-21）。

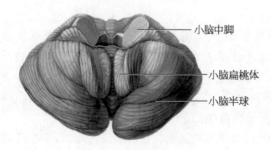

　　　　　　　　　　　　小脑中脚

　　　　　　　　　　　　小脑扁桃体

　　　　　　　　　　　　小脑半球

图 10-20　小脑腹侧

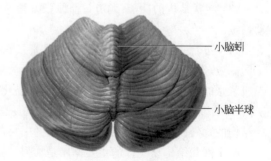

　　　　　　　　　　　　小脑蚓

　　　　　　　　　　　　小脑半球

图 10-21　小脑背侧

2. 小脑的内部结构　小脑的表面是皮质,深面为髓质,髓质中有小脑核(图 10-22)。

3. 小脑的功能　调节肌张力和协调随意肌运动,对维持身体平衡具有重要的作用。

小脑区分为前庭小脑、脊髓小脑和皮质小脑三个主要的功能部分(图10-23)。它们对躯体运动的调节功能主要表现在以下三方面。

1) 维持身体平衡:这主要是前庭小脑的功能。前庭小脑主要由绒球小结叶构成,它与前庭器官和前庭神经核有密切联系。其维持身体平衡。临床

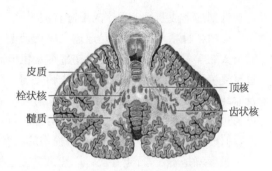

图 10-22　小脑的内部结构

观察到,第四脑室肿瘤的患者,由于压迫损伤绒球小结叶,患者可出现平衡功能严重失调,身体倾斜,站立困难,但其他随意运动仍能协调。可见,前庭小脑对身体平衡的维持具有重要作用(图10-23)。

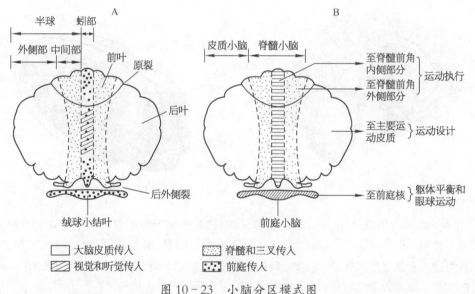

图 10-23　小脑分区模式图

A.小脑的分区:以原裂和后外侧裂可将小脑横向分为前叶、后叶和绒球小结叶三部分,也可纵向分为蚓部、半球的中间部和外侧部三部分。B.小脑的功能分区(前庭小脑、脊髓小脑和皮质小脑)

2) 调节肌紧张:这主要是脊髓小脑的功能。脊髓小脑包括小脑前叶和后叶的中间带区,主要接受来自脊髓的本体感觉信息,也接受视觉、听觉等传入信息。小脑前叶与后叶的中间带区都参与肌紧张的调节,包括易化和抑制双重作用。在进化过程中,抑制肌紧张的作用逐渐减弱,而易化肌紧张的作用逐渐加强。因此,人类小脑损伤后,主要表现易化肌紧张作用减弱,造成肌无力等症状。

3) 协调随意运动:这主要是脊髓小脑后叶中间带及皮质小脑的功能。脊髓小脑后叶的中间带与大脑半球构成了与协调运动密切相关的环路联系。这种环路联系可以使随意动作的力量、方向等受到适当的控制,使动作稳定和准确。皮质小脑主要指小脑半球,为后叶的外侧部,它接受大脑皮质广大区域(感觉区、运动区、联络区)传来的信息,并与大脑形成反馈环路,因而皮质小脑主要与

275

运动计划的形成及运动程序的编制有关。

人的各种精巧运动,就是通过大脑皮质与小脑不断进行联合活动、反复协调而逐步熟练起来的。人在学习一个新动作时,最初常常是粗糙而不协调的,这是因为小脑尚未发挥其协调功能。经过反复练习以后,通过大脑皮质与小脑之间不断进行的环路联系活动,小脑针对传入的运动信息,及时纠正运动过程中出现的偏差,就贮存了一套运动程序。当大脑皮质要发动某项精巧运动时,可通过环路联系,从小脑中提取贮存的程序,再通过大脑皮质发动这项精巧运动,使骨骼肌活动协调,动作准确和熟练。临床上,小脑损伤的患者,随意运动的力量、方向及准确度将发生变化,动作不是过度就是不及,行走摇晃,步态蹒跚。这种小脑损伤后的动作性协调障碍,称为**小脑性共济失调**。

(三)间脑

间脑(diencephalon)位于中脑和端脑之间,仅腹侧部的视交叉、视束、灰结节、漏斗、垂体和乳头体露于脑底外,其余部分被大脑半球所掩盖。间脑主要由背侧丘脑和下丘脑组成。间脑中间呈矢状位的窄隙,称第三脑室(图 10-24)。

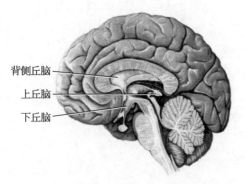

图 10-24 间脑分部

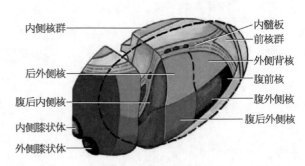

图 10-25 背侧丘脑

1. **背侧丘脑** **背侧丘脑**(dorsal thalamus)又称丘脑,由两个卵圆形的灰质团块借丘脑间黏合连接而成。背侧丘脑内部被"Y"形的内髓板,分隔成 3 个核群,即**前核群**、**内侧核群**和**外侧核群**。外侧核群可分为背侧群和腹侧群,是感觉传导通路的中继站。背侧丘脑后端外下方有一对隆起,分别是**内侧膝状体**和**外侧膝状体**,与听觉传导和视觉传导有关(图 10-25)。

2. **下丘脑** **下丘脑**(hypothalamus)位于背侧丘脑的下方,构成第三脑室的下半部分和底壁,上方借下丘脑沟与背侧丘脑为界。从脑底面由前向后为**视交叉**、**灰结节**和**乳头体**。灰结节向下延续为**漏斗**,漏斗下端连**垂体**(图 10-26)。下丘脑是神经内分泌中心,也是内脏活动的高级中枢。

3. **第三脑室** 第三脑室是位于两侧背侧丘脑和下丘脑之间的狭窄腔隙。前方借左、右室间孔与两侧大脑半球内的侧脑室相通,后下方与中脑水管相通,顶部为第三脑室脉络组织,底由乳头体、灰结节和视交叉组成。

4. 间脑的功能

(1)丘脑在感觉形成中的作用:丘脑是机体各种感觉通路(嗅觉除外)传导的总接替站,换元后再

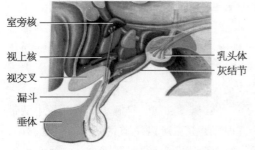

图 10-26 下丘脑与垂体的关系

投射到大脑皮质。丘脑的核团大致分为三类。

1）第一类细胞群：它们接受第二级感觉投射纤维，换元后进一步投射到大脑皮质感觉区，称为感觉接替核，如后腹核接受感觉纤维，内、外侧膝状体分别接受听觉和视觉的传入。

2）第二类细胞群：它们接受来自丘脑感觉接替核和其他皮质下中枢的纤维，换元后投射到大脑皮质的特定区域，称联络核，如丘脑前核。

3）第三类细胞群：靠近丘脑的中线，主要是髓板内核群。这些核群可以间接地通过多突触换元后，弥散地投射到整个大脑皮质，起着维持和改变大脑皮质兴奋状态的作用。

（2）感觉投射系统：根据丘脑各部分向大脑皮质投射特征的不同，可把感觉投射系统分为两类，即特异投射系统和非特异投射系统（图10-27）。

1）特异投射系统：是指经丘脑的第一类细胞群，投向大脑皮质的特定区域，具有点对点的投射关系；第二类细胞群在结构上大部分也与大脑皮质有特定的投射关系，也可归入特异投射系统。一般认为，经典的感觉传导通路是由三级神经元的接替完成的，其作用是产生特定的感觉。

2）非特异投射系统：是指经典感觉传导通路的第二级感觉纤维经过脑干时，发出许多侧支，与脑干网状结构内的神经元发生多突触联系，然后经丘脑的第三类细胞群，弥散地投射到大脑皮质的广泛区域，因为该投射系统不具有点对点的投射关系，所以其本身不能单独形成特定感觉，但可改变大脑皮质的兴奋状态（表10-2）。

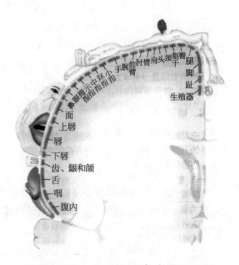

图10-27 人大脑体表感觉投射区

表10-2 特异性传入系统和非特异性传入系统传导通路及功能比较

项目	特异性传入系统	非特异性传入系统
传入神经元	三级神经元	多级神经元
丘脑内	特异性核（腹后外侧核）	非特异性核
与大脑皮质关系	点对点投射到特定区域	弥散投射到广泛区域
传导路	专一	非专一
功能	引起特定的感觉	维持和改变大脑皮质的兴奋性，使之能保持觉醒状态
药物	不敏感	敏感

（3）下丘脑在内脏活动的调节作用：下丘脑是调节内脏活动的较高级中枢，下丘脑的主要功能有：

1）对摄食行为的调节：从动物实验中得到证实，下丘脑内有**摄食中枢**和**饱中枢**。下丘脑外侧区内存在摄食中枢，而下丘脑腹内侧核中存在饱中枢。一般情况下，摄食中枢与饱中枢之间具有交互抑制的关系。

2）对水平衡的调节：人体对水平衡的调节包括摄水与排水两个方面。实验证明，下丘脑内控制饮水的区域在外侧区，与摄食中枢靠近；而下丘脑控制排水的功能是通过改变抗利尿激素的分泌来实现的。下丘脑内存在着渗透压感受器，可根据血浆渗透压的变化来调节抗利尿激素的分泌,进而控制肾脏远曲小管和集合管的排水量。

3）对体温的调节:下丘脑不仅有大量对温度变化敏感的神经元,而且体温调节的基本中枢就位于下丘脑。因此,对于维持体温的相对恒定,下丘脑有着十分重要的作用。

4）对情绪反应的影响:动物实验中,在间脑水平以上切除大脑的猫,可出现一系列交感神经活动亢进的现象,如张牙舞爪、毛发竖起、心跳加速、呼吸加快、瞳孔扩大、血压升高等,好似发怒一样,故称为假怒。在平时,下丘脑的这种活动由于受到大脑皮质的抑制,不易表现出来。切除大脑后,抑制被解除,轻微的刺激也可引发假怒。临床上,人类的下丘脑疾病,也常常出现不正常的情绪反应。

5）对腺垂体及其他内分泌功能的调节:下丘脑内的有些神经核团,可合成多种调节腺垂体功能的肽类物质(下丘脑调节肽),对人体内分泌功能的调节有十分重要的作用。

6）对生物节律的控制:生物节律是指生物体内的功能活动按一定时间顺序呈现周期性变化的节律,根据周期的长短可划分为日节律、月节律、年节律等,其中日节律表现尤为突出。一些重要的生理功能多呈现昼夜的周期性波动,称为**日周期节律**,例如动脉血压、体温、血细胞数、某些激素的分泌等。这种日节律的控制中心可能在下丘脑的视交叉上核。它通过视网膜-视交叉上核束与视觉感受装置发生联系,因而能随昼夜光照改变其活动,使体内一些重要的功能活动周期与昼夜交替的周期同步化。

（四）端脑

端脑(telencephalon)由左、右大脑半球借胼胝体连接而成,是脑的最高级部分。大脑半球表面的灰质层,称**大脑皮质**。皮质的深面为**髓质**。蕴藏在髓质中的一些核团,称基底核。大脑半球内部的空腔为**侧脑室**。

1. 端脑的外形和分叶　左、右大脑半球之间为纵行的**大脑纵裂**,大脑纵裂的底部为连结两半球的横行纤维,称胼胝体。大脑半球表面凹凸不平,半球表面布满沟裂,称**大脑沟**,沟之间的隆起为**大脑回**。

（1）大脑半球分叶:大脑半球以 3 条恒定的沟,将大脑半球分为 5 叶。**外侧沟**起自半球下面,行向后上方;**中央沟**起自半球上缘中点稍后方,向前下斜行于半球上外侧面;顶枕沟位于半球内侧面的后部。中央沟前方、外侧沟上方的部分是**额叶**;中央沟后方、外侧沟上方的部分为**顶叶**;外侧沟下方的部分为**颞叶**;顶枕沟以后较小的部分为**枕叶**;岛叶藏在外侧沟的深部(图 10 - 28)。

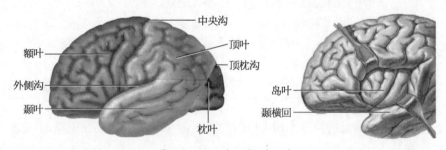

图 10 - 28　大 脑 分 叶

（2）大脑半球的重要沟、回:在额叶上有与中央沟平行的中央前沟,两者间的部分称**中央前回**。顶叶上有与中央沟平行的中央后沟,两者之间的部分称**中央后回**。顶下小叶又分围绕外侧沟末端的部分为**缘上回**;围绕颞上沟末端的部分称**角回**。在颞叶,颞上回转入外侧沟下壁有两个短而横的脑回,称**颞横回**。岛叶位于外侧沟的深面,被额叶、顶叶、颞叶所掩盖。中央前、后回延伸至内侧面的部分,称**中央旁小叶**(图 10 - 29)。

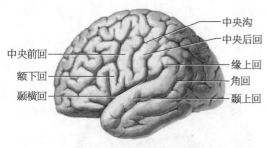

图 10-29　大脑半球外侧面

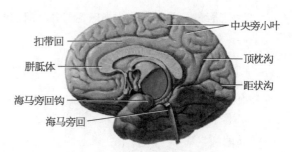

图 10-30　大脑半球内侧面

大脑半球内侧面中部为由前向后上呈弓形的**胼胝体**。胼胝体上方为扣带回。自顶枕沟前下向枕叶后端的弓形沟称**距状沟**。**边缘叶**(limbic lobe)位于胼胝体周围和侧脑室下角底壁的一圈弧形结构,包括扣带回、海马旁回、海马和齿状回等,边缘叶及与其联系密切的皮质下结构,如杏仁体、伏隔核、下丘脑、背侧丘脑的前核等一些结构共同组成**边缘系统**。边缘系统参与内脏调节、情绪反应和性活动等(图 10-30)。

2. 端脑的内部结构　大脑半球表层的灰质称大脑皮质,深面的白质为髓质。蕴藏在白质深部的灰质团块为基底核。大脑半球的内腔为侧脑室。

(1)侧脑室:是位于两侧大脑半球内的腔隙,内含脑脊液。可分为 4 部:中央部位于顶叶内,前角伸向额叶,后角伸向枕叶,下角伸向颞叶。两侧前角各借室间孔与第三脑室相通,室腔内有脉络丛(图 10-31)。

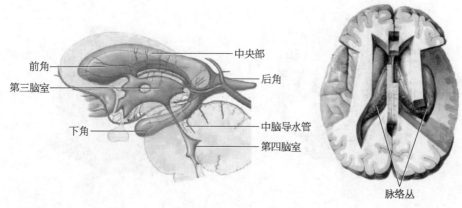

图 10-31　侧　脑　室

(2)基底核:位于白质内,靠近脑底,包括纹状体、**屏状核**和**杏仁体**。尾状核和豆状核合称**纹状体**,在调节躯体运动起到重要作用(图 10-32)。

(3)大脑半球的髓质:大脑半球的髓质主要由联系皮质与皮质下结构的神经纤维所组成,可分为三类。

1)连合纤维:**胼胝体**,位于大脑纵裂的底部,为粗大的白质板,连接两侧半球的额叶、顶叶、枕叶和颞叶,呈弓状(图 10-33)。

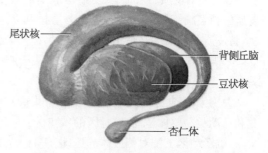

图 10-32　纹状体及背侧丘脑示意图

279

2) 联络纤维:是联系同侧半球各部分之间的纤维(图 10-34,图 10-35)。

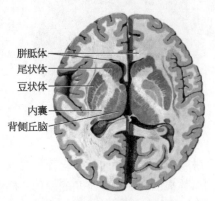

胼胝体
尾状体
豆状体
内囊
背侧丘脑

图 10-33 大脑水平切面

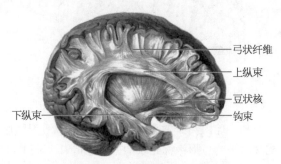

弓状纤维
上纵束
豆状核
钩束
下纵束

图 10-34 大脑联络纤维

3) 投射纤维:是由联系大脑皮质和皮质下结构的上、下行纤维构成。这些纤维绝大部分经过尾状核、背侧丘脑与豆状核之间,形成宽厚的白质纤维板,称**内囊**(internal capsule)。内囊在大脑水平切面上,左右略呈">＜"状。内囊分为**前肢、膝**和**后肢**三部分。**前肢**位于豆状核与尾状核之间;**后肢**位于豆状核和背侧丘脑之间,主要有下行的皮质脊髓束、皮质红核束、顶枕颞桥束,上行的丘脑中央辐射、视辐射和听辐射通过;前、后肢相交处称为**膝**,皮质核束经此下行。内囊是投射纤维高度集中的区域,所以内囊损伤会出现严重的后果,导致对侧偏身感觉障碍、对侧偏瘫、双眼对侧半视野偏盲,即**"三偏"**症状(图 10-36)。

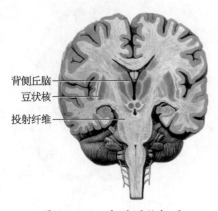

背侧丘脑
豆状核
投射纤维

图 10-35 大脑冠状切面

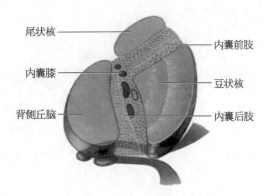

尾状核
内囊膝
背侧丘脑
内囊前肢
豆状核
内囊后肢

图 10-36 内囊的位置

(4) 大脑皮质:是覆盖大脑半球表面的灰质,其总面积约 2 200 cm,有 200 亿个神经元。大脑皮质的神经细胞依照一定的规律分层排列并组成一个整体。目前较常用的是 Brodmann 的分区法,将皮质分为 52 区(图 10-37)。

1) 躯体运动区:位于中央前回和中央旁小叶前部,管理骨骼肌的运动,并存在一定的局部定位关系。

2) 躯体感觉区:位于中央后回和中央旁小叶后部,接受对侧半身痛觉、温觉、触觉、压觉、位置觉和运动觉。躯体运动、感觉区的特点为:①上下颠倒,为倒置的人形,但头部是正的。②左右交叉,一侧运动区支配对侧肢体的运动。③在皮质上,身体各部代表区的大小与其支配的形体大小无关,而取决于功能的重要性和复杂程度。

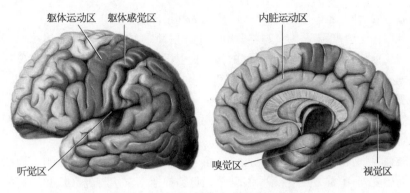

图 10-37 大脑皮质功能部定位区

3）**视觉区**：位于枕叶内侧面，距状沟上、下方的皮质，接受来自外侧膝状体的纤维。

4）**听觉区**：位于颞横回，接受内侧膝状体的纤维。每侧听觉区接受双耳的听觉冲动。

5）**嗅觉区**：位于海马旁回钩的内侧及附近。

6）**语言区**：是人类大脑皮质与动物的本质区别。语言中枢一般存在一侧半球，即善用右手（右利）者在左侧半球，善用左手（左利）者其语言中枢也多在左侧半球，只有一部分人在右侧半球，故左侧半球被认为是语言区的"优势半球"。临床证明，语言区包括说话、听话、书写和阅读 4 个区。①运动性语言中枢：位于额下回后部。此区受损，患者虽能发音，但不能说出具有意义的语言，称运动性失语症。②书写中枢：位于额中回后部。此区受损，虽然手的运动正常，但不能写出正确的文字，称失写症。③听觉性语言中枢：位于颞上回后部。此区受损，患者虽听觉正常，但听不懂别人讲话的意思，自己讲的话也不能理解，称感觉性失语症。④视觉性语言中枢：位于角回。此区受损时，虽视觉正常，但不能理解文字符号的意义，称失读症（图 10-38）。

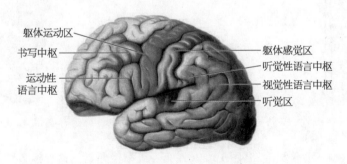

图 10-38 语言区分布

3. **端脑的功能** 人体在活动过程中，通过感受器不断地感受机体内外环境的刺激，转化为神经冲动，通过传入神经元传向中枢，经中间神经元的轴突所组成的感觉（上行）传导通路，传至大脑皮质，产生感觉。另一方面，大脑皮质将这些感觉信息分析整合，发出指令，经传出纤维组成的运动（下行）传导通路，通过脑干或脊髓的运动神经元到达躯体和内脏的效应器，引起效应。因此，在神经系统内存在着两大类传导通路：感觉传导通路和运动传导通路。

（1）大脑皮质的感觉投射区：躯体感觉的形成一般经过三级神经元的接替，第一级神经元的胞体在感觉神经节；第二级神经元的胞体在脊髓后角或延髓感觉核；第三级神经元的胞体在丘脑，丘脑发出的特异投射系统将感觉信息投射到大脑皮质感觉区，形成特定感觉。

1）体表感觉投射区：从丘脑的特异感觉核团的第三级神经元将感觉信息以点对点的方式特异

地投射到大脑皮质的两个躯体感觉区,即第一感觉区和第二感觉区。

第一感觉区,位于中央后回。其投射规律为:①投射纤维左右交叉,即躯体一侧传入冲动向对侧皮质投射,但头面部感觉的投射是双侧性的。②投射区域的大小与不同体表部位的感觉分辨精细程度有关,如感觉灵敏度高的拇指的皮质代表区大。③投射区域空间排列大体上是倒置的,然而头面部代表区内部的安排是正立的(图 10-27)。

第二感觉区,位于人脑的中央前回与脑岛之间。该投射区域的空间安排是正立和双侧的。人类的第二感觉区切除后,并不产生显著的感觉阻碍。

躯体、四肢痛温觉、粗触觉和压觉传导通路:第一级神经元是脊神经节细胞。周围突分布于躯干、四肢皮肤的感受器;中枢突经后根外侧部进入脊髓,终于第二级神经元后角固有核。换元后发出的纤维经白质连合交叉至对侧,组成脊髓丘脑束。向上终止于第三级神经元背侧丘脑的腹后外侧核。其轴突组成丘脑中央辐射,经内囊后肢最后投射至大脑皮质中央后回中上部和中央旁小叶后部(图 10-39)。

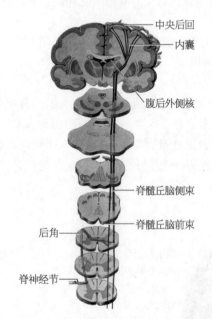

图 10-39 痛温觉、粗触觉、压觉传导通路

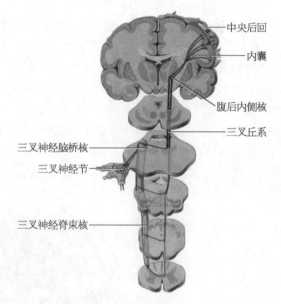

图 10-40 头面部痛温觉、触压觉传导通路

头面部痛温觉、触压觉传导通路(图 10-40):第一级神经元是三叉神经节细胞,其周围突经三叉神经的感觉支,分布于头面部皮肤和黏膜的感受器,中枢突组成三叉神经感觉根入脑桥,终于第二级神经元,即三叉神经脊束核和三叉神经脑桥核,两核发出的纤维交叉至对侧组成三叉丘系,沿内侧丘系背侧上行,终于第三级神经元背侧丘脑的腹后内侧核。发出的纤维组成丘脑中央辐射,经内囊后肢,最后投射到大脑皮质中央后回下部。

2) 本体感觉区:中央前回既是运动区,又是本体感觉的投射区。

本体感觉与精细触觉传导通路:意识性本体感觉亦称深感觉,是指肌、腱、骨骼和关节等处的位置觉、运动觉、振动觉和精细触觉(即辨别两点间距离和感受物体的纹理粗细等)。两者传导通路相同,由三级神经元组成,第一级神经元是脊神经节细胞,其感觉冲动经脊髓后索的薄束、楔束。两束上行,分别止于第二级神经元薄束核和楔束核。换元后发出的纤维在延髓腹侧交叉,形成内侧丘系,最后止于第三级神经元背侧丘脑的腹后外侧核,换元后发出纤维组成丘脑中央辐射,经内囊后肢,纤维投射到大脑皮质中央后回的中上部和中央旁小叶后部(图 10 - 41)。

3) 内脏感觉代表区:内脏感觉主要是痛觉,其投射区混杂在体表感觉区中。

4) 视觉区:视觉投射区位于大脑半球枕叶距状裂的上、下缘。左眼颞侧和右眼鼻侧视网膜的传入纤维投射到左侧枕叶皮质,而右眼颞侧和左眼鼻侧视网膜的传入纤维投射到右侧枕叶皮质。

视觉传导通路和瞳孔对光反射通路:①视觉传导通路:视网膜神经部的视锥细胞和视杆细胞为光感细胞。第一级神经元是双极细胞:其中枢突与节细胞形成突触。第二级神经元为节细胞:其轴突在视神经盘处集合成视神经。经视神经管入颅腔形成视交叉后,延为视束。在视交叉中,来自两眼视网膜鼻侧半的纤维交叉,交叉后加入对侧视束;颞侧半的纤维不交叉,走在同侧视束内。这样经交叉后的视束内含有同侧眼视网膜的颞侧半纤维和对侧眼视网膜的鼻侧半纤维。视束向后绕大脑脚终于第三级神经元外侧膝状体。由外侧膝状体发出的纤维组成视辐射经内囊后肢投射到大脑皮质距状沟上、下的视觉区,产生视觉(图 10 - 42)。②瞳孔对光反射通路:光照一侧眼的瞳孔,可引起两眼瞳孔缩小的反射,称瞳孔对光反射。光照侧的称直接对光反射,对侧的称间接对光反射。瞳孔对光反射路径:光刺激→视网膜→视神经→视交叉→双侧视束→两侧动眼神经副核→动眼神经→睫状神经节→节后纤维→瞳孔括约肌→双侧瞳孔缩小。

5) 听觉代表区:听觉投射区位于颞叶的颞横回和颞上回。其投射是双侧性的,即一侧皮质投射区接受双侧耳蜗听觉感受器传来的冲动。

6) 嗅觉和味觉区:嗅觉的投射区位于边缘叶的前底部。味觉投射区在中央后回头面部感觉区的下侧。

(2) 痛觉:痛觉是人体受到伤害性刺激时产生的一种不愉快感觉,通常伴有情绪变化和痛防卫反应。许多疾病都表现有疼痛现象,可作为机体受损害时的一种报警信号,但较长时间的剧烈疼痛又会对机体造成折磨和新的伤害。

1) 痛觉感受器:痛觉感受器是游离神经末梢。游离神经末梢直接与组织液接触,易于感受其中化学物质的刺激。各种刺激如果造成组织损伤时,都能产生致痛物质,如 K^+、H^+、组胺等,使游离神经末梢去极化,神经冲动传入中枢引起痛觉。

2) 皮肤痛觉:当伤害性刺激作用于皮肤时,可先后引起两种痛觉。先出现的是**快痛**,它是受到刺激后很快(大约 0.1 s 内)出现的尖锐的"刺痛",特点是产生和消失迅速,定位明确。**慢痛**则是持续时间较长、伴有情绪反应以及心血管和呼吸活动改变的"烧灼痛",一般在刺激后 0.5~1.0 s 后出现,伤害性刺激作用于皮肤时,一般先引起快痛,随后产生慢痛,而皮肤炎症时,常以慢痛为主。

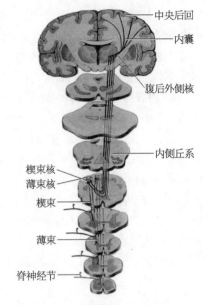

图 10 - 41　躯干和四肢深感觉传导通路

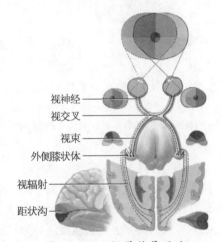

图 10 - 42　视觉传导通路

283

快痛由有髓鞘的、传导速度较快的 Aδ 类纤维传导,其痛阈较低;慢痛由无髓鞘的、传导速度较慢的 C 类纤维传导。痛觉有两条上行传导通路:一条是抵达丘脑的感觉接替核,转而投射到大脑皮质第一体表感觉区,引起定位明确的痛觉;另一条在脊髓内弥散上行,抵达脑干网状结构、丘脑内侧和边缘系统,引起定位不明确的慢痛及情绪反应。

3) 内脏痛和牵涉痛:**内脏痛**是内脏器官受到伤害性刺激时产生的疼痛感觉。与皮肤痛相比,内脏痛具有某些显著的特点:①疼痛发起缓慢,持续时间较长;②定位不清晰;③对于机械性牵拉、痉挛、缺血、炎症等刺激敏感,而对于切割、烧灼等刺激不敏感;④能引起不愉快的情绪活动。内脏痛是临床常见症状之一,可因各种原因引起疼痛,常见的有组织缺血和肌肉痉挛,心绞痛就是一个因心肌缺血而引起疼痛的典型例子。此外,各内脏组织的损伤和炎性反应,如胃和十二指肠溃疡等都有疼痛产生。了解疼痛的部位、性质和时间等规律对某些疾病的诊断有重要的参考价值。内脏痛觉通过自主神经的传入纤维传入,沿着躯体感觉的同一通路上行,经脊髓丘脑束和感觉投射系统到达大脑皮质。

某些内脏疾病往往引起远隔的体表部位发生疼痛或痛觉过敏的现象,称为**牵涉痛**。

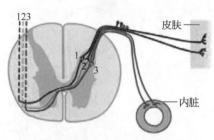

图 10-43　牵涉痛产生机制示意图

1.传导体表感觉的后角细胞;2.传导体表和内脏感觉共用的后角细胞;3.传导内脏感觉的后角细胞

从牵涉痛发生的解剖通路分析认为,可能是患病内脏的传入纤维与发生牵涉痛皮肤部位的传入纤维,由同一后根进入脊髓后角,这些纤维可能与相同的后角神经元形成突触联系(会聚学说)。因为一般情况下,痛觉多来自体表,因而大脑误将原本来自内脏的痛觉当做是来自体表,从而产生牵涉痛。另一种解释(易化学说)则认为来自内脏和躯体的传入纤维到达脊髓后角更换神经元的部位很靠近,由内脏传来的痛觉冲动可提高邻近的躯体感觉神经元的兴奋性,从而对体表传入冲动产生易化作用,因而较弱的躯体传入也能引起痛觉(图 10-43)。目前倾向于这两种观点对产生牵涉痛都起作用。

(3) 大脑皮质对躯体运动的调节:大脑皮质是调节躯体运动的最高级中枢。其信息经下行通路最后抵达位于脊髓前角和脑干的运动神经元来控制躯体运动和面部运动。

主要运动区:大脑皮质运动区主要位于中央前回。运动区具有下列功能特征:①对躯体运动的调节支配具有交叉的性质,但在头面部肌肉的支配中,只有面神经支配的眼裂以下和舌下神经支配的舌肌主要受对侧皮质控制,其余的运动则是双侧性支配的。②具有精细的功能定位,功能代表区的大小与运动的精细复杂程度有关。如手和五指所占的代表区几乎与整个下肢所占的代表区大小相等。③运动区定位总体安排是倒置的,但头面部代表区内部的安排仍为正立的(图 10-44)。

运动辅助区:位于两半球纵裂的内侧壁,扣带回沟以上,一般是双侧性支配。

运动信号下行通路:①锥体系:由大脑皮质发出的运动信号下行通路主要有**皮质脊髓束**和**皮质核束**。

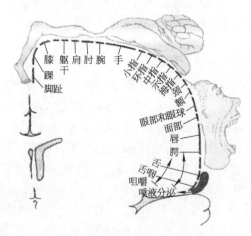

图 10-44　身体不同部位肌肉在运动皮质的代表区

皮质脊髓束的 80％纤维在延髓锥体跨越中线到达对侧，沿脊髓外侧索下行达脊髓前角，此传导束称为**皮质脊髓侧束**。皮质脊髓侧束的纤维与脊髓前角外侧部的运动神经元构成突触联系，控制四肢远端肌肉，与精细的、技巧性的运动有关。皮质脊髓束其余约 20％的纤维，在同侧脊髓前索下行，此传导束称为**皮质脊髓前束**，此束的大部分纤维经白质前连合交叉至对侧，终止于对侧前角运动神经元。皮质脊髓前束的纤维与脊髓前角内侧部的运动神经元发生联系，主要控制躯干以及四肢近端的肌肉，与姿势的维持和粗大运动有关(图 10－45～图 10～47，表 10－3)。

②锥体外系：**锥体外系**是指锥体系以外影响和控制躯体运动的所有传导路径，这些结构组成复杂的多级神经元链，涉及脑内许多结构。锥体外系的主要功能是调节肌张力，协调肌肉活动、维持和调整体态姿势和进行习惯性、节律性动作等。

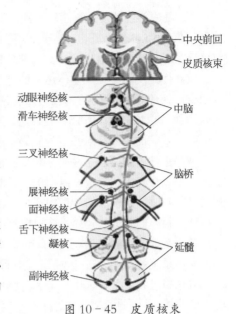

图 10－45　皮质核束

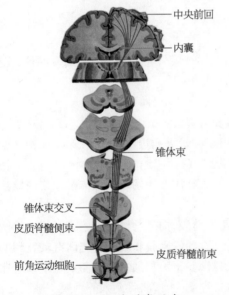

图 10－46　皮质脊髓束

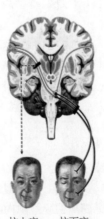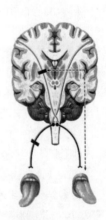

图 10－47　面肌、舌肌瘫痪

表 10－3　上、下运动神经元损害后的临床表现比较

症状与体征	上运动神经元损伤	下运动神经元损伤
瘫痪范围	常较广泛	常较局限
瘫痪特点	痉挛性瘫(硬瘫)	弛缓型瘫(软瘫)
肌张力	减弱或消失	消失
腱反射	亢进	减弱或消失
病理反射	有	无
肌萎缩	早期无,晚期为失用性萎缩	早期即有萎缩

（4）基底神经核对躯体运动功能的调节：基底神经核是指大脑基底部的一些核团，主要包括尾核和壳核（新纹状体）、苍白球（旧纹状体）。此外，丘脑底核、中脑的黑质和红核，在结构和功能上与纹状体紧密相连，因此，也常在基底神经核中一并讨论。

纹状体是皮质下控制躯体运动的重要中枢，它与随意运动的稳定、肌紧张的控制、本体感觉传入信息的处理等都有关系。基底神经核损伤的临床表现可分为两大类：一类表现为运动过少而肌紧张增强，例如**帕金森病**；另一类表现为运动过多而肌紧张降低，例如**舞蹈病**。

帕金森病的主要症状是全身肌紧张增高、肌肉强直、随意运动减少、动作缓慢、面部表情呆板、**常出现静止性震颤**。静止性震颤是由于肢体的协同肌与拮抗肌发生连续的节律性的收缩与松弛所致。患者在安静状态或全身肌肉放松时出现，甚至表现更明显。典型的表现是拇指与屈曲的示指间呈"搓丸样"震颤。帕金森病产生的机制，目前认为，与患者中脑黑质发生病变有关。由黑质上行抵达纹状体的多巴胺递质系统，能抑制纹状体乙酰胆碱递质系统的活动。由于黑质病变，其多巴胺递质系统的功能受损，不能正常抑制纹状体内乙酰胆碱递质系统的活动，导致纹状体内乙酰胆碱递质系统的功能亢进，因而出现一系列帕金森病的症状。

舞蹈病患者主要表现出头部和上肢不自主的舞蹈样动作，肌张力降低。舞蹈病的主要病变部位在纹状体，其中的胆碱能神经元和γ氨基丁酸能神经元的功能减退，而黑质多巴胺能神经元功能相对亢进，从而出现舞蹈病症状。

三、脊髓和脑的被膜

脊髓和脑的表面由外向内包有**硬膜**、**蛛网膜**和**软膜**三层被膜。它们对脊髓和脑有保护、支持、营养的作用。

（一）脊髓的被膜

脊髓的被膜由外向内分别称为**硬脊膜**、**脊髓蛛网膜**和**软脊膜**。

1. 硬脊膜　包裹着脊髓。上端与硬脑膜相延续，附于枕骨大孔边缘；下端在第2骶椎平面逐渐变细，包裹终丝后末端附于尾骨。膜与椎管内面骨膜之间的狭窄腔隙为**硬膜外隙**，内含疏松结缔组织、淋巴管、椎内静脉丛和脂肪等，并有脊神经根通过。临床常用的**硬膜外麻醉**即将药物注入此间隙，以阻滞脊神经根内的神经传导。

2. 脊髓蛛网膜　位于脊膜与软脊膜之间，为半透明的薄膜，向上与脑蛛网膜相延续。蛛网膜向内发出许多结缔组织小梁与软脊膜相连，形似蜘蛛网。脊髓蛛网膜和软脊膜之间有较宽阔的**蛛网膜下隙**，其间充满脑脊液。脊髓蛛网膜下隙向上与脑蛛网膜下隙相通。在脊髓下端至第2骶椎水平蛛网膜下隙扩大为**终池**，内有马尾。临床在进行腰椎穿刺时，即将针刺入蛛网膜下隙的终池，以避免损伤脊髓（图10-48）。

3. 软脊膜　薄而富有血管，紧贴在脊髓表面，并延伸至脊髓的沟裂中，至脊髓下端移行为终丝。软脊膜在脊髓两侧，脊神经前、后根之间形成两列齿状韧带，韧带尖端向外经蛛网膜附于硬脊膜，有固定脊髓的作用。

（二）脑的被膜

脑的被膜自外向内分别称为**硬脑膜**、**脑蛛网膜**、**软脑膜**。

1. 硬脑膜　由两层合成，坚韧而有光泽。内层较外层坚厚，两层之间有丰富的血管和神经。硬脑膜在枕骨大孔的边缘处与硬脊膜延续，在颅底处硬脑膜则与颅骨结合紧密，当颅底骨折时，易将硬脑膜和蛛网膜同时撕裂，使脑脊液外漏。硬脑膜形成许多结构，主要有：

（1）大脑镰：呈镰刀状，两侧大脑半球之间的大脑纵裂，前端附于颅前窝，后端于正中线接小脑

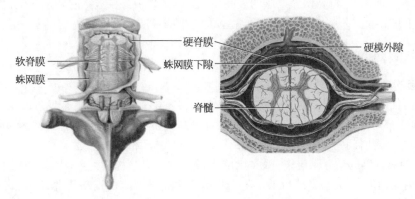

图 10-48 脊髓的被膜和腔隙

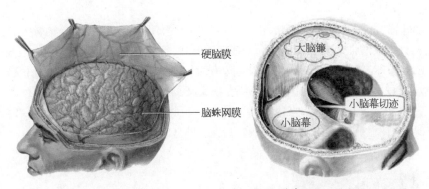

图 10-49 硬脑膜及硬脑膜窦

幕的上面,下缘游离于胼胝体的上方(图 10-49)。

(2)小脑幕:位于大、小脑之间,呈新月形。前缘游离,称小脑幕切迹。在某些部位两层分开构成硬脑膜窦,窦内含静脉血。主要的硬脑膜窦有:上矢状窦、下矢状窦、直窦、横窦、乙状窦等。

2. 脑蛛网膜 薄而透明,无血管和神经,包绕整个脑。与软脑膜之间有蛛网膜下隙,与脊髓的蛛网膜下隙互相交通,内含脑脊液。蛛网膜下隙在某些部位较宽大,称**蛛网膜下池**。脑蛛网膜在上矢状窦处形成许多颗粒状突起伸入窦内,称**蛛网膜粒**。脑脊液通过这些结构渗入硬脑膜窦内,回流入静脉(图 10-50)。

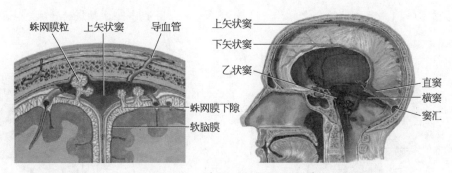

图 10-50 蛛网膜粒和硬脑膜窦

287

3. 软脑膜 薄而富有血管,紧贴脑的表面并深入其沟裂中。在脑室的特定部位,由软脑膜、血管和室管膜上皮共同突入脑室内构成的**脉络丛**,是产生脑脊液的主要结构。

四、脑和脊髓的血管

(一)脑的血管

脑是体内代谢最旺盛的器官,人脑的重量仅占体重的 2%,但耗氧量却约占全身耗氧量的 20%,脑的血流量约占心搏出量的 1/5。脑细胞对缺血、缺氧非常敏感,当各种原因致使脑血流量减少或中断时,在短时间内即可导致脑细胞的缺氧、水肿甚至坏死。

1. 脑的动脉 脑的动脉供应来自**颈内动脉**和**椎动脉**。以顶枕沟为界,大脑半球的前 2/3 和部分间脑由颈内动脉供应;大脑半球后 1/3 及脑干、小脑和部分间脑由椎动脉供应。两者都发出皮质支和中央支,皮质支营养大脑皮质及浅层髓质,中央支供应间脑、基底核及内囊等。

(1)颈内动脉:起自颈总动脉,经颈内动脉管入颅后,主要分支有大脑前动脉和大脑中动脉(图 10-51~图 10-55)。

(2)椎动脉:起自锁骨下动脉,向上依次穿经第 6 至第 1 颈椎横突孔,经枕骨大孔进入颅腔。在延髓脑桥沟处,左、右椎动脉汇合形成一条**基底动脉**,并且有分支到的大脑、小脑、延髓和脑桥。

(3)大脑动脉环:又称 Willis 环,由前交通动脉、大脑前动脉、颈内动脉末端、后交通动脉和大脑后动脉吻合而成。该环位于脑底下方,环绕在视交叉、灰结节和乳头体周围。大脑动脉环使颈内动脉系与椎基底动脉系互相交通,当构成此环的某一动脉血流减少或被阻断时,可在一定程度上通过动脉环调节,使血流重新分配,以维持脑的血液供应(图 10-56)。

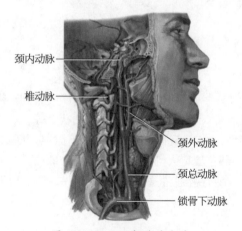

图 10-51 颈内动脉分支

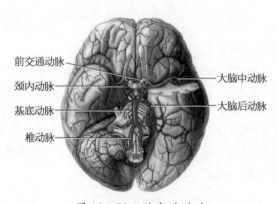

图 10-52 脑底的动脉

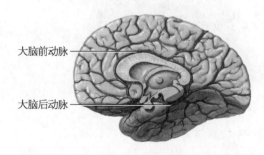

图 10-53 大脑半球的动脉(内侧面)

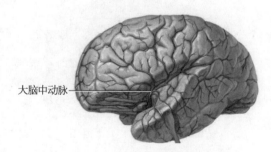

图 10-54 大脑半球的动脉(外侧面)

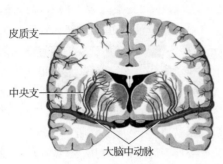

图 10-55 大脑中动脉的皮质支和中央支

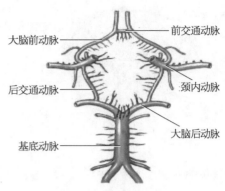

图 10-56 大脑动脉环

2. 脑的静脉 脑的静脉无瓣膜,不与动脉伴行,可分浅、深两组静脉,两组之间相互吻合,最终都经硬脑膜窦回流至颈内静脉。其中,浅组收集脑皮质及皮质下髓质的静脉血,注入邻近的硬脑膜窦;深组收集大脑深部的髓质、基底核、间脑、脑室脉络丛等处的静脉血并汇成一条大脑大静脉注入直窦(图 10-57)。

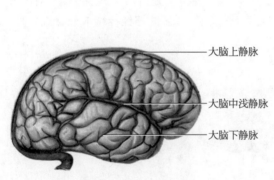

图 10-57 脑的静脉

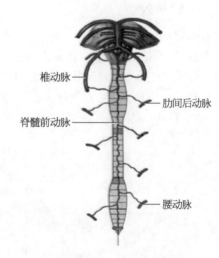

图 10-58 脊髓的动脉

(二) 脊髓的血管

1. 脊髓的动脉 脊髓的动脉有两个来源,一是**椎动脉**发出的脊髓前动脉和脊髓后动脉;二是**节段性动脉**(颈升动脉、肋间后动脉、腰动脉、骶外侧动脉)发出的脊髓支。脊髓前、后动脉在下行过程中,不断得到节段性动脉分支的补充,以保障脊髓有足够的血液供应(图 10-58)。

2. 脊髓的静脉 脊髓的静脉较动脉多而粗,由小静脉最后汇集成脊髓前、后静脉,通过前、后根静脉注入硬膜外隙中的椎内静脉丛。

五、脑脊液产生及其循环

脑脊液是充满各脑室、蛛网膜下隙和脊髓中央管内的无色透明液体,由各脑室脉络丛产生,成

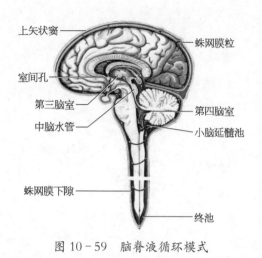

上矢状窦
室间孔
第三脑室
中脑水管
蛛网膜下隙

蛛网膜粒
第四脑室
小脑延髓池
终池

图 10-59 脑脊液循环模式

人总量约 150 ml。它处于不断产生、循环和回流的相对平衡状态,其循环途径如下:侧脑室脉络丛产生的脑脊液,经室间孔流入第三脑室,与第三脑室脉络丛产生的脑脊液一起经中脑水管流入第四脑室,再汇合第四脑室脉络丛产生的脑脊液经第四脑室正中孔和外侧孔流入蛛网膜下隙,最后经蛛网膜粒渗入上矢状窦内,回流入静脉。如脑脊液循环途径发生堵塞,可导致脑积水和颅内压增高,进而使脑组织受压移位,甚至形成脑疝。

脑脊液具有运送代谢物质、缓冲震荡以及维持颅内压等作用。脑的某些疾病可引起脑脊液成分发生改变,因此临床上可通过检测脑脊液以协助诊断(图 10-59)。

第三节 周 围 神 经

一、脊神经

脊神经(spinal nerves)共 31 对,主要分布于躯干和四肢。每对脊神经皆连于一个脊髓段,并分前根和后根。前根为运动性,后根为感觉性,两者在椎间孔处合并后组成的脊神经则为混合性的。后根在近椎间孔处有一椭圆形膨大,称**脊神经节**。31 对脊神经可分为:8 对颈神经、12 对胸神经、5 对腰神经、5 对骶神经及 1 对尾神经。脊神经是混合性神经,所含的神经纤维成分分成 4 种:躯体感觉、内脏感觉、躯体运动、内脏运动纤维(图 10-60)。

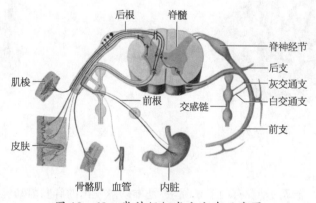

后根　脊髓
肌梭
前根　交感链
皮肤

脊神经节
后支
灰交通支
白交通支
前支

骨骼肌　血管　内脏

图 10-60 脊神经组成和分布示意图

脊神经为混合性,脊神经后支细而短,分布于项、背、腰、骶部的深层肌肉和皮肤等。脊神经前支粗大,分布于躯干前外侧及四肢的皮肤、肌肉、关节等。脊神经前支只有胸神经在胸腹部保持明显的节段性走行及分布,其余各部脊神经的前支先相互交织形成神经丛,即**颈丛**、**臂丛**、**腰丛**和**骶丛**,再由各丛发出分支分布到头颈与肢体各部。

(一) 颈丛

1. **颈丛的组成和位置** 颈丛由第 1~4 颈神经前支组成,位于胸锁乳突肌上部的深面,中斜角肌的前方。

2. 颈丛的分支 颈丛的分支包括皮支和肌支。**皮支**集中于胸锁乳突肌后缘中点附近浅出后，呈放射状分布,其主要颈部、耳郭、胸壁上部及肩部的皮肤(图10-61)。

膈神经是颈丛的重要分支,为混合性神经。从颈丛分出后经前斜角肌前面下降至胸腔。其运动纤维支配膈的收缩,感觉纤维分布于心包、胸膜和膈下部分腹膜。右膈神经的感觉纤维一般认为还分布到肝、肝外胆道和胆囊表面的腹膜(图10-62)。

膈神经损伤可致同侧半膈肌瘫痪、呼吸减弱。膈神经受刺激时可产生呃逆。

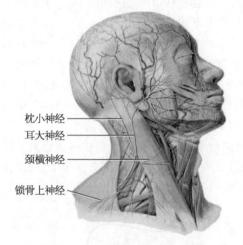

枕小神经
耳大神经
颈横神经
锁骨上神经

图10-61 颈丛的皮支及分布

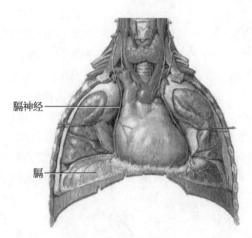

膈神经

膈

图10-62 膈神经

(二) 臂丛

1. 臂丛的组成和位置 臂丛由第5~8颈神经前支和第1胸神经前支的大部分组成。自斜角肌间隙穿出后,行于锁骨下动脉后上方,继而经锁骨后方进入腋窝(图10-63)。

臂丛在锁骨中点后方分支较集中,位置较浅,此部位可进行臂丛阻滞麻醉。

2. 臂丛的分支

(1) 肌皮神经:自外侧束发出后,向外下斜穿喙肱肌,经肱二头肌和肱肌之间下行,分支支配该三块肌。皮支分布于前臂外侧皮肤(图10-64)。

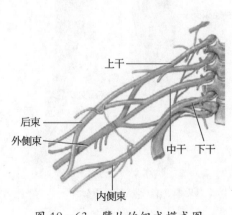

上干

后束
外侧束

中干 下干

内侧束

图10-63 臂丛的组成模式图

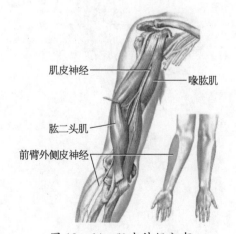

肌皮神经

喙肱肌

肱二头肌

前臂外侧皮神经

图10-64 肌皮神经分布

291

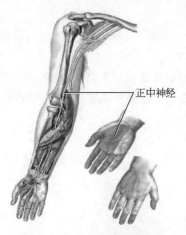

图 10-65　正中神经

（2）正中神经：由分别发自臂丛内侧束和外侧束的两个根合成，在肱二头肌内侧沟伴肱动脉下行至肘窝。肌支支配前臂前群大部分屈肌，以及鱼际肌（除拇收肌以外）和第一、第二蚓状肌，其皮支支配手掌桡侧 2/3 的皮肤、桡侧 3 个半指的掌面皮肤（图 10-65）。正中神经损伤易发生于腕部及前臂部，损伤后屈腕力减弱，前臂不能旋前，拇指不能做对掌运动，鱼际肌萎缩，手掌变平坦称"**猿掌**"（图 10-66）。

（3）尺神经：发自臂丛内侧束，伴随肱动脉下行，至臂中部转向后下，经肱骨内上髁后方的尺神经沟进入前臂。肌支支配前臂前群尺侧屈肌。手掌内侧和中间肌群。皮支分布于手背尺侧半和尺侧 2 个半手指背面皮肤。手掌尺侧 1 个半手指掌面皮肤（图 10-67）。尺神经损伤易发生于肱骨尺神经沟处，损伤后可致尺神经分布区感觉迟钝；由于骨间肌及蚓状肌萎缩，各掌指关节过伸，第 4、5 指的指间关节屈曲，表现为"**爪形手**"（图 10-66）。

（4）桡神经：为臂丛后束发出的最粗大神经，在腋窝位于腋动脉后方，伴随肱深动脉紧贴肱骨体的桡神经沟旋向下外行。肌支支配肱三头肌、肱桡肌及所有前臂后群肌；皮支分布于臂、前臂背侧和手背桡侧半及桡侧 2 个半手指近节背面皮肤（图 10-68）。

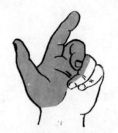
正中神经损伤表现"猿掌"

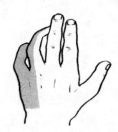
尺神经损伤表现"爪形手"

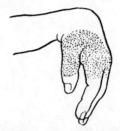
桡神经损伤表现"垂腕"

图 10-66　正中、尺、桡神经损伤表现

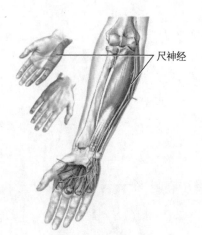

图 10-67　尺神经

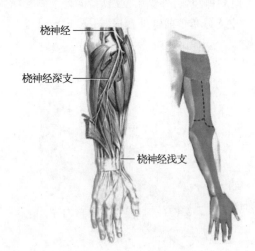

图 10-68　桡神经

桡神经损伤易发生于臂中部,损伤后可致前臂背侧及手背桡侧半感觉迟钝,"虎口"区皮肤感觉丧失;不能伸腕和伸指,拇指不能外展,伸肘时前臂旋后功能减弱;抬前臂时,出现**"垂腕"**征(图 10 - 66)。

(5)**腋神经**:发自臂丛后束,伴旋肱后动脉行向后外,绕肱骨外科颈至三角肌深面。发出肌支支配三角肌和小圆肌;皮支分布于肩部和臂外侧上部皮肤。腋神经损伤易发生于臂上部外科颈处,损伤后可致肩部及臂上外部皮肤感觉障碍;肩关节不能外展;三角肌萎缩,肩部失去圆隆的外形,肩峰突出,形成**"方肩"**畸形(图 10 - 69)。

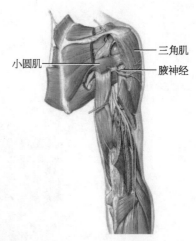

图 10 - 69 腋神经

(三)胸神经前支

胸神经前支共 12 对,第 1~11 对位于相应肋间隙中,称**肋间神经**,第 12 对位于第 12 肋下方,称肋下神经(图 10 - 70)。肋间神经位于肋间肌内,在肋间血管下方沿肋沟走行。肋间神经和肋下神经的肌支分布于肋间肌和腹前外侧壁诸肌,皮支分布于胸、腹壁皮肤,还发出分支分布于胸膜、腹膜的壁层。胸神经前支的皮支在胸、腹部呈明显的节段性分布,每节段皮区为环带状,其分布由上而下按顺序排列,如 T_2 相当于胸骨角平面,T_4 相当于乳头平面,T_6 相当于剑突平面,T_8 相当于肋弓最低点平面,T_{10} 相当于脐平面,T_{12} 相当于脐和耻骨联合连线中点平面。临床上常以感觉障碍平面来推断脊髓损伤的节段;在施行硬脊膜外麻醉时,上述皮神经分布区可用来测定麻醉平面的高低(图 10 - 71)。

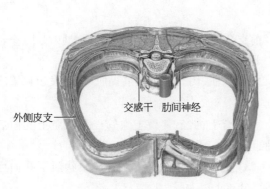

图 10 - 70 肋间神经分布图

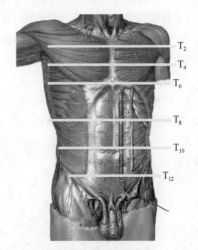

图 10 - 71 胸神经前支的节段性分布

(四)腰丛

1. **腰丛的组成和位置** **腰丛**由第 12 胸神经前支一部分、第 1~3 腰神经前支和第 4 腰神经前支一部分组成。腰丛位于腰大肌之中及其后方,其分支分别自腰大肌周围穿出(图 10 - 72)。

2. **腰丛的分支** 腰丛除发出肌支,支配髂腰肌与腰方肌外,其主要分支有:

(1)**髂腹下神经、髂腹股沟神经**:分支分布于腹股沟区的腹壁诸肌和皮肤。

(2)**闭孔神经**:从腰大肌内侧穿出,伴闭孔血管穿闭膜管至大腿内侧,分前、后两支分布于大腿内侧群肌和大腿内侧的皮肤。

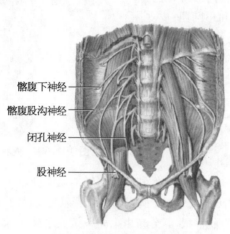

髂腹下神经

髂腹股沟神经

闭孔神经

股神经

图 10-72　腰丛的分支

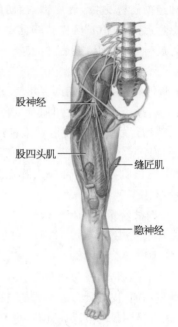

股神经

股四头肌

缝匠肌

隐神经

图 10-73　股神经

（3）股神经：是腰丛最大的分支，在腹股沟韧带中点稍外侧经此韧带深面进入股三角内，肌支支配股四头肌及缝匠肌等；皮支分布于股前皮肤，其中最长的一支为隐神经，伴随股动脉入收肌管，向下在膝关节内侧浅出至皮下后，伴大隐静脉下行，分布于小腿内侧面及足内侧缘皮肤。

股神经损伤表现为：股前区及小腿内侧面皮肤感觉障碍；股前肌群瘫痪，行走时抬腿困难，不能伸膝；膝跳反射消失（图 10-73）。

（五）骶丛

1. 骶丛的组成和位置　**骶丛**由第 4 腰神经前支余部和第 5 腰神经前支合成的腰骶干、全部骶神经、尾神经前支组成。位于盆腔内骶骨及梨状肌前方。

2. 骶丛的分支　骶丛除发出短小的肌支支配梨状肌、闭孔内肌及肛提肌等，还发出以下主要分支（图 10-74）。

（1）臀上神经：伴臀上血管经梨状肌上孔向后出盆腔，分布于臀中、小肌。

（2）臀下神经：伴臀下血管经梨状肌下孔向后出盆腔，分布于臀大肌。

（3）阴部神经：伴阴部内血管经梨状肌的分支孔出盆腔，绕坐骨棘经坐骨小孔入坐骨直肠窝，分支下分布于会阴部、肛门和外生殖器的肌肉和皮肤。

（4）坐骨神经：为全身最粗大的神经，自梨状肌下孔出盆腔后，行于臀大肌深面向下，经大转子与坐骨结节之间下降达股后区，从股后群肌深面下降至腘窝上方分为胫神经和腓总神经两大终支。坐骨神经本干在股后区发出肌支支配股后群肌（图 10-75）。

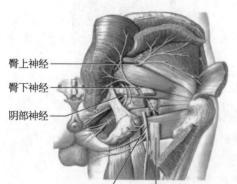

臀上神经

臀下神经

阴部神经

股后皮神经　坐骨神经

图 10-74　骶丛的分支

294

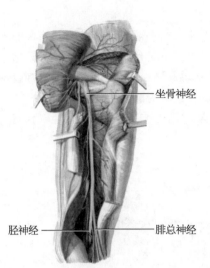

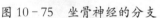

图 10-75　坐骨神经的分支

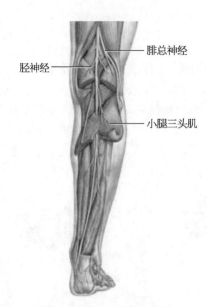

图 10-76　胫神经分支

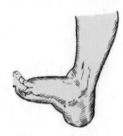

图 10-77　钩状足

1) 胫神经：为坐骨神经本干的直接延续，在小腿比目鱼肌深面伴胫后动脉下行，至内踝后方分为足底内侧神经和足底外侧神经进入足底。主要分布于小腿后群肌及足底肌、小腿后面和足底皮肤(图 10-76)。胫神经损伤时可致足底感觉迟钝，足不能跖屈，足内翻无力，不能屈趾，使足呈背屈外翻状态，为"仰趾足"(**钩状足**)(图 10-77)。

2) 腓总神经：沿腘窝上外侧缘下降，绕腓骨颈外侧向前，穿腓骨长肌起始部达小腿前面，分为腓浅神经和腓深神经支。腓浅神经分布于小腿前外侧、足背及第 2~5 趾背面的皮肤。腓深神经支分布于小腿前群肌、足背肌和第 1~2 趾背相对缘的皮肤(图 10-78)。腓总神经在腓骨颈处易受损，表现为小腿外侧、足背皮肤感觉迟钝，足不能背屈，足下垂且略有内翻，行走时呈"**跨阈步态**"；因小腿后群肌的牵拉，使足呈跖屈内翻状态，为"**马蹄内翻足**"(图 10-79)。

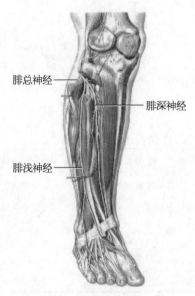

图 10-78　腓总神经分支

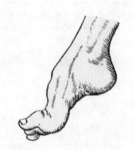

图 10-79　马蹄内翻足

二、脑神经

脑神经(cranial nerves)是与脑相连的周围神经(图10-80),共12对,根据脑神经与脑连接的部位,按从上向下的顺序用罗马数字表示(表10-4)。所有脑神经中的纤维成分按其性质可概括为以下四种:躯体感觉纤维、内脏感觉纤维、躯体运动纤维、内脏运动纤维。每对脑神经内所含神经纤维的种类及数量不同。根据脑神经所含纤维性质的不同,将脑神经分为**感觉性神经**:第Ⅰ、Ⅱ、Ⅷ对脑神经;**运动性神经**:第Ⅲ、Ⅳ、Ⅵ、Ⅺ、Ⅻ对脑神经;**混合性神经**:第Ⅴ、Ⅶ、Ⅸ、Ⅹ对脑神经。含有**副交感纤维**成分,仅存在于第Ⅲ、Ⅶ、Ⅸ、Ⅹ对脑神经内。

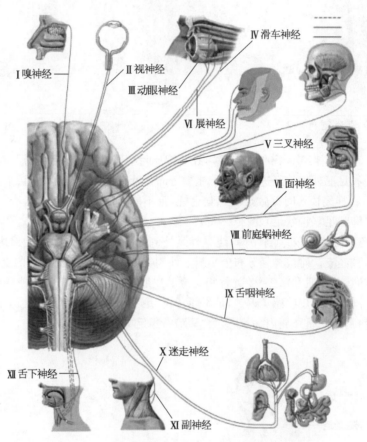

图10-80 脑神经概况

表10-4 脑神经名称、性质、连脑及进出颅底部位

顺序名称	性质	连脑部位	进出颅底部位	主要分布范围	损伤后主要表现
Ⅰ嗅神经	感觉性	端脑	筛孔	鼻腔嗅黏膜	嗅觉障碍
Ⅱ视神经	感觉性	间脑	视神经管	视网膜	视觉障碍
Ⅲ动眼神经	运动性	中脑	眶上裂	提上睑肌、上直肌、下直肌、内直肌、下斜肌、瞳孔括约肌及睫状肌	眼上睑下垂,眼外下斜视、瞳孔对光反射消失
Ⅳ滑车神经	运动性	中脑	眶上裂	上斜肌	眼不能外下斜视

（续表）

顺序名称	性质	连脑部位	进出颅底部位	主要分布范围	损伤后主要表现
Ⅴ三叉神经	混合性	脑桥	眼神经:眶上裂;上颌神经:圆孔;下颌神经:卵圆孔	头面部皮肤及眼、口、鼻腔黏膜感觉,舌前2/3黏膜咀嚼肌	头面部皮肤及眼、口鼻腔黏膜感觉障碍,角膜反射消失,咀嚼肌瘫痪
Ⅵ展神经	运动性	脑桥	眶上裂	外直肌	眼内侧斜视
Ⅶ面神经	混合性	脑桥	内耳门:茎乳孔	面肌,泪腺,下颌下腺,舌下腺,舌前2/3的味蕾	面肌瘫痪,口角歪向健侧,不能闭眼;泪腺、舌下腺及下颌下腺分泌障碍;舌前2/3味觉障碍
Ⅸ舌咽神经	混合性	延髓	颈静脉孔	茎突咽肌,腮腺分泌,感受舌后1/3味觉和黏膜一般感觉,耳后皮肤	舌后1/3味觉丧失,咽部反射消失,以及患侧咽肌肌力减弱。
Ⅹ迷走神经	混合性	延髓	颈静脉孔	颈、胸、腹器官的平滑肌,心肌收缩和腺体分泌;颈、胸、腹多种器官内脏感觉;咽喉肌;硬脑膜、外耳道和耳郭皮肤	发音及吞咽困难,内脏运动,感觉及分泌障碍,心率加快,外耳道感觉障碍
Ⅺ副神经	运动性	延髓	颈静脉孔	胸锁乳突肌,斜方肌	头和颈不能向同侧屈,不能耸肩
Ⅻ舌下神经	运动性	延髓	舌下神经管	舌内肌;大部分舌外肌	同侧舌肌瘫痪

（一）嗅神经

嗅神经为感觉性神经,起自上鼻甲及相对的鼻中隔黏膜内的嗅细胞,其周围突分布于嗅黏膜上皮,中枢突集成20多条嗅丝,上穿筛孔入颅,止于嗅球,传导嗅觉(图10-81)。

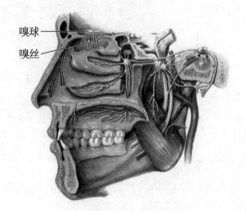

图10-81　嗅神经

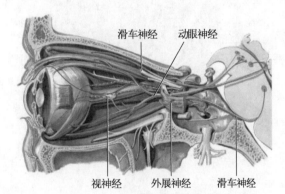

图10-82　眶内神经侧面观

（二）视神经

视神经为感觉性神经,传导视觉冲动。由视网膜内的节细胞轴突在视神经盘处聚集后,向后穿出巩膜构成。视神经穿视神经管入颅腔,在垂体前上方形成视交叉,视交叉向两侧发出视束,绕中脑的大脑脚止于间脑的外侧膝状体(图10-82)。

（三）动眼神经

动眼神经为运动性神经。含有躯体运动纤维和内脏运动纤维(副交感纤维)。两种纤维合并成动眼神经后,经眶上裂进入眶。躯体运动纤维支配提上睑肌、上直肌、下直肌、内直肌和下斜肌。而

297

内脏运动纤维,进入睫状神经节内交换神经元后,节后纤维进入眼球,分布于瞳孔括约肌及睫状肌,参与调节瞳孔对光反射和晶状体的屈度(图 10 - 82)。

(四) 滑车神经

滑车神经为躯体运动性神经。由中脑滑车神经核发出的躯体运动纤维组成,也是所有与脑干相连的脑神经中唯一从脑干背面出脑的神经。绕过大脑脚外侧向前行,经海绵窦外侧壁及眶上裂入眶,支配上斜肌(图 10 - 82)。

(五) 三叉神经

三叉神经为最粗大的脑神经,属混合性神经。三叉神经躯体感觉纤维的细胞体位于**三叉神经节**,由假单极神经元组成,周围突组成三叉神经三大分支,即**眼神经**、**上颌神经**和**下颌神经**。细小的三叉神经运动根位于感觉根下内侧,后并入下颌神经(图 10 - 83)。

1. 眼神经　眼神经仅含躯体感觉纤维。经眶上裂入眶内。眼神经分支分布于眼球、结膜、泪腺、上睑和额顶部皮肤等。

2. 上颌神经　上颌神经仅含躯体感觉纤维。分布于口鼻黏膜、上颌牙齿和眼裂与口裂之间的皮肤,另在颅内还发出脑膜支,分布于部分颅中窝的硬脑膜和小脑幕等。

3. 下颌神经　下颌神经为混合性神经,是三叉神经三大分支中最大的一支,即发出肌支支配咀嚼肌,其他分支基本由感觉纤维组成,主要分布于下颌牙齿、舌前 2/3 和口底黏膜、口裂以下和耳颞区的皮肤(图 10 - 83,图 10 - 84)。

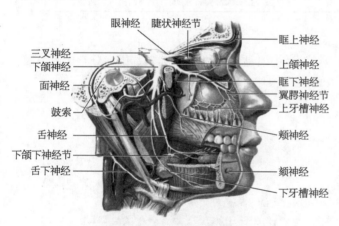

图 10 - 83　三叉神经分支

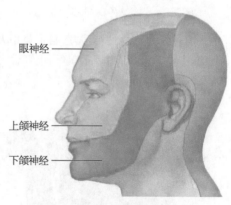

图 10 - 84　三叉神经皮肤分布

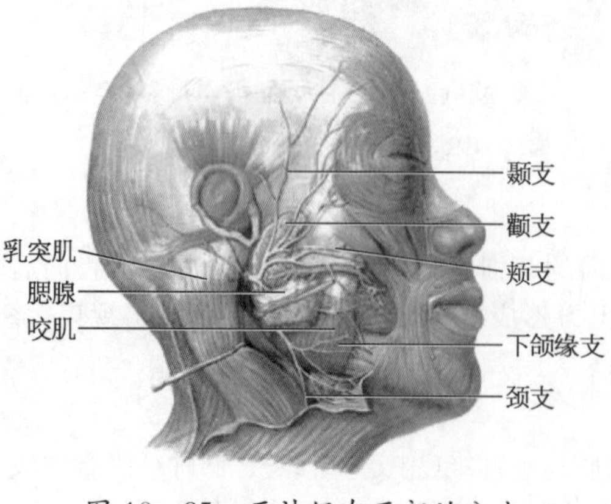

(六) 展神经

展神经为躯体运动性神经。穿海绵窦内及眶上裂入眶,支配外直肌(图 10 - 82)。

(七) 面神经

面神经为混合性神经。主要纤维成分:①躯体运动纤维,支配面肌运动。②内脏运动纤维,在相关神经节换元后发出的节后纤维控制泪腺、下颌下腺、舌下腺、鼻和腭黏膜腺的分泌。③内脏感觉纤维,分布于舌前 2/3 黏膜的味蕾,司味觉。另外,面神经还含有躯体感觉纤维,分布于耳部皮肤(图 10 - 85)。

图 10 - 85　面神经在面部的分支

（八）前庭蜗神经

前庭蜗神经亦称位听神经，为躯体感觉性神经，包括前庭神经和蜗神经（图10-86）。

1. 前庭神经 前庭神经传导平衡觉冲动。其周围突分布于内耳的椭圆囊斑、球囊斑和壶腹嵴的毛细胞；中枢突组成前庭神经，与蜗神经伴行经内耳门入颅，终止于前庭神经核绒球小结叶等处。感受人体的位置平衡。

2. 蜗神经 蜗神经传导听觉冲动。其周围突分布于内耳螺旋器的毛细胞；中枢突在内耳道汇聚成蜗神经，在面神经外侧与前庭神经伴行入脑干，终止于蜗神经核，感受听觉。

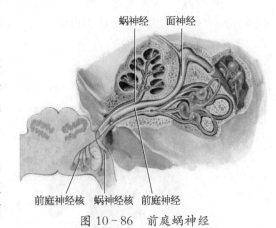

图10-86 前庭蜗神经

（九）舌咽神经

舌咽神经为混合性神经。经颈静脉孔出颅，先在颈内动、静脉之间下行，经舌骨舌肌内侧达舌根。含有四种纤维：①躯体运动纤维，支配茎突咽肌；②躯体感觉纤维，分布于耳后皮肤；③副交感纤维，支配腮腺分泌；④内脏感觉纤维，传导舌后1/3等处的味觉和其他内脏感觉冲动（图10-87）。

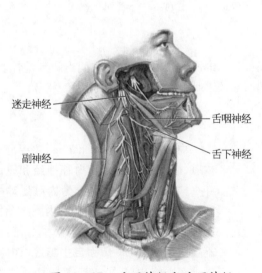

图10-87 舌咽神经和舌下神经

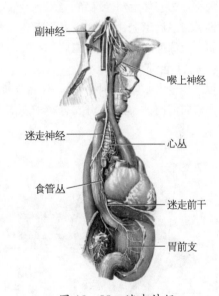

图10-88 迷走神经

（十）迷走神经

迷走神经为混合性神经，是行程最长、分布最广的脑神经。经颈静脉孔出颅，进入颈部后，行于颈动脉鞘内，经胸廓上口入胸腔后，迷走神经前、后干随食管经膈的食管裂孔进入腹腔。迷走神经含有四种纤维：①副交感纤维，在颈、胸、腹器官及结肠左曲以上，节后纤维支配这些器官的平滑肌、心肌收缩和腺体的分泌；②内脏感觉纤维，传导颈、胸、腹器官内脏感觉冲动；③躯体运动纤维，支配咽喉肌；④躯体感觉纤维，分布于硬脑膜、外耳道和耳郭皮肤（图10-88）。

1. 喉上神经 感觉支，分部于会厌、舌根、声门裂以上的黏膜。运动支，支配环甲肌。

2. **喉返神经**　左喉返神经绕主动脉弓返身向上。右喉返神经绕右锁骨下动脉返身向上。感觉支,分布于声门裂以下的黏膜。运动支,支配环甲肌以外的喉肌(图10-89)。

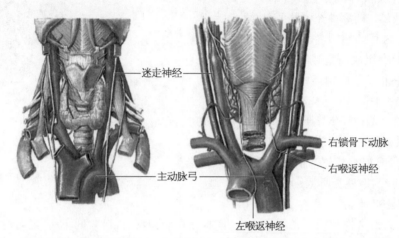

迷走神经

右锁骨下动脉

右喉返神经

主动脉弓

左喉返神经

图 10-89　迷走神经的喉返神经

(十一) 副神经

副神经为躯体运动性神经。经颈静脉孔出颅,在经颈内动、静脉之间,向后外斜穿胸锁乳突肌,自胸锁乳突肌后缘上、中1/3交点附近离开该肌继续向下外走行,于斜方肌前缘中、下1/3交点处进入斜方肌深面,分支支配此二肌(图10-87)。

(十二) 舌下神经

舌下神经为躯体运动性神经。经舌下神经管出颅,继而在颈内动、静脉之间下降到舌骨上方,呈弓形弯向前内进入舌内,分支分布于全部舌内肌和颏舌肌等大部分舌外肌(图10-87)。

三、内脏神经

内脏神经(visceral nerves)主要分布于内脏、心血管和腺体。内脏神经和躯体神经一样,按纤维性质可分为**内脏运动神经**和**内脏感觉神经**两种成分。内脏运动神经支配平滑肌、心肌收缩和腺体的分泌,通常不受意志支配,故又称**自主神经**。内脏感觉神经则将内脏、心血管等处内感受器的刺激传入各级中枢,通过反射调节这些器官的活动,从而维持机体内、外环境的平衡。

(一) 内脏运动神经

内脏运动神经和躯体运动神经在功能、形态结构及分布范围等方面有很大差异,比较如下(图10-90,表10-5)。

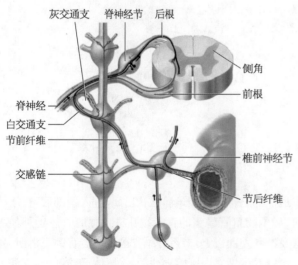

灰交通支　脊神经节　后根

侧角

前根

脊神经

白交通支

节前纤维

椎前神经节

交感链

节后纤维

图 10-90　内脏运动神经模式图

表 10-5 内脏运动神经和躯体运动神经的区别

部　位	躯体运动神经	内脏运动神经
支配器官	骨骼肌	心肌、平滑肌、腺体
自主性	受意识控制	不受意识控制
由中枢至支配器官神经元数目	1个	2个
周围神经节	无	内脏神经节
纤维成分	一种纤维	节前纤维、节后纤维
纤维种类	躯体运动纤维	交感纤维、副交感纤维

内脏运动神经根据其形态结构、生理及药理特点的不同,分为交感神经和副交感神经两部分。

1. **交感神经** 交感神经的低级中枢位于脊髓第1胸段至第3腰段的侧角。其周围部包括交感神经节和交感干、神经及神经丛等。

(1) 交感神经节:交感神经节因位置不同,分为椎旁节和椎前节。

椎旁节:又称交感干神经节,位于脊柱两侧,每侧总数为19～24个,呈梭形或多角形,由大小不等的多极神经元组成(图10-91)。

椎前节:位于腹部脊柱前方,腹主动脉同名脏支的根部周围,呈不规则的团块状,包括腹腔神经节、主动脉肾节、肠系膜上神经节和肠系膜下神经节等(图10-92)。

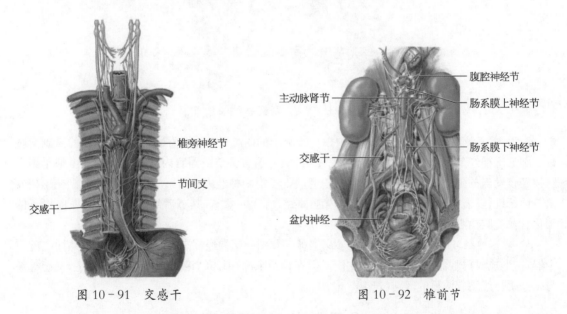

图 10-91 交感干　　　　图 10-92 椎前节

(2) 交感干:位于脊柱两侧,由交感干神经节和连接这些神经节的节间支组成,左、右各一条,呈串珠状。交感干上至颅底,下达尾骨前方。每一个交感干神经节借交通支与相应脊神经相连。交通支有白交通支和灰交通支两种。白交通支是由脊髓侧角细胞发出的具有髓鞘的节前纤维。脊神经,经白交通支进入交感干神经节。灰交通支是由椎旁节内的神经元发出的返至脊神经的节后纤维。

(3) 交感神经节及节后纤维分布概况:交感干神经节根据所在位置不同,分为颈、胸、腰和盆神经节四个部分。交感神经节前、节后纤维分布有一定的规律。来自脊髓第1～5胸段侧角细胞的节前纤维,交换神经元后,其节后纤维分布到头、颈、胸腔脏器和上肢的血管、汗腺和竖毛肌。来自脊

301

髓第 6～12 胸段侧角细胞的节前纤维,交换神经元后,其节后纤维支配肝、脾、肾等实质性脏器和结肠左曲以上的消化管。来自脊髓第 1～3 腰段侧角细胞的节前纤维,交换神经元后,其节后纤维支配结肠左曲以下的消化管、盆腔脏器和下肢的血管、汗腺和竖毛肌(图 10-93)。

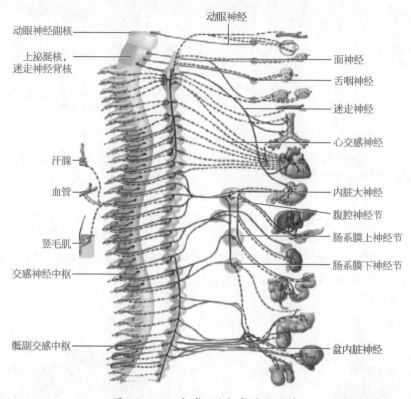

图 10-93　交感、副交感神经分布

2. 副交感神经　副交感神经低级中枢位于脑干的内脏运动核和脊髓第 2～4 骶段的骶副交感核。副交感神经节多位于器官附近或器官壁内,故称**器官旁节**或**器官内节**(壁内节)。由脑干副交感神经核发出的副交感神经纤维行于第 III、VII、IX、X 对脑神经内。由第 2～4 骶髓的骶副交感核发出节前纤维,随骶神经出骶前孔,构成盆内脏神经,后加入盆丛,其节后纤维支配结肠左曲以下的消化管及盆腔内脏的平滑肌和腺体(图 10-93)。

3. 交感神经与副交感神经的比较　交感神经和副交感神经都是内脏运动神经,常共同支配一个器官,形成对内脏器官的双重神经支配。但在神经来源、形态结构、分布范围和功能上,交感神经与副交感神经又有明显的区别(表 10-6)。

表 10-6　交感神经与副交感神经的比较

部位	交感神经	副交感神经
低级中枢位置	脊髓第 1 胸段至第 3 腰段的侧角	脑干的内脏运动核,脊髓第 2～4 骶段的骶副交感核
神经节位置	椎旁节和椎前节	器官旁节或器官内节
纤维特点	节前纤维短,节后纤维长	节前纤维长,节后纤维短
分布范围	广泛,全身血管、汗腺和竖毛肌,平滑肌,心肌,瞳孔开大肌	较局限,胸、腹、盆器官平滑肌,心肌和腺体,瞳孔括约肌及睫状肌

（二）内脏感觉神经

人体的内脏器官除了有内脏运动神经支配外，还有感觉神经分布。内脏感觉神经接受来自内脏的各种刺激，并传入中枢。而中枢则直接通过内脏运动神经调节或间接通过神经体液调节内脏的活动。内脏感觉神经的特点，正常内脏活动一般不引起感觉，较强烈的内脏活动才能引起感觉。内脏对牵拉、膨胀和痉挛等刺激较敏感，而对切、割等刺激不敏感。内脏感觉传入途径较分散，即一个脏器的感觉纤维可经几个脊髓节段的脊神经传入中枢，而一条脊神经又包含几个脏器的感觉纤维。因此，内脏痛往往是弥散的，而且定位亦不准确。

（三）神经系统对内脏活动的调节

中枢神经系统对内脏活动调节的基本中枢在脊髓和低位脑干，较高级中枢在大脑边缘系统和下丘脑。调节内脏活动的神经系统，习惯上被称为自主神经系统。自主神经系统的传出部分即内脏运动神经可分为交感神经系统和副交感神经系统。

1. 自主神经的递质和受体

（1）自主神经的传出纤维和释放的递质（表 10 - 7）

表 10 - 7　自主神经的递质及其受体

自主神经	递质	支配部位，举例（主要作用）	受体	阻断剂
交感节前纤维	ACh	神经节（兴奋传递）	N_1	六烃季铵
交感节后纤维	ACh	小汗腺（发汗）、骨骼肌血管（舒张）等	M	阿托品
	NE	大多数效应器，如心率（加快）	β_1	阿替洛尔
		如血管平滑肌（收缩）	α_1	酚妥拉明
		如血管平滑肌（舒张）	β_2	丁氧胺
副交感节前纤维	ACh	神经节（兴奋传递）	N_1	六烃季铵
副交感节后纤维	ACh	绝大多数效应器，如心率（减慢）	M	阿托品
运动神经元	ACh	骨骼肌（产生收缩活动）	N_2	十烃季铵

1）乙酰胆碱：凡末梢能释放乙酰胆碱的神经纤维称为胆碱能纤维。体内交感和副交感神经的节前纤维，副交感神经的节后纤维，支配少数器官（如汗腺、骨骼肌、血管）的交感神经节后纤维以及躯体运动神经纤维末梢，都释放乙酰胆碱，属于胆碱能纤维。

2）去甲肾上腺素：凡末梢能释放去甲肾上腺素的神经纤维，称为肾上腺素能纤维。人体内大部分交感神经节后纤维末梢释放去甲肾上腺素，属于肾上腺素能纤维。

（2）自主神经的受体

1）胆碱能受体：是指存在于突触后膜或效应器细胞膜上，能与乙酰胆碱结合而发挥生理作用的特殊蛋白质。胆碱能受体可分为两种类型。

第 1 种是毒蕈碱受体，这类受体主要分布于副交感神经节后纤维支配的效应细胞膜上，它可以被毒蕈碱激动，产生与乙酰胆碱结合时类似的反应，故称其为毒蕈碱受体（M 受体）。乙酰胆碱与 M 受体结合后，可产生一系列副交感神经末梢兴奋的效应，如心脏活动被抑制，支气管、消化管平滑肌和膀胱逼尿肌收缩，消化腺分泌增加，瞳孔缩小等。阿托品是毒蕈碱型受体的拮抗剂。

第 2 种是烟碱受体，这类受体能被烟碱激动，产生与乙酰胆碱结合时类似的反应，故称为烟碱受体（N 受体）。N 受体又分为两个亚型：位于神经节突触后膜上的受体为 N_1 受体；存在于骨骼肌运动终板膜上的受体为 N_2 受体。乙酰胆碱与 N_1 受体结合后，可引起自主神经节的节后神经元兴

303

奋;如与 N_2 受体结合,则引起运动终板电位,导致骨骼肌的兴奋。

2)肾上腺素能受体:是指体内能与儿茶酚胺类物质(包括肾上腺素、去甲肾上腺素等)结合的受体,可分为两类。

一类是 α 肾上腺素受体,简称 α 受体。儿茶酚胺与 α 受体结合后所产生的平滑肌效应如血管收缩,子宫收缩,虹膜辐射状肌收缩使瞳孔散大等。但对小肠为抑制性效应,使小肠的平滑肌舒张。酚妥拉明为 α 受体拮抗剂。

另一类是 β 肾上腺素受体,简称 β 受体。它又可分为 $β_1$ 和 $β_2$ 两种。$β_1$ 受体主要分布于心脏组织中,其作用有促使心率加快、心缩力量加强等。$β_2$ 受体分布于支气管、胃、肠、子宫及许多血管平滑肌细胞上,其作用是促使这些平滑肌舒张。普萘洛尔是常用的 β 受体拮抗剂,它对 $β_1$ 和 $β_2$ 两种受体都有阻断作用。

2. 自主神经的特征

(1)节前纤维和节后纤维:自主神经由中枢到达效应器之前,需进入外周神经节内换元。因此,自主神经有节前纤维与节后纤维之分。一根交感节前纤维与许多个节后神经元联系;而副交感神经的节前纤维与较少的节后神经元联系。因此刺激交感节前纤维,引起的反应比较弥散;而刺激副交感神经的节前纤维引起的反应比较局限。

(2)双重神经支配:人体多数器官都接受交感和副交感神经双重支配,但交感神经的分布要比副交感神经广泛得多。有些器官如肾上腺髓质、汗腺、竖毛肌、肾、皮肤和肌肉内的血管等,只接受交感神经支配。

(3)功能互相拮抗:交感神经和副交感神经对同一器官的作用常常互相拮抗,例如迷走神经抑制心的活动,而交感神经则具有兴奋作用。

(4)具有紧张性作用:自主神经对于内脏器官发放低频率神经冲动,使效应器经常维持一定的活动状态,这就是紧张性作用。交感神经和副交感神经都有紧张性。

3. 自主神经的主要功能　交感神经和副交感神经对许多器官都有一定的作用,现将自主神经的主要功能按人体系统器官的分类列表如下(表10-8)。

表 10 - 8　自主神经的功能

器　官	交感神经	副交感神经
循环器官	心率加快、心肌收缩力加强,腹腔内脏、皮肤血管显著收缩、外生殖器、唾液腺的血管收缩,对骨骼肌血管则有的收缩(肾上腺素能),有的舒张(胆碱能)	心率减慢、心肌收缩减弱,少数血管舒张,如外生殖器血管
呼吸器官	支气管平滑肌舒张	支气管平滑肌收缩 促进呼吸道黏膜腺体分泌
消化器官	抑制胃肠运动,促进括约肌收缩,促进唾液腺分泌黏稠的唾液	促进胃肠道平滑肌收缩及蠕动,促进胆囊运动,促使括约肌舒张,促进唾液腺分泌稀薄唾液,促使胃液、胰液、胆汁的分泌增多
泌尿生殖器官	促进尿道内括约肌收缩,逼尿肌舒张,抑制排尿,对未孕子宫平滑肌引起舒张,对已孕子宫平滑肌则引起收缩	促进膀胱逼尿肌收缩,尿道括约肌舒张,促进排尿
眼	促进虹膜辐射状肌收缩,瞳孔开大	促使虹膜环形肌收缩,瞳孔缩小,使睫状肌收缩,促进泪腺分泌
皮肤	汗腺分泌,竖毛肌收缩	
内分泌腺和新陈代谢	促进肾上腺髓质分泌激素 促进肝糖原分解	促进胰岛素分泌

由表 10-8 可以看出,交感神经对全身各个系统和器官几乎都有一定的作用。当它作为一个完整的系统活动时,其主要作用是促使机体迅速适应环境的急骤变化。当人体遭遇紧急情况,如剧痛、失血、恐惧等,将引起交感神经广泛兴奋,表现出一系列交感-肾上腺髓质系统亢进的现象,称为**应急反应**。这一反应包括呼吸加快,通气量增大;心率加快,心肌收缩力加强,心输出量增多,血压升高,内脏血管收缩,肌肉血流量增多,血液重新分配;物质与能量代谢活动加强等。这些作用均有利于机体动员各器官的贮备力,适应环境的急剧变化。

与交感神经相比,副交感神经的活动范围较小,其主要的作用在于促进机体的调整恢复、消化吸收、积蓄能量以及加强排泄和生殖功能等,以保证机体安静时基本生命活动的正常进行。

人体由于同时存在交感和副交感两个系统,它们之间密切联系又相互制约,共同调节内脏活动,使所支配的脏器经常保持动态平衡,以适应整体的需要。

第四节 脑的高级功能与电活动

人的大脑除了能产生感觉、控制躯体运动和协调内脏活动外,还有一些更为复杂的功能,如完成复杂的条件反射、学习和记忆、思维、语言、觉醒和睡眠等。大脑活动时,也伴有生物电变化,可用于研究皮质功能活动和临床检查。

一、条件反射

条件反射的理论学说是由著名的生理学家巴甫洛夫提出来的。人和高等动物对内外环境的适应,都是通过非条件反射和条件反射来实现的。非条件反射只能对环境变化进行简单的适应。它是人生来就有的、比较低级的反射活动,由大脑皮质以下的神经中枢(如脑干、脊髓)参与即可完成。而条件反射使人对环境的变化能够更精确地适应。

(一) 条件反射的形成

条件反射(conditioned reflex)是在非条件反射的基础上,个体在生活过程中获得的。例如,给狗喂食会引起唾液分泌,这是非条件反射,食物是非条件刺激。灯光不会使狗分泌唾液,因为灯光与唾液分泌无关,故称为无关刺激。但是,如果喂食前先出现灯光,然后再给食物,经多次重复后,当灯光出现,即使不给狗食物,狗也会分泌唾液,这样就建立了条件反射。在这种情况下,灯光不再是无关刺激,而变成了条件刺激。由条件刺激引起的反射即称为条件反射。在日常生活中,任何无关刺激只要多次与非条件刺激结合,都可能转变成条件刺激而引起条件反射。由此可见,条件反射形成的基本条件,是无关刺激与非条件刺激在时间上的结合,这个结合过程称为强化。

(二) 条件反射的生物学意义

非条件反射的数量对于一个机体来讲是有限的。而条件反射的建立可以增加机体适应环境变化的能力,使机体活动更具有预见性、灵活性、精确性。例如,只有非条件反射,那么仅当食物直接与口腔接触时,才能引起唾液分泌的反应,而食物的形状、气味等都不能起作用。但是,由于有了条件反射,在自然条件下,食物的外形和气味都可以形成条件反射,动物只要看到、嗅到食物,就可以接近食物并吃到食物。另外,当看到危害本身的事物,就可以避开它。因此条件反射极大地增强了机体适应环境的能力。

(三) 人类条件反射的特点

用上述方法同样可以在人类建立条件反射,但人类由于从事社会性的生活与生产实践,促进了大脑皮质的高度发展,从而也促进了语言的发生和发展,因此,人类还能以语言建立条件反射。

条件反射的刺激信号大体上分为两类：一类是现实的具体信号，如灯光、铃声、食物的形状、气味等，它们都是以信号本身的理化性质来发挥刺激作用的，这类信号称为第一信号；另一类是抽象信号，即语言和文字，它们是以信号所代表的含义来发挥刺激作用的。巴甫洛夫认为，能对第一信号发生反应的大脑皮质功能系统，称为第一信号系统，是人类和动物所共有的；而能对第二信号发生反应的大脑皮质功能系统，称为第二信号系统，这是人类所特有的，也是人类区别于动物的主要特征。

第二信号系统是在第一信号系统活动的基础上建立的，是个体在后天发育过程中逐渐形成的。人类由于有了第二信号系统活动，就能借助语言和文字来表达思维，并通过抽象思维进行推理，从而大大扩展了认识的能力和范围，以便认识世界和改造世界。从医学角度来看，由于第二信号系统对人体心理和生理活动都能产生重要影响，所以作为医务工作者应注意语言、文字对患者的作用。临床实践表明，语言运用恰当，可以收到治疗疾病的效果，而运用不当，则可能对患者带来不良后果。

二、学习与记忆

学习和记忆是脑的重要功能之一。学习是指人和动物依赖于经验来改变自身行为以适应环境的神经活动过程，而记忆则是将学习到的信息进行贮存和"再现"的神经活动过程。条件反射的建立就是最简单的学习和记忆过程。

(一) 人类的学习与记忆过程

外界通过感官进入人脑的信息数量非常多，据估计只有1%的信息能较长期地被贮存起来（记忆），而大部分却被遗忘。大脑对信息的贮存要经过多个步骤，可简略地划分为短时性记忆和长时性记忆。在短时性记忆中，信息贮存是不牢固的。例如，刚看过的电话号码，短时间内能记住，但很快便会遗忘，只有反复运用这个号码，则最后才能转入牢固的长时性记忆。

短时性记忆和长时性记忆可进一步分成四个连续的阶段，即感觉性记忆、第一级记忆、第二级记忆和第三级记忆。前两个阶段相当于短时性记忆，后两个阶段相当于长时性记忆。

感觉性记忆是指通过感觉系统获得信息后，首先在脑的感觉区内贮存，这阶段贮存的时间很短，一般不超过1s，如果没有经过处理很快就会消失。如果信息在这阶段经过加工处理，把那些不连续的、先后进来的信息整合成新的连续的印象，就可以从短暂的感觉性记忆转入第一级记忆。信息在第一级记忆中停留的时间仍很短，平均约几秒钟，如果反复运用，信息便在第一级记忆中循环，从而延长信息在第一级记忆中停留的时间，这样就使信息容易转入第二级记忆之中。第二级记忆是一个持久的贮存系统，记忆的时间从数分钟到数年。有些记忆的痕迹，如自己的名字和每日都在进行操作的手艺等，通过长年累月的运用，是不易遗忘的，这一类记忆贮存在第三级记忆中（图10-94）。

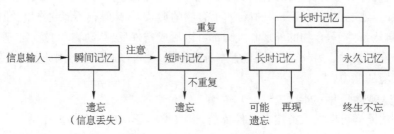

图 10-94 记 忆 的 过 程

(二) 学习和记忆的机制

在神经生理方面,学习和记忆过程需要有众多神经元参与,神经元活动的后放作用可能是感觉性记忆的基础。神经元之间所形成的许多环路,其中海马神经环路(海马→穹窿→下丘脑乳头体→丘脑前核→扣带回→海马)可能与第一级记忆转入第二级记忆有关。在对海马等部位的突触后电生理研究中,可记录到长达数小时、数日甚至数周的长时程增强现象。因此,不少人把它看做是学习与记忆的神经生理学基础。

在神经生化方面,如用嘌呤霉素注入动物的脑内,抑制脑内的蛋白质合成,则动物建立条件反射困难,学习和记忆发生明显障碍,说明学习和记忆与脑内的蛋白质的合成有关。人类的第二级记忆可能与这一类机制关系较大。

在神经解剖方面,永久性的记忆可能与新突触的建立有关。学习和记忆与其相关脑区的突触部位的形态与功能改变关系密切。例如,经迷宫训练的动物,其枕叶皮质锥体细胞上有更多的新突触形成和突触重新排列的现象。实验中观察到,生活在复杂环境中的大鼠,其大脑皮质较厚,而生活在简单环境中的大鼠,则大脑皮质较薄。这说明学习记忆活动多的大鼠,其大脑皮质发达,突触联系也多(图 10-95)。

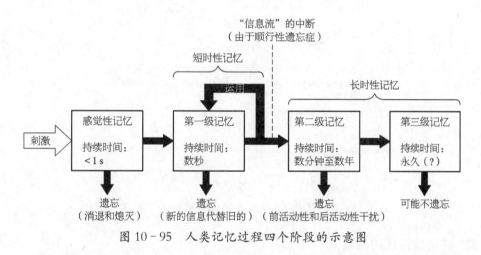

图 10-95 人类记忆过程四个阶段的示意图

三、大脑皮质的电活动

在大脑皮质可记录到两种不同形式的脑电活动,一种是在无明显刺激情况下,大脑皮质经常性地自发地产生的节律性电位变化,称为**自发脑电活动**。这种电活动能在头皮上被记录到,记录到的电位变化称**脑电图**(electroencephalogram, EEG)。

(一) 正常脑电图的波形

正常脑电图的波形大致可分为四类。

1. α波 α波在大脑皮质各区普遍存在,但在枕叶最明显,频率为每秒 8～13 次,波幅为 20～100 μV。α波是成年人处于清醒、安静、闭眼状态时的主要脑电波,睁开眼睛或接受其他刺激时,α波立即消失而呈现快波变化,这一现象称为**α波阻断**。

2. β波 β波在额叶部位较明显,为不规则低幅快波,频率每秒 14～30 次,波幅 5～20 μV,一般在睁眼或接受刺激时出现。

3. θ波 在顶叶和额叶部位记录较明显,频率每秒 4～7 次,波幅 100～150 μV,一般在困倦时出现。

4. δ波　为大的、不规则的慢波,频率每秒 0.5～3 次,波幅 20～200 μV,一般在睡眠时出现。

一般情况下,脑电波随大脑皮质不同的生理情况而变化。当有许多皮质神经元的电活动趋于一致时,就出现低频率高振幅的波形,这种现象称为同步化波(慢波);当皮质神经元的电活动不一致时,就出现高频率低振幅的波形,称为去同步化波(快波)。脑电波由高振幅的慢波转化为低振幅的快波时,表示兴奋过程的增强;反之,由低振幅的快波转化为高振幅的慢波时,则表示抑制过程的加深。

人类脑电图在安静时的主要波形可随年龄而发生变化。在婴幼儿时期,脑电波频率较成人慢,一般常见到 θ 波,10 岁后才逐渐出现 α 波。临床上,癫痫患者或皮质有占位病变(如肿瘤等)的患者,脑电波会发生改变,如癫痫患者常产生异常的高频高幅脑电波,或在高频高幅波后跟随一个慢波的综合波形。因此,利用脑电波改变的特点,并结合临床资料,可用来诊断癫痫或探索肿瘤所在的部位(图 10-96)。

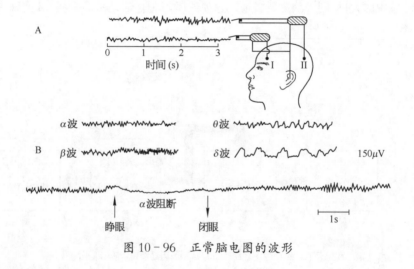

图 10-96　正常脑电图的波形

(二) 脑电波形成的机制

神经元单个的突触后电位变化微弱不足以引起皮质表面的电位改变,必须有大量神经元同时发生突触后电位时,才能同步起来,引起明显的电位改变。研究表明,脑电波节律的形成有赖于皮质下结构,特别是丘脑的活动。如给丘脑非特异投射系统每秒 8～12 次的电刺激,从大脑皮质可引导出同样频率的脑电波变化,类似于 α 波。如果切断与丘脑的联系,则这种脑电活动将大大减弱。当向大脑皮质的传入冲动频率显著增加时,可引起去同步化,出现高频率低振幅的快波;反之,当向大脑皮质的传入冲动减少时,就会引起同步化低频率高振幅的慢波。

(三) 觉醒与睡眠

觉醒与**睡眠**是人体维持生命活动所必需的两个不可分割的生理过程,通常随昼夜节律而交替出现。觉醒时机体能从事各种体力和脑力劳动,灵敏地感知周围环境的各种变化,并能及时适应环境的多种变化。睡眠时机体意识暂时丧失,失去对环境的精确适应能力,表现为各种感觉、骨骼肌反射活动和内脏活动等一系列功能低下、消失或改变。经过睡眠,促进机体的精力和体力的恢复。每日所需要的睡眠时间,依年龄、个体而有不同,成年人每日所需睡眠时间为 7～9 h,老年人需 5～7 h,新生儿需 18～20 h,儿童需要的睡眠时间为 10～12 h。

1. 觉醒 人体的觉醒主要依赖于脑干网状结构上行激活系统的活动来维持。觉醒状态主要表现在脑电觉醒和行为觉醒两个方面。

(1) 脑电觉醒：是指脑电图波形由睡眠时的同步化慢波变为觉醒时的去同步化快波，而在行为上并不一定呈现觉醒状态。

(2) 行为觉醒：是指觉醒时的各种行为表现。如各种感觉灵敏、肌肉的紧张性增高、交感神经系统的活动加强和基础代谢增加等。

2. 睡眠 根据睡眠时脑电图的变化，可将睡眠分为慢波睡眠和快波睡眠两种不同的时相。

(1) 慢波睡眠：脑电波呈现同步化慢波的睡眠时相，称为**慢波睡眠**。慢波睡眠一般表现为：①嗅、视、听和触等感觉功能暂时减退；②骨骼肌反射活动和肌紧张减弱；③伴有一系列自主神经功能的改变，例如血压下降、心率减慢、瞳孔缩小、尿量减少、体温下降、代谢率降低、呼吸变慢、胃液分泌可增多而唾液分泌减少，发汗功能增强等。慢波睡眠时，生长激素分泌明显升高，因此慢波睡眠有利于促进生长，促进体力恢复。

(2) 快波睡眠：脑电波呈现去同步化快波的睡眠时相，称为**快波睡眠**。快波睡眠时各种感觉功能进一步减退，以致唤醒阈提高；骨骼肌反射活动和肌紧张进一步减弱，肌肉几乎完全松弛；常伴有眼球快速运动、部分躯体抽动，因此快波睡眠又称为**异相睡眠**或**快速动眼睡眠**。人类在此睡眠时相还伴有血压升高、心率加快、呼吸加快而不规则等。在快波睡眠期间，如果将其唤醒，被试者往往会报告他正在做梦。快波睡眠是正常生活中所必需的生理活动过程，如连续几日当被试者在睡眠过程中一出现快波睡眠就将其唤醒，剥夺其快波睡眠，则被试者会出现容易激动等心理活动改变以及记忆力和理解力减退。动物实验还发现，异相睡眠期间，脑内蛋白质合成增加。因此一般认为异相睡眠与促进精力的恢复有关，并有利于建立新的突触联系而促进学习和记忆活动。

但是，快波睡眠期间会出现间断的阵发性表现，这可能与某些疾病在夜间发作有关，如心绞痛、哮喘、阻塞性肺气肿缺氧发作等。有人报道，患者在夜间心绞痛发作前常先做梦，梦中情绪激动，伴有呼吸加快、血压升高、心率加快，以致心绞痛发作而觉醒。

(3) 睡眠过程中两个时相互相交替：成年人入睡后，首先进入慢波睡眠，持续 80～120 min 后转入快波睡眠，后者维持 20～30 min 又转入慢波睡眠。整个睡眠过程中，这种转化反复 4～5 次，且越接近睡眠后期，快波睡眠持续时间越长。在成年人，慢波睡眠和快波睡眠均可直接转为觉醒状态，但在觉醒状态下只能先进入慢波睡眠，而不能直接进入快波睡眠。

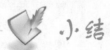

小结

神经系统是人体结构和功能最复杂的系统。人类的神经系统包括位于颅腔和椎管内的脑和脊髓及与之相连的周围神经。神经系统由数以亿万计且相互联系异常密切的神经细胞网络构成。借助于感受器可接受体内和体外的刺激，神经系统调节和控制全身各器官系统的活动，使人体成为一个完整的有机体。神经元和神经胶质细胞是构成神经系统的主要细胞成分。

突触传递是神经系统中信息交流的一种重要方式。一个神经元的轴突末梢与其他神经元的胞体或突起相接触形成的特殊结构称为突触。突触由突触前膜、突触间隙和突触后膜三个部分组成。神经递质是指由突触前神经元合成并在末梢处释放的一些化学物质。神经递质可分为外周神经递质和中枢神经递质两大类。

反射是神经调节的基本方式。反射的结构基础和基本单位是反射弧。反射弧包括感受器、传入神经、神经中枢、传出神经和效应器五个组成部分。神经兴奋传递的特征有单向传递、中枢延搁、总和现象、兴奋节律的改变和对内环境变化的敏感性和易疲劳性。按作用性质可分为兴奋性突触后电位和抑制性突触后电位。

中枢神经系统包括脑和脊髓。脊髓位于椎管内,上端于枕骨大孔处与延髓相连,成年人脊髓下端约平第1腰椎体下缘。脊神经有31对,脊髓的内部结构由灰质和白质两部分组成。灰质围绕在中央管的周围呈"H"形,分前角、后角和侧角。白质位于脊髓灰质周围,以脊髓的纵沟分为三个索,即前索、外侧索和后索。内有上行纤维束,下行纤维束和脊髓固有束。

脑位于颅腔内,可分为端脑、间脑、中脑、脑桥、延髓及小脑。通常把延髓、脑桥、中脑三部分合称为脑干。12对脑神经分别连于脑的不同部位。大脑半球分为5叶。其表面有许多重要沟、回。大脑半球表层的灰质称大脑皮质,深面的白质为髓质。蕴藏在白质深部的灰质团块为基底核。大脑半球的内腔为侧脑室。

脊髓和脑的表面由外向内包有硬膜、蛛网膜和软膜三层被膜。它们对脊髓和脑有保护、支持、营养的作用。脊髓和脑的表面由外向内包有硬膜、蛛网膜和软膜三层被膜。它们对脊髓和脑有保护、支持、营养的作用。脑的动脉供应来自颈内动脉和椎动脉,在脑底形成大脑动脉环。

脊髓作为一个低级中枢,有许多反射活动可以完成。骨骼肌受到外力牵拉而伸长时,可引起受牵拉的肌肉反射性收缩,此种反射称为牵张反射。依据牵拉速度和效应的不同,分为腱反射和肌紧张两种类型。

脑干具有许多重要的内脏活动中枢。心血管运动、呼吸运动、胃肠运动和消化腺分泌等的基本反射中枢都位于延髓。因此,延髓被认为是生命中枢的所在部位。脑桥有角膜反射中枢。中脑有瞳孔对光反射中枢。脑干对肌紧张有重要的调节作用,是大脑皮质觉醒状态的上行网状激动系统。

小脑的功能调节肌张力和协调随意肌运动,对维持身体平衡具有重要的作用。这种小脑损伤后的动作性协调障碍,称为小脑性共济失调。

根据丘脑各部分向大脑皮质投射特征的不同,可把感觉投射系统分为两类,即特异投射系统和非特异投射系统。下丘脑是调节内脏活动的较高级中枢,对摄食行为的调节,对水平衡的调节、对体温的调节以及对情绪反应的影响。

大脑皮质的神经细胞依照一定的规律分层排列并组成一个整体,形成功能定位区。纹状体是皮质下控制躯体运动的重要中枢,它与随意运动的稳定、肌紧张的控制、本体感觉传入信息的处理等都有关系。

痛觉是人体受到伤害性刺激时产生的一种不愉快感觉,通常伴有情绪变化和痛防卫反应。牵涉痛是某些内脏疾病往往引起远隔的体表部位发生疼痛或痛觉过敏的现象。

脊神经共31对,主要分布于躯干和四肢。每对脊神经皆连于一个脊髓段,并分前根和后根。前根为运动性,后根为感觉性,两者在椎间孔处合并后组成的脊神经则为混合性的。脊神经的前支先相互交织形成神经丛,即颈丛、臂丛、腰丛和骶丛,再由各丛发出分支分布到头颈与肢体各部。颈丛的分支有膈神经,臂丛有肌皮神经、正中神经、尺神经、桡神经和腋神经。腰丛有股神经,骶丛有坐骨神经。

脑神经是与脑相连的周围神经,共12对。根据脑神经所含纤维性质的不同,将脑神经分为感觉性神经:第Ⅰ、Ⅱ、Ⅷ对脑神经;运动性神经:第Ⅲ、Ⅳ、Ⅵ、Ⅺ、Ⅻ对脑神经;混合性神经:第Ⅴ、Ⅶ、Ⅸ、Ⅹ对脑神经。含有副交感纤维成分,仅存在于第Ⅲ、Ⅶ、Ⅸ、Ⅹ对脑神经内。

内脏神经主要分布于内脏、心血管、平滑肌和腺体。内脏神经和躯体神经一样,按纤维性质可分为内脏运动神经和内脏感觉神经两种成分。内脏运动神经根据其形态结构、生理及药理特点的不同,分为交感神经和副交感神经两部分。交感神经的低级中枢位于脊髓第1胸段至第3腰段的侧角。其周围部包括交感神经节和交感干。副交感神经低级中枢位于脑干的内脏运动核和脊髓第2~4骶段的骶副交感核。副交感神经节多位于器官附近或器官壁内,故称器官旁节或器官内节(壁内节)。交感神经和副交感神经都是内脏运动神经,常共同支配一个器官,形成对内脏器官的双重神经支配。

自主神经的传出纤维和释放的递质有乙酰胆碱和去甲肾上腺素。在其效应器上有着相应受体,如胆碱能受体 N、M,以及肾上腺素能受体 α、β 等。

由条件刺激引起的反射即称为条件反射。条件反射是高级神经活动的基本方式,是脑的高级功能之一。条件反射是在非条件反射的基础上,个体在生活过程中获得的。

条件反射建立后,如反复用条件刺激而不给予非条件刺激强化,条件反射就会逐渐减弱,最后消失。

第二信号系统,这是人类所特有的,也是人类区别于动物的主要特征。可进行抽象信号,即语言和文字,它们是以信号所代表的含义来发挥刺激作用的。

学习是指人和动物依赖于经验来改变自身行为以适应环境的神经活动过程,而记忆则是将学习到的信息进行贮存和"再现"的神经活动过程。条件反射的建立就是最简单的学习和记忆过程。

觉醒与睡眠是人体维持生命活动所必需的两个不可分割的生理过程,通常随昼夜节律而交替出现。根据睡眠时脑电图的变化,可将睡眠分为慢波睡眠和快波睡眠两种不同的时相。经过睡眠,可促进机体的精力和体力的恢复。

(孔卫兵　施曼娟　李志宏)

第十一章

内分泌系统

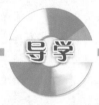

导学

◆ **认知目标**

熟悉：内分泌系统的组成及生理功能；甲状腺的位置、形态结构、分泌的激素及其生理作用；肾上腺皮质分带及各带细胞分泌的激素，糖皮质激素的生理作用；髓质嗜铬细胞的结构和功能；垂体的位置和形态结构特点，其分泌的激素及生理作用；生长素、甲状腺素、糖皮质激素、胰岛素分泌的调节。

◆ **技能目标**

能在模型和标本上辨认内分泌系统各主要器官的位置和形态。能了解人体内主要激素分泌异常的常见疾病的症状与表现，初步认识这些内分泌疾病的发病原因和机制。

第一节 概 述

一、内分泌系统的组成

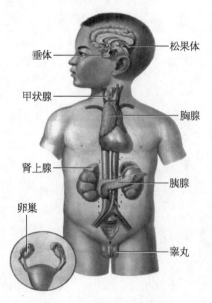

图 11-1 内分泌系统概况

内分泌系统由全身各部的内分泌腺和内分泌组织构成（图 11-1），是神经系统以外的一个重要调节系统，其功能是对机体的新陈代谢、生长发育、生殖系统活动等进行体液调节。

内分泌腺是一种特殊的腺体，体积和重量都很小，无导管，又称无管腺。人体内主要的内分泌腺有垂体、甲状腺、甲状旁腺、肾上腺、胰岛、性腺、松果体和胸腺等。内分泌腺有丰富的血液供应和内脏神经分布，其结构和功能活动有显著的年龄变化。内分泌组织为一些细胞团，分散存在于某些器官内，如胰腺内的胰岛、睾丸内的间质细胞、卵巢内的卵泡和黄体等。由内分泌腺或散在内分泌细胞所分泌的高效能的生物活性物质，经血液或组织液传递而发挥其调节作用，此种化学物质称为**激素**（hormone）。

二、内分泌系统的生理功能

随着内分泌研究的发展，关于激素传递方式的认识逐

312

步深入。大多数激素经血液运输至远距离的靶
细胞而发挥作用，这种方式称为**远距分泌**。某
些激素可不经血液运输，仅由组织液扩散而作
用于邻近细胞，这种方式称为**旁分泌**。如果内
分泌细胞所分泌的激素在局部扩散而又返回作
用于该内分泌细胞而发挥反馈作用，这种方式
称为**自分泌**。另外，下丘脑有许多具有内分泌
功能的神经细胞，这类细胞既能产生和传导神
经冲动，又能合成和释放激素，故称**神经内分泌
细胞**，它们产生的激素称为神经激素。神经激
素可沿神经细胞轴突借轴浆流动运送至末梢而
释放，这种方式称为**神经分泌**（图 11-2）。

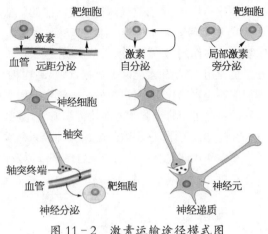

图 11-2 激素运输途径模式图

（一）激素的分类

激素的种类繁多，来源复杂，按其化学性质可分为两大类。

1. 含氮激素

（1）肽类和蛋白质激素：主要有下丘脑调节肽、神经垂体激素、腺垂体激素、胰岛素、甲状旁腺
激素、降钙素以及胃肠激素等。

（2）胺类激素：包括肾上腺素、去甲肾上腺素和甲状腺激素。

体内多数的激素属于含氮激素，此类激素（除甲状腺激素外）易被胃肠道液消化分解而破坏，
用药时不宜口服，一般须用注射。

2. 类固醇（甾体）激素　类固醇激素是由肾上腺皮质和性腺分泌的激素，如皮质醇、醛固酮、雌
激素、孕激素以及雄激素等。另外，胆固醇的衍生物 $1,25$-二羟维生素 D_3 也被作为激素看待。这
类激素不为消化液破坏，可口服应用。

此外，前列腺素广泛存在于许多组织之中，由花生四烯酸转化而成，主要在组织局部释放，可
对局部功能活动进行调节，因此可将前列腺看作一组局部激素。

（二）激素作用的一般特性

激素虽然种类很多，作用复杂，但它们在对靶组织发挥调节作用的过程中，具有某些共同的特点。

1. 激素的信息传递作用　内分泌系统与神经系统一样，是机体的生物信息传递系统，即依靠
激素在细胞与细胞之间进行信息传递。不论是哪种激素，它只能对靶细胞的生理生化过程起加强
或减弱的作用，调节其功能活动。例如，生长素促进生长发育，甲状腺激素增强代谢过程，胰岛素降
低血糖等。在这些作用中，激素既不能添加成分，也不能提供能量，仅仅起着"信使"的作用，将生物
信息传递给靶组织，发挥增强或减弱靶细胞内原有的生理或生化进程的作用。

2. 激素作用的相对特异性　激素释放进入血液被运送到全身各个部位，虽然它们与各处的组
织、细胞有广泛接触，但激素只作用于某些器官、组织和细胞，这称为激素作用的特异性。被激素选
择作用的器官、组织和细胞，分别称为靶器官、靶组织和靶细胞。有些激素专一地选择作用于某一
内分泌腺体，称为激素的靶腺。激素作用的特异性本质在于靶细胞上存在能与该激素发生特异性
结合的受体。激素与受体相互识别，并发生特异性结合，从而发挥生理效应。

3. 激素的高效能生物放大作用　激素在血液中的浓度都很低，一般在纳摩尔（nmol/L），甚至
在皮摩尔（pmol/L）数量级，虽然激素的含量甚微，但其作用却非常明显，这是激素的高效能生物放
大作用。例如 $1\,mg$ 的甲状腺激素可使机体增加产热量约 $4\,200\,000\,J$。若内分泌腺分泌的激素稍

313

有过多或不足,便可引起机体代谢或功能的异常,分别称为内分泌腺功能亢进或功能减退。

4. 激素间的相互作用 体内多种激素其作用各异,但激素之间可互相影响,主要有三种情况:①相互协同作用,如肾上腺素、糖皮质激素、生长素等虽然作用的环节不同,但均能升高血糖;②相互对抗作用,如胰岛素能降低血糖,而胰高血糖素使血糖升高;③允许作用,还有的激素对某一生理反应不起直接作用,但它为另一种激素的作用创造必备条件,如糖皮质激素没有缩血管作用,但有它的存在去甲肾上腺素才能发挥缩血管作用,这称为**允许作用**(permissive action)。

在整体情况下,许多内分泌腺与神经系统紧密联系、相辅相成、共同调节着机体的功能活动,特别在新陈代谢、生殖、生长与发育的调节以及内环境稳态维持等方面内分泌系统起着重要作用。

第二节 下丘脑和垂体

一、下丘脑和垂体的位置和结构

下丘脑位于丘脑的前下方,贴靠颅底中部,前以视交叉为界,下连垂体。由于它与垂体在结构与功能上都有密切的联系,故合称为下丘脑-垂体系统(图 11-3),根据结构的不同和功能特点,又分为下丘脑-腺垂体系统和下丘脑-神经垂体系统。

垂体为位于蝶鞍中央的垂体窝内的横椭圆形小体,直径 1～1.5 cm,重 0.5～0.6 g,是人体内最复杂的内分泌腺。垂体表面覆盖着结缔组织的被膜,下方的实质分为腺垂体和神经垂体两部分。腺垂体可分为远侧部、中间部和结节部,其中远侧部最大,位于垂体的前端,又称垂体前叶。中间部位于远侧部与神经垂体之间,结节部包绕着神经漏斗。神经垂体包括神经部和漏斗部,漏斗部又分为正中隆起和漏斗柄。神经部和中间部共同称为垂体后叶(图 11-4)。

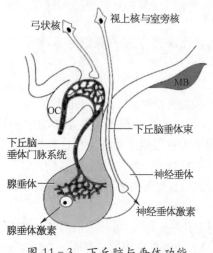

图 11-3 下丘脑与垂体功能
联系示意图

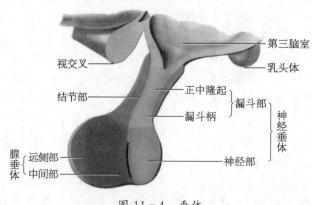

图 11-4 垂体

(一)腺垂体

1. 远侧部 是垂体的主要部分,占垂体体积的 75%。腺细胞排列成团索状或围成小滤泡,细胞之间有丰富的窦状毛细血管和结缔组织。腺垂体主要位于远侧部根据 H-E 染色可将腺细胞分为嗜酸性细胞、嗜碱性细胞和嫌色细胞三种(图 11-5)。嗜酸性细胞分泌的激素有生长素(GH)、

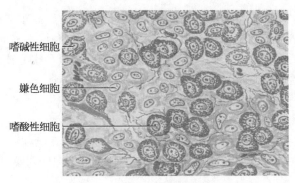

嗜碱性细胞

嫌色细胞

嗜酸性细胞

图 11-5　垂体远侧部细胞模式图

催乳素（PRL）、促黑（素细胞）激素（MSH）。嗜碱性细胞分泌的激素分别有促甲状腺激素（TSH）、促肾上腺皮质激素（ACTH）、促卵泡激素（FSH）和黄体生成素（LH）。

2. 中间部　中间部不发达，约占垂体体积的2%。该部由一些大小不等的滤泡，由立方或柱状细胞围成，腔内有少量的胶质。

3. 结节部　该部有丰富的毛细血管和一些门微静脉。腺细胞较小，沿血管呈索状排列。

（二）神经垂体

神经垂体主要由大量无髓神经纤维和垂体细胞组成，期间有少量结缔组织和丰富的有孔毛细血管。

神经垂体激素由下丘脑视上核与室旁核产生，前者以血管升压素（抗利尿激素）为主，后者以催产素为主，它们均为9个氨基酸的多肽。激素经下丘脑-垂体束运至神经垂体贮存，在适宜刺激下，这两种激素由神经垂体释放进入血液循环。

二、下丘脑与垂体的结构和功能联系

在下丘脑内侧基底部存在"促垂体区"，主要包括正中隆起、弓状核、视交叉上核等部位，这些部位的一些大神经细胞分泌的多种调节肽，经垂体门脉系统运送到腺垂体，调节腺垂体功能，形成下丘脑-腺垂体系统。

下丘脑促垂体区肽能神经元能分泌多种肽类激素，总称为**下丘脑调节肽**。目前已经明确的下丘脑调节肽有9种（表11-1），是根据对腺垂体作用而命名的，主要作用是调节腺垂体的活动。

表 11-1　下丘脑调节肽

种　　类	英文缩写	化学性质	主要作用
促甲状腺激素释放激素	TRH	三肽	促进 TSH 释放，也能刺激 PRL 释放
促肾上腺皮质激素释放激素	CRH	四十一肽	促进 ACTH 释放
促性腺激素释放激素	GnRH	十肽	促进 LH 与 FSH 释放（以 LH 为主）
生长素释放激素	GHRH	四十四肽	促进 GH 释放
生长素释放抑制激素（生长抑素）	GHRIH	十四肽	抑制 GH 释放，对 LH、FSH、TSH、PRL 及 ACTH 的分泌也有抑制作用
促黑（素细胞）激素释放因子	MRF	肽	促进 MSH 释放
促黑（素细胞）激素释放抑制因子	MIF	肽	抑制 MS 释放
催乳素释放因子	PRF	肽	促进 PRL 释放
催乳素释放抑制因子	PIF	多巴胺?	抑制 PRL 释放

下丘脑的视上核和室旁核的神经内分泌细胞,其神经纤维通过漏斗下行至神经垂体,构成下丘脑-垂体束。下丘脑视上核和室旁核的大神经细胞所合成的抗利尿素和催产素沿垂体束纤维的轴浆运输到神经垂体,贮存于神经末梢。当有适宜刺激时,视上核和室旁核的神经元兴奋,冲动沿下丘脑-垂体束到达神经垂体,引起神经末梢释放抗利尿素或催产素。

三、腺垂体激素

腺垂体是体内最重要的内分泌腺。它由不同的腺细胞分泌 7 种激素:生长素、促甲状腺激素、促肾上腺皮质激素、促黑(素细胞)激素、促卵泡激素、黄体生成素和催乳素。

(一)人生长素

人生长素(human growth hormone,hGH)的化学结构与催乳素近似,故生长素有弱催乳素作用,而催乳素有弱生长素作用。不同种类动物的生长素,其化学结构与免疫性质等有较大差别,除猴的生长素外,其他动物的生长素对人无效。近年利用 DNA 重组技术可以大量生产人生长素,供临床应用。

1. 促进生长作用　人生长素的主要作用是促进人体生长发育,对机体各个器官与各种组织均有影响,尤其是骨骼、肌肉及内脏器官的作用更为显著,因此,生长素也称为躯体刺激素。人在幼年时期生长素分泌不足,将出现生长迟缓,身材矮小,称为**侏儒症**;若幼年时期生长素分泌过多,身材过于高大,称为**巨人症**;成年后分泌过多,因骨骺已闭合,长骨不再增长,可刺激手足肢端短骨、面骨及软组织生长异常,出现手足粗大、鼻大唇厚、下颌突出等症状,称为**肢端肥大症**。

2. 对代谢的影响　生长素对代谢的影响较广泛,主要作用有:①促进蛋白质合成,减少蛋白质分解。这是因为它可通过生长介素促进氨基酸进入细胞,促进肌肉、肝、肾、心、脑及皮肤等组织的蛋白质合成增加。②生理水平的生长素可刺激胰岛素分泌,加强糖的利用,但过量的生长素则可抑制糖的利用,使血糖升高,引起垂体性糖尿。③生长素能促进脂肪分解,增强脂肪氧化,使血液中的游离脂肪酸增多。

(二)催乳素

人催乳素的主要作用是促进乳腺发育生长,引起并维持成熟乳腺泌乳。另外,对男性和女性的性腺也有一定的影响。

(三)促甲状腺激素

促甲状腺激素可促进甲状腺激素的合成与释放,并刺激甲状腺组织增生。

(四)促肾上腺皮质激素

促肾上腺皮质激素的主要作用是刺激肾上腺皮质束状带分泌糖皮质激素,并促进肾上腺皮质增生及维持其正常功能和反应性。

(五)促性腺激素

促性腺激素包括促卵泡激素和黄体生成素两种。促卵泡激素在女性刺激卵巢卵泡发育和卵子成熟;在男性也称精子生成素,刺激精曲小管上皮发育和精子的发育与成熟。黄体生成素在女性可促进成熟卵泡排卵及黄体生成并使黄体分泌雌激素和孕激素;在男性称间质细胞刺激素,可刺激睾丸间质细胞分泌雄激素。

(六)促黑激素

促黑激素的靶细胞为黑素细胞,人体的黑素细胞主要分布在皮肤与毛发、眼虹膜和视网膜的色素层等部位,主要作用是促进黑素细胞中的酪氨酸转变为黑色素,使皮肤和毛发等的颜色加深。

（七）腺垂体功能的调节

腺垂体的功能直接受下丘脑控制，同时也受到外周靶腺激素的反馈调节。

1. 下丘脑对腺垂体分泌功能的调节　下丘脑调节肽经垂体门脉系统，调节腺垂体功能，促进或抑制腺垂体分泌相应的激素。

2. 靶腺激素对下丘脑和腺垂体的反馈调节　腺垂体分泌的促激素作用于靶腺（甲状腺、肾上腺皮质、性腺），促进靶腺分泌激素，维持靶腺正常功能，而靶腺激素在血中的浓度，会影响下丘脑-腺垂体的活动。当激素在血中浓度升高时，将反馈于下丘脑和腺垂体，主要是负反馈，使相应的释放激素和促激素分泌减少；反之则增多。因而使靶腺激素维持在血中的正常浓度。

下丘脑促垂体区受中枢神经系统的控制，当内外环境变化时，可反射性地影响下丘脑调节性多肽的分泌，从而影响腺垂体和靶腺的分泌。

四、神经垂体激素

神经垂体不含腺体细胞，不能合成激素。神经垂体激素由下丘脑视上核与室旁核产生，前者以血管升压素（抗利尿激素）为主，后者以催产素为主，它们均为 9 个氨基酸的多肽。激素经下丘脑-垂体束运至神经垂体贮存，在适宜刺激下，这两种激素由神经垂体释放进入血液循环。

（一）血管升压素（抗利尿激素）的功能

血中血管升压素（vasopressin, VP）的浓度很低，对正常血压调节无重要作用，但在脱水或失血时对维持血压起一定作用；血管升压素的主要生理作用是促进肾远曲小管和集合管对水的重吸收，即具有抗利尿作用，又称抗利尿激素（ADH）。

（二）催产素的功能

1. 对乳腺的作用　婴儿吸吮乳头，除引起催乳素分泌增多，同时还引起催产素（OXT）的分泌和释放。催产素引起乳腺腺泡周围的肌上皮细胞收缩，腺泡压力增高，使乳汁从腺泡经输乳管由乳头射出，称为射乳反射。射乳反射是一典型的神经内分泌反射，且易建立条件反射。例如母亲看见婴儿或听见婴儿的哭声，可以引起射乳反射。在射乳反射中促性腺激素释放激素释放减少，从而使哺乳期月经暂停。催产素还有维持哺乳期乳腺不致萎缩的作用。

2. 对子宫的作用　催产素促进子宫收缩，但其对非孕子宫作用较弱，而对妊娠子宫作用较强。雌激素能增加子宫对催产素的敏感性，而孕激素则相反。临近分娩时，子宫肌细胞表面催产素受体数量明显增多，催产素的作用显著增强；在分娩过程中，胎儿刺激子宫颈引起催产素的释放，有助于子宫的进一步收缩。

第三节　松　果　体

松果体（pineal body）为一长 5~8 mm，宽为 3~5 mm 的灰红色椭圆形小体，重 120~200 mg。位于上丘脑缰连合的后上方，以柄附于第三脑室顶的后部（图 11-6）。松果体表面被以由软脑膜延续而来的结缔组织被膜覆盖，被膜随血管伸入实质内，将实质分为许多不规则小叶，小叶主要由松果体细胞、神经胶质细胞和神经纤维等组成。松果体细胞是松果体内的主要细胞。在 H-E 染色标本中，细胞为圆形或不规则形。核大，圆形、不规则形或分叶状，着色浅，核仁明显。胞质呈弱嗜碱性，含有少量脂滴。电镜下，细胞质内有小圆形分泌颗粒，颗粒内含有褪黑激素（melatonin）。

松果体的功能尚不十分了解。一般认为，人的松果体能合成、分泌多种生物胶和肽类物质，主

317

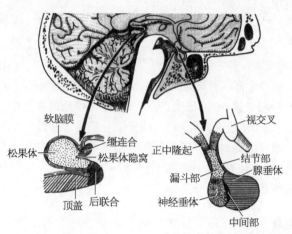

图 11-6 垂体和松果体

要是调节神经的分泌和生殖系统的功能,而这种调节具有很强的生物节律性,并与光线的强度有关。松果体细胞交替性地分泌褪黑激素和 5-羟色胺,有明显的昼夜节律,白昼分泌 5-羟色胺,黑夜分泌褪黑激素,褪黑激素能够影响和干预人类的许多神经活动,如睡眠与觉醒、情绪、智力等,还可能抑制促性腺激素及其释放激素的合成与分泌,对生殖起抑制作用。

第四节 甲 状 腺

一、甲状腺的形态和位置

甲状腺位于颈前部,呈"H"形,分为左、右两个侧叶,中间以甲状腺峡相连。成人的甲状腺重 20~30 g。甲状腺侧叶位于喉下部与气管上部的侧面,上达甲状软骨中部,下至第 6 气管软骨环,后方平对第 5~7 颈椎高度。有些人的峡部可向上伸出一个锥状叶,长短不一,长者可达舌骨(图 11-7)。

二、甲状腺的微细结构

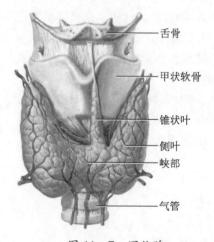

图 11-7 甲状腺

甲状腺表面包有薄层结缔组织被膜,结缔组织伴随着血管和神经深入实质内。实质被结缔组织分隔成若干小叶,内有许多甲状腺滤泡,滤泡上皮由单层立方上皮围成。滤泡上皮细胞是甲状腺激素的合成与释放的部位。甲状腺激素主要有甲状腺素,即四碘甲腺原氨酸(T_4)和三碘甲腺原氨酸(T_3)两种。T_4 数量远远超过 T_3,因此甲状腺分泌的激素主要是 T_4,约占总量的 90% 以上,T_3 的分泌量较少,但 T_3 的生物活性比 T_4 约大 5 倍。甲状腺激素合成的原料有碘和甲状腺球蛋白。甲状腺滤泡间有少量结缔组织、丰富的毛细血管和滤泡旁细胞(图 11-8)。滤泡旁细胞又称 C 细胞,可以分泌降钙素,使血钙浓度降低。

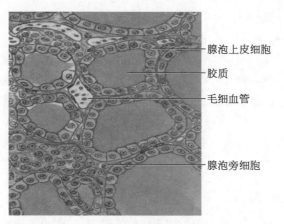

图 11-8 甲状腺的组织结构模式图

三、甲状腺激素生理作用

甲状腺激素的生理作用广泛而复杂,其主要作用是促进机体的新陈代谢和生长发育。

(一)对生长发育的作用

甲状腺素是维持机体正常生长、发育必不可少的激素,特别是对婴儿脑和长骨的生长发育尤为重要。甲状腺激素除了本身对长骨的生长、发育有促进作用外,还促进生长素的分泌,而生长素也有促进长骨的生长作用。先天性或婴幼儿时期甲状腺功能低下,由于缺乏甲状腺激素,造成脑和长骨发育障碍而导致身材矮小、智力低下,称为**呆小症**(克汀病)。在胚胎期如果缺碘造成甲状腺激素合成不足,会引起脑发育明显障碍。

(二)对代谢的作用

1. 产热效应　甲状腺激素可提高绝大多数组织细胞的氧化过程,使人体的耗氧量、产热量和基础代谢率增高,这些作用称为甲状腺激素的**产热效应**。因此,甲状腺功能亢进(甲亢)时,患者因产热量增多,体温偏高,怕热多汗,基础代谢率显著增高;甲状腺功能低下(甲减)时则相反,患者因产热量减少,体温偏低,喜热微寒,基础代谢率降低。因此,测定基础代谢率,有助于了解甲状腺的功能状态。

2. 物质代谢

(1)糖代谢:甲状腺激素具有促进消化道对糖的吸收,增加糖原分解和糖异生作用,所以可以升高血糖,因此甲状腺功能亢进时,血糖可升高,有时可出现糖尿。但是,甲状腺激素还可加强外周组织对糖的利用,又可以降低血糖。

(2)蛋白质代谢:生理剂量的甲状腺激素,可以促进肌肉、肝和肾的蛋白质合成,这对幼年期的生长、发育具有重要意义。但甲状腺激素分泌过多时,则加速蛋白质分解,特别是促进骨骼肌中蛋白分解,因而甲状腺功能亢进患者出现消瘦无力。甲状腺激素分泌不足时,蛋白质合成减少,患者也出现肌肉无力,但此时组织间的黏蛋白增多,黏蛋白可结合大量的正离子和水分子,引起黏液性水肿。

(3)脂肪代谢:甲状腺激素可促进胆固醇的合成,又可加速胆固醇的降解,分解速度超过合成。故甲状腺功能亢进患者往往血胆固醇含量低于正常,而甲状腺功能低下患者血胆固醇则高于正常。

(三)对神经系统的作用

甲状腺激素具有兴奋中枢神经系统的作用。甲状腺功能亢进时,主要表现注意力不集中、烦躁不安、失眠、多愁善感、喜怒无常、肌肉震颤等。甲状腺功能低下时,中枢神经系统兴奋性降低,表

319

现为记忆力减退、说话缓慢、动作迟缓、表情淡漠、终日嗜睡等。

（四）对心血管的作用

甲状腺激素可直接作用于心肌，增加心肌的收缩力，并可增快心率，使心输出量增加。甲状腺功能亢进患者心动过速，严重时可致心力衰竭。对于血管，由于甲状腺激素增加组织的耗氧量而使组织相对缺氧，以至于小血管舒张，外周阻力降低，但同时心输出量增加，所以收缩压升高，舒张压降低，脉压增大。

另外，甲状腺激素能增加食欲，并对男、女性生殖功能均有影响。甲状腺激素分泌过多或过少，均能导致生殖功能的紊乱。

四、甲状腺功能的调节

甲状腺功能活动主要受下丘脑与腺垂体分泌的激素调节，构成下丘脑-腺垂体-甲状腺轴功能单位，还可以进行一定程度的自身调节。

（一）下丘脑-腺垂体-甲状腺功能轴的调节

下丘脑促垂体区分泌的促甲状腺激素释放激素（TRH），可促进腺垂体合成、分泌促甲状腺激素（TSH），促甲状腺激素作用于甲状腺，促进甲状腺腺细胞增生，并使甲状腺激素（T_3、T_4）合成释放增加。

血中游离的 T_3 与 T_4 对腺垂体促甲状腺激素的分泌起经常性反馈调节作用。当血中 T_3 与 T_4 浓度增高时，将负反馈于腺垂体、抑制腺垂体合成分泌促甲状腺激素，促甲状腺激素合成分泌减少，从而使 T_3、T_4 浓度降至正常水平。负反馈调节在维持 T_3、T_4 浓度的相对稳定中起着重要的作用。

（二）自身调节

甲状腺能根据机体碘供应的情况，调整自身对碘的摄取和利用，以及甲状腺激素的合成与释放，称为自身调节。当食物供碘增多时，甲状腺摄碘减少，合成甲状腺激素减少；相反，供碘不足时，甲状腺摄碘增多，合成甲状腺激素增多；这样使 T_3、T_4 合成分泌相对稳定。如果长期缺碘、超过自身调节的限度，使 T_3、T_4 合成减少，对腺垂体的负馈作用减弱，使 TSH 分泌增多，甲状腺细胞增生，甲状腺肿大，如地方性甲状腺肿。

第五节　甲　状　旁　腺

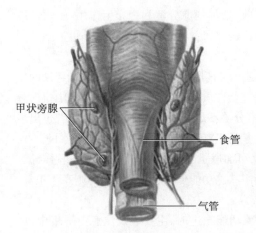

甲状旁腺

食管

气管

图 11-9　甲状旁腺

一、甲状旁腺的形态和位置

甲状旁腺有上、下两对，呈扁椭圆形，棕黄色，似黄豆大小。位于甲状腺左、右叶的背面，通常靠近甲状腺两侧叶的后缘（图 11-9）。

二、甲状旁腺的微细结构

甲状旁腺的表面包有薄层结缔组织被膜，实质内腺细胞排列成索状或团块状，期间有少量结缔组织和丰富的有孔毛细血管。腺细胞可分为主细胞和嗜酸性细胞两种，其中主细胞分泌甲状旁腺激素。

三、甲状旁腺素的生理作用

甲状旁腺素主要的生理作用是升高血钙,降低血磷,这一作用是通过三条途径来实现的。

(一) 对骨的作用

甲状旁腺素能动员骨钙入血,使血钙升高。

(二) 对肾的作用

甲状旁腺素能促进远曲小管对钙的重吸收,又能抑制近曲小管对磷酸盐的重吸收,从而增加尿磷排出,减少尿钙排出,起到保钙排磷的作用。

(三) 对消化道的作用

可促进肠道吸收钙,使血钙升高。

四、甲状旁腺素的调节

甲状旁腺素分泌主要受血钙浓度的调节,血钙升高,甲状旁腺素分泌减少,血钙降低则分泌增多。此外,血磷升高可通过降低血钙而刺激甲状旁腺素分泌。

第六节　肾　上　腺

一、肾上腺的形态和位置

肾上腺位于左、右肾的上内方,是人体重要的内分泌腺,左、右各一,左肾上腺近似半月形,右肾上腺呈三角形(图 11-10),与肾共同被包裹在肾筋膜内。肾上腺实质分为皮质和髓质两部分。

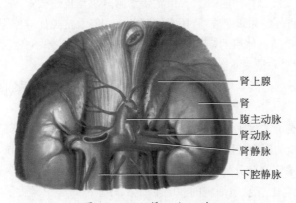

图 11-10　肾　上　腺

二、肾上腺的微细结构

肾上腺表面包有结缔组织被膜,少量结缔组织伴随着血管和神经深入腺实质。实质由周围的皮质和中央的髓质构成,两者在发生、结构和功能上均不相同。

(一) 皮质

皮质约占肾上腺体积的 80%。根据皮质细胞的形态和排列特征,可将皮质分为三个带,即球状带、束状带和网状带,三个带之间无截然界限(图 11-11)。

1. **球状带**　约占皮质体积的 15%。腺细胞排列成球团状,细胞球团之间有血窦。球状带细胞

321

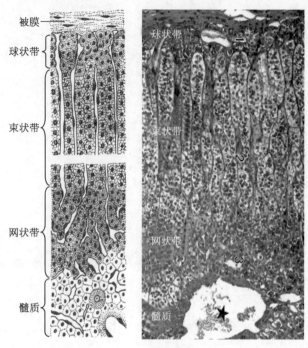

图 11-11 肾上腺组织结构

分泌盐皮质激素(mineralocorticoid),主要是醛固酮,能促进肾远曲小管和集合管重吸收 Na^+ 及排出 K^+,维持血容量于正常水平。

2. 束状带 约占皮质总体积的78%。束状带细胞分泌糖皮质激素,主要为皮质醇。糖皮质激素可促使蛋白质及脂肪分解并转变成糖,还有抑制免疫应答及抗炎症等作用。

3. 网状带 约占皮质总体积的7%。该带与髓质交界处常参差不齐。网状带细胞主要分泌雄激素,也分泌少量雌激素和糖皮质激素。

肾上腺皮质细胞分泌的激素均属类固醇,都具有类固醇激素分泌细胞的超微结构特点。

(二)髓质

髓质主要由排列成条索状或团状的髓质细胞组成。细胞体积较大,呈多边形,核圆,着色浅,胞质嗜碱性。如用含铬盐的固定液固定标本,胞质内可见黄褐色的嗜铬颗粒,故将髓质细胞称为嗜铬细胞(图 11-12)。嗜铬细胞分为两种。一种为肾上腺素细胞,颗粒内含肾上腺素(adrenaline),此种细胞数量多,占人肾上腺髓质细胞的80%以上。另一种为去甲肾上腺素细胞,颗粒内含去甲

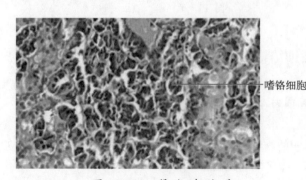

图 11-12 肾上腺髓质

肾上腺素(noradrenaline)。肾上腺素和去甲肾上腺素为儿茶酚胺类物质。肾上腺素使心率加快、心脏和骨骼肌的血管扩张;去甲肾上腺素使血压增高,心脏、脑和骨骼肌内的血流加速。

三、肾上腺的生理功能

(一) 肾上腺皮质的功能

肾上腺皮质分泌的皮质激素分为三类,即盐皮质激素、糖皮质激素和性激素。各类皮质激素是由肾上腺皮质不同层上皮细胞所分泌,见表 11-2。

表 11-2 肾上腺皮质激素

组织学位置	分泌的激素	对代谢的作用
球状带	盐皮质激素(主要是醛固酮)	调节水盐代谢
束状带	糖皮质激素(主要为皮质醇)	调节糖、脂肪、蛋白质代谢
网状带	性激素[主要为脱氢异雄酮(DHA)]	肾上腺雄激素

1. 糖皮质激素的生物学作用

(1) 对物质代谢的作用:①糖代谢:糖皮质激素是调节机体糖代谢的重要激素之一,它促进糖异生,升高血糖。另外使外周组织对葡萄糖的摄取、利用减少,促使血糖升高。如果糖皮质激素分泌过多,可引起血糖升高,甚至出现糖尿。②蛋白质代谢:糖皮质激素促进肝外组织,特别是肌肉组织蛋白质分解,糖皮质激素分泌过多时,出现消瘦、皮肤变薄、骨质疏松等。③脂肪代谢:糖皮质激素促进脂肪分解,使血液中游离脂肪酸增多。当肾上腺皮质功能亢进时,或过多使用糖皮质激素的患者,四肢脂肪分解加强,而面部和躯干合成增加,出现面圆、背厚而四肢消瘦的特殊体型,称为"向心性肥胖"。

(2) 对水盐代谢的作用:糖皮质激素有较弱的保钠排钾作用。另外,还可增加肾小球滤过率,有利于水的排出。肾上腺皮质功能不足患者,排水能力明显降低,严重时可出现"水中毒",补充适量的糖皮质激素可缓解。

(3) 在应激反应中的作用:当机体受到各种有害刺激,如创伤、失血、感染、中毒、缺氧、饥饿、疼痛、寒冷、精神紧张等,血中促肾上腺皮质激素和糖皮质激素增多,这一反应称为**应激反应**。大剂量糖皮质激素具有抗炎、抗毒、抗过敏、抗休克等药理作用。

(4) 对其他组织器官的作用:①血细胞:糖皮质激素可增强骨髓的造血功能,使血液中的红细胞、血小板和中性粒细胞的数量增加;同时促使附着在小血管壁边缘的中性粒细胞进入血液循环中,使中性粒细胞增多;抑制淋巴细胞 DNA 的合成过程以及增强巨噬细胞吞噬和分解嗜酸性粒细胞的作用而使淋巴细胞和嗜酸性粒细胞减少。②心血管系统:糖皮质激素能增强血管平滑肌对儿茶酚胺的敏感性,对维持正常血压有重要意义;另外糖皮质激素能降低毛细血管的通透性,有利于维持血容量。③消化系统:糖皮质激素能增加胃酸分泌和胃蛋白酶的生成,并使胃黏膜的保护和修复功能降低。因此长期服用糖皮质激素,可诱发和加剧胃溃疡,应予以注意。④神经系统:糖皮质激素能提高中枢神经系统的兴奋性。肾上腺皮质功能亢进的患者可出现失眠、烦躁不安、注意力不集中等症状。

2. 糖皮质激素分泌调节 糖皮质激素分泌调节与甲状腺功能调节类似,主要受下丘脑-腺垂体-肾上腺皮质功能轴活动的调节及糖皮质激素反馈性调节。

下丘脑促垂体区合成分泌促肾上腺皮质激素释放激素(CRH),通过垂体门脉系统,促进腺垂体分泌促肾上腺皮质激素(ACTH),ACTH 促进肾上腺皮质束状带和网状带生长发育,并促进肾上腺皮质分泌糖皮质激素。当血中糖皮质激素浓度升高时,可抑制腺垂体分泌 ACTH,使 ACTH

合成、分泌减少，这是糖皮质激素对腺垂体的负反馈作用。另外糖皮质激素也可抑制下丘脑分泌CRH，ACTH 可反馈抑制下丘脑合成分泌 CRH。

综上所述，糖皮质激素的分泌受 ACTH 的影响。而 ACTH 一方面受下丘脑的 CRH 的促进作用，另一方面受糖皮质激素的反馈调节，从而维持了血中糖皮质激素的相对稳定。

由于血液中的糖皮质激素对腺垂体和下丘脑存在着负反馈作用，因此临床长期大剂量使用糖皮质激素的患者，可出现肾上腺皮质逐渐萎缩，如突然停药，将会引起肾上腺皮质功能不全的症状。所以，在治疗中不能骤停，应该逐渐减量或间断给促肾上腺皮质激素的方法，以防止肾上腺皮质萎缩。

(二) 肾上腺髓质的功能

肾上腺髓质分泌的激素包括肾上腺素和去甲肾上腺素。肾上腺素和去甲肾上腺素属于儿茶酚胺类化合物。血液中的肾上腺素和去甲肾上腺素主要来自肾上腺髓质。

1. 肾上腺髓质激素的作用　肾上腺髓质激素对心血管、内脏平滑肌的作用已在有关章节叙述。对神经系统和代谢的作用：肾上腺髓质激素可提高中枢神经系统的兴奋性，使机体反应灵敏，警觉性提高。对物质代谢的作用：可促进肝糖原、肌糖原分解，使血糖升高；加速分解脂肪，血中脂肪酸增多，为骨骼肌、心肌等活动提供更多的能量。肾上腺素对代谢的作用比去甲肾上腺素的作用稍强。

2. 肾上腺髓质激素分泌调节　肾上腺髓质受交感神经节前纤维支配，当交感神经兴奋时，肾上腺髓质激素分泌，称为交感-肾上腺髓质系统。当机体内外环境急剧变化时，如剧烈运动、创伤、寒冷、恐惧等紧急情况，交感-肾上腺髓质系统活动增强，肾上腺素、去甲肾上腺素分泌增多，而产生机体适应性反应，称为**应急反应**。"应急反应"和"应激反应"的概念是不同的，但是两者又有功能联系。"应急"和"应激"的刺激相同，应急反应是通过交感-肾上腺髓质系统调节机体各种功能活动加强，以适应环境的急骤变化。应激反应是通过促肾上腺皮质激素和糖皮质激素增加，以增加人体对有害刺激的耐受力。

第七节　胰　岛

人类的胰岛细胞按其染色和形态学特点主要分为 A、B、D、PP 四种细胞。A 细胞又称甲细胞、α 细胞，约占胰岛细胞总数的 25%，A 细胞分泌**胰高血糖素**（glucagon）。B 细胞又称乙细胞、β 细胞，约占胰岛细胞总数的 70%，B 细胞分泌**胰岛素**（insulin）。D 细胞又称丁细胞、δ 细胞，约占胰岛细胞总数的 5%，D 细胞分泌生长抑素。PP 细胞又称 F 细胞，分泌胰多肽。

一、胰岛素的生物学作用及分泌调节

胰岛素是促进合成代谢、调节血糖稳定的主要激素。

(一) 胰岛素的生物学作用

1. 对糖代谢的调节　胰岛素促进组织、细胞对葡萄糖的摄取和利用，加速葡萄糖合成为糖原，贮存于肝和肌肉中，并抑制糖异生，促进葡萄糖转变为脂肪酸，贮存于脂肪组织，导致血糖水平下降。胰岛素缺乏时，血糖浓度升高，如超过肾糖阈，导致尿糖升高，引起糖尿病。

2. 对脂肪代谢的调节　胰岛素促进肝合成脂肪酸，然后转运到脂肪细胞贮存。在胰岛素的作用下，脂肪细胞也能合成少量的脂肪酸。胰岛素缺乏时，出现脂肪代谢紊乱，脂肪分解增强，血脂升高，加速脂肪酸在肝内氧化，生成大量酮体，由于糖氧化过程发生障碍，不能很好地处理酮体，以致引起酮血症与酸中毒。

3. 对蛋白质代谢的调节　胰岛素促进蛋白质合成过程，还可抑制蛋白质分解和糖原（肝糖）异生。由于胰岛素能增强蛋白质的合成过程,所以它对机体的生长也有促进作用,但胰岛素单独作用时,对生长的促进作用并不很强,只有与生长素共同作用时,才能发挥明显的效应。

(二) 胰岛素分泌的调节

1. 血糖的作用　血糖浓度是调节胰岛素分泌的最重要因素,当血糖浓度升高时,胰岛素分泌明显增加,从而促进血糖降低。

2. 氨基酸和脂肪酸的作用　许多氨基酸都有刺激胰岛素分泌的作用,其中以精氨酸和赖氨酸的作用最强。

3. 胃肠激素的作用　影响胰岛素分泌的激素主要有胃肠激素,如胃泌素、促胰液素、胆囊收缩素和糖依赖性胰岛素释放肽(抑胃肽)都有促进胰岛素分泌的作用。

4. 神经调节　胰岛受迷走神经与交感神经支配。刺激迷走神经,可直接促进胰岛素的分泌。交感神经兴奋时,则抑制胰岛素的分泌。

二、胰高血糖素的生物学作用及分泌调节

(一) 胰高血糖素的主要作用

与胰岛素的作用相反,胰高血糖素是一种促进分解代谢的激素。胰高血糖素具有很强的促进糖原分解和糖异生作用,使血糖明显升高。胰高血糖素可激活肝细胞的磷酸化酶,加速糖原分解。糖异生增强是因为激素加速氨基酸进入肝细胞,并激活糖异生过程有关的酶系。胰高血糖素还可激活脂肪酶,促进脂肪分解,同时又能加强脂肪酸氧化,使酮体生成增多。胰高血糖素产生上述代谢效应的靶器官是肝,切除肝或阻断肝血流,这些作用便消失。另外,胰高血糖素可促进胰岛素和胰岛生长抑素的分泌。

(二) 胰高血糖素分泌的调节

影响胰高血糖素分泌的因素很多,血糖浓度是重要的因素。血糖降低时,胰高血糖素分泌增加;血糖升高时,则胰高血糖素分泌减少。大部分氨基酸,尤其是精氨酸可促使胰高血糖素分泌增加;相反,脂肪酸则促使胰高血糖素分泌减少。

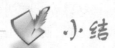

小结

内分泌系统由全身各部的内分泌腺和内分泌组织构成,对机体的新陈代谢、生长发育、生殖系统活动等进行体液调节。

下丘脑与垂体形成下丘脑-垂体系统。下丘脑促垂体区肽能神经元能分泌 9 种下丘脑调节肽,主要作用是调节腺垂体的活动。

腺垂体分泌 7 种激素。神经垂体不能合成激素。神经垂体激素由下丘脑产生,为血管升压素和催产素。

松果体主要是调节神经的分泌和生殖系统的功能。

甲状腺位于颈前部,分为左、右两个侧叶。甲状腺激素主要作用是促进机体的新陈代谢和生长发育。

甲状旁腺产生的甲状旁腺激素主要生理作用是升高血钙,降低血磷。

肾上腺位于左、右肾的上内方,肾上腺皮质细胞分泌的激素均属类固醇,即盐皮质激素、糖皮质激素和性激素。肾上腺髓质分泌肾上腺素和去甲肾上腺素。

胰岛素是促进合成代谢、调节血糖稳定的主要激素。

(王新艳　李芳兰)

第十二章

能量代谢和体温

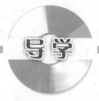

导学

◆ **认知目标**

掌握:能量代谢和体温相关的概念及影响因素。

◆ **技能目标**

知道体温的测量部位与正常值,学会几种人体发热时的物理降温方法。

第一节 能量代谢

新陈代谢是机体生命活动的基本特征,新陈代谢包括**物质代谢**与**能量代谢**。

糖、脂肪、蛋白质三种营养物质,经消化转变成为可吸收的小分子营养物质而被吸收入血。在细胞中,这些营养物质经过同化作用(合成代谢),构筑机体的组成成分或更新衰老的组织;同时经过异化作用(分解代谢)分解为代谢产物。合成代谢和分解代谢是物质代谢过程中互相联系的、不可分割的两个侧面。

在分解代谢过程中,营养物质蕴藏的化学能便释放出来。这些化学能经过转化,便成为机体各种生命活动的能源,所以说分解是代谢的放能反应。而在合成代谢过程中,需要供给能量,因此是吸能反应。可见,在物质代谢过程中,物质的变化与能量的代谢是紧密联系着的。生物体内物质代谢过程中所伴随的能量释放、转移和利用等,称为**能量代谢**(energy metabolism)。能量的计量单位是焦耳(J)或千焦耳(kJ)。

机体所需的能量来源于食物中的糖、脂肪和蛋白质。这些能源物质分子结构中的碳氢键蕴藏着化学能,在氧化过程中碳氢键断裂,生成二氧化碳和水,同时释放出蕴藏的能量。这些能量的50%以上迅速转化为热能,用于维持体温,并向体外散发。其余部分则以高能磷酸键的形式贮存于体内,供机体利用。体内最主要的高能磷酸键化学物是腺苷三磷酸(ATP)。此外,还可有高能硫酯键等。机体利用 ATP 去合成各种细胞组成分子、各种生物活性物质和其他一些物质;细胞利用 ATP 去进行各种离子和其他一些物质的主动转运,维持细胞两侧离子浓度差所形成的势能;肌肉还可利用 ATP 所载荷的自由能进行收缩和舒张,完成多种机械功。总的看来,除骨骼肌运动时所完成的机械功(外功)以外,其余的能量最后都转变为热能。例如心肌收缩所产生的势能(动脉血压)与动能(血液流速),均于血液在血管内流动过程中,因克服血流内外所产生的阻力而转化为热能。在人体内,热能是最"低级"形式的能,热能不能转化为其他形式的能,不能用来作功。

一、能量代谢测定的原理和方法

人体的能量代谢遵循能量守恒定律,即在整个能量转化过程中,机体所利用的蕴藏于食物中的化学能与最终转化成的热能和所做的外功,按能量来折算是完全相等的。因此,测定在一定时间内机体所消耗的食物,或者测定机体所产生的热量与所做的外功,都可测算出整个机体的能量代谢率(单位时间内所消耗的能量)。

测定整个机体单位时间内发散的总热量,通常有两类方法:直接测热法和间接测热法。

(一) 直接测热法

直接测热法(direct calorimetry)是测定整个机体在单位时间内向外界环境发散的总热量。此总热量就是能量代谢率。如果在测定时间内做一定的外功,应将外功(机械功)折算为热量一并计入。

直接测热法的设备复杂,操作繁琐,使用不便,因而极少应用。一般都采用间接测热法。

(二) 间接测热法

在一般化学反应中,反应物的量与产物量之间呈一定的比例关系,这就是定比定律。间接测热法(indirect calorimetry)的基本原理就是利用这种定比关系,查出一定时间内整个人体中氧化分解的糖、脂肪、蛋白质各有多少,然后据此计算出该段时间内整个机体所释放出来的热量。为此,要了解或估计机体的能量代谢情况,先掌握以下几个基本概念显然是有帮助的。

1. **食物的热价**　将 1 g 食物氧化(或在体外燃烧)时所释放出来的能量称为食物的**热价**(thermal equivalent of food)。食物的热价分为物理热价和生物热价。前者指食物在体外燃烧时释放的热量,后者系食物经过生物氧化所产生的热量。糖(或脂肪)的物理热价和生物热价是相等的,而蛋白质的生物热价则小于它的物理热价。因为蛋白质在体内不能被彻底氧化分解,它有一部分主要以尿素的形式从尿中排泄的缘故。三种营养物质在物理热价和生物热价见表 12-1。

表 12-1　三种营养物质氧化时的几种数据

类别	热价(kJ/g)		耗氧量(L/g)	二氧化碳产量(L/g)	呼吸商	氧热价(kJ/L)
	物理热价	生物热价				
糖	17.25	17.25	0.83	0.83	1.00	21.1
脂肪	39.75	39.75	2.03	1.43	0.71	19.7
蛋白质	23.43	17.99	0.95	0.76	0.80	18.8

2. **食物的氧热价**　某营养物质被氧化时,消耗 1 L 氧所产生的热量称为该物质的氧热价(thermal equivalent of oxygen)。三种营养物质各自的氧热价见表 12-1。

3. **呼吸商**　营养物质在体内被氧化时,同一时间内机体呼出的二氧化碳的量与吸入的氧气量的比值称为**呼吸商**(respiratory quotient,RQ)。糖的呼吸商为1,脂肪的呼吸商为0.71,蛋白质的呼吸商为0.80,摄取混合食物时,呼吸商常在0.85左右。测定机体总的呼吸商值,可以估计在单位时间内,机体氧化营养物质的种类和它们的大致比例。若能量主要来自葡萄糖的氧化,呼吸商则接近于1.00;若主要是脂肪,呼吸商则接近于0.71;在一般情况下,体内能量主要来自糖和脂肪的氧化,蛋白质的代谢可忽略不计。为了计算方便,可根据糖和脂肪按不同比例混合氧化时所产生的二氧化碳量以及消耗氧气的量计算出相应的呼吸商称**非蛋白呼吸商**(nonprotein respiratory quotient,NPRQ)(表 12-2)。

327

表 12 – 2　非蛋白呼吸商和氧热价

非蛋白呼吸商	氧化百分比		氧热价(kJ/L)
	糖(%)	脂肪(%)	
0.71	1.10	98.9	19.64
0.75	15.6	84.4	19.84
0.80	33.4	66.6	20.10
0.81	36.9	63.1	20.15
0.82	40.3	59.7	20.20
0.83	43.8	56.2	20.26
0.84	47.2	52.8	20.31
0.85	50.7	49.3	20.36
0.86	54.1	45.9	20.41
0.87	57.5	42.5	20.46
0.88	60.8	39.2	20.51
0.89	64.2	35.8	20.56
0.90	67.5	32.5	20.61
0.95	84.0	16.0	20.87
1.00	100.0	0.0	21.13

4. 能量代谢率的简易计算方法　在劳动卫生和临床工作实践中,可以采用下列几步来简易测算能量代谢率。

(1) 测定单位时间内的耗氧量和二氧化碳产生量,并据此算出呼吸商。测定耗氧量和二氧化碳产生量的方法有两种:①闭合测定法,令受试者呼吸密闭容器中的氧气,呼出气中的二氧化碳被其中的吸收剂所吸收。根据容器中的氧气的减少量算出单位时间内的耗氧量。根据实验前后二氧化碳吸收剂的重量差,也可算出单位时间内二氧化碳的产生量。通常应用代谢测定仪测量(一般为 6 min)的耗氧量。②开放测定法(气体分析法),指正常呼吸时,采集受试者一定时间内的呼出气,测定呼出气量并分析呼出气中氧气和二氧化碳的容积百分比,依据吸入气(空气)与呼出气中的氧气和二氧化碳的容积百分比的差值,可算出该时间内的耗氧量和二氧化碳产生量。

(2) 以算出的呼吸商作为非蛋白呼吸商,从非蛋白呼吸商与氧热价对应关系表(表 12 – 2)中查得相应的氧热价。

(3) 利用公式:产热量＝氧热价(kJ/L)×耗氧量(L),求出单位时间内的产热量,即能量代谢率。这一简便计算结果与实际精确计算结果颇为相近,误差小于 1‰或 2‰。另一种更简便的方法是测出一定时间内的耗氧量,把受试者的混合膳食 NPRQ 定为 0.82,其氧热价为 20.19(kJ/L)代入上述公式即可求得。

二、影响能量代谢的因素

(一) 肌肉活动

肌肉活动对能量代谢的影响最为显著。机体任何轻微的活动都可提高代谢率。运动强度愈大,耗氧量就愈多,能量消耗也愈多。机体耗氧量的增加与肌肉活动的强度呈正比关系。耗氧量最

多可达安静时的 $10\sim20$ 倍。所以,能量代谢率可作为评价劳动强度的指标。需要指出的是,即使没有发生明显的躯体活动,维持一定程度的肌紧张和保持一定的姿势也要消耗一定的能量。表 $12-3$ 为不同活动状态时的能量代谢率。

表 12-3　不同活动状态时的能量代谢率

机体的状态	平均产热量/$(kJ \cdot m^{-2} \cdot min^{-1})$	机体的状态	平均产热量/$(kJ \cdot m^{-2} \cdot min^{-1})$
躺卧	2.73	扫地	11.37
开会	3.40	打排球	17.05
擦窗户	8.30	打篮球	24.22
洗衣	9.89	踢足球	24.98

(二) 精神活动

人体处于激动、恐惧和焦虑等紧张情况下,能量代谢往往显著升高。一方面是骨骼肌紧张性增加,使产热增加。另一方面是交感神经兴奋引起肾上腺髓质和甲状腺分泌激素增多,这些激素可以广泛地促进细胞代谢,增加机体产热。

(三) 食物的特殊动力效应

在进食后 $1\sim2\,h$,即使人体处于安静状态,也会出现一种"额外"的产热效应,使代谢率增加。这种由食物引起机体额外产生热量的现象称为**食物的特殊动力效应**(specific dynamic action of food)。这种食物的特殊动力效应以食物中蛋白质作用最明显,可"额外"多消耗体内能量占摄入蛋白质所含热量的 30% 左右,并且持续 $3\sim12\,h$;而食物中含糖或脂肪较多时,额外产热量达 4%~6%,一般持续 $2\sim3\,h$;一般混合食物的产热量约为 10%。

目前认为,进食后的"额外"热量可能来源于肝脏处理蛋白质分解产物时"额外"消耗的能量,特别是与氨基酸的氧化脱氨基作用有关。由于这种特殊产生的热能不能作功,而仅为维持体温。在调配饮食时,应考虑这部分能量的消耗,给予相应的补充。

(四) 环境温度

安静时的能量代谢,在 $20\sim30\ ℃$ 的环境中水平较低,也最为稳定;环境温度过低时,由于寒冷刺激反射性引起肌紧张增强和肌肉出现战栗反应,机体能量代谢就会增加;环境温度过高时,体内生化反应速度加快以及出汗、呼吸和心脏活动加强等原因也使能量代谢增加。

三、基础代谢

基础代谢(basal metabolism)是指人体基础状态下的能量代谢。**基础代谢率**(basal metabolism rate, BMR)是指单位时间内的基础代谢,即在基础状态下,单位时间内的能量代谢。所谓基础状态是指人体处在清醒、安静,排除肌肉活动、环境温度、食物及精神紧张等影响因素的状态。临床上测定 BMR 的条件有:①清晨空腹(即食后 $12\sim14\,h$);②平卧使全身肌肉放松;③受试者摒除紧张、焦虑和恐惧心理;④室温保持在 $20\sim25\ ℃$ 等条件下进行。在基础状态下,体内能量消耗仅用于维持心跳和呼吸等一些基本的生命活动,这时的能量代谢较稳定。

实验证明,能量代谢率与体表面积基本上成正比。因此,为了比较不同个体之间的能量代谢情况,基础代谢率通常以 $kJ/(m^2 \cdot h)$ 表示。我国人的体表面积可应用下列计算公式推算:

$$体表面积(m^2) = 0.006\,1 \times 身高(cm) + 0.012\,8 \times 体重(kg) - 0.152\,9$$

329

在实际应用中,还可根据身高和体重在体表面积测算图(图12-1)中直接连线查出。使用时将受试者的身高和体重两点连成一直线,该直线与体表面积尺度交点的数值就是该人体的体表面积。我国人体正常的基础代谢率平均值见表12-4。

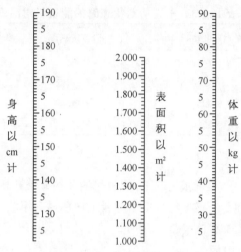

图 12-1 体表面积测算图

表 12-4 我国人体正常的基础代谢率平均值[kJ/(m²·h)]

性别	年龄/岁						
	11~15	16~17	18~19	20~30	31~40	41~50	50 以上
男性	195.5	193.4	166.2	157.8	158.7	154.1	149.1
女性	172.5	181.7	154.1	146.5	146.4	142.4	138.6

测得的基础代谢率数值同正常平均值相比较,若相差在±(10%~15%)之内,都属于正常。如果相差超过±20%时才有临床参考意义。测定 BMR 是诊断甲状腺疾病的重要辅助方法。甲状腺功能亢进时,BMR 可比正常值高出 25%~80%,相反,甲状腺功能减退时,BMR 将比正常值低20%~40%。其他疾病如糖尿病、肾上腺皮质功能亢进常伴有 BMR 的增高,肾上腺皮质功能和脑垂体功能低下时,则伴有 BMR 的降低。发热时 BMR 也会升高,体温每升高 1 ℃,BMR 一般将升高 13%左右。

第二节 体温及其调节

体温(body temperature)是指机体深部组织的平均温度。人和高等动物的体温是相对稳定的,故称恒温动物。体温和体表温度是完全不同的两个概念。体表温度容易随环境温度变化而变化,各部位的皮肤温度也不一样,越向肢体远端温度越低。正常人体的体温维持在 37 ℃左右,这是机体进行新陈代谢和生命活动的必要条件。

一、人体的正常体温及生理变动

(一) 正常体温

临床上通常用口腔温度、直肠温度和腋窝温度来代表体温。直肠温度的正常值为 36.9~

37.9℃,但易受下肢温度影响。当下肢冰冷时,由于下肢血液回流至髂静脉时的血液温度较低,会降低直肠温度;口腔温度(舌下部)平均比口腔温度低0.3℃,但它易受经口呼吸、进食和喝水等影响;腋窝温度平均比口腔温度低0.4℃,但由于腋窝不是密闭体腔,易受环境温度、出汗和测量姿势的影响,不易正确测定。

一般情况下,人体体温低于34℃可引起意识的丧失,低于25℃可能使心跳停止或发生室颤;而体温高于42℃时,可引起细胞实质损害,当超过45℃时将有生命危险。

(二) 体温的生理变动

1. 昼夜变化 在一昼夜中,正常人体温呈周期性波动。清晨2~6时最低,午后2~6时最高,但波动幅度一般不超过1℃。这种昼夜周期性波动称为昼夜节律(circadian rhythm)。体温的昼夜节律是受下丘脑控制的,通常认为下丘脑的视交叉上核可能存在控制机体各种昼夜节律包括体温昼夜节律的生物钟(biological clock)。

2. 性别 成年女性的平均体温比男性高0.3℃左右。生育年龄女性的基础体温在月经周期中也有规律性的波动。月经期和排卵前期体温较低,排卵日最低,排卵后期体温升高0.2~0.5℃,直到下次月经来潮(图12-2)。因此,测定成年女子的基础体温有助于确定受试者有无排卵和排卵日期。排卵后体温升高可能是孕激素作用的结果。

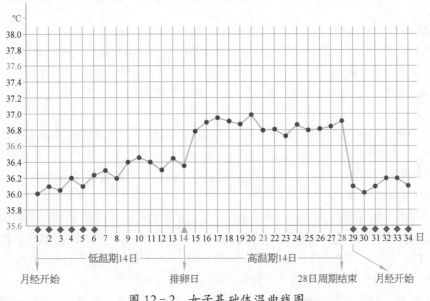

图12-2 女子基础体温曲线图

3. 年龄 体温与年龄有关。婴幼儿的体温调节能力差,其体温易受环境温度的影响而变动。老年人代谢率降低,体温较低,环境温度下降时调节能力较差,应注意保暖。

4. 肌肉活动 肌肉活动时代谢增强,产热量明显增多,结果导致体温升高。因此,测定体温前应先让受试者安静一段时间;测定小儿体温时,应避免其哭闹。

5. 其他因素 环境温度过高或过低时,体温可有一定的升降变化;情绪激动、精神紧张和进食均可使体温升高;麻醉药可抑制体温调节中枢或影响其传入路径的活动,尤其此类药物能扩张皮肤血管,从而增加体热发散,故在手术中和手术后应注意保温。

二、机体的产热与散热

恒温动物之所以能够维持体温的相对恒定,是由于机体在体温调节机构的控制下,产热和散热活动取得动态平衡的结果。

(一) 产热

机体的热量来自体内各组织器官进行的氧化分解反应,但机体各组织器官在新陈代谢中产生的热量不等。安静时主要由内脏器官代谢产热,其中肝脏产热量最大。运动或劳动时,骨骼肌产热量明显提高,成为主要的产热器官,其产热量占机体产热量的 90%(表 12-5)。

表 12-5　几种组织在安静和活动情况下的产热百分比

部位	占体重百分比(%)	产热量(%)	
		安静状态	劳动和运动
脑	2.5	16	1
内脏	34.0	56	8
骨骼肌	56.0	18	90
其他	7.5	10	1

(二) 散热

人体的主要散热部位是皮肤。当环境温度低于体表温度时,大部分的体热通过皮肤的辐射、传导和对流等方式进行散热;当环境温度高于或接近于体表温度时,机体不能通过前三种方式散热,蒸发就成为机体唯一的散热途径。此外,平时体热丢失还包括一小部分随呼出气、尿、粪等排泄物散发的热量。

1. **辐射散热**　辐射散热(thermal radiation)是指机体以红外线形式将热能散发于外界的一种主要散热形式。辐射散热量的多少取决于皮肤温度和周围环境之间的温度差以及有效辐射面积。温度差值越大或有效辐射面积越大,辐射散热量就越多。相反,当环境温度高于体表温度时,机体也将从周围环境中吸收热量。

2. **传导散热**　传导散热(thermal conduction)是指机体的热量直接传给同它接触的较冷物体的一种散热方式。传导散热的效率取决于皮肤表面与接触物表面的温度差、接触面积以及接触物体的导热性能。衣物是热的不良导体,故穿衣可以保暖;水和冰的导热性大,临床上利用冰囊、冰帽可以给高热患者退热。肥胖者,脂肪导热度低,故体内热量不易散发。

3. **对流散热**　对流散热(thermal convection)是指通过气体进行热量交换的一种散热方式。当人体的热量传给同皮肤接触的空气后,该空气因温度升高、密度变小、变轻而离开皮肤,新的未加热的空气又与皮肤接触。由于空气不断流动,便将体热散发到空间。可见,对流散热是传导散热的一种特殊形式。对流散热受风速影响极大。一般来说,风速大,对流散热多;风速小,对流散热少。穿衣尤其是紧身内衣可减少空气对流,使散热减少;棉、毛纤维间的空气不易流动,因此,增加衣着可以具有保暖作用。

4. **蒸发散热**　蒸发散热(evaporation)是指水分在体表发生汽化时,吸收体热而将其散发的一种形式。体表每蒸发 1 g 水可散发 2.43 kJ 体热量,这是一种十分有效的散热方式。临床上对高热患者采用乙醇擦浴,通过乙醇的蒸发,可起到降温的作用。

蒸发散热有两种形式:①不感蒸发(insensible evaporation),是指水分直接透出皮肤和黏膜表面,在尚未聚成明显水滴时便蒸发掉的一种散热方式,也称不显汗。因为这种蒸发可弥漫而持续不断地进行,不易被察觉,即使在寒冷的冬季也存在,并且与汗腺活动无关,也不受生理性体温调节机制的控制。②可感蒸发(sensible evaporation),即**发汗**(sweating),是指汗腺分泌的汗液形成可见的汗滴后,从体表蒸发而带走热量的一种散热形式。发汗是反射活动。人体汗腺接受交感胆碱能纤维支配,所以乙酰胆碱对小汗腺有促进分泌作用。发汗中枢分布在从脊髓到大脑皮质的中枢神经系统中。在正常情况下,起主要作用的是下丘脑的发汗中枢,它很可能位于体温调节中枢之中或其附近。温热刺激和精神紧张都能引起发汗,但两者意义不同,前者称为**温热性发汗**(thermal sweating),见于全身各部位的汗腺,与体温调节有关;而后者称为**精神性发汗**(mental sweating),主要见于掌心、足跖和前额等部位,是由于精神紧张或情绪激动引起暂时性发汗,与体温调节关系不大。然而这两种发汗并不是截然分开的,常以混合形式出现。

三、体温调节

体温调节包括行为性体温调节和自主性体温调节。行为性体温调节是指机体在大脑皮质控制下,在不同的环境中采取某一行为来保持体温相对恒定,如寒冷时,有意识地采取蜷缩身体保暖、踏步跺脚等行为来御寒等。自主性体温调节属于典型的生物自动控制系统。自主性体温调节是在中枢神经系统,特别是下丘脑体温调节中枢的控制下,通过产热和散热有关的生理反应如战栗、发汗、改变皮肤血流量等进行的体温调节。

(一)温度感受器

温度感受器是感受机体各个部位温度变化的特殊结构。按照感受器分布位置的不同,可分为外周温度感受器和中枢温度感受器。

1. 外周温度感受器 是指位于皮肤、黏膜、腹腔内脏和肌肉等处的温度感受器(游离神经末梢),包括热感受器和冷感受器。它们分别对局部温度的增高和降低敏感,其传入冲动频率在一定范围内能灵敏地反映温度的改变。

2. 中枢温度感受器 是指分布于脊髓、延髓、脑干网状结构和下丘脑等处对温度变化敏感的神经元,包括热敏神经元(温度增高时放电频率增加)和冷敏神经元(温度降低时放电频率增加)。

(二)体温调节中枢

实验证明下丘脑是体温调节的基本中枢。下丘脑的视前区-下丘脑前部(PO/AH)是体温调节的基本部位。下丘脑前部的热敏神经元和冷敏神经元既能感受它们所在部位的温度变化,又能将传入的温度信息进行整合。因此,当外界环境温度改变时,可通过:①皮肤的温、冷觉感受器的刺激,将温度变化的信息沿躯体传入神经经脊髓到达下丘脑的体温调节中枢。②外界温度改变可通过血液引起深部温度改变,并直接作用于下丘脑前部。③脊髓和下丘脑以外的中枢温度感受器也将温度信息传给下丘脑前部。通过下丘脑前部和中枢其他部位的整合作用,由下述三条途径发出指令调节体温:一是通过交感神经系统调节皮肤血管舒缩反应和汗腺分泌;二是通过躯体神经改变骨骼肌的活动,如在寒冷环境时的寒战等;三是通过甲状腺和肾上腺髓质的激素分泌活动的改变来调节机体的代谢率。有人认为,皮肤温度感受器兴奋主要调节皮肤血管舒缩活动和血流量,而深部温度改变则主要调节发汗和骨骼肌的活动。通过上述的复杂调节过程,使机体在外界温度改变时能维持体温相对稳定。

(三)体温调定点学说

此学说认为,体温的调节类似于恒温器的调节,PO/AH中有个调定点,即规定数值(如37℃)。如果偏离此规定数值,则由反馈系统将偏离信息输送到控制系统,然后经过对受控系统的调整来

333

维持体温的恒定。通常认为,PO/AH 中的温度敏感神经元可能在体温调节中起着调定点的作用。例如,此学说认为,由细菌所致的发热是由于热敏神经元的阈值因受到致热原的作用而升高,调定点上移(如 39 ℃)的结果。因此,发热反应开始先出现恶寒、战栗等产热反应,直到体温升高到 39 ℃以上时才出现散热反应。只要致热因素不消除,产热与散热两个过程就继续在此新的体温水平上保持着平衡。应该指出的是,发热时体温调节功能并无阻碍,而只是由于调定点上移,体温才被调节到发热水平。

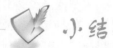

小结

生物体内物质代谢过程中所伴随的能量释放、转移和利用等,称为能量代谢。机体所需的能量来源于食物中的糖、脂肪和蛋白质。基础代谢率是指在基础状态下,单位时间内的能量代谢。体温是指机体深部组织的平均温度。

体温的生理变动受昼夜变化、性别、年龄、肌肉活动等影响,机体的热量来自体内各组织器官进行的氧化分解反应,安静时主要由内脏器官代谢产热,其中肝脏产热量最大。运动或劳动时,骨骼肌成为主要的产热器官。

体温调节包括行为性体温调节和自主性体温调节。行为性体温调节是指机体在大脑皮质控制下,在不同的环境中采取某一行为来保持体温相对恒定。自主性体温调节是在中枢神经系统,特别是下丘脑体温调节中枢的控制下,通过产热和散热有关的生理反应进行的体温调节。

(王新艳　托　娅)

第十三章

生物大分子与物质代谢

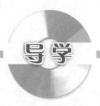

导学

◆ **认知目标**

掌握核酸、蛋白质、酶等生物大分子的结构与功能,理解糖、脂类及氨基酸代谢与调节及其在生命活动中的作用。了解物质代谢异常与临床疾病的关系;了解维生素的功能和缺乏症。

◆ **技能目标**

熟悉生物化学基本实验技术的原理及生化检验项目检测的临床意义等。

第一节　生物大分子

一、核酸

核酸(nucleic acid)是重要的生物大分子,它的构件分子是核苷酸(nucleotide),天然存在的核酸可分为脱氧核糖核酸(deoxyribonucleic acid, DNA)和核糖核酸(ribonucleic acid, RNA)两类。DNA贮存细胞所有的遗传信息,是物种保持进化和世代繁衍的物质基础。RNA中参与蛋白质合成的有三类:转移RNA(transfer RNA, tRNA)、核糖体RNA(ribosomal RNA, rRNA)和信使RNA(messenger RNA, mRNA)。20世纪末,发现许多新的具有特殊功能的RNA,几乎涉及细胞功能的各个方面。

(一) 核酸的元素组成

组成核酸的元素有C、H、O、N、P等,磷元素(P)是核酸的特征性元素,且含量比较恒定,占9%~10%,可作为核酸定量的依据。

(二) 核酸的基本单位

1. **核酸的基本成分**　核酸完全水解后产生嘌呤和嘧啶、戊糖(五碳糖,包括核糖和脱氧核糖)和磷酸的混合物。单个核苷酸是由碱基、戊糖和磷酸三部分构成的。

(1) 碱基(base):构成核苷酸的碱基分为嘌呤(purine)和嘧啶(pyrimidine)两类。前者主要指腺嘌呤(adenine, A)和鸟嘌呤(guanine, G),DNA和RNA中均含有这两种碱基。后者主要指胞嘧啶(cytosine, C)、胸腺嘧啶(thymine, T)和尿嘧啶(uracil, U),胞嘧啶存在于DNA和RNA中,而胸腺嘧啶只存在于DNA中,尿嘧啶只存在于RNA中(图13-1)。

此外,核酸分子中还发现数十种修饰碱基(the modified component),又称稀有碱基(unusual

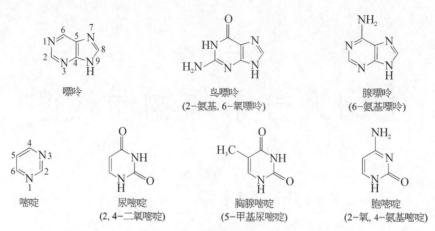

图 13-1 构成核苷酸的嘌呤和嘧啶的化学结构式

component)。它是指上述五种碱基环上的某一位置被一些化学基团(如甲基等)修饰后形成的衍生物。一般这些碱基在核酸中的含量稀少,在各种类型核酸中的分布也不均一。如 DNA 中的修饰碱基主要见于噬菌体 DNA,而 RNA 中以 tRNA 含修饰碱基最多,可高达 10%。稀有碱基在遗传信息的调控和保护中提供信号识别。

(2)戊糖(五碳糖):核酸中有两种戊糖,DNA 中为 D-2-脱氧核糖(D-2-deoxyribose),RNA 中则为 D-核糖(D-ribose)。在核苷酸中,为了与碱基中的碳原子编号相区别,核糖或脱氧核糖中碳原子标以 C-1′、C-2′等。脱氧核糖与核糖两者的差别只在于脱氧核糖中与 2′位碳原子连接的不是羟基而是氢,这一差别使 DNA 在化学上比 RNA 稳定得多(图 13-2)。

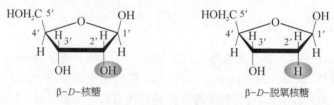

图 13-2 构成核苷酸的核糖和脱氧核糖的化学结构式

(3)磷酸:磷酸为三元酸,形成多核苷酸时,通过酯键同时连接两个核苷酸中的戊糖。

2. 核酸的基本单位

(1)核苷(nucleoside):核苷是戊糖与碱基之间以糖苷键(glycosidic bond)相连接而成的。戊糖中 C-1′与嘧啶碱的 N-1 或者与嘌呤碱的 N-9 相连接,戊糖与碱基间的连接键是 N—C 键,一般称为 N-糖苷键(图 13-3)。在天然条件下,由于空间位阻效应,核糖和碱基处于反式构象上。

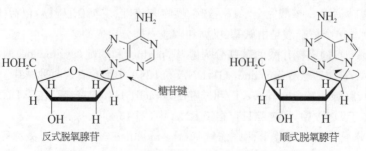

图 13-3 核苷和脱氧核苷的化学结构式

（2）核苷酸（nucleotide）：核苷与磷酸构成的化合物，即核苷的磷酸酯。核苷酸是核酸分子的基本结构单位。核酸分子中的磷酸酯键是在戊糖 C-3′和 C-5′所连的羟基上形成的，故构成核酸的核苷酸可视为 3′-核苷酸或 5′-核苷酸。DNA 分子中含有 A、G、C、T 4 种碱基的脱氧核苷酸；RNA 分子中则含 A、G、C、U 4 种碱基的核苷酸。核酸分子中的核苷酸都以一磷酸形式存在，但在细胞内有多种游离的核苷酸，其中包括一磷酸核苷、二磷酸核苷和三磷酸核苷（表 13-1）。

表 13-1　构成 DNA 和 RNA 的主要碱基、核苷以及核苷酸

碱基	核苷	核苷酸
A	腺苷 adenosine	腺苷一磷酸 adenosine monophosphate，AMP
G	鸟苷 guanosine	鸟苷一磷酸 guanosine monophosphate，GMP
C	胞苷 cytidine	胞苷一磷酸 cytidine monophosphate，CMP
U	尿苷 uridine	尿苷一磷酸 uridine monophosphate，UMP
碱基	脱氧核苷	脱氧核苷酸
A	脱氧腺苷 deoxyadenosine	脱氧腺苷一磷酸 deoxyadenosine monophosphate，dAM
G	脱氧鸟苷 deoxyguanosine	脱氧鸟苷一磷酸 deoxyguanosine monophosphate，dCM
C	脱氧胞苷 deoxycytidine	脱氧胞苷一磷酸 deoxycytidine monophosphate，dCMP
T	脱氧胸苷 deoxythymidine 或 thymidine	脱氧胸苷一磷酸 deoxythymidine monophosphate，dTM

（3）连接方式：3′,5′-磷酸二酯键。核酸是由众多核苷酸聚合而成的多聚核苷酸（polynucleotide），相邻两个核苷酸之间的连接键为 3′,5′-磷酸二酯键。核酸链内的前一个核苷酸的 3′-羟基和下一个核苷酸的 5′-磷酸形成磷酸二酯键。核酸中的核苷酸被称为核苷酸残基。多个核苷酸残基以这种方式连接而成的链式分子就是核酸。无论是 DNA 还是 RNA，其基本结构都是如此，故又称 DNA 链或 RNA 链。DNA 链的结构见图 13-4。

（三）体内某些重要的核苷酸

1. 多磷酸核苷酸　是指含两个以上磷酸基的核苷酸。只带一个磷酸基的核苷酸，称为核苷一磷酸，带两个磷酸基的核苷酸称为核苷二磷酸，依此类推（图 13-5A）。如腺嘌呤核苷酸有腺苷一磷酸（腺苷酸，AMP）、腺苷二磷酸（ADP）、腺苷三磷酸（ATP）和脱氧腺苷一磷酸（脱氧腺苷酸，dAMP）、脱氧腺苷二磷酸（dADP）、脱氧腺苷三磷酸（dATP）。4 种核苷三磷酸（ATP、GTP、CTP 和 UTP）、4 种脱氧核苷三磷酸（dATP、dGTP、dCTP 和 dTTP）分别是 RNA 和 DNA 生物合成的原料。

其中，ATP 是细胞内最主要的能量分子，其功能是储存和传递化学能。ATP 又是合成核酸的原料。ATP 分子的结构式可以简写成 A-P～P～P，其中 A 代表腺苷，P 代表磷酸基团，～代表高能磷酸键。ATP 水解是指 ATP 分子中高能磷酸键的水解断裂。高能磷酸键水解时释放的能量多达 30.54 kJ/mol，故 ATP 是细胞内一种高能磷酸化合物。

2. 环化核苷酸　环化核苷酸是由戊糖上 3′-羟基和 5′-羟基与同一磷酸基团结合而成的具有内酯环结构的核苷酸（图 13-5B）。常见的有腺苷-3′,5′-磷酸即环腺苷酸（cAMP），主要存在于动物细胞中，生物体内的激素可引起细胞内 cAMP 的含量发生变化，从而调节糖原、脂肪代谢及蛋白质和核酸的生物合成，所以 cAMP 被称为第二信使。此外，cGMP 也称环化核苷酸，是生物体内另一种重要的第二信使。

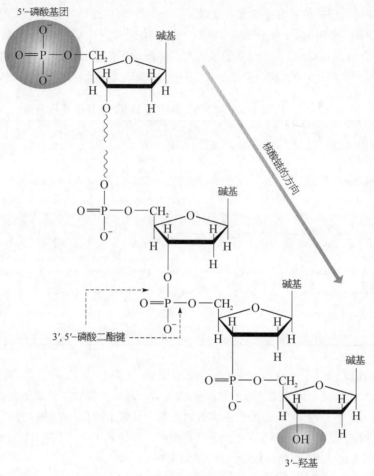

图 13-4 多聚核苷酸的化学结构式

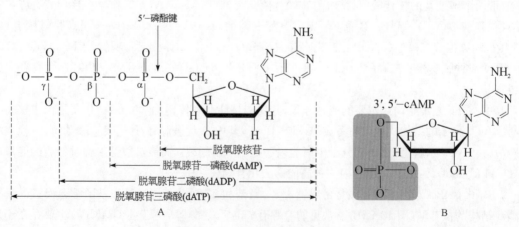

图 13-5 核苷酸的化学结构

3. 辅酶类核苷酸　有的核苷酸类衍生物还是重要的辅酶,是酶发挥催化作用不可缺少的成分。如几个重要的辅酶 AD、NADP、FAD 和 FMN 等都是腺苷酸衍生物。此外,这些辅酶可通过氢原子的得失参与许多氧化还原反应。此外,另一种称为辅酶 A 的腺苷酸衍生物行使活化脂肪酸的功能,与脂肪酸、萜类和类固醇的生物合成有关。结构见图 13-6。

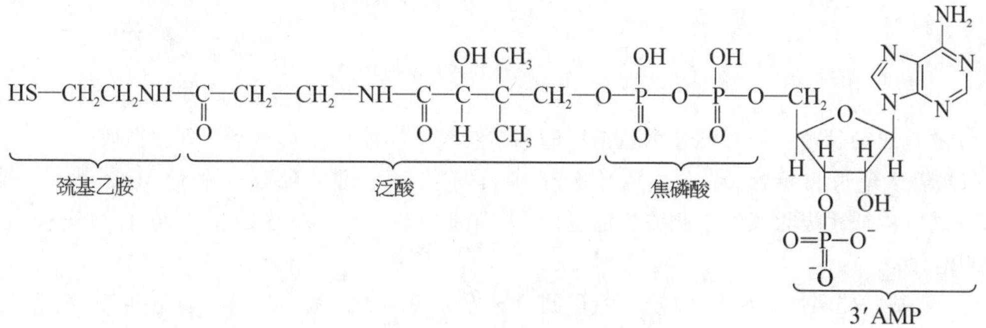

图 13-6　辅酶 A 的化学结构式

二、蛋白质的结构与功能

蛋白质是由氨基酸残基以肽键相连组成的不分支的长链生物大分子。蛋白质是构成生物体的基本成分,占细胞干重的 50%。蛋白质是生命过程的执行者,种类繁多,表现出丰富的功能。蛋白质在生物体的生命活动中起着极其重要的作用,已知的生物功能没有一个是离开蛋白质而实现的,生物个体间表现出的差异是由于其体内蛋白质的贡献。蛋白质的功能如下:参与生物体的组成成分,如结构蛋白、胶原蛋白;组成酶这种特殊的生物催化剂;参与运输,如血红蛋白、肌红蛋白;参与机体的运动功能,如肌球蛋白,肌动蛋白;构成机体中免疫成分,如抗体、免疫球蛋白、干扰素等;参与机体遗传信息的控制、细胞膜的通透性、高等动物的记忆、识别等诸多功能。

(一) 蛋白质的分子组成

蛋白质是大分子化合物,相对分子质量(Mr)一般上万,结构十分复杂,但都是由 C、H、O、N、S 等基本元素组成,有些蛋白质分子中还含有少量 Fe、P、Zn、Mn 、Cu、I 等元素,而其中氮(N)的含量相对恒定,占 13%~19%,平均为 16%,因此通过测定样品中的含氮量,再乘以 6.25,即可推算其中蛋白质的含量。

(二) 蛋白质的基本结构单位

1. 氨基酸的基本结构和性质　氨基酸是蛋白质分子的基本组成单位(图 13-7)。即大分子蛋白质的构件分子(building-block molecule)是氨基酸(amino acid,AA)。虽然自然界中存在着 300多种氨基酸,但构成蛋白质的氨基酸只有 20 种,且都是 L-α-氨基酸,在蛋白质生物合成时它们受遗传密码控制。另外,组成蛋白质的氨基酸,不存在种族差异和个体差异。在 20 种氨基酸中,除甘氨酸不具有不对称碳原子和脯氨酰是亚氨基酸外,其余均为 L-α-氨基酸。氨基酸分子的结构通

式为:$H_2N-\underset{\underset{H}{|}}{\overset{\overset{COOH}{|}}{C}}-R$ 。

339

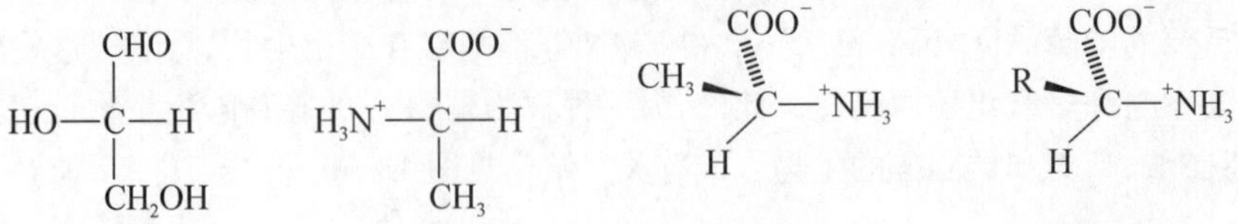

L-甘油醛　　*L*-丙氨酸　　*L*-丙氨酸　　*L*-氨基酸通式(R为侧链)

图 13-7　氨基酸的结构通式

2. 氨基酸的性质　氨基酸作为蛋白质的基本结构和功能单位具有诸多理化性质。

(1) 紫外光吸收特性:由于蛋白质分子中含有共轭双键的酪氨酸和色氨酸,因此在波长 280 nm 处有特征性吸收峰。在此波长范围内,蛋白质的 A_{280} 与其浓度成正比,因此可进行蛋白质定量测定。

(2) 氨基酸的两性解离与等电点:蛋白质分子除了两端的氨基和羧基可以解离外,氨基酸残基侧链中某些基团在一定的 pH 条件下也可以解离成带正电荷或负电荷的基团。当氨基酸溶液处于某一 pH 时,氨基酸解离成正、负离子的趋势相等,即成为兼性离子,净电荷为零,此时溶液的 pH 称为该氨基酸的等电点(pI)。

(3) 呈色反应:蛋白质分子中,肽键及某些氨基酸残基的化学基团,可与某些化学试剂反应显色,称为蛋白质的呈色反应。利用这些呈色反应可以对蛋白质进行定性、定量测定。常用的呈色反应有双缩脲反应、茚三酮反应及 Folin-酚试剂反应。

3. 氨基酸的分类　根据氨基酸侧链 R 基团的结构和性质,将氨基酸进行分类,见表 13-2。

表 13-2　氨基酸分类

结构式	中文名	英文名	缩写	符号	等电点(pI)
1. 非极性脂肪族氨基酸					
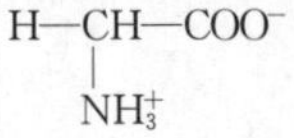	甘氨酸	glycine	Gly	G	5.97
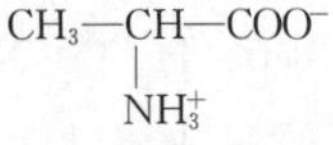	丙氨酸	alanine	Ala	A	6.00
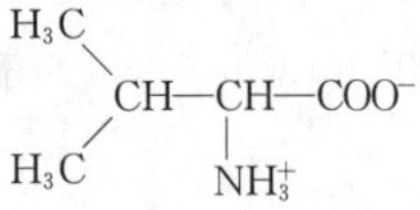	缬氨酸	valine	Val	V	5.96
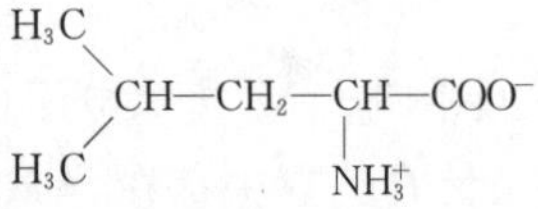	亮氨酸	leucine	Leu	L	5.98
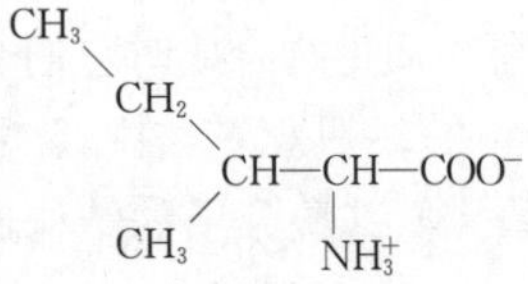	异亮氨酸	isoleucine	Ile	I	6.02
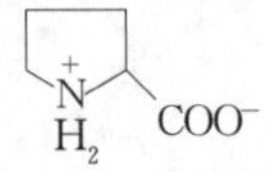	脯氨酸	proline	Pro	P	6.30

（续表）

结构式	中文名	英文名	缩写	符号	等电点(pI)
2. 极性中性氨基酸					
$CH_2-CH-COO^-$ OH NH_3^+	丝氨酸	serine	Ser	S	5.68
$CH_2-CH-COO^-$ SH NH_3^+	半胱氨酸	cysteine	Cys	C	5.07
$CH_2-CH_2-CH-COO^-$ $S-CH_3$ NH_3^+	甲硫氨酸	methionine	Met	M	5.74
$H_2N-C-CH_2-CH-COO^-$ O NH_3^+	天冬酰胺	asparagine	Asn	N	5.41
$H_2N-C-CH_2-CH_2-CH-COO^-$ O NH_3^+	谷氨酰胺	glutamine	Gln	Q	5.65
$CH_3-CH-CH-COO^-$ OH NH_3^+	苏氨酸	threonine	Thr	T	5.60
3. 含芳香环的氨基酸					
$-CH_2-CH-COO^-$ NH_3^+	苯丙氨酸	phenylalanine	Phe	F	5.48
$HO-\bigcirc-CH_2-CH-COO^-$ NH_3^+	酪氨酸	tyrosine	Tyr	Y	5.66
$CH_2-CH-COO^-$ NH_3^+	色氨酸	tryptophan	Trp	W	5.89
4. 酸性氨基酸					
$^-OOC-CH_2-CH-COO^-$ NH_3^+	天冬氨酸	aspartic acid	Asp	D	2.97
$^-OOC-CH_2-CH_2-CH-COO^-$ NH_3^+	谷氨酸	glutamic acid	Glu	E	3.22
5. 碱性氨基酸					
$H-N-CH_2-CH_2-CH_2-CH-COO^-$ $C=NH_2^+$ NH_3^+ NH_2	精氨酸	arginine	Arg	R	10.76
$CH_2-CH_2-CH_2-CH_2-CH-COO^-$ NH_3^+ NH_3^+	赖氨酸	lysine	Lys	K	9.74
$CH_2-CH-COO^-$ NH_3^+	组氨酸	histidine	His	H	7.59

341

（三）蛋白质的分子结构

1. **蛋白质的一级结构** 蛋白质的一级结构是指多肽链上各种氨基酸残基的种类和排列顺序，包含了蛋白质结构的全部信息。蛋白质的一级结构由遗传信息决定，其一级结构决定高级结构，因此一级结构是蛋白质的基本结构。

构成蛋白质一级结构的主要键是肽键，肽键是由一个氨基酸分子的 α-羧基与另一个氨基酸分子的 α-氨基发生酰化反应，脱去 1 分子水形成，也称为酰胺键。

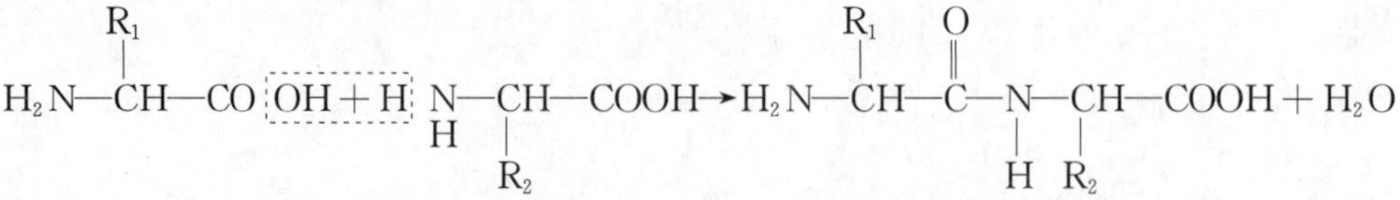

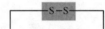

$$H_2N-CH-CO\boxed{OH+H}\,N-CH-COOH \rightarrow H_2N-CH-\overset{O}{\underset{}{C}}-N-CH-COOH+H_2O$$ 肽 就

是氨基酸通过肽键连接起来的线性聚合物。自然界中还存在着大量的肽类，具有各种特殊的生理活性，统称为天然活性肽。在蛋白质分子中，由前一个氨基酸的 —COOH 和后一个氨基酸的 —NH$_2$ 脱水缩合而成的酰胺键，是蛋白质结构中的主要键。在蛋白质多肽链中，氨基酸残基按一定的顺序排列，这种排列顺序称为氨基酸顺序。氨基酸分子在参与形成肽键之后，由于脱水而使得原来的氨基酸结构不完整，称为氨基酸残基。每条多肽链都有两端：游离的氨基端（N 端）与游离的羧基端（C 端），肽链的方向是从 N 端→C 端，见图 13-8。

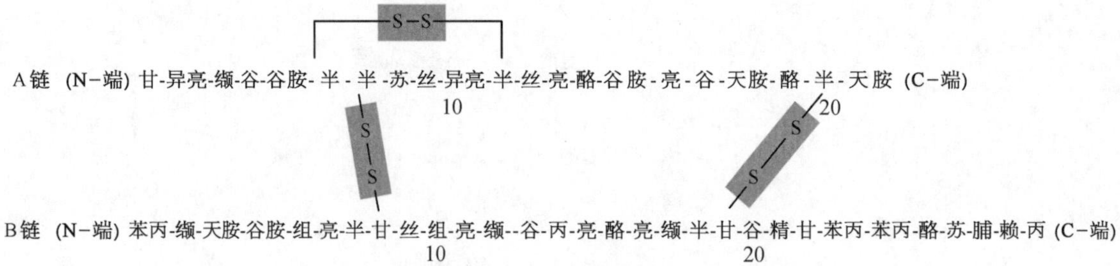

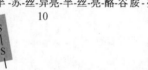

A 链 （N-端）甘-异亮-缬-谷-谷胺- 半 - 半 - 苏-丝-亮亮-半-丝-亮-酪-谷胺- 亮 - 谷 -天胺- 酪 - 半 - 天胺 （C-端）

B 链 （N-端）苯丙-缬-天胺-谷胺-组-亮-半-甘-丝-组-亮-缬--谷-丙-亮-酪-亮-缬-半-甘-谷-精-甘-苯丙-苯丙-酪-苏-脯-赖-丙 （C-端）

图 13-8　牛胰岛素的一级结构

2. **蛋白质的二级结构** 蛋白质的二级结构指多肽链主链在一级结构的基础上进一步盘旋或折叠，形成的周期性构象，维系二级结构的力是氢键。肽链主链的肽键 C—N 具有双键的性质，因而不能自由地旋转，使连接在肽键上的 6 个原子共处于一个平面上，此平面称为肽平面，又称酰胺平面。肽平面的连接处为 α-碳原子，它与相邻的两个参与肽键形成的 C 和 N 原子之间的单键可以在一定范围内转动，C$_\alpha$—N 之间称 φ 角，在 C$_\alpha$—C 之间称 ψ 角，这就是 α-碳原子上的一对二面角。这对二面角决定了相邻肽平面的相对位置。

多肽链主链构象的空间限制来自两个方面：其一，肽键不能自由旋转带来的构象限制。肽链中的肽键主要为反式。其二，α-碳原子上的二面角 φ、ψ 虽然可以任意旋转，但不是任意二面角所决定的构象都是立体化学所允许的。二级结构的类型包括 α 螺旋结构、β 折叠、β 转角和无规卷曲。

（1）α 螺旋：是常见的蛋白质二级结构，为右手螺旋。指多肽链主链围绕中心轴有规律地螺旋式上升，每 3.6 个氨基酸残基螺旋上升一圈，向上平移 0.54 nm，故螺距为 0.54 nm，两个氨基酸残基之间的距离为 0.15 nm。螺旋的方向为右手螺旋。氨基酸侧链 R 基团伸向螺旋外侧，每个肽键的 N—H 和第四个肽键的羰基氧形成氢键，氢键的方向与螺旋长轴基本平行。由于肽链中的全部肽键都可形成氢键，故 α 螺旋十分稳定（图 13-9）。

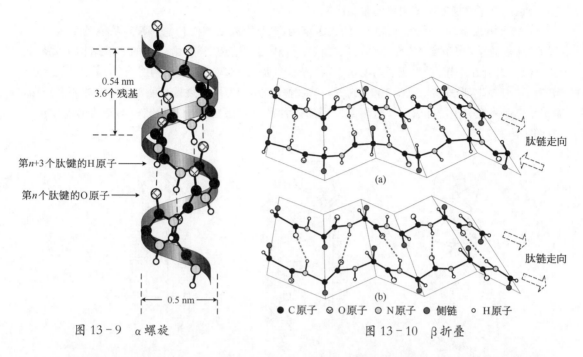

0.54 nm
3.6个残基

第n+3个肽键的H原子 →

第n个肽键的O原子 →

0.5 nm

图 13-9 α螺旋

肽链走向

(a)

肽链走向

(b)

● C原子 ⊗ O原子 ○ N原子 ● 侧链 ○ H原子

图 13-10 β折叠

(2) β折叠:同样是蛋白质二级结构的常见形式,肽键平面折叠成锯齿状,相邻肽链主链的 N—H 和 C=O 之间形成有规则的氢键,在 β 折叠中,所有的肽键都参与链间氢键的形成,氢键与 β 折叠的长轴呈垂直关系。β 折叠也是一种重复性的结构,大致可分为平行式和反平行式两种类型,它们通过肽链间或肽段间的氢键维系。可以把它们想象为由折叠的条状纸片侧向并排而成,每条纸片可被看成是一条肽链,称为 β 折叠链,或肽主链沿纸条形成锯齿状,处于最伸展的构象,氢键主要在股间而不是股内。α-碳原子位于折叠线上,由于其四面体性质,连续的酰胺平面排列成折叠形式。需要注意的是在折叠片上的侧链都垂直于折叠片的平面,并交替地从平面上下两侧伸出。平行折叠片比反平行折叠片更规则,且一般是大结构,而反平行折叠片可以少到仅由两个 β 股组成(图 13-10)。

(3) β转角:是一种常见的蛋白质二级结构,它通常出现在球状蛋白表面,因此含有极性和带电荷的氨基酸残基。在 β 转角中第一个残基的 C=O 与第四个残基的 N—H 氢键键合形成一个紧密的环,使 β 转角成为比较稳定的结构,多处在蛋白质分子的表面,在这里改变多肽链方向的阻力比较小。β 转角的特定构象在一定程度上取决于他的组成氨基酸,某些氨基酸如脯氨酸和甘氨酸经

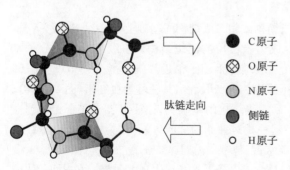

肽链走向

● C原子
⊗ O原子
○ N原子
● 侧链
○ H原子

图 13-11 β转角

常存在其中,由于甘氨酸缺少侧链(只有一个 H),在 β 转角中能很好地调整其他残基的空间阻碍,因此是立体化学上最合适的氨基酸;而脯氨酸具有换装结构和固定的角,因此在一定程度上迫使 β 转角形成,促使多肽自身回折,且这些回折有助于反平行 β 折叠片的形成(图 13-11)。

(4) 无规卷曲:无规卷曲是一种无定规律的结构,主要指那些不能被归入明确的二级结构,其本身却具有一定的稳定性。这些部位往

343

往是蛋白质分子功能实施和构象的重要区域。

(5) 模体：模体(motif)属于蛋白质的二级结构，是具有特定空间构象和特定功能的结构成分。结构模体作为结构域的组分，介于蛋白质二级结构和三级结构之间，由相邻的二级结构单元彼此相互作用，组合在一起，排列成规则的，在空间结构能够被辨认的二级结构组合体，并充当三级结构的构件，其基本形式有 αα、βαβ 和 βββ 等。多数情况下，只有非极性残基侧链参与这些相互作用，而亲水侧链多在分子的外表面。近年来发现的多种钙结合蛋白以及锌指结构均是典型的模体结构(图 13-12)。

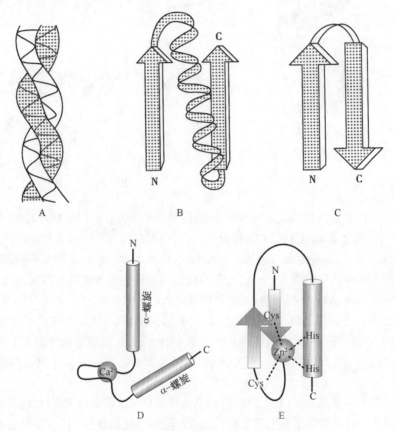

图 13-12 蛋白质超二级结构与模体
A、B、C. 分别是 αα、βαβ、ββ 型超二级结构；
D. 为钙结合蛋白中的结合钙离子的模体；E. 为锌指结构

3. 蛋白质的三级结构 指一条多肽链在二级结构或超二级结构的基础上，进一步盘绕、折叠，依靠次级键的维系固定所形成的特定空间结构，成为蛋白质的三级结构。三级结构整个分子紧密、结实，许多在一级结构上相距很远的氨基酸在三级结构上相距很近。肌红蛋白(Mb)是由 153个氨基酸残基组成的单一多肽链的蛋白质，含 A 至 H 共 8 个螺旋区，其辅基为血红素(图 13-13)。

在较大的蛋白质分子里，一条长的多肽链，在超二级结构的基础上，往往组装成几个相对独立的球状区域，彼此分开，以松散的单条肽链相连。这种相对独立的球状区域，称为结构域。三级结构的稳定主要靠非共价键的作用(氢键、离子键、疏水键、范德华力)，此外还有二硫键(图 13-14)。

4. 蛋白质的四级结构 体内许多功能性蛋白质含有 2 条及 2 条以上的多肽链，每一条多肽链都具有完整的三级结构，称为亚基，亚基与亚基之间呈特定的三维空间排布，并以非共价键相连。

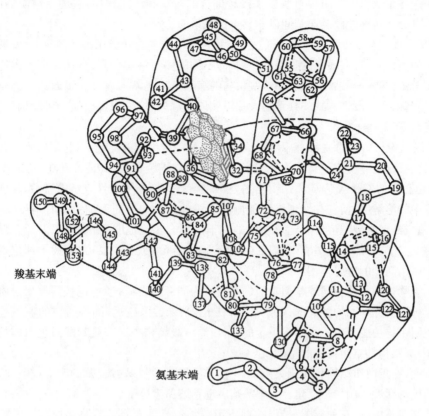

图 13-13　肌红蛋白的三级结构示意图

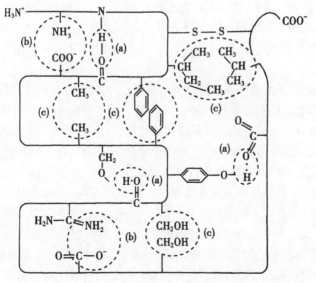

图 13-14　维持蛋白质分子构象的各种化学键

（a）氢键；（b）离子键；（c）疏水键

345

蛋白质分子中各个亚基的空间排布及亚基接触部位的布局和相互作用,成为蛋白质的四级结构。四级结构具有分子对称性以及亚基间以非共价键维系的特点。

5. 蛋白质的结构与功能的关系 通过大量蛋白质的结构与功能相关性的研究,发现具有不同生物学功能的蛋白质,含有不同的氨基酸序列,即不同的一级结构。同样,从大量人类遗传性疾病的基因与相关蛋白质分析结果中,获知这些疾病的病因可以是基因点突变引起的 1 个氨基酸的改变,也可以是基因大片段碱基缺失导致的大片段肽段的缺失,这说明蛋白质一级结构的变化,可导致其功能的改变。

(1) 一级结构与功能的关系:基因突变导致蛋白质一级结构的突变,引起蛋白质生物功能的降低或丧失,就会产生疾病,这种病称为分子病。例如,镰状细胞贫血,就是由于血红蛋白分子中两个 β 亚基第六位正常的谷氨酸变异成了缬氨酸,从酸性氨基酸换成了中性支链氨基酸,降低了血红蛋白在红细胞中的溶解度,使它在红细胞中随血流至氧分压低的外周毛细血管时,容易凝聚并沉淀析出,从而造成红细胞破裂溶血和运氧功能的低下。另有实验证明,若切除了促肾上腺皮质激素或胰岛素 A 链 N 端的部分氨基酸,它们的生物活性也会降低或丧失。可见,关键部位氨基酸残基对蛋白质和多肽功能的重要作用。

在不同生物体中行使相同或相似功能的蛋白质为同源蛋白质,通过比较同源蛋白质的氨基酸序列的差异可以研究不同物种间的亲缘关系和进化,亲缘关系越远,同源蛋白的氨基酸顺序差异就越大。说明生物功能是由一级结构决定的;蛋白质一级结构中保守氨基酸对蛋白质的生物功能至关重要,一级结构是空间构象的基础。

另一方面,在蛋白质结构和功能关系中,一些非关键部位氨基酸残基的改变或缺失,则不会影响蛋白质的生物活性。例如,人、猪、牛、羊等哺乳动物胰岛素分子 A 链中 8、9、10 位和 B 链 30 位的氨基酸残基各不相同,有种族差异,但这并不影响它们都具有降低生物体血糖浓度的共同生理功能。又如,在人群的不同个体之间,同一种蛋白质有时也会有氨基酸残基的不同或差异,但这也并不影响不同个体担负相同的生理功能。

(2) 空间结构与功能的关系:体内蛋白质所具有的特定空间结构与其发挥特殊的生理功能有着密切的关系。蛋白质构象发生改变则其功能发生相应的改变。变构作用是指对于多亚基的蛋白质或酶,效应剂作用于某个亚基,引发其构象改变,继而引起其他亚基构象的改变,导致蛋白质或酶的生物活性的变化。

蛋白质分子空间结构和其性质及生理功能的关系也十分密切。不同的蛋白质,正因为具有不同的空间结构,因此具有不同的理化性质和生理功能。如指甲和毛发中的角蛋白,分子中含有大量的属 α 螺旋的二级结构,因此性质稳定坚韧又富有弹性,这是和角蛋白的保护功能分不开的;而胶原蛋白的三股 π 螺旋平行,再几股拧成缆绳样胶原微纤维结构,使其性质稳定而具有强大的抗张力作用,因此是组成肌腱、韧带、骨骼和皮肤的主要蛋白质;丝心蛋白正因为分子中富含 β 片层结构,因此分子伸展,蚕丝柔软却没有多大的延伸性。事实上不同的酶催化不同的底物,起不同的反应,表现出酶的特异性,也是和不同的酶具有各自不相同且独特的空间结构密切相关。

又如细胞质膜上的一些蛋白质可组成离子通道,就是因为在其多肽链中的一些 α 螺旋或 β 折叠二级结构中,一侧多由亲水性氨基酸组成,而另一侧却多由疏水性氨基酸组成,因此具有“两亲性”(amphipathic)的特点,几段 α 螺旋或 β 折叠的亲水侧之间构成了离子通道,而其疏水侧,即通过疏水键将离子通道蛋白质固定在细胞质膜上。载脂蛋白也具有两亲性,既能与血浆中的脂类结合,又使之溶解在血液中进行脂类的运输。

具有四级结构的蛋白质,尚有重要的别构作用(allosteric effect),又称变构作用。别构作用是指一些生理小分子物质,作用于具有四级结构的蛋白质,与其活性中心外别的部位结合,引起蛋白质亚基间一些副键的改变,使蛋白质分子构象发生轻微变化,包括分子变得疏松或紧密,从而使其生物活性升高或降低的过程。具有别构作用的四级结构蛋白质,其活性得到不断调整,从而使机体适应千变万化的内、外环境,因此推断这是蛋白质进化到具有四级结构的重要生理意义之一。

血红蛋白运氧中也有别构作用:当血红蛋白分子第一个亚基与氧结合后,该亚基构象的轻微改变,可导致 4 个亚基间盐键的断裂,使亚基间的空间排布和四级结构发生轻微改变,血红蛋白分子从较紧密的 T 型转变成较松弛的 R 型构象,从而使血红蛋白其他亚基与氧的结合变得容易,产生了正协同作用,呈现出与肌红蛋白不同的"S"形氧解离曲线,完成其更有效的运氧功能。氧对生命十分重要,但氧又难溶于水,生物进化到脊椎动物,产生了血红蛋白与肌红蛋白,尤其是血红蛋白具有四级结构和别构作用,使之能更有效地完成运氧功能。当然,血红蛋白是由 4 个亚基聚合而成的蛋白质,在变构中亚基是绝对不能分开的,只是整个构象的改变。

(四) 蛋白质的理化性质

1. **蛋白质的两性电离及等电点**　与氨基酸相似,蛋白质是更复杂的多价兼性离子,因为除肽链 N 端、C 端的游离氨基和羧基可以解离外,肽链中间的一些酸性和碱性氨基酸残基侧链 R 上的基团在水溶液中也可解离,故人体内蛋白质各有不同的等电点,大多 pI 在 5 左右。蛋白质等电点与所含氨基酸种类和数量有关,蛋白质在等电点时其溶解度、导电性、黏度、渗透压最小。蛋白质等电点性质也是电泳分离蛋白质的依据之一。

2. **蛋白质的胶体性质**　蛋白质水溶液是一种比较稳定的亲水胶体,这是因为蛋白质颗粒表面带有很多极性基团(亲水基团向外翻,疏水基团向内钻),在蛋白质颗粒外面形成一层水膜(水化层)。另外,蛋白质颗粒在非等电点状态时带有相同电荷,使蛋白质颗粒间相互排斥,不易相互凝聚沉淀。中性盐、有机溶剂可以破坏蛋白质胶粒的水化膜,引起沉淀。要形成稳定的胶体分散系统,需要保证两个条件:蛋白质颗粒表面形成水化膜和蛋白质颗粒表面具有相同的电荷。两者共同作用起到稳定蛋白质胶体水溶液的作用。

3. **蛋白质的沉淀**　蛋白质在溶液中一般含量很低,经过沉淀浓缩,可以进一步分离纯化。主要方法有以下几种。

(1) 加中性盐沉淀蛋白质:向蛋白质溶液中加入大量的中性盐$[(NH_4)_2SO_4$、Na_2SO_4、$NaCl]$,使蛋白质脱去水化层而聚集沉淀。该方法通常可以保证蛋白质的活性。

(2) 加有机溶剂沉淀蛋白质:破坏水化膜,降低介电常数。在低温环境下,可以保持蛋白质的活性。

(3) 加重金属盐沉淀蛋白质:当 pH 大于等电点时,蛋白质带负电荷,可与重金属离子(Hg^{2+}、Pb^{2+}、Cu^{2+} 等)结成不溶性沉淀,使蛋白质发生沉淀反应,通常容易导致蛋白质变性。

(4) 加生物碱试剂沉淀蛋白质:当 pH 小于等电点时,蛋白质带正电荷,易与生物碱试剂和酸类的负离子生成不溶性沉淀,同时容易导致蛋白质变性。

4. **蛋白质的紫外吸收特征**　各种蛋白质分子中都含有或多或少的色氨酸和酪氨酸残基,因此在波长 280 nm 处有紫外吸收峰,通过蛋白质溶液紫外吸收值的测定,可对蛋白质进行简便、快速的定量分析。

5. **蛋白质的变性及复性**　当受到某些因素影响时,维系天然构象的次级键被破坏,蛋白质失去天然构象,导致生物活性丧失及相关物理、化学性质的改变,这个过程称为蛋白质变性。变性后的蛋白质在除去变性因素后,重新恢复天然构象和生物活性的过程称为蛋白质的复性。

变性是指在一些物理或化学因素作用下,使蛋白质分子空间结构破坏,从而引起蛋白质理化性质改变,包括结晶性能消失、蛋白质溶液黏度增加、呈色反应加强及易被消化水解等,尤其是溶解度降低和生物活性丧失。蛋白质变性的机制是分子中非共价键断裂,使蛋白质分子从严密且有序的空间结构转变成杂乱松散、无序的空间结构,因此生物活性也必然丧失;同时由于蛋白质变性后,分子内部的疏水基团暴露到了分子的表面,因此其溶解度降低,容易沉淀析出。变性的蛋白质大多沉淀,但沉淀的蛋白质在蛋白质分离纯化中并不是变性的。

造成蛋白质变性的物理、化学条件有加热,接触紫外线、X线和有机溶剂,如乙醇、尿素、胍和强酸、强碱、重金属盐等。蛋白质变性是能逆转的,因为此时蛋白质的一级结构并未遭到破坏,故若变性时间短、变性程度较轻,理论上在合适的条件下,变性蛋白质分子尚可重新卷曲形成天然空间结构,并恢复其生物活性,这被称为蛋白质的复性(renaturation)。但在通常情况下大部分变性蛋白质均难以复性,尤其是加热变性的蛋白质更发生了凝固。蛋白质变性理论是由中国早年著名的生化学家吴宪教授提出的,至今仍被世界承认与延用。

1961 年美国科学家 Anfinsen 用加 8 mol/L 的尿素破坏核糖核酸酶蛋白分子中的大量氢键,再加 β-巯基乙醇还原核糖核酸酶分子中的 4 对二硫键,可使该酶蛋白变性失活。此后若用透析方法去除反应液中的小分子尿素,因为该蛋白质一级结构并没有破坏,肽键可自然卷曲,氢键可重新生成,故逐步氧化后,二硫键又可正确对位配对生成,因此核糖核酸酶几乎可以完全恢复其天然空间结构与生物活性。但若不先透析去除尿素而用氧化剂使分子中还原的半胱氨酸残基间氧化生成二硫键,因氢键不能形成,多肽链不能先卷曲形成相对正确天然的空间结构,二硫键生成就会发生错配,生成"错乱"酶,因此氧化后核糖核酸酶的活性仍大部分得不到恢复。这就是著名的 Anfinsen 定律,其重要意义是:它充分说明蛋白质中氨基酸顺序决定构象,结构与功能密切相关。

在实际工作中,我们要谨防一些蛋白质制剂或蛋白质药物的变性失活,如免疫球蛋白、酶蛋白、疫苗蛋白和蛋白质激素药物等;而在另一些情况下,又要利用日光、紫外线、高压蒸汽、乙醇和红汞等使细菌蛋白质变性失活,从而达到消毒杀菌的目的。要注意区别变性是由一些较剧烈的条件使蛋白质构象破坏、生物活性丧失的过程,而不同于别构中蛋白质构象的轻微改变,伴随着生物活性升高或降低的调节过程。

6. 蛋白质的呈色反应 蛋白质中的某些氨基酸残基可以与显色试剂发生呈色反应。

(1)茚三酮反应。氨基酸残基与茚三酮试剂反应产生蓝色产物,该反应常用于氨基酸的定性或定量分析。

(2)双缩脲反应。肽键与双缩脲试剂反应呈紫色。氨基酸无此反应,可用于检测蛋白质水解程度。

三、维生素

维生素(vitamins)是维持动物正常功能所必需的一组有机化合物,需要量极小,但动物本身不能合成或合成量不足,必须从食物中获得,是人体必需的一类微量营养素。维生素有脂溶性和水溶性两种。维生素大多数以辅酶、辅基的形式参与调节代谢活动。辅酶与辅基的生理功能主要是:①运载氢原子或电子,参与氧化还原反应。②运载反应基团,如酰基、氨基、烷基、羧基及一碳单位等,参与基团转移。大部分辅酶与辅基衍生于维生素。辅酶与酶蛋白结合疏松,辅酶通常与酶蛋白以非共价键相连,可用透析或超滤的方法除去;辅基与酶蛋白结合紧密,通常与酶蛋白以共价键相连,不能用透析或超滤的方法除去。

辅酶与辅基的来源及其生理功能如下(表 13-3):

表 13 - 3　含 B 族维生素的几种辅酶(基)及其参与的反应

B 族维生素	辅酶(基)形式	主要作用
硫胺素(维生素 B_1)	硫胺素焦磷酸酯(TPP)	α-酮酸氧化脱羧、酮基转移
α-硫辛酸	6,8-二硫辛酸 L（S，S）	α-酮酸氧化脱羧
泛酸(遍多酸)	辅酶 A(CoA - SH)	酰基转移
烟酰胺	烟酰胺腺嘌呤二核苷酸(NAD^+)	氢(H^++e)的转移
	烟酰胺腺嘌呤二核苷酸磷酸($NADP^+$)	氢(H^++e)的转移
核黄素(维生素 B_2)	黄素单核苷酸(FMN)	氢原子的转移
	黄素腺嘌呤二核苷酸(FAD)	氢原子的转移
吡哆醛,吡哆胺(维生素 B_6)	磷酸吡哆醛,磷酸吡哆胺	氨基转移
生物素	生物素	羧化作用
叶酸	四氢叶酸	一碳基转移
钴胺素(维生素 B_{12})	$5'$-甲基钴胺素	甲基转移
	$5'$-脱氧腺苷钴胺素	氢原子或烃基移位

(1) 硫胺素(维生素 B_1)：经焦磷酸化生成焦磷酸硫胺素(TPP)，是脱羧酶的辅酶，在体内参与糖代谢过程中 α-酮酸的氧化脱羧反应。

(2) 核黄素(维生素 B_2)：黄素单核苷酸(FMN)和黄素腺嘌呤二核苷酸(FAD)是核黄素(维生素 B_2)的衍生物。FMN 或 FAD 通常作为脱氢酶的辅基，在酶促反应中作为递氢体。

(3) 维生素 PP(维生素 B_3)：尼克酰胺腺嘌呤二核苷酸(NAD^+，辅酶Ⅰ)和尼克酰胺腺嘌呤二核苷酸磷酸($NADP^+$，辅酶Ⅱ)是维生素 PP 的衍生物。NAD^+ 和 $NADP^+$ 主要作为脱氢酶的辅酶，在酶促反应中起递氢体的作用。

(4) 维生素 B_6：磷酸吡哆醛和磷酸吡哆胺是维生素 B_6 的衍生物。磷酸吡哆醛和磷酸吡哆胺可作为氨基转移酶、氨基酸脱羧酶、半胱氨酸脱硫酶等的辅酶。

(5) 泛酸(遍多酸)：在体内参与构成辅酶 A(CoA)。CoA 中的巯基可与羧基以高能硫酯键结合，在糖、脂、蛋白质代谢中起传递酰基的作用，是酰化酶的辅酶。

(6) 生物素：是羧化酶的辅基，在体内参与 CO_2 的固定和羧化反应。

(7) 叶酸：四氢叶酸由叶酸衍生而来，前者是体内一碳单位基团转移酶系统中的辅酶。

(8) 钴胺素(维生素 B_{12})：维生素 B_{12} 分子中含金属元素钴，故又称为钴胺素。维生素 B_{12} 在体内有多种活性形式，如 $5'$-脱氧腺苷钴胺素、甲基钴胺素等。其中，$5'$-脱氧腺苷钴胺素参与构成变位酶的辅酶，甲基钴胺素则是甲基转移酶的辅酶。

四、酶

酶(enzyme)是生物催化剂，体内的代谢反应绝大部分是由酶催化完成的，所以酶在物质代谢中发挥非常重要的作用。因此，在讨论物质代谢之前必先对其有一个全面的了解。自 1982 年以来随着具有催化功能的 RNA 和 DNA 的陆续被发现，目前认为生物体内除了存在酶这类生物催化剂外，另一类则是核酸催化剂，如其本质为 RNA 则被称为核酶，因此现代科学认为生物催化分子是由活细胞所产生，能在体内或体外发挥相同催化作用的一类具有活性中心和特殊结构的生物大分子,包括蛋白质和核酸。由于核酸参与催化反应有限,而且这些反应均可由相应的酶所催化,酶仍是体内最主要的催化剂。

(一)酶的概念

酶是由活细胞产生的一类具有催化作用的蛋白质,故又有生物催化剂之称。与一般催化剂相比,酶的催化作用有高度专一性、高度催化效率及其催化活性的可调节性和高度的不稳定性(变性失活)等特点。酶的这些性质使细胞内错综复杂的物质代谢过程能有条不紊地进行,使物质代谢与正常的生理功能互相适应。若因遗传缺陷造成某个酶缺损,或其他原因造成酶的活性减弱,均可导致该酶催化的反应异常,使物质代谢紊乱,甚至发生疾病。体外测定血浆及组织样品中的酶活力已成为诊断疾病的重要手段。一些酶制剂亦作为药物用于临床治疗,酶与医学的关系十分密切。多年以来,人们认为生物体内的各种代谢反应都是在酶的催化下进行的,而酶的化学本质则是蛋白质。

(二)酶的分子结构与催化活性

1. **酶的化学组成** 按照酶的化学组成可将酶分为单纯酶和结合酶两大类。单纯酶分子中只有氨基酸残基组成的肽链,结合酶分子中则除了多肽链组成的蛋白质外,还有非蛋白成分,如金属离子、铁卟啉或含 B 族维生素的小分子有机物。结合酶的蛋白质部分称为酶蛋白(apoenzyme),非蛋白质部分统称为辅助因子(cofactor),两者一起组成全酶(holoenzyme)。只有全酶才有催化活性,如果两者分开则酶活力消失。非蛋白质部分,如铁卟啉或含 B 族维生素的化合物,若与酶蛋白以共价键相连的称为辅基(prosthetic group),用透析或超滤等方法不能使它们与酶蛋白分开;反之两者以非共价键相连的称为辅酶(coenzyme),可用上述方法把两者分开。

2. **维生素的种类及含 B 族维生素的辅酶(基)形式和主要作用** 结合酶中的金属离子有多方面功能:它们可能是酶活性中心的组成成分;有的可能在稳定酶分子的构象上起作用;有的可能作为桥梁使酶与底物相连接。辅酶与辅基在催化反应中作为氢(H^+ 和 e)或某些化学基团的载体,起传递氢或化学基团的作用。体内酶的种类很多,但酶的辅助因子种类并不多,已知几种酶可用某种相同的金属离子作为辅助因子,同样,几种酶也可用相同的辅酶或辅基。酶催化反应的特异性决定于酶蛋白部分,而辅酶与辅基的作用是参与具体反应过程中氢(H^+ 和 e)及一些特殊化学基团的运载。

3. **酶的分子结构与活性中心** 酶属生物大分子,分子量至少在 1 万以上,大的可达百万。酶的催化作用有赖于酶分子的一级结构及空间结构的完整性。若酶分子变性或亚基解聚均可导致酶活性丧失。酶的活性中心(active center)只是酶分子中的很小部分,酶蛋白的大部分氨基酸残基并不与底物接触。组成酶活性中心的氨基酸残基的侧链存在不同的功能基团,如—NH_2、—COOH、—SH、—OH 和咪唑基等,它们来自酶分子多肽链的不同部位。有的基团在与底物结合时起结合基团(binding group)的作用,有的在催化反应中起催化基团(catalytic group)的作用。但有的基团既在结合中起作用,又在催化中起作用,所以常将活性部位的功能基团统称为必需基团(essential group)。它们通过多肽链的盘曲折叠,组成一个在酶分子表面、具有三维空间结构的孔穴或裂隙,以容纳进入的底物与之结合(图 13-15),并催化底物转变为产物,这个区域即被称为酶的活性中心。

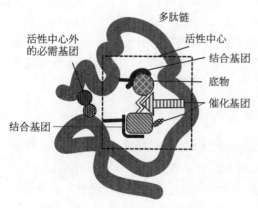

图 13-15 酶的活性中心示意图

　　而酶活性中心以外的功能基团则在形成并维持酶的空间构象上也是必需的,故称为活性中心以外的必需基团。对需要辅助因子的酶来说,辅助因子也是活性中心的组成部分。酶催化反应的特异性实际上决定于酶活性中心的结合基团、催化基团及其空间结构。

　　4. 酶的分子结构与催化活性的关系　酶的分子结构的基础是其氨基酸的序列,它决定着酶的空间结构和活性中心的形成以及酶催化的专一性。如哺乳动物中的磷酸甘油醛脱氢酶的氨基酸残基序列几乎完全相同,说明相同的一级结构是酶催化同一反应的基础。又如消化道的糜蛋白酶、胰蛋白酶和弹性蛋白酶都能水解食物蛋白质的肽键,但三者水解的肽键有各自的特异性,对这三种酶的氨基酸序列分析显示它们40％左右的氨基酸序列相同,都以丝氨酸残基作为酶的活性中心基团,三种酶在丝氨酸残基周围都有 Gly-Asp-Ser-Gly-Pro 序列。X 线衍射研究提示这三种酶有相似的空间结构,这是它们都能水解肽键的基础。而它们水解肽键时的特异性则由于酶的底物结合部位氨基酸组成上的微小差别所致。

　　5. 酶原与酶原激活　有些酶,如消化系统中的各种蛋白酶以无活性的前体形式合成和分泌,然后输送到特定的部位,当体内需要时,经特异性蛋白水解酶的作用转变为有活性的酶而发挥作用。这些不具催化活性的酶的前体称为酶原(zymogen),如胃蛋白酶原(pepsinogen)、胰蛋白酶原(trypsinogen)和胰凝乳蛋白酶原(chymotrypsinogen)等。某种物质作用于酶原使之转变成有活性的酶的过程称为酶原激活(activation of zymogen)。使无活性的酶原转变为有活性的酶的物质称为活化素。活化素对于酶原的激活作用具有一定的特异性。例如,胰腺细胞合成的糜蛋白酶原为245 个氨基酸残基组成的单一肽链,分子内部由 5 对二硫键相连,该酶原的激活过程首先由胰蛋白酶水解 15 位精氨酸和 16 位异亮氨酸残基间的肽键,激活成有完全催化活性的 π-糜蛋白酶,但此时酶分子尚未稳定,经 π-糜蛋白酶自身催化,去除二分子二肽成为有催化活性并具稳定结构的 α-糜蛋白酶。

　　图 13-16 说明胰蛋白酶原转变为胰蛋白酶的激活过程。小肠的肠激酶能识别胰蛋白酶原氨基末端 4 个天冬氨酸残基,并水解赖氨酸与异亮氨酸残基间的肽键,结果水解去掉氨基末端的一段六肽成为有活性的胰蛋白酶。

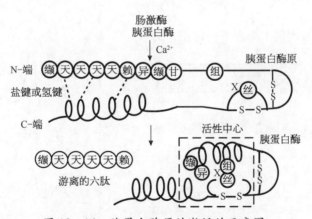

图 13-16　胰蛋白酶原的激活的示意图

　　在正常情况下,血浆中大多数凝血因子基本以无活性的酶原形式存在,只有当组织或血管内膜受损后,无活性的酶原才能转变为有活性的酶,从而触发一系列的级联式酶促反应,最终导致可溶性的纤维蛋白原转变为稳定的纤维蛋白多聚体,网罗血小板等形成血凝块。

酶原激活的本质是切断酶原分子中特异肽键或去除部分肽段后有利于酶活性中心的形成。酶原激活有重要的生理意义：一方面它保证合成酶的细胞本身不受蛋白酶的消化破坏，另一方面使它们在特定的生理条件和规定的部位被激活并发挥其生理作用。例如，组织或血管内膜受损后激活凝血因子；胃主细胞分泌的胃蛋白酶原和胰腺细胞分泌的糜蛋白酶原、胰蛋白酶原、弹性蛋白酶原等分别在胃和小肠激活成相应的活性酶，促进食物蛋白质的消化就是明显的例证。特定肽键的断裂所导致的酶原激活在生物体内广泛存在，是生物体的一种重要的调控酶活性的方式。如果酶原的激活过程发生异常，将导致一系列疾病的发生。出血性胰腺炎的发生就是由于蛋白酶原在未进小肠时就被激活，激活的蛋白酶水解自身的胰腺细胞，导致胰腺出血、肿胀。

6. 同工酶　不同的生物种类、不同的器官和组织来源的某些酶可作用于同一底物，催化相同的化学反应，20 世纪 50 年代初从心肌中分离了两种乳酸脱氢酶。1964 年确认了同工酶（isoenzyme）的概念：同工酶是一类催化相同的化学反应，但酶蛋白的分子结构、理化性质和免疫原性各不相同的一类。至今已知的同工酶已不下几十种，如己糖激酶、乳酸脱氢酶等，其中以乳酸脱氢酶（lactic acid dehydrogenase，LDH）的研究最为清楚。人和脊柱动物组织中，有 5 种分子形式，它们催化下列相同的化学反应：

$$CH_3CHCOOH + NAD^+ \underset{LDH}{\longleftrightarrow} CH_3COCOOH + NADH + H^+$$

5 种同工酶均由 4 个亚基组成。LDH 的亚基有骨骼肌型（M 型）和心肌型（H 型）两种，这两种亚基的氨基酸组成不同，两种亚基以不同比例组成四聚体，形成 5 种 LDH，即 H_4（LDH_1）、H_3M_1（LDH_2）、H_2M_2（LDH_3）、H_1M_3（LDH_4）和 M_4（LDH_5）。

5 种 LDH 中的 M、H 亚基比例各异，决定了它们在理化性质上的差别。通常用电泳法可把 5 种 LDH 分开，不同组织中各种 LDH 的含量不同（表 13-4），心肌中以 LDH_1 及 LDH_2 的量较多，而骨骼肌及肝中以 LDH_5 和 LDH_4 为主。不同组织中 LDH 同工酶谱的差异与组织利用乳酸的生理过程有关。在组织病变时这些同工酶释放入血，由于同工酶在组织器官中分布的差异，因此血清同工酶谱就有了变化。故临床常用血清同工酶谱分析来诊断疾病（图 13-17）。

表 13-4　乳酸脱氢酶同工酶在不同组织中的分布百分比（%）*

同工酶	心肌	骨骼肌	肝脏
LDH_1	60	4	2
LDH_2	33	7	6
LDH_3	7	17	15
LDH_4	微量	16	13
LDH_5	微量	56	64

注：* 百分比指一组织器官中，每种形式的 LDH 的量占总 LDH 的百分数。

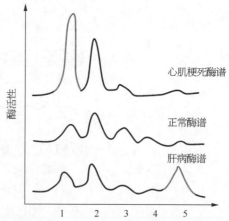

图 13-17　心肌梗死和肝病患者血清 LDH 同工酶酶谱的变化

7. 多酶复合体、多酶体系与多功能酶　体内有些酶彼此聚合在一起，组成一个物理的结合体，此结合体被称为多酶复合体（multienzyme complex）。若把多酶复合体解体，则各酶的催化活性消失。如催化丙酮酸氧化脱羧反应的丙酮酸脱氢酶多酶复合体由 3 种酶组成,而在线粒体中催化脂肪酸 β-氧化的多酶复合体由 4 种酶组成。由多酶复合体第一个酶催化反应的产物成为第二个酶作用的底物,如此连续进行,直至终产物生成。由于多酶复合体是一种物理形式的结合,故在空间构象上有利于这种流水作业般的快速催化方式,是生物体提高酶催化效率的一种有效措施。体内物质代谢的各条途径往往有许多酶共同参与,依次完成反应过程,这些酶不同于多酶复合体,在结构上彼此无关联,故被称为多酶体系(multienzyme system)。如参与糖酵解的 11 个酶均存在于细胞液,组成一个多酶体系。近年来发现有些酶分子存在多种催化活性,如大肠埃希菌 DNA 聚合酶 Ⅰ、哺乳类动物的脂肪酸合成酶等,这种酶分子中存在多种催化活性部位的酶被称为多功能酶(multifunctional enzyme)。多功能酶在分子结构上比多酶复合体更具有优越性,因为相关的化学反应在一个酶分子上进行,比多酶复合体更有效,这也是生物进化的结果。

(三) 酶促反应的特点及作用机制

1. 酶促反应的特点　酶促反应具有一系列区别于体外催化剂的重要特点。

(1) 酶促反应具有高度的催化速率:酶是高效生物催化剂,比一般催化剂的效率高 $10^7 \sim 10^{13}$ 倍,以过氧化氢分解为例,用铁离子催化的效率每秒为 6×10^{-4} mol/g 离子;血红素的催化效率每秒为 6×10^{-1} mol/mol;而过氧化氢酶的催化效率每秒为 6×10^6 mol/mol。

酶能加快化学反应的速度,但酶不能改变化学反应的平衡点,酶的作用是缩短了到达平衡所需的时间,但平衡常数不变,在无酶的情况下达到平衡点需几个小时,而在有酶时可能只要几秒钟就可达到平衡。

酶和一般催化剂都是通过降低反应活化能来加快化学反应速度的,众所周知,反应物分子间的有效碰撞是化学反应产生的基础,只有那些已具有足够能量的反应物分子才能发生有效碰撞。这些具有足够能量的反应物分子称为活化分子,其所具有的能量称为活化能(activation energy)。活化能也就是底物分子从基态转变为活化态所需的能量。活化分子越多,反应速度越快。酶通过其特有的作用机制,比一般催化剂能更有效地降低反应所需要的活化能,故使底物只需较少的能量便可进入活化状态(图 13-18)。通常化学反应可以用升高温度来加快反应速度,这是因为升高温度可以使更多的反应物分子获得所需的活化能。

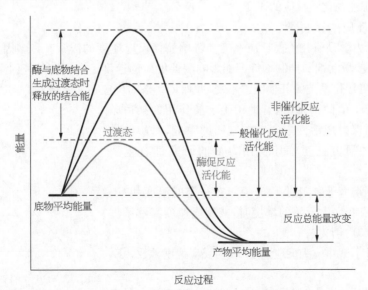

图 13-18　酶促反应活化能的变化

（2）酶催化具有高度特异性：酶的催化特异性表现在它对底物的选择性和催化反应的特异性两方面。体内的化学反应除了个别自发进行外，绝大多数都由专一的酶催化，一种酶能从成千上万种反应物中找出自己作用的底物，这就是酶的特异性。根据酶在催化特异性程度上的差别，分为绝对特异性、相对特异性和立体异构特异性三类。一种酶只催化一种底物进行反应的称绝对特异性，如脲酶只能水解尿素使其分解为二氧化碳和氨；若一种酶能催化一类化合物或一类化学键进行反应的称为相对特异性，如酯酶既能催化三酰甘油水解，又能水解其他酯键。具有立体异构特异性的酶对底物分子立体构型有严格要求，如 L-乳酸脱氢酶只催化 L-乳酸脱氢，对 D-乳酸无作用。

（3）酶活性的可调节性：有些酶的催化活性可受许多因素影响，如别构酶受别构剂的调节，有的酶受共价修饰的调节，激素和神经体液通过第二信使对酶活力进行调节，以及诱导剂或阻抑剂对细胞内酶含量（改变酶合成与分解速度）的调节等。

2. 酶促反应的作用机制　酶通过促进底物形成过渡态而提高反应速率，酶比一般的催化剂能更有效地降低反应的活化能。

（1）酶（E）与底物（S）形成酶-底物复合物（ES）：酶的活性中心与底物定向结合生成 ES 复合物是酶催化作用的第一步。定向结合的能量来自酶活性中心功能基团与底物相互作用时形成的多种非共价键，如离子键、氢键、疏水键，也包括范德瓦力。它们结合时产生的能量被称为结合能。

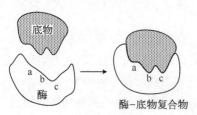

图 13-19　酶与底物的过渡状态
互补结合

（2）酶与底物的过渡状态互补：若酶只与底物互补生成 ES 复合物，并不能进一步促使底物进入过渡状态，那么酶的催化作用不能发生。这是因为酶与底物生成 ES 复合物后尚需通过酶与底物分子间形成更多的非共价键，生成酶与底物的过渡状态互补的复合物（图 13-19），才能完成酶的催化作用。当酶与底物生成 ES 复合物并进一步形成过渡状态，这过程已释放较多的结合能，现知这部分结合能可以抵消部分反应物分子活化时所需的活化能，从而使原先低于活化能阈的分子也成为活化分子，于是加速了化学反应的速度。

（四）酶促反应的动力学

酶促反应动力学是研究酶促反应速度和影响酶促反应速度的因素。许多因素如酶浓度、底物浓度、pH、温度、激活剂和抑制剂等都能影响酶促反应的速度。在研究某一因素对酶反应速度的影响时，要使酶催化系统的其他因素不变，并保持严格的反应初速度条件。动力学研究可为酶作用机制提供有价值的信息，也有助于确定酶作用的最适条件。应用抑制剂探讨酶活性中心功能基团的组成，对酶的结构与功能方面的研究甚至临床实用方面的研究都有重要价值。

1. 酶浓度对酶促反应速度的影响　在一定的温度和 pH 条件下，当底物浓度远大于酶的浓度时，酶反应速度与酶浓度成正比（图 13-20）。

即 $v = K[E]$，式中 v 为反应速度，K 为反应速度常数，$[E]$ 代表酶浓度

2. 底物浓度对酶促反应速度的影响　在酶浓度不变的情况

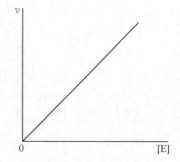

图 13-20　酶浓度对酶促反应
速率的影响

下,底物浓度对反应速度的影响呈矩形双曲线(图 13-21)。在底物浓度很低时,反应速度随底物浓度的增加成正比地增快(曲线的 a 段);进一步增加底物浓度,反应速度增加减慢,两者已不成正比(曲线的 b 段);以后再增加底物浓度,反应速度几乎不再增加,而趋近于反应速度的极限值(v_{max})(曲线的 c 段)。

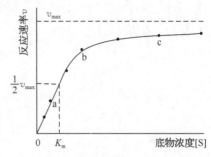

图 13-21 底物浓度对酶促反应速率的影响

(1) 米氏(Michaelis-Menten)方程式:体内大多数酶均表现上述底物浓度与反应速度的关系,并且中间复合物学说是解释底物浓度影响酶促反应速度的最合理学说。然而,Michaelis 和 Menten 两人在前人工作的基础上又推导得出下列方程式(米氏方程式),试图从数学的角度来解释底物浓度对酶促反应速度的影响:

$$v = \frac{v_{max}[S]}{K_m + [S]}$$

式中 v 为反应速度,v_{max} 为所有酶被底物饱和时的最大反应速度,K_m 为米氏常数(Michaelis constant),它是[ES]分解速度的常数与[ES]生成速度常数之比。

这个方程式正确地说明底物浓度对酶反应速度的影响。当底物浓度很低,即[S]$\ll K_m$ 时,米氏方程式中分母上的[S]可以忽略不计,于是

$$v = v_{max}[S]/K_m$$

对一个酶来说,v_{max} 和 K_m 均为常数,于是反应速度与底物浓度成正比关系。若底物浓度很高,即[S]$\gg K_m$,米氏方程式中分母上的 K_m 可以忽略不计,于是

$$v = v_{max}[S]/[S] = v_{max}$$

此时再增加底物浓度,反应速度也不会增加。若[S]$= K_m$,则方程式成为

$$v = v_{max}[S]/2[S] = v_{max}/2$$

即在[S]$= K_m$ 时,反应速度正好为最大反应速度的一半,故只要知道酶的最大反应速度,即可知道达最大反应速度一半时所需的底物浓度,此底物浓度也就是该酶的 K_m,K_m 的单位与底物相同,均为 mol/L(摩尔/升)。

(2) 米氏方程中的 K_m 与 v_{max} 的意义

1) K_m 值可用来表示酶对底物的亲和力:一般情况下,K_m 值愈小,酶与底物的亲和力愈大。这表示不需要很高的底物浓度便可容易地达到最大反应速度。反之,K_m 值愈大,酶与底物的亲和力愈小。

2) K_m 值是酶的特征性常数:K_m 值是酶的特征性常数之一,K_m 值只与酶的结构、酶所催化的底物和反应环境(如温度、pH、离子强度)有关,与酶的浓度无关。

3) 酶的转换数:v_{max} 是酶完全被底物饱和时的反应速度,酶的转换数的定义即是当酶被底物充分饱和时,单位时间内每个酶分子(或活性中心)催化底物转变为产物的分子数。

(3) K_m 和 v_{max} 值的测定:通过上述底物浓度曲线可以近似地测出 v_{max} 和 K_m,但精确度差,且费时费力。为此人们将米氏方程式进行种种变换,应用最多的是将曲线作图转变为直线的双倒数作图法,此法将米氏方程式两边取倒数,即

$$1/v = K_m/v_{max} \times 1/[S] + 1/v_{max}$$

以 $1/v$ 对 $1/[S]$ 作图,得一条直线,其斜率为 K_m/v_{max},直线与 y 轴相交的截距为 $1/v_{max}$,与 x 轴相交的一点为 $-1/K_m$(图13-22)。

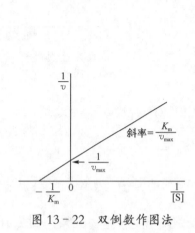

图 13-22　双倒数作图法

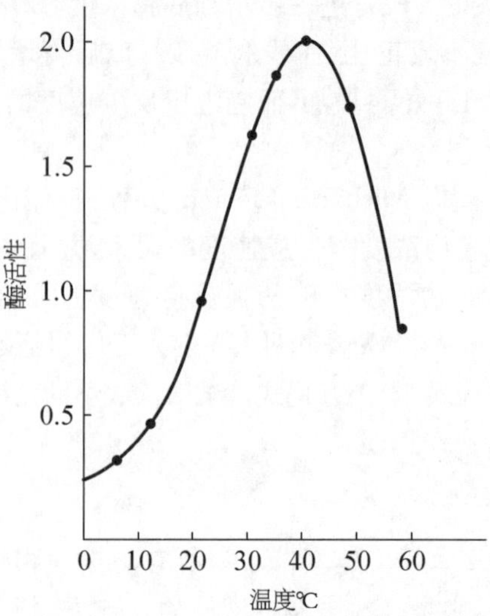

图 13-23　温度对酶促反应速率的影响

3. 温度对酶促反应速度的影响和酶作用的最适温度　化学反应的速度随温度升高而加速,酶促反应在一定温度范围内也遵循这规律。但酶是蛋白质,温度升高可使酶变性失活,故以酶促反应速度 v 对温度作图,可得一条钟罩形曲线(图 13-23)。

曲线顶部所指的温度称为该酶的最适温度。若酶促反应持续时间短,则温度促使化学反应加速的影响大于对酶变性的影响,此条件下测得的最适温度往往偏高。反之,若反应时间长,温度导致酶失活的影响变为明显,此时测得的最适温度偏低。酶的最适温度不是酶的特征性常数。一般植物来源的酶,其最适温度在 45～65 ℃;动物来源的酶,其最适温度在 37～50 ℃。

4. pH 对酶促反应速度的影响和酶作用的最适 pH　酶促反应速度受介质 pH 的影响。将一种酶置于几种 pH 介质中测其活力,可看到在某一 pH 时酶促效率最高,这个 pH 称为该酶的最适 pH。最适 pH 提示:酶分子活性基团的电离状态、底物分子及辅酶与辅基的电离状态都与酶的催化作用相关。但酶的最适 pH 也不是酶的特征性常数,如缓冲液的种类与浓度、底物浓度等均可改变酶作用的最适 pH。

大多数酶促反应速度对 pH 的变化呈钟罩形曲线(图 13-24),个别的只有钟罩形的一半。多数植物和微生物来源的酶,最适 pH 在 4.5～6.5;动物酶的最适 pH 在 6.5～8.0。个别也有例外,如胃蛋白酶的最适 pH 为 1.5～2.5,精氨酸酶的最适 pH 在 9.8～10.0。

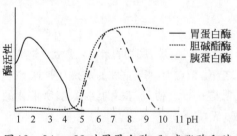

图 13-24　pH 对胃蛋白酶、胆碱酯酶和胰蛋白酶活性的影响

胃蛋白酶
胆碱酯酶
胰蛋白酶

5. 激活剂的影响　凡能提高酶活性,加速酶促反应进行的物质都被称为该酶的激活剂(activator)。激活剂按其分子质量大小可分为以下 3 种。

(1) 无机离子激活剂:如氯离子(Cl^-)、某些金属离子(Mg^{2+}、Zn^{2+} 等)。一般认为金属离子的激活作用,主要是由于其在酶和底物间起了桥梁的作用,形成酶—金属离子—底物三元复合物,从而更有利于底物和酶的活性中心部位结合。

（2）一些小分子的有机化合物：半胱氨酸、谷胱甘肽等对某些酶也有激活作用，如还原型谷胱甘肽能保护巯基酶分子中的巯基不被氧化，从而提高酶的活性。牛磺胆酸钠是脂肪酶的激活剂。

（3）生物大分子激活剂：一些蛋白激酶对某些酶的激活，在生物体代谢活动中起重要的作用。如磷酸化酶 b 激酶可激活磷酸化酶 b，而磷酸化酶 b 激酶本身则又受到 cAMP 依赖性蛋白激酶的激活。

6. 抑制剂对酶促反应速度的影响　能使酶活力降低的物质被称为酶的抑制剂（inhibitor）。但强酸、强碱等造成酶变性失活不属于酶的抑制作用，而称为酶的钝化。可见酶的抑制作用是指抑制剂作用下酶的活性中心或必需基团发生性质的改变，并导致酶活性降低或丧失的过程。按抑制剂作用方式分为不可逆性抑制和可逆性抑制两类。

（1）不可逆性抑制：不可逆性抑制（irreversible inhibition）作用的抑制剂以共价键与酶的必需基团结合，因结合甚牢不能用透析或超滤方法使两者分开，故所造成的抑制作用是不可逆的。按抑制剂对酶必需基团选择程度的不同，又分非专一性抑制和专一性抑制两类。

1）非专一性不可逆性抑制作用：抑制剂与酶的一类或几类基团结合，抑制并不区分其结合的基团属必需基团或非必需基团。如重金属离子 Pb^{2+}、Cu^{2+} 和对氯汞苯甲酸与酶分子的巯基进行不可逆结合，化学毒剂"路易氏气"则是一种含砷的化合物，它能抑制含巯基酶的活性。

$$酶\begin{array}{c}SH\\\\SH\end{array} + Hg^{2+}(Pb^{2+}, Cu^{2+}) \longrightarrow 酶\begin{array}{c}S\\\\S\end{array}Hg(Pb, Cu) + 2H^+$$

上述重金属离子与酶分子必需基团巯基结合是造成酶活性抑制的主要原因。二巯基丙醇或丁二酸钠等含巯基的化合物，可以置换结合于酶分子上的重金属离子而使酶恢复活性，因此，是临床上用于解除重金属中毒的药物。

$$酶\begin{array}{c}S\\\\S\end{array}Hg + \begin{array}{c}COONa\\|\\CHSH\\|\\CHSH\\|\\COONa\end{array} \longrightarrow 酶\begin{array}{c}SH\\\\SH\end{array} + \begin{array}{c}COONa\\|\\CHS\\|\\CHS\\|\\COONa\end{array}Hg$$

2）专一性不可逆性抑制作用：抑制剂专一性作用于酶活性中心的必需基团并导致酶活性的抑制。如二异丙基氟磷酸（diisopropyl fluorophosphate，DIFP）专一性地共价结合于胆碱酯酶活性中心的丝氨酸残基的羟基，造成酶活性的抑制。

$$酶—CH_2OH + F—P=O \longrightarrow 酶—CH_2—O—P=O + HF$$

DIFP　　　　　　　磷酰化酶

有机磷农药、敌敌畏等具有与 DIFP 类似的结构,它能使昆虫胆碱酯酶磷酰化,使酶的活性受到抑制,而胆碱酯酶与神经系统活动有关。正常机体在神经兴奋时,神经末梢释放乙酰胆碱传导刺激。乙酰胆碱发挥作用后,被乙酰胆碱酯酶水解为乙酸和胆碱。若胆碱酯酶被抑制,神经末梢分泌的乙酰胆碱不能及时地被分解掉,造成突触间隙乙酰胆碱积累,引起一系列胆碱能神经过度兴奋,如抽搐等症状,最后可使人畜受害,因此,这类物质又被称为神经毒剂。解磷定等药物可以置换结合于胆碱酯酶上的磷酰基而恢复酶活力,故用于抢救农药中毒患者。

磷酰化胆碱酯酶　　　　解磷定　　　　磷酰化解磷定　　　胆碱酯酶

氰化物和一氧化碳等物质能与金属离子形成稳定的络合物,而使一些需要金属离子的酶的活性受到抑制,如含铁卟啉辅基的细胞色素氧化酶。

(2) 可逆性抑制作用:抑制剂以非共价键与酶结合,故不甚牢固,可用透析等物理方法把酶与抑制剂分开,使酶恢复催化活性,故被称为酶的可逆性抑制(reversible inhibition)作用。根据抑制剂、底物与酶三者的相互关系,可逆性抑制又可分竞争性抑制(competitive inhibition)、非竞争性抑制(non competitive inhibition)和反竞争性抑制(uncompetitive inhibition)3 种。

1) 竞争性抑制作用:抑制剂 I 的化学结构与酶作用的底物 S 十分类似,它们都能与酶的活性中心结合,两者对酶的结合有竞争作用。结合后分别形成 EI 或 ES 复合物。形成 EI 后酶不具催化作用,由此导致反应系统中游离酶浓度降低,并使酶活性抑制。竞争性抑制的显著特点是其抑制作用可用高浓度的底物来解除。经典的例子是,丙二酸竞争性地抑制琥珀酸脱氢酶催化琥珀酸脱氢生成延胡索酸的反应。丙二酸只比琥珀酸少一个碳原子,故可与琥珀酸竞争与琥珀酸脱氢酶的活性中心结合,但由于该酶不能催化丙二酸脱氢而形成死端,从而抑制了琥珀酸脱氢酶的活性。但若增加反应系统中琥珀酸的浓度,可以解除丙二酸对酶的抑制作用。草酰乙酸、苹果酸的化学结构亦与琥珀酸相似,它们亦是琥珀酸脱氢酶的竞争性抑制剂。

琥珀酸　　　　　　延胡索酸　丙二酸　草酰乙酸　苹果酸

应用双倒数法,以 $1/v$ 对 $1/[S]$ 作图,可以得到竞争性抑制的特征性曲线(图 13-25)。由图 13-27 可知,竞争性抑制剂存在时 K_m 值增大,而直线与纵轴相交点 $1/v_{max}$ 并不因抑制剂存在而变化,亦即最大反应速度 v_{max} 不变。

酶的竞争性抑制有重要的实际应用,很多药物是酶的竞争性抑制剂,如磺胺类药物的抑制作用就基于这一原理。细菌利用对氨基苯甲酸、二氢蝶呤及谷氨酸做原料,在二氢叶酸合成酶的催

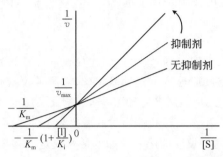

图 13-25　竞争性抑制作用双倒数作图

化下合成二氢叶酸,后者还可转变为四氢叶酸,是细菌合成核酸所不可缺的辅酶。磺胺药的化学结构与对氨基苯甲酸十分相似,故能与对氨基苯甲酸竞争二氢叶酸合成酶的活性中心,造成该酶活性被抑制,进而减少四氢叶酸和核酸的合成,最终导致细菌繁殖生长停止。

$$H_2N—\text{〇}—COOH \qquad H_2N—\text{〇}—SO_2NHR \quad 磺胺药$$

对氨基苯甲酸
二氢蝶呤 } 二氢叶酸合成酶 → 二氢叶酸 二氢叶酸还原酶 → 四氢叶酸
谷氨酸

2) 非竞争性抑制作用:非竞争性抑制剂可逆地与酶的非活性中心区结合,故酶与抑制剂形成 EI 后,还可结合底物形成 EIS。由于抑制剂不与底物竞争酶的活性中心,故称为非竞争性抑制作用,在此类抑制中即使增加底物浓度也不能解除非竞争性抑制剂的抑制作用。

以 $1/v$ 对 $1/[S]$ 双倒数作图,可得到非竞争性抑制的特征性曲线(图 13-26)。在有非竞争性抑制剂存在时,直线的斜率升高,说明 v_{max} 降低,但直线与横轴的相交点与无抑制剂时相同,即 K_m 不受抑制剂影响。乙酰胆碱酯酶可被质子化叔胺($R—NH_3^+$)类化合物所抑制,属非竞争性抑制。

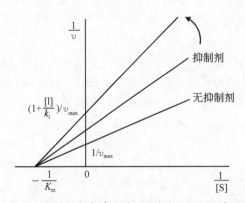

图 13-26　非竞争性抑制作用双倒数作图

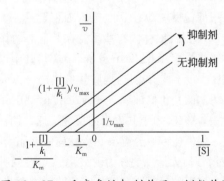

图 13-27　反竞争性抑制作用双倒数作图

3) 反竞争性抑制作用:反竞争性抑制剂不直接与酶结合,而与 ES 复合物结合,生成 ESI 后酶失去催化活性,造成酶的抑制。该抑制作用也不能用增加底物浓度来解除抑制。以 $1/v$ 对 $1/[S]$ 双倒数作图,可得到反竞争性抑制的特征性曲线(图 13-27)。由图可知,反竞争性抑制剂使最大反应速度 v_{max} 和 K_m 均等地减少,但直线的斜率 K_m/v_{max} 不受抑制剂的影响,在用不同浓度反竞争性

359

抑制剂时得到一组平行线。氰化物、肼、L-苯丙氨酸对肠碱性磷酸酶的抑制,肼对胃蛋白酶的抑制等均属反竞争性抑制。

(五) 酶的调节

体内代谢是一系列酶促反应的总和,整个代谢途径速度往往决定于代谢途径中催化活力最低,米氏常数最大,也就是催化反应速度最慢的酶,它起着限速反应作用,故称之为限速酶(rate-limiting enzyme)。有时几条代谢途径又常会有代谢途径的交叉点或共同的代谢中间物,代谢中间物究竟朝哪个方向继续进行代谢,决定于机体当时的需要与条件。而调节既靠每条代谢途径的关键步骤,又往往由催化各代谢途径反应的第一个酶的活力决定着多酶体系催化代谢反应的方向,故称之为关键酶(key enzyme)。而关键酶往往同时又是限速酶,酶的调节就是通过改变这些酶的活性来发挥调节作用的。改变酶的活性与含量是体内酶调节的主要方式。此外,在长期的进化过程中,酶的基因表型的差别使其在不同的组织细胞中具有不同的独特代谢途径。

1. **酶活性的调节**　酶活性的调节是对酶促反应速率的快速调节。

(1) 变构酶:变构酶(allosteric enzyme)又称别构酶,往往是具有四级结构的多亚基的寡聚酶,酶分子中除有催化作用的活性中心也称催化位点(catalytic site)外,还有别构位点(allosteric site)。后者是结合别构剂的位置,当它与别构剂结合时,酶的分子构象就会发生轻微变化,影响催化位点对底物的亲和力和催化效率。别构剂一般都是生理小分子物质,若因别构剂的结合使酶与底物的亲和力或催化效率增高的称之为别构激活剂(allosteric activator),反之使酶与底物的亲和力或催化效率降低的称之为别构抑制剂(allosteric inhibitor)。酶活性受别构剂调节的称为别构调节(allosteric regulation)。别构酶的催化位点与别构位点可共处一个亚基的不同部位,但更多的是分别处于不同的亚基上。在后一种情况下具催化位点的亚基称为催化亚基,而具别构位点的称为调节亚基。多数别构酶处于代谢途径的开端,而调节别构酶的别构剂往往是一些生理性小分子及该酶作用的底物或该代谢途径的中间产物或终产物,故别构酶的催化活性受细胞内底物浓度、代谢中间物或终产物浓度的调节。终产物抑制该途径中的别构酶称之为反馈抑制(feedback inhibition),它作为别构抑制剂抑制处于代谢途径起始的酶,及时调整该代谢途径的速度,以适应细胞生理功能的需要。别构酶在细胞物质代谢调节中发挥重要作用,故别构酶又称为调节酶(regulatory enzyme)。别构酶的动力学特征是底物浓度影响酶促反应速度,呈"S"形曲线,这不同于一般酶促反应动力学的矩形双曲线。

(2) 修饰酶:体内有些酶需在其他酶的作用下,对酶分子结构进行修饰后才具催化活性,这类酶称为修饰酶(modification enzyme)。其中以共价修饰多见,如酶蛋白的丝氨酸、苏氨酸残基的功能基团—OH 被磷酸化,均属共价修饰(covalent modification)。由于这种修饰导致酶活力改变,故称之为酶的共价修饰调节(covalent modification regulation)。体内最常见的共价修饰是酶的磷酸化与去磷酸化,由于共价修饰反应迅速,具有级联式放大效应,所以亦是体内调节物质代谢的重要方式。如催化糖原分解第一步反应的糖原磷酸化酶存在有活性和无活性两种形式,有活性的称为磷酸化酶 a,无活性的称为磷酸化酶 b,这两种形式的互变就是通过酶分子的磷酸化与去磷酸化的过程来实现的(详见糖代谢)。酶的别构调节与共价修饰是体内酶活性快速调节的两种主要方式。

2. **酶含量的调节**　酶含量的调节是对酶促反应速率的缓慢调节。

(1) 酶蛋白生物合成的诱导与阻遏:使酶蛋白合成增加的作用称为诱导(induction),引起诱导作用的物质称为诱导剂;而使酶蛋白合成减少的作用称为阻遏(repression),引起阻遏作用的物质称为阻遏剂。诱导剂与阻遏剂发挥作用的环节是 DNA 的转录与翻译过程,通过调节基因表达来发挥作用,但蛋白质生物合成的过程需时较长,故诱导与阻遏的调节效应出现得较迟,属迟缓调节,且酶蛋白生物合成后,即使去除了诱导剂,酶的活性仍保持,直至酶蛋白本身被代谢降解破坏,因此,其调节效应持续时间较长,生物合成蛋白质消耗的能量也较多。

1) 底物的诱导:例如,精氨酸可诱导 Hela 细胞中精氨酸酶的合成,色氨酸可诱导小鼠肝细胞中色氨酸吡咯酶的合成。长期以高糖、低蛋白质作为主要饮食的亚洲发展中国家的人群,消化液中淀粉酶活性比西方发达国家人群高,而蛋白酶的活性则比较低。有关底物诱导酶蛋白生物合成的例子在自然界普遍存在。

2) 激素的诱导:例如,长期用糖皮质激素药物的重度慢性哮喘和慢性肾性、红斑狼疮患者,体内糖异生关键酶的合成与活性就偏高,由此促使蛋白质转化生成糖,因此,常可表现出高血糖,且骨骼疏松而容易发生骨折、皮肤细薄、全身抵抗力降低而易致感染等。

3) 药物的诱导:例如,安眠药苯巴比妥可以诱导肝微粒体中葡萄糖醛酸转移酶的生物合成,因此,也可用于治疗新生儿黄疸。同时长期服用安眠药易产生耐药性,服用剂量常需不断增加,乃因诱导肝中生物转化的酶合成升高所致。而不规则乱用抗生素治疗感染的患者也易因诱导细菌产生抗药性而达不到治疗效果,因此,必需正规使用抗生素。

4) 产物的阻遏:高胆固醇可以阻遏机体胆固醇合成途径中关键的 HMG－CoA 还原酶本身的生物合成。但这种阻遏作用不完善,此负反馈调节作用仅存在于肝中,在小肠中不存在,因此,高脂血症尤其是高胆固醇血症的患者还需注意减少日常饮食中胆固醇的摄入量。

(2) 酶蛋白分子降解的调节:饥饿时乙酰辅酶 A 羧化酶活性降低,主要是由于该酶蛋白分子降解失活速度增加之故。此时体内脂肪酸与脂肪的合成就会被适应性地调节减少,以保证乙酰辅酶 A 大量氧化分解供能以应急。但通过酶蛋白降解来调节细胞中酶含量的作用,远不如酶蛋白诱导生成调节细胞中酶含量的作用来得明显与重要。

3. 酶在医学上的应用　酶与疾病的发生、诊断及治疗密切相关,同时又可作为试剂用于临床检验和科学研究。

(1) 酶活力测定及酶单位:在规定的温度、pH 和底物浓度的条件下,测定单位时间内底物消耗量或产物的生成量作为酶活性单位。通常又以测定产物的生成量较多,因产物从无到有对检测较灵敏。

国际生化学会推荐的国际单位,即在特定条件下,1 min 内能使 1 μmol 底物转变的酶量作为一个酶国际单位。1979 年国际生化学会为将酶的活力单位与国际单位制的反应速率(mol/s)相一致,推荐用催量(Katal,简称 Kat)来表示酶活力。1 催量定义为:在特定的测定系统中,催化底物每秒钟转变 1 mol 的酶量。催量与国际单位的换算为:1 国际单位为 1 μmol/min＝1 μmol/60 s,即 16.67 nKat。

(2) 酶与某些疾病的关系:既然体内各种物质的代谢过程多为酶促反应,则不论是遗传缺陷或外界因素造成的对酶活性的抑制或破坏,均可引起疾病,甚至危及生命。

1) 酶缺陷所致的疾病:酶缺陷引起的疾病多为先天性或遗传性疾病,如缺乏葡萄糖-6-磷酸脱氢酶(G-6-PDH)引起的蚕豆病、酪氨酸酶缺乏导致的白化症等。

2) 重金属与有机磷农药中毒与酶活性的抑制:很多中毒现象都与酶有关,如常见的有机磷农药能与胆碱酯酶活性中心的丝氨酸羟基结合而失活,重金属可与某些酶的巯基结合而使酶活性丧失。此外氰化物(CN^-)能与细胞色素氧化酶结合,可使生物氧化中断,严重威胁生命。

(3) 酶与疾病的诊断:许多遗传性疾患是由于先天性缺乏某种有活性的酶所致,故可在出生前,从羊水或绒毛中检出该酶的缺陷或基因表达的缺陷,从而采取早期人工流产,以防患于未然。当某些器官组织发生病变,由于细胞的坏死或破坏,或细胞通透性增加,可使原来在细胞内的某些酶逸入体液中,使体液中该酶的含量升高。通过对血、尿等体液和分泌液中某些酶活性的测定,可以反映某些组织器官的病变情况,从而有助于疾病的诊断。

(4) 酶与疾病的治疗:某些酶可作为药物用于疾病的治疗。

1) 替代治疗:因消化腺分泌不足所致的消化不良可补充胃蛋白酶、胰蛋白酶等以助消化。

2) 抗菌治疗:凡能抑制或阻断细菌重要代谢途径中的酶活性,即可达到杀菌或抑菌的目的。如磺胺药就是通过竞争性抑制细菌中的二氢叶酸合成酶的活性而使细菌的核酸代谢发生障碍,而阻遏其生长、繁殖。

3) 抗癌治疗:肿瘤细胞有其独特的代谢方式,若能阻断相应酶的活性,就能达到遏止肿瘤生长的目的。L-天冬酰胺是某些肿瘤细胞的必需氨基酸,如果给予能水解 L-天冬酰胺的 L-天冬酰胺酶,则肿瘤细胞因其必需的营养素缺乏而死亡。

4) 对症治疗:如链激酶、尿激酶可用于溶解血栓,多用于心、脑血管栓塞的治疗。

5) 调整代谢:如精神抑郁症是由于脑中兴奋性神经介质(如儿茶酚胺)与抑制性神经介质的不平衡所致,给予单胺氧化酶抑制剂,可减少儿茶酚胺类的代谢灭活,提高突触中的儿茶酚胺含量,从而抗抑郁。

由于酶是蛋白质,具有很强的抗原性,故体内用酶治疗疾病还受到一定的限制。

第二节 糖 代 谢

糖是一类化学本质为多羟醛或多羟酮及其衍生物的有机化合物。糖是人体最主要的供能物质,人体所需的 $50\%\sim70\%$ 的能量来自糖的氧化分解,这是糖最主要的生理功能。在人体内糖的主要形式是葡萄糖(glucose, G)及糖原(glycogen, Gn)。葡萄糖是糖在血液中的运输形式;糖原包括肝糖原、肌糖原和肾糖原等,是糖在体内的储存形式。葡萄糖与糖原都能在体内氧化分解,提供能量。

食物中的糖是机体糖的主要来源,被人体摄入经消化成单糖吸收后,通过血液运输到各组织细胞进行合成代谢和分解代谢。机体内糖的代谢途径主要有葡萄糖的无氧酵解、有氧氧化、磷酸戊糖途径、糖原合成与糖原分解、糖异生以及其他己糖代谢等。本节重点介绍机体中血糖浓度动态平衡的维持和前五种主要代谢的途径、生理意义及其调节。

食物中的糖主要是淀粉,另外包括一些双糖及单糖。食物中的淀粉主要在小肠中消化。淀粉首先经唾液中 α 淀粉酶的作用,又经小肠中胰腺分泌的 α 淀粉酶、α 糊精酶、麦芽糖酶催化生成葡萄糖。蔗糖酶将蔗糖分解成葡萄糖和果糖,乳糖酶将乳糖分解成葡萄糖和半乳糖。这些单糖的主要吸收部位是小肠上段,葡萄糖被小肠上皮细胞摄取是一个依赖 Na^+ 的耗能的主动摄取过程。

一、血糖及其调节

血液中的葡萄糖,称之为血糖(blood sugar)。体内血糖浓度是反映机体内糖代谢状况的一项重要指标。正常情况下,血糖浓度是相对恒定的。正常人空腹血浆葡萄糖糖浓度为 3.9~6.1 mmol/L (葡萄糖氧化酶法)。空腹血浆葡萄糖浓度高于 7.0 mmol/L 称为高血糖,低于 3.9 mmol/L 称为低血糖。要维持血糖浓度的相对恒定,必须保持血糖的来源和去路的动态平衡。

(一)血糖的主要来源及去路

1. 血糖的来源 ①食物中的糖是血糖的主要来源。②肝糖原分解是空腹时血糖的直接来源。③非糖物质如甘油、乳酸及生糖氨基酸通过糖异生作用生成葡萄糖,长期饥饿时可作为血糖的来源。

2. 血糖的去路　①在各组织中氧化分解提供能量,这是血糖的主要去路。②在肝脏、肌肉等组织进行糖原合成。③转变为其他糖及其衍生物,如核糖等。④转变为非糖物质,如脂肪、非必需氨基酸等。⑤血糖浓度过高时,由尿液排出。血糖浓度大于 8.88~9.99 mmol/L,超过肾小管重吸收能力时,出现糖尿。将出现糖尿时的血糖浓度称为肾糖阈。糖尿在病理情况下出现,常见于糖尿病患者。

(二) 血糖浓度的调节

正常人体的血糖浓度维持在一个相对恒定的水平,这对保证人体各组织器官的利用非常重要,特别是脑组织,几乎完全依靠葡萄糖供能进行神经活动,血糖供应不足会使神经功能受损,因此血糖浓度维持在相对稳定的正常水平是极为重要的。正常人体内存在着精细的调节血糖来源和去路动态平衡的机制,保持血糖浓度的相对恒定是神经系统、激素及组织器官共同调节的结果。

神经系统对血糖浓度的调节主要通过下丘脑和自主神经系统调节相关激素的分泌。激素对血糖浓度的调节,主要通过胰岛素、胰高血糖素、肾上腺素、糖皮质激素、生长激素及甲状腺激素之间相互协同、相互拮抗以维持血糖浓度的恒定。激素对血糖浓度的调节见表 13-5。

表 13-5　激素对血糖浓度的调节

降低血糖的激素		升高血糖的激素	
激素	对糖代谢影响	激素	对糖代谢影响
胰岛素	1. 促进肌肉、脂肪组织细胞对葡萄糖的通透性,使血糖容易进入细胞(肝、脑例外) 2. 促进肝葡萄糖激酶活性,使血糖容易进入肝细胞内合成肝糖原 3. 促进糖氧化 4. 促进糖转变为脂肪 5. 抑制糖异生	肾上腺素	1. 促进肝糖原分解为血糖 2. 促进肌糖原酵解
		胰高血糖素	1. 促进肝糖原分解为血糖 2. 促进糖异生
		糖皮质激素	1. 促进肝外组织蛋白质分解生成氨基酸 2. 促进肝中糖异生
		生长激素	早期:有胰岛素样作用(时间很短) 晚期:有抗胰岛素作用(主要作用)

肝脏是调节血糖浓度的最主要器官。当血糖浓度升高时,肝细胞通过合成糖原以降低血糖,当血糖浓度偏低时肝脏通过糖原分解及糖异生升高血糖浓度。

通过体外试验来了解机体对血糖浓度的调节能力,可以采用葡萄糖耐量试验。正常人由于存在精细的调节血糖浓度的机制,空腹时正常血糖浓度是 3.9~6.1 mmol/L,在口服或静脉注射葡萄糖 2 h 后血糖浓度<7.8 mmol/L。糖耐量减退患者,一般空腹血糖浓度<7.0 mmol/L,口服或静脉注射葡萄糖 0.5~1 h 后最高血糖浓度<11.1 mmol/L,2 h 血糖浓度≥7.8 mmol/L,称为亚临床或无症状的糖尿病。糖耐量试验在这类患者的早期诊断上颇具意义。典型的糖尿病患者糖耐量试验为:空腹血糖浓度≥7.0 mmol/L,口服或静脉注射葡萄糖 2 h 后血糖浓度≥11.1 mmol/L,提示患者调节血糖浓度的能力降低。目前临床上建议检测空腹血糖浓度和 2 h 餐后血糖浓度,以简化糖耐量试验过程。

二、糖的无氧酵解

当机体处于相对缺氧情况(如剧烈运动)时,葡萄糖或糖原分解生成乳酸,并产生能量的过程称为糖的无氧分解。这个代谢过程常见于运动时的骨骼肌,因与酵母的生醇发酵非常相似,故又称为糖的无氧酵解(anaerobic glycolysis)。

（一）反应过程

参与糖酵解反应的一系列酶存在于细胞质中，因此糖酵解的全部反应过程均在细胞质中进行。根据反应特点，可将整个过程分为以下 4 个阶段。

1. 己糖磷酸化 己糖磷酸化包括以下 3 步反应。

（1）葡萄糖或糖原磷酸化生成 6-磷酸葡萄糖：葡萄糖进入细胞后先生成 6-磷酸葡萄糖（G-6-P），6-磷酸葡萄糖极性增高，不能自由进出细胞膜，因而不易逸到细胞外，反应限制在细胞质中进行。由葡萄糖生成 6-磷酸葡萄糖的反应是己糖激酶（hexokinase，HK）催化的，需要 Mg^{2+} 参与，并消耗 ATP，此反应基本是一个不可逆的反应。己糖激酶是糖酵解过程的关键酶之一，它是别构酶，活性受到自身反应产物 6-磷酸葡萄糖的抑制。己糖激酶广泛存在于各组织中，K_m 为 0.1 mmol/L，对葡萄糖的亲和力高。哺乳动物中已发现了 4 种己糖激酶的同工酶 I～IV 型。IV 型酶只存在于肝脏，对葡萄糖有高度专一性，又称葡萄糖激酶。葡萄糖激酶的 K_m 为 10 mmol/L，对葡萄糖的亲和力低，当血液中和肝细胞内的葡萄糖浓度增高时，能激活葡萄糖激酶活性，催化葡萄糖生成 6-磷酸葡萄糖，进而由肝脏合成糖原。葡萄糖激酶属于变构酶，活性受到 6-磷酸果糖的抑制，而不受 6-磷酸葡萄糖的抑制，这样可保证肝糖原顺利合成。从糖原开始的分解途径生成 6-磷酸葡萄糖，糖原在磷酸化酶的作用下产生 1-磷酸葡萄糖（G-1-P），再变位生成 6-磷酸葡萄糖。

6-磷酸葡萄糖是一个重要的中间代谢产物，6-磷酸葡萄糖是许多糖代谢途径（无氧酵解、有氧氧化、磷酸戊糖途径、糖原合成、糖原分解）的连接点。

（2）6-磷酸果糖的生成：6-磷酸葡萄糖转变成 6-磷酸果糖（F-6-P），此反应由磷酸己糖异构酶催化，反应可逆。

（3）1,6-二磷酸果糖的生成：6-磷酸果糖转变成 1,6-二磷酸果糖（F-1,6-BP），催化此反应的酶是 6-磷酸果糖激酶-1（6-phosphofructokinase1-1，PFK-1），这是糖酵解途径的第二次磷酸化反应，需要 ATP 与 Mg^{2+} 参与，反应不可逆。6-磷酸果糖激酶-1 是糖酵解过程的主要限速酶，是糖酵解过程中的主要调节点。它是别构酶,高浓度 ATP、柠檬酸是此酶的别构抑制剂。ADP、AMP、2,6-二磷酸果糖(fructose-2,6-bisphosphate,F-2,6-BP)是此酶的别构激活剂,其中2,6-二磷酸果糖是6-磷酸果糖激酶-1最强烈的激活剂,促进糖酵解过程进行。

第一个阶段的主要特点是葡萄糖的磷酸化,并伴随着能量的消耗。在这阶段中若从葡萄糖开始,每生成1分子1,6-二磷酸果糖需消耗2分子 ATP;若从糖原开始,每生成1分子1,6-二磷酸果糖消耗1分子 ATP。在这阶段中有两个不可逆反应,从葡萄糖开始由两个关键酶(己糖激酶和6-磷酸果糖激酶-1)催化;从糖原开始由两个关键酶(磷酸化酶和6-磷酸果糖激酶-1)催化。

2. 1分子磷酸己糖裂解为2分子磷酸丙糖 1,6-二磷酸果糖裂解为2分子磷酸丙糖,此反应由醛缩酶催化,反应可逆。3-磷酸甘油醛和磷酸二羟丙酮,两者互为异构体,在磷酸丙糖异构酶催化下可互相转变。当3-磷酸甘油醛在继续进行反应时,磷酸二羟丙酮可不断转变为3-磷酸甘油醛,这样1分子1,6-二磷酸果糖生成2分子3-磷酸甘油醛。

3. 2分子磷酸丙糖氧化为2分子丙酮酸 3-磷酸甘油醛转变成丙酮酸有5步代谢反应。

(1) 3-磷酸甘油醛脱氢氧化成为1,3-二磷酸甘油酸:此反应由3-磷酸甘油醛脱氢酶催化脱氢、加磷酸,其辅酶为 NAD^+,反应脱下的氢交给 NAD^+ 成为 $NADH+H^+$。反应时释放的能量储存在所生成的1,3-二磷酸甘油酸 $1'$ 位的羧酸与磷酸构成的混合酸酐内,此高能磷酸基团可将能量转移给 ADP 形成 ATP。

(2)1,3-二磷酸甘油酸转变为3-磷酸甘油酸:此反应由3-磷酸甘油酸激酶催化,产生1分子

365

ATP,这是无氧酵解过程中第一次生成 ATP。由于是 1 分子葡萄糖产生 2 分子 1,3-二磷酸甘油酸,所以在这一过程中,1 分子葡萄糖可产生 2 分子 ATP。ATP 的产生方式是底物水平磷酸化 (substrate level phosphorylation),能量由底物中的高能磷酸基团直接转移给 ADP 形成 ATP。

$$
\begin{array}{ccc}
\text{COO} \sim \textcircled{P} & & \text{COO}^- \\
| & \xrightarrow[\text{Mg}^{2+}]{\text{3-磷酸甘油酸激酶}} & | \\
\text{H—C—OH} \quad +\text{ADP} & & \text{H—C—OH} \quad +\text{ATP} \\
| & & | \\
\text{CH}_2\text{—O—}\textcircled{P} & & \text{CH}_2\text{—O—}\textcircled{P}
\end{array}
$$

1,3-二磷酸甘油酸   3-磷酸甘油酸

(3) 3-磷酸甘油酸转变成 2-磷酸甘油酸:此反应由磷酸甘油酸变位酶催化,磷酸基团由 $3'$ 位转至 $2'$ 位。

$$
\begin{array}{ccc}
\text{COO}^- & & \text{COO}^- \\
| & \xrightarrow{\text{磷酸甘油酸变位酶}} & | \\
\text{H—C—OH} & & \text{H—C—O—}\textcircled{P} \\
| & & | \\
\text{CH}_2\text{—O—}\textcircled{P} & & \text{CH}_2\text{OH}
\end{array}
$$

3-磷酸甘油酸   2-磷酸甘油酸

(4) 2-磷酸甘油酸脱水生成磷酸烯醇式丙酮酸(phosphoenolpyruvate, PEP):此脱水反应由烯醇化酶催化,Mg^{2+} 作为激活剂。反应过程中,分子内部能量重新分配,形成含有高能磷酸基团的磷酸烯醇式丙酮酸。

$$
\begin{array}{ccc}
\text{COO}^- & & \text{COO}^- \\
| & \xrightarrow[\text{Mg}^{2+} \text{或 Mn}^{2+}]{\text{烯醇化酶}} & | \\
\text{H—C—O—}\textcircled{P} & & \text{C—O} \sim \textcircled{P} \quad +\text{H}_2\text{O} \\
| & & \| \\
\text{CH}_2\text{OH} & & \text{CH}_2
\end{array}
$$

2-磷酸甘油酸   磷酸烯醇式丙酮酸

(5) 磷酸烯醇式丙酮酸转变成丙酮酸:此反应由丙酮酸激酶(pyruvate kinase, PK)催化,Mg^{2+} 作为激活剂,产生 1 分子 ATP,在生理条件下,此反应不可逆。丙酮酸激酶也是无氧酵解过程中的关键酶及调节点。丙酮酸激酶也是别构酶,1,6-二磷酸果糖是此酶的别构激活剂,而 ATP、乙酰辅酶 A 与游离长链脂肪酸是该酶的别构抑制剂。这是无氧酵解过程中第二次生成 ATP,产生方式也是底物水平磷酸化。由于是 1 分子葡萄糖产生 2 分子丙酮酸,所以在这一过程中,1 分子葡萄糖可产生 2 分子 ATP。

$$
\begin{array}{ccc}
\text{COO}^- & & \text{COO}^- \\
| & \xrightarrow[\text{Mg}^{2+},\ \text{K}^+]{\text{丙酮酸激酶}} & | \\
\text{C—O} \sim \textcircled{P} \quad +\text{ADP} & & \text{C=O} \quad +\text{ATP} \\
\| & & | \\
\text{CH}_2 & & \text{CH}_3
\end{array}
$$

磷酸烯醇式丙酮酸   丙酮酸

第二阶段的特点是能量的产生。无氧酵解过程的能量产生主要在 1,3 二磷酸甘油酸成为 3-磷酸甘油酸及磷酸烯醇式丙酮酸转变为丙酮酸的过程中,共产生 4 分子 ATP,产生方式都是底物水平磷酸化。

4. 2 分子丙酮酸还原成 2 分子乳酸 此反应由乳酸脱氢酶催化,在反应中所需的 NADH+ H^+ 来自 3-磷酸甘油醛脱氢氧化生成 1,3-二磷酸甘油酸的反应中。在缺氧的情况下,这对氢用于

将丙酮酸还原生成乳酸,而 NADH＋H$^+$ 则重新转变成 NAD$^+$,以保证糖酵解继续进行。

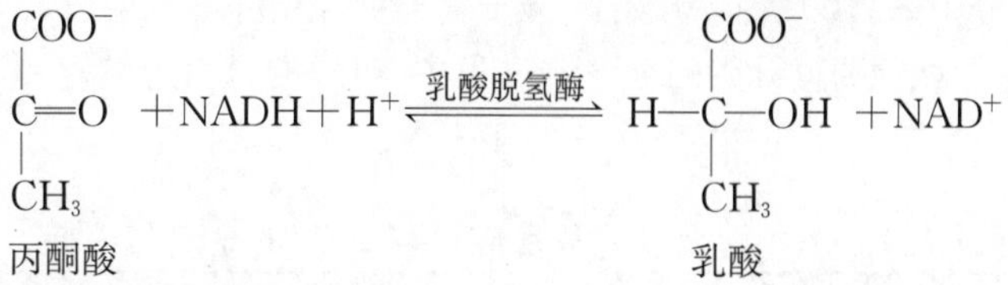

$$
\begin{array}{c}
COO^- \\
| \\
C\!=\!O \\
| \\
CH_3
\end{array}
+NADH+H^+
\xrightleftharpoons{\text{乳酸脱氢酶}}
\begin{array}{c}
COO^- \\
| \\
H\!-\!C\!-\!OH \\
| \\
CH_3
\end{array}
+NAD^+
$$

丙酮酸   乳酸

 糖酵解的全部反应过程可用图 13-28 表示。

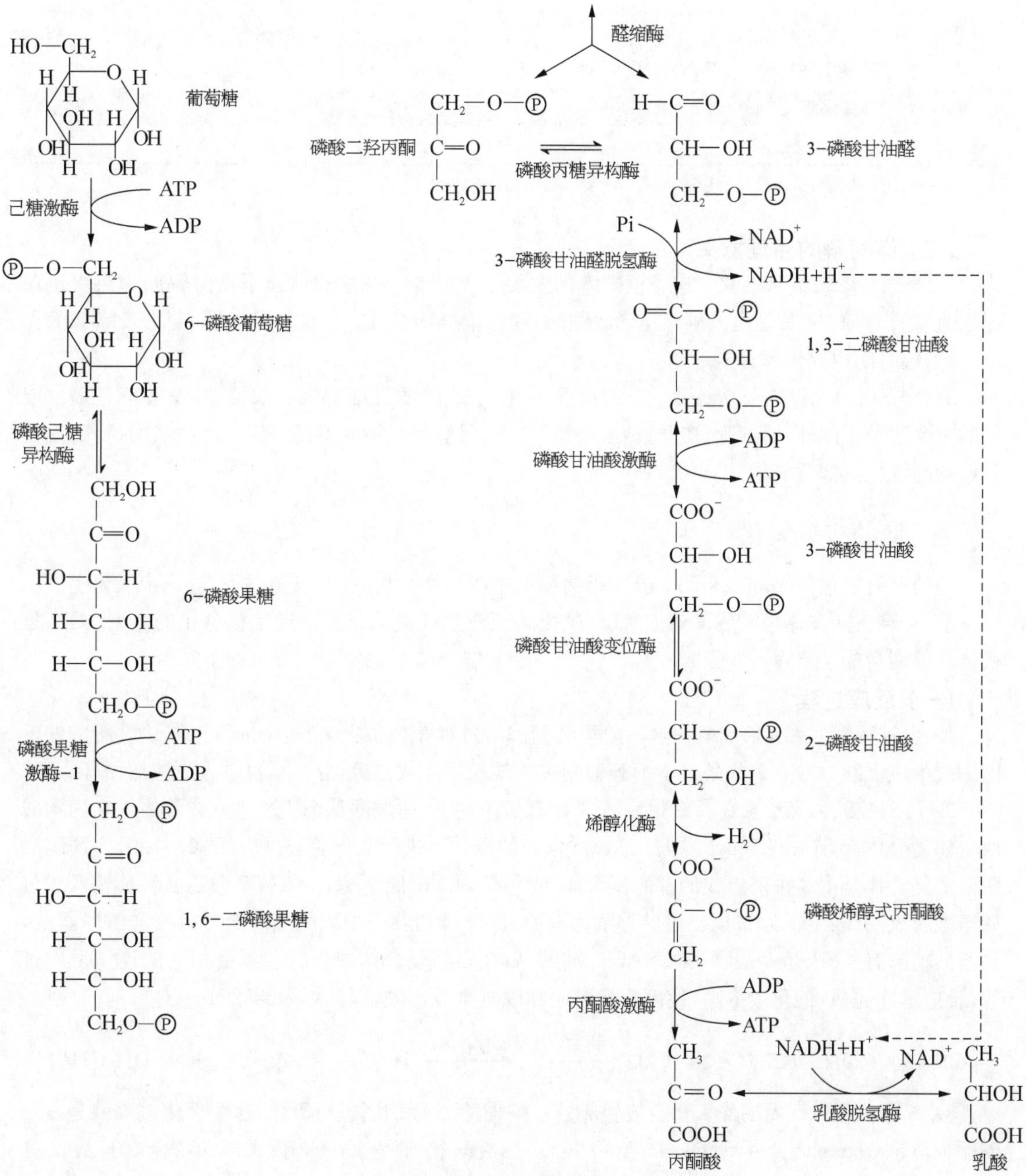

图 13-28 糖酵解反应过程

（图中标注：葡萄糖、己糖激酶、ATP、ADP、6-磷酸葡萄糖、磷酸己糖异构酶、6-磷酸果糖、磷酸果糖激酶-1、ATP、ADP、1,6-二磷酸果糖、醛缩酶、磷酸二羟丙酮、磷酸丙糖异构酶、3-磷酸甘油醛、3-磷酸甘油醛脱氢酶、Pi、NAD$^+$、NADH+H$^+$、1,3-二磷酸甘油酸、磷酸甘油酸激酶、ADP、ATP、3-磷酸甘油酸、磷酸甘油酸变位酶、2-磷酸甘油酸、烯醇化酶、H$_2$O、磷酸烯醇式丙酮酸、丙酮酸激酶、ADP、ATP、丙酮酸、乳酸脱氢酶、NADH+H$^+$、NAD$^+$、乳酸）

5. 糖酵解过程的能量变化   1分子葡萄糖在缺氧的条件下转变为2分子乳酸,同时伴随着能量的产生,净产生2分子ATP;从糖原开始,1分子葡萄糖经糖酵解也生成2分子乳酸,但净产生3分子ATP(表13-6)。在葡萄糖开始的糖酵解过程中,41%的自由能储存到ATP分子中,其他则以热量的形式散发。

表13-6 糖无氧酵解反应过程ATP的生成与消耗

反应步骤	ATP变化/每分子葡萄糖
G→G-6-P	-1
F-6-P→F-1,6-BP	-1
2×1,3-二磷酸甘油酸→2×3-磷酸甘油酸	+2
2×PEP→2×丙酮酸	+2
	净得2*

注:*从糖原分子的葡萄糖残基开始分解,则每分子糖基分解后产生3分子ATP。

(二)糖酵解的生理意义

1. 缺氧时迅速提供能量   这是糖酵解的主要生理功能。在应激状态下糖酵解能为组织迅速提供急需的ATP,尤其是肌肉剧烈运动收缩时,能量消耗增高,此时肌肉可通过葡萄糖及糖原的无氧酵解,短时间内提供部分能量。

2. 为一些细胞提供部分能量   正常情况下,由于成熟的红细胞没有线粒体,糖酵解是提供能量的主要途径。此外,白细胞、皮肤、神经组织、睾丸、骨髓等代谢旺盛的组织在不缺氧的情况下,也是经糖酵解提供部分能量。

三、糖的有氧氧化

糖的有氧氧化(aerobic oxidation)是指葡萄糖生成丙酮酸后,在有氧条件下,进一步氧化生成乙酰辅酶A,经三羧酸循环彻底氧化成水、二氧化碳及产生能量的过程。这是糖氧化的主要方式,是机体获得能量的主要途径。

(一)反应过程

1. 葡萄糖氧化生成丙酮酸   这一阶段和糖酵解过程相似,在细胞质中进行。在缺氧的条件下丙酮酸生成乳酸。在有氧的条件下丙酮酸则进入线粒体生成乙酰辅酶A,再进入三羧酸循环。

2. 丙酮酸氧化脱羧生成乙酰辅酶A   在有氧条件下,丙酮酸从细胞质进入线粒体。在丙酮酸脱氢酶复合体(pyruvate dehydrogenase complex)的催化下进行氧化脱羧反应(图13-29)。丙酮酸脱氢酶复合体是由3种酶组成的多酶复合体,它包括丙酮酸脱氢酶、二氢硫辛酸乙酰转移酶及二氢硫辛酸脱氢酶(表13-7)。以乙酰转移酶为核心,周围排列着丙酮酸脱氢酶及二氢硫辛酸脱氢酶,参与的辅酶有TPP、硫辛酸、FAD、NAD^+、辅酶A,在多酶复合体中进行着紧密相连的连锁反应过程,反应迅速完成,催化效率高,使丙酮酸脱羧和脱氢生成乙酰辅酶A及$NADH+H^+$。

$$CH_3COCOOH+HS—CoA+NAD^+ \xrightarrow{\text{丙酮酸脱氢酶复合体}} CH_3CO\sim SCoA+CO_2+NADH+H^+$$

3. 三羧酸循环   丙酮酸氧化脱羧生成的乙酰辅酶A要彻底进行氧化,这个氧化过程就是三羧酸循环(tricarboxylic acid cycle,TCA cycle)。三羧酸循环是Krebs于1937年发现的,故又称Krebs循环。因为循环中第一个中间产物是柠檬酸,故又称柠檬酸循环。乙酰辅酶A与草酰乙酸

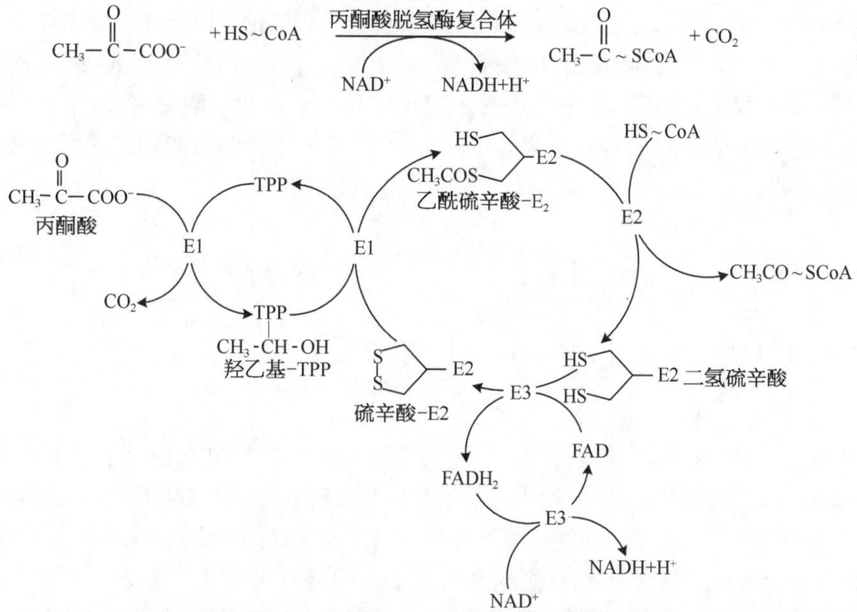

图 13 - 29　丙酮酸脱氢酶复合体作用机制

表 13 - 7　丙酮酸脱氢酶复合体的组成

酶	辅酶及含有的维生素	催化反应
丙酮酸脱氢酶	TPP(含维生素 B_1)	丙酮酸脱羧
二氢硫辛酸乙酰转移酶	硫辛酸,辅酶 A(含泛酸)	将乙酰二氢硫辛酸的乙酰基转移到辅酶 A 上形成乙酰辅酶 A
二氢硫辛酸脱氢酶	FAD(含维生素 B_2),NAD(含 PP)	二氢硫辛酸脱氢生成硫辛酸

缩合生成含有 3 个羧基的柠檬酸,再经过一系列反应重新变成草酰乙酸完成一轮循环。其中氧化反应脱下的氢,经线粒体内膜上的呼吸链传递氧化磷酸化生成水,并产生 ATP;而脱羧反应生成的二氧化碳则通过血液运输到呼吸系统而被排出,是体内二氧化碳的主要来源。

（1）三羧酸循环反应过程:三羧酸循环由 8 步代谢反应组成。

1）乙酰辅酶 A 与草酰乙酸缩合生成柠檬酸:此反应由柠檬酸合酶(citrate synthase)催化,是三羧酸循环的关键酶,是重要的调节点。此反应不可逆。

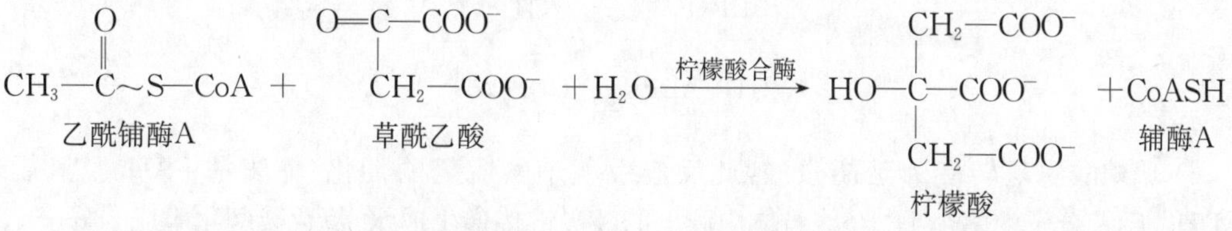

2）柠檬酸经顺乌头酸生成异柠檬酸:此反应由顺乌头酸酶催化,柠檬酸经脱水、加水生成异柠檬酸。

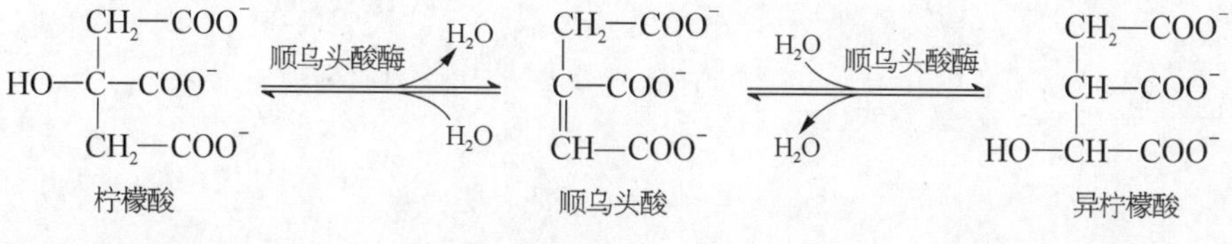

369

3) 异柠檬酸生成 α-酮戊二酸:此反应在异柠檬酸脱氢酶催化下使异柠檬酸进行 β-氧化、脱羧生成 α-酮戊二酸,这是三羧酸循环中的第一次氧化脱羧。异柠檬酸脱氢酶(isocitrate dehydrogenase)的辅酶是 NAD^+,脱氢生成的 $NADH+H^+$,经氧化磷酸化生成 3 分子 ATP。异柠檬酸先脱氢生成草酰琥珀酸,再脱羧生成 α-酮戊二酸。异柠檬酸脱氢酶是三羧酸循环的限速酶,是最主要的调节点。

$$CH_2{-}COO^- \quad CH_2{-}COO^- \quad CH_2{-}COO^-$$

异柠檬酸脱氢酶 / NAD^+ / $NADH+H^+$ / 异柠檬酸脱氢酶 / CO_2

异柠檬酸 / 草酰琥珀酸 / α-酮戊二酸

4) α-酮戊二酸生成琥珀酰辅酶 A:此反应在 α-酮戊二酸脱氢酶复合体(α-ketoglutarate dehydrogenase complex)催化下使 α-酮戊二酸进行氧化、脱羧生成琥珀酰辅酶 A,这是三羧酸循环中的第二次氧化脱羧。α-酮戊二酸脱氢酶复合体是三羧酸循环的关键酶,是第三个调节点。α-酮戊二酸脱氢酶复合体是多酶复合体,其组成及反应方式都与丙酮酸脱氢酶复合体相似。它所含的 3 种酶是 α-酮戊二酸脱氢酶(需 TPP)、硫辛酸琥珀酰基转移酶(需硫辛酸和辅酶 A)和二氢硫辛酸脱氢酶(需 FAD、NAD^+)。脱氢生成 $NADH+H^+$,经氧化磷酸化生成 3 分子 ATP。由于反应中分子内部能量重排,产物琥珀酰辅酶 A 中含有一个高能硫酯键,此反应不可逆。

NAD^+ / $NADH+H^+$ / Mg^{2+} / α-酮戊二酸脱氢酶复合体 / HSCoA / CO_2

α-酮戊二酸 / 琥珀酰辅酶 A

5) 琥珀酰辅酶 A 转变为琥珀酸:此反应由琥珀酸合成酶催化,琥珀酰辅酶 A 中的高能硫酯键释放能量,可以转移给 GDP,形成 GTP。这是三羧酸循环中唯一的一次底物水平磷酸化,生成 1 分子 ATP。

HSCoA / 琥珀酸合成酶 / $GDP+P_1$ / GTP

琥珀酰辅酶 A / 琥珀酸

$$GTP+ADP \rightleftharpoons GDP+ATP$$

6) 琥珀酸脱氢转变为延胡索酸:此反应由琥珀酸脱氢酶催化,辅酶是 FAD,脱氢后生成 $FADH_2$,后者分子中两个 H^+ 经线粒体内膜上的呼吸链传递生成水,氧化磷酸化生成 2 分子 ATP。

琥珀酸脱氢酶 / FAD / $FADH_2$

琥珀酸 / 延胡索酸

7）延胡索酸转变为苹果酸：此反应由延胡索酸酶催化，加水生成苹果酸。

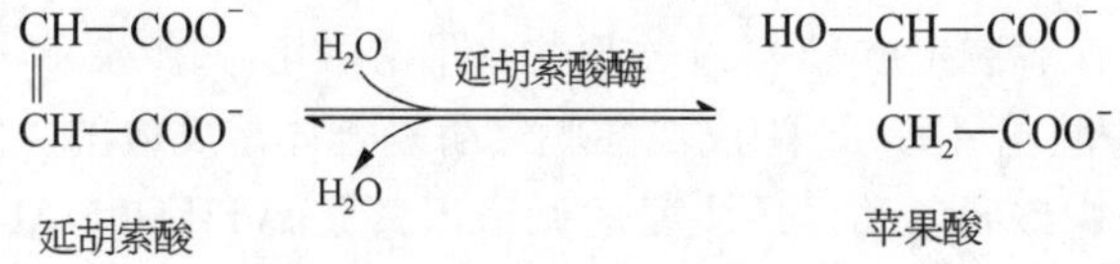

$$CH-COO^- \quad \xrightarrow[H_2O]{H_2O \quad 延胡索酸酶} \quad HO-CH-COO^-$$
$$CH-COO^- \qquad\qquad\qquad\qquad CH_2-COO^-$$

延胡索酸 苹果酸

8）苹果酸脱氢生成草酰乙酸：此反应由苹果酸脱氢酶催化，辅酶是 NAD^+，脱氢后生成 NADH $+H^+$，后者分子中两个 H^+ 经线粒体内膜上的呼吸链传递生成水，氧化磷酸化生成 3 分子 ATP。

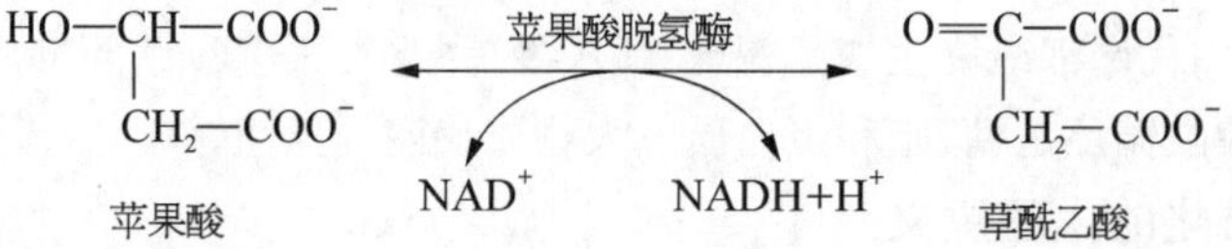

$$HO-CH-COO^- \quad \xrightarrow{苹果酸脱氢酶} \quad O=C-COO^-$$
$$CH_2-COO^- \qquad NAD^+ \quad NADH+H^+ \qquad CH_2-COO^-$$

苹果酸 草酰乙酸

三羧酸循环的总反应方程式为：

$$乙酰\ CoA + 3NAD^+ + FAD + GDP + Pi + 2H_2O \longrightarrow$$
$$CoA-SH + 3(NADH+H^+) + FADH_2 + 2CO_2 + GTP$$

三羧酸循环的反应过程见图 13-30。

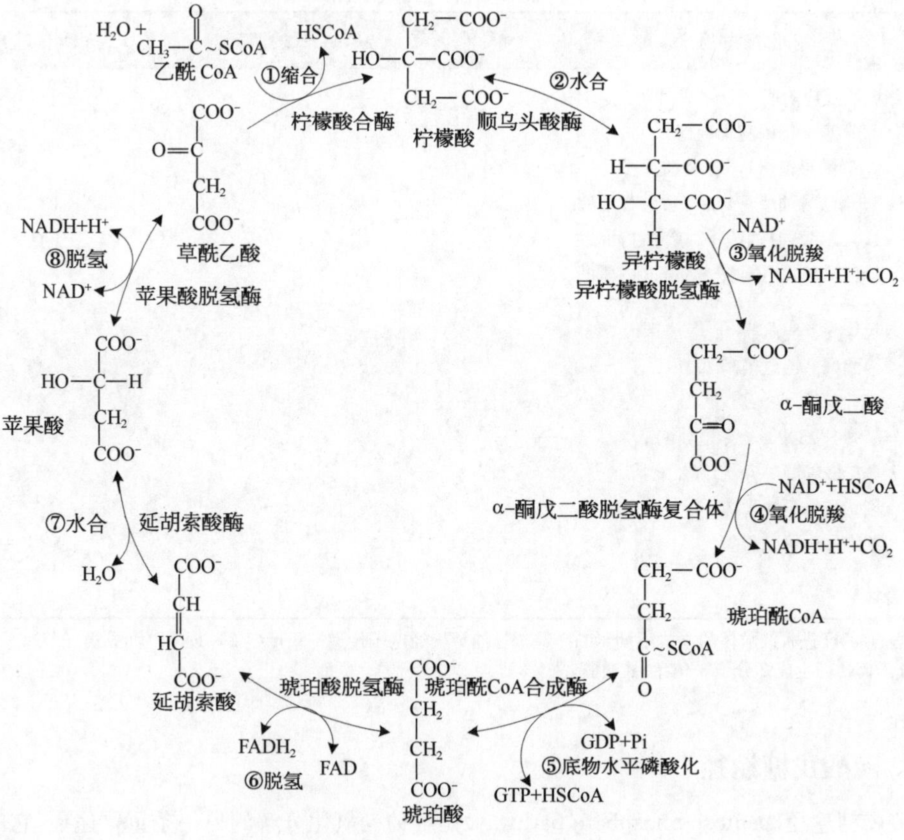

图 13-30 三羧酸循环

(2) 三羧酸循环的特点:①在三羧酸循环中草酰乙酸反应前后并无量的变化。②三羧酸循环是产生能量的过程,1分子乙酰辅酶 A 通过 TCA 经历了 4 次脱氢(3 次脱氢生成 NADH+H$^+$,1次脱氢生成 FADH$_2$)、2 次脱羧生成 CO$_2$、1 次底物水平磷酸化,共产生 12 分子 ATP。③三羧酸循环中柠檬酸合酶、异柠檬酸脱氢酶、α-酮戊二酸脱氢酶复合体是反应的关键酶,是反应的调节点。最重要的调节点是异柠檬酸脱氢酶。最主要的调节因素是 ATP 和 NADH 的浓度。当[ATP]/[ADP]、[NADH]/[NAD$^+$]很高时,提示能量足够,三个关键酶的活性被抑制;反之,这三个关键酶的活性被激活。此外,底物乙酰辅酶 A、草酰乙酸的不足,产物柠檬酸、ATP 产生过多,都能抑制柠檬酸合酶。

(3) 三羧酸循环的生理意义:①三羧酸循环是糖、脂和蛋白质三大物质代谢的最终代谢通路。糖、脂和蛋白质在体内代谢都最终生成乙酰辅酶 A,然后进入三羧酸循环彻底氧化分解成水、CO$_2$和产生能量。②三羧酸循环是糖、脂和蛋白质三大物质代谢的枢纽。

(二) 糖有氧氧化的生理意义

糖有氧氧化的主要功能是提供能量,人体内绝大多数组织细胞通过糖的有氧氧化获取能量。体内 1 分子葡萄糖彻底有氧氧化生成 38(或 36)分子 ATP,其中,通过氧化磷酸化反应得到 34(或 32)分子 ATP,通过底物水平磷酸化生成 6 分子 ATP(表 13-8)。从糖原的葡萄糖残基开始氧化,则每分子糖基彻底氧化可形成 39(或 37)分子 ATP。在葡萄糖彻底氧化生成 CO$_2$、H$_2$O 的过程中,产生能量的效率为 40% 左右。

表 13-8 葡萄糖有氧氧化生成的 ATP

反应过程	ATP 的消耗	ATP 的生成
细胞质反应阶段		
葡萄糖→6-磷酸葡萄糖	1	
6-磷酸果糖→1,6 二磷酸果糖	1	
3-磷酸甘油醛→1,3 二磷酸甘油酸		3×2[①]
1,3 二磷酸甘油酸→3 磷酸甘油酸		1×2[②]
磷酸烯醇式丙酮酸→烯醇式丙酮酸		1×2
线粒体内反应阶段		
丙酮酸→乙酰辅酶 A		3×2
异柠檬酸→α-酮戊二酸		3×2
α-酮戊二酸→琥珀酰辅酶 A		3×2
琥珀酰辅酶 A→琥珀酸		1×2
琥珀酸→延胡索酸		2×2
苹果酸→草酰乙酸		3×2
合计	2	40

注:① 根据 NADH 进入线粒体的方式不同,如 α-磷酸甘油穿梭经电子传递链只产生 2×2ATP(详见第三节)。
② 1 分子葡萄糖生成 2 分子 3-磷酸甘油醛,故×2。

四、磷酸戊糖途径

磷酸戊糖途径(pentose phosphate pathway)是葡萄糖氧化分解的另一条重要途径,它的功能不是产生 ATP,而是产生细胞所需的具有重要生理作用的特殊物质,如 NADPH 和 5-磷酸核糖。这条途径存在于肝脏、脂肪组织、甲状腺、肾上腺皮质、性腺、红细胞等组织中。代谢相关的酶存在于细胞质中。

（一）反应过程

磷酸戊糖途径是一个比较复杂的代谢途径（图 13-31），反应可分为两个阶段：第一阶段是氧化反应，产生 NADPH 及 5-磷酸核糖；第二阶段是非氧化反应，是一系列基团的转移过程。

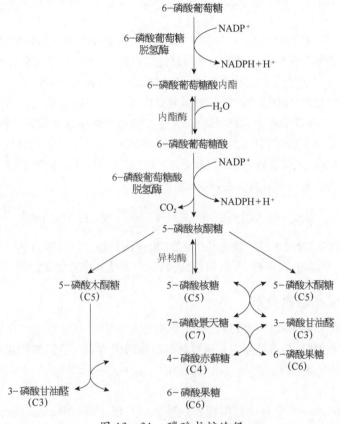

图 13-31　磷酸戊糖途径

1. 第一阶段：氧化反应　6-磷酸葡萄糖（G-6-P）由 6-磷酸葡萄糖脱氢酶（glucose 6-phosphate dehydrogenase，G-6-PD）及 6-磷酸葡萄糖酸脱氢酶催化，NADP$^+$ 是两者的辅酶，G-6-P 在第一位碳原子上脱氢脱羧而转变为 5-磷酸核酮糖，同时生成 2 分子 NADPH+H$^+$ 及 1 分子 CO$_2$。5-磷酸核酮糖在异构酶的作用下成为 5-磷酸核糖。

$$G-6-P+2NADP^++H_2O \longrightarrow 5\text{-磷酸核糖}+CO_2+2NADPH+2H^+$$

在这一阶段中产生了 NADPH+H$^+$ 和 5-磷酸核糖这两个重要的代谢产物。

2. 第二阶段：非氧化反应——一系列基团的转移　在这一阶段中磷酸戊糖继续代谢，通过一系列的反应进行基团转移，中间生成三碳、七碳、四碳和六碳等的单糖磷酸酯，最后转变成 6-磷酸果糖和 3-磷酸甘油醛。

6 分子葡萄糖经磷酸戊糖途径可以使 1 分子葡萄糖转变为 6 分子 CO$_2$。随后的分子重排反应再产生 4 分子 G-6-P 和 2 分子 3-磷酸甘油醛。总反应：

$$6 \times (G-6-P) + 12 \times NADP^+ \longrightarrow 4 \times (G-6-P) + 2 \times (3-磷酸甘油醛) + 12NADPH + 12H^+ + 6CO_2$$

（二）生理意义

磷酸戊糖途径的主要生理作用是提供生物合成所需的一些原料。

1. 提供 NADPH+H$^+$ NADPH+H$^+$ 参与多种代谢反应，发挥不同的功能。

（1）NADPH+H$^+$ 作为供氢体参与生物合成反应：在脂肪酸、类固醇激素等生物合成时都需 NADPH+H$^+$，所以脂类合成旺盛的组织如肝脏、乳腺、肾上腺皮质、脂肪组织等磷酸戊糖途径比较活跃。

（2）NADPH+H$^+$ 参与羟化反应：NADPH+H$^+$ 是加单氧酶体系的辅酶之一，参与体内羟化反应，如一些药物、毒物等化合物在肝脏中生物转化时被羟化后极性增加，有利于排出体外。

（3）NADPH+H$^+$ 是谷胱甘肽还原酶的辅酶：NADPH 使氧化型谷胱甘肽变为 GSH，对维持红细胞中还原型谷胱甘肽（GSH）的正常含量起重要作用。GSH 能去除红细胞中的 H_2O_2，维护红细胞的完整性。H_2O_2 在红细胞中的积聚，会加快血红蛋白氧化生成高铁血红蛋白的过程，降低红细胞的寿命；H_2O_2 对脂类的过氧化会导致红细胞膜的破坏，造成溶血。遗传性 G-6-PD 缺乏的患者，磷酸戊糖途径不能正常进行，造成 NADPH+H$^+$ 减少，GSH 含量低下，红细胞易破裂，发生溶血性黄疸。他们常在食用蚕豆后诱发，故称为蚕豆病。

$$GSSG + NADPH + H^+ \xrightleftharpoons{谷胱甘肽还原酶} 2GSH + NADP^+$$

2. 提供合成核（苷）酸的原料   该途径生成的 5-磷酸核糖为核苷酸、核酸的合成。

3. 基团转移   三碳糖、四碳糖、五碳糖、七碳糖及六碳糖通过磷酸戊糖途径互相转换。

五、糖原合成和糖原分解

糖原是体内糖的储存形式，主要以肝糖原、肌糖原形式存在。肝糖原的合成与分解主要是为了维持血糖浓度的相对恒定；肌糖原主要通过糖酵解供肌肉收缩时急需的能量。糖原是由许多葡萄糖通过 α-1,4-糖苷键（直链）及 α-1,6-糖苷键（分枝）相连而成的带有分枝的多糖，存在于细胞质中。

糖原合成（glycogenesis）是指由葡萄糖合成糖原的过程。糖原分解（glycogenolysis）则指由肝糖原分解为葡萄糖的过程。糖原合成及分解反应都是从糖原分支的非还原性末端开始，分别由两组不同的酶催化（图 13-32）。

（一）糖原合成

糖原合成代谢在肝和肌肉中进行。首先，以葡萄糖为原料合成尿苷二磷酸葡萄糖（uridine diphosphate glucose，UDPG），在限速酶糖原合酶（glycogen synthase）的作用下，将 UDPG 转至肝、肌肉中的糖原蛋白上，以延长糖链合成糖原。其次，糖链在分支酶的作用下再分支合成多支的糖原。反应可以分为两个阶段：

1. 第一阶段：糖链的延长

（1）葡萄糖+ATP $\xrightarrow[（葡萄糖激酶）]{己糖激酶}$ G-6-P+ADP

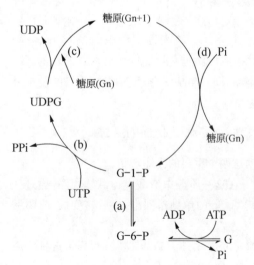

图 13-32　糖原的合成与分解

（2）$G-6-P \xrightleftharpoons{\text{磷酸葡萄糖变位酶}} G-1-P$

（3）$G-1-P+UTP \xrightarrow{\text{UDPG 焦磷酸酶}} UDPG+PPi$

（4）$UDPG+Gn \xrightarrow{\text{糖原合酶}} UDP+(Gn+1)$

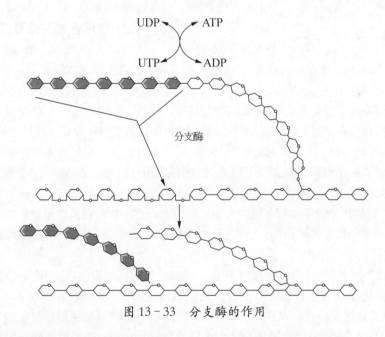

游离的葡萄糖不能直接合成糖原,它必须先磷酸化为 $G-6-P$ 再转变为 $G-1-P$,后者与 UTP 作用形成 UDPG 及焦磷酸(PPi)。UDPG 是糖原合成的底物,葡萄糖残基的供体,称为活性葡萄糖。UDPG 在糖原合酶催化下将葡萄糖残基转移到糖原蛋白中糖原的直链分子非还原端残基上,以 $\alpha-1,4-$ 糖苷键相连,延长糖链。

2. 第二阶段:糖链分支　糖原合酶只能延长糖链,不能形成分支。当直链部分不断加长到超过 11 个葡萄糖残基时,分支酶可将一段糖链(至少含有 6 个葡萄糖残基)转移到邻近糖链上,以 $\alpha-1,6-$ 糖苷键相连接,形成新的分支(图 13-33),分支则以 $\alpha-1,4-$ 糖苷键继续延长糖链。

图 13-33　分支酶的作用

糖原合酶是糖原合成的限速酶,是糖原合成的调节点。糖原蛋白每增加一个葡萄糖残基要消耗 2 分子 ATP(葡萄糖磷酸化及生成 UDPG)。

（二）糖原分解

糖原分解不是糖原合成的逆过程。在限速酶糖原磷酸化酶(glycogen phosphorylase)的催化下,糖原从分支的非还原端开始,逐个分解以 $\alpha-1,4-$ 糖苷键连接的葡萄糖残基,形成 $G-1-P$。

G-1-P转变为G-6-P后,肝及肾中含有6-磷酸葡萄糖酶,使G-6-P水解变成游离葡萄糖,释放到血液中,以维持血糖浓度的相对恒定。由于肌肉组织中不含6-磷酸葡萄糖酶,肌糖原分解后不能直接转变为血糖,产生的G-6-P在有氧条件下被有氧氧化彻底分解,在无氧的条件下经糖酵解途径生成乳酸,后者经血循环运到肝脏进行糖异生,再合成葡萄糖或糖原(见糖异生)。

(1) 糖原(Gn)+H_3PO_4 $\xrightarrow{\text{糖原磷酸化酶}}$ 糖原(Gn-1)+G-1-P

(2) G-1-P $\xrightleftharpoons{\text{磷酸葡萄糖变位酶}}$ G-6-P

(3) G-6-P+H_2O $\xrightarrow{\text{6-磷酸葡萄糖酶}}$ G+H_3PO_4

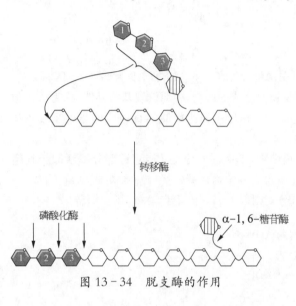

图 13-34　脱支酶的作用

当糖原分子的分支被糖原磷酸化酶作用到距分支点只有4个葡萄糖残基时,糖原磷酸化酶不能再发挥作用。此时脱支酶发挥作用,脱支酶具有转寡糖基酶和α-1,6-葡萄糖苷酶两个酶的活性。转寡糖基酶将分支上残留的3个葡萄糖残基转移到另外分支的末端糖基上,并进行α-1,4-糖苷键连接;而残留的最后一个葡萄糖残基则通过α-1,6-葡萄糖苷酶水解,生成游离的葡萄糖;分支去除后,糖原磷酸化酶继续催化分解葡萄糖残基形成G-1-P(图13-34)。

(三) 糖原合成与糖原分解的调节

糖原合成与糖原分解受到彼此相反的调节。当糖原合成途径活跃时,分解途径则被抑制,才能有效地合成糖原;反之亦然。糖原合酶与糖原磷酸化酶分别是糖原合成和糖原分解的限速酶,因此这两个酶分别是糖原合成与分解代谢途径的调节点,它们可以通过别构调节和共价修饰调节两种方式进行活性的调节。

1. 糖原磷酸化酶活性调节　糖原磷酸化酶以a、b两种形式存在。机体可以通过共价修饰调节方式调节糖原磷酸化酶的活性。肾上腺素通过信号传导途径使cAMP的浓度提高,激活A激酶,使无活性的糖原磷酸化酶激酶b磷酸化成为有活性的糖原磷酸化酶激酶b;糖原磷酸化酶激酶a进一步使无活性的糖原磷酸化酶b成为有活性的糖原磷酸化酶a,促进糖原分解。磷酸化的糖原磷酸化酶激酶b可经磷蛋白磷酸酶-1催化脱去磷酸,成为无活性的糖原磷酸化酶激酶b,从而抑制糖原分解。

糖原分解调节过程同时涉及别构调节机制。在剧烈运动的肌肉中,Ca^{2+}能结合并别构激活无活性的糖原磷酸化酶b,使之转变为有活性的糖原磷酸化酶a。在剧烈运动时AMP在肌肉中积聚,别构激活糖原磷酸化酶;当ATP足够时,ATP和别构位点结合,使糖原磷酸化酶失活。当葡萄糖进入肝细胞,与糖原磷酸化酶a的别构位点结合,引起构象改变,使糖原磷酸化酶a上磷酸化的丝氨酸残基暴露,在磷蛋白磷酸酶-1催化下脱磷酸成无活性的糖原磷酸化酶b。因此当血糖浓度升高时,可降低肝糖原的分解。

2. 糖原合成酶活性调节　糖原合酶也分为a、b两种形式。糖原合酶a具有活性,能被磷酸化转变成无活性的糖原合酶b。催化其磷酸化的也是依赖cAMP的蛋白激酶。在磷蛋白磷酸酶-1的作用下,无活性的糖原合酶b脱磷酸转变为有活性的糖原合酶a。

　　糖原磷酸化酶和糖原合酶的活性在磷酸化与去磷酸化作用下相互调节,一个酶被激活,另一个酶活性则被抑制,两个酶不会同时被激活或同时被抑制。

　　磷酸化的糖原磷酸化酶激酶 a、糖原磷酸化酶 a 和糖原合酶 b,它们的去磷酸均由磷蛋白磷酸酶-1 催化。磷蛋白磷酸酶-1 的活性受到磷蛋白磷酸酶抑制剂的精细调节,磷蛋白磷酸酶抑制剂是一种细胞内蛋白质,和磷蛋白磷酸酶-1 结合可抑制磷蛋白磷酸酶-1 的活性。此抑制物磷酸化后具有活性,去磷酸化则无活性。抑制物的激活也是由依赖 cAMP 的蛋白激酶调节的。

　　因此,cAMP 激活 A 激酶,不仅促进糖原磷酸化酶激酶 b 磷酸化成为糖原磷酸化酶激酶 a、磷酸化酶 b 磷酸化成为磷酸化酶 a,又通过磷蛋白磷酸酶抑制剂的磷酸化,达到抑制磷蛋白磷酸酶-1 对糖原磷酸化酶激酶 a、糖原磷酸化酶 a 和糖原合酶 b 脱磷酸化的目的,最终促进糖原分解,抑制糖原合成(图 13-35)。

　　图 13-35 中酶的磷酸化与去磷酸化使酶活性相应改变,构成一组连续的、级联式的酶促反应过程,各级反应不仅都可被调节,而且有放大效应。这种调节机制有利于机体针对不同生理状况作出反应。

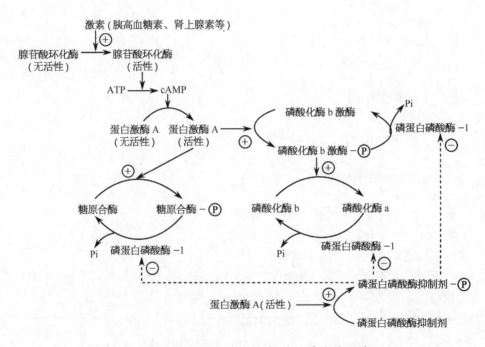

图 13-35　糖原合成与分解的化学修饰调节

六、糖异生作用

　　糖异生作用(gluconeogenesis)是指非糖物质如生糖氨基酸、乳酸、丙酮酸及甘油等转变为葡萄糖或糖原的过程。糖异生的最主要器官是肝脏,肾脏在正常情况下的糖异生能力只有肝脏的 1/10,当长期饥饿时肾脏糖异生的能力可增强。

(一) 糖异生反应过程

　　糖异生反应过程不完全是糖酵解反应的逆过程。由于糖酵解过程中由己糖激酶、6-磷酸果糖激酶-1 及丙酮酸激酶催化的 3 个反应释放了大量的能量,构成难以逆行的能障,因此这 3 个反应是不可逆的。但这3个反应可以分别通过相应的酶催化,使反应逆行(图13-36),完成糖异生反应过程。

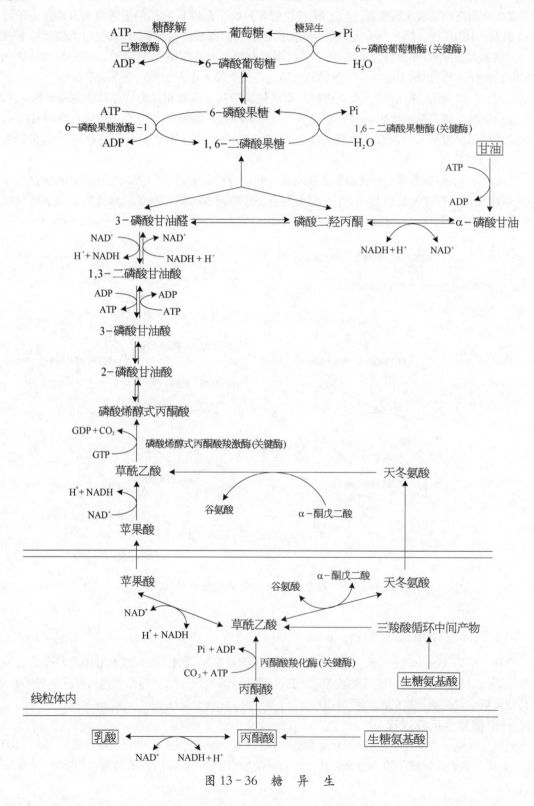

图 13-36 糖 异 生

1. **丙酮酸转变为磷酸烯醇式丙酮酸**　丙酮酸生成磷酸烯醇式丙酮酸(PEP)是丙酮酸激酶催化反应的逆过程,在此过程中包括丙酮酸羧化酶和磷酸烯醇式丙酮酸羧激酶催化的两步反应,构成一条所谓"丙酮酸羧化支路"。丙酮酸羧化酶的辅酶是生物素,并需 ATP、Mg^{2+}(Mn^{2+})参与羧化反应;磷酸烯醇式丙酮酸羧激酶则催化草酰乙酸转变成 PEP,由 GTP 提供能量,释放 CO_2。这两步反应共消耗 2 个 ATP。

丙酮酸羧化酶存在于线粒体内,因此细胞液中的丙酮酸必须进入线粒体,才能羧化生成草酰乙酸。磷酸烯醇式丙酮酸羧激酶在人体的线粒体及细胞液中均存在,存在于线粒体中的磷酸烯醇式丙酮酸羧激酶,可直接催化草酰乙酸脱羧生成 PEP,再进入细胞液。而存在于细胞液中的磷酸烯醇式丙酮酸羧激酶,由于草酰乙酸不能自由进出线粒体内膜,需通过 2 种途径将草酰乙酸从线粒体转运到细胞液中:草酰乙酸先要在线粒体内还原生成苹果酸,或经转氨基作用生成天冬氨酸,苹果酸、天冬氨酸均能自由进入细胞液,在细胞液中苹果酸可脱氢氧化,天冬氨酸可再经转氨基作用生成草酰乙酸,完成了将草酰乙酸从线粒体转运到细胞液的过程。然后,转运到细胞液中的草酰乙酸可在磷酸烯醇式丙酮酸羧激酶催化下脱羧生成 PEP。

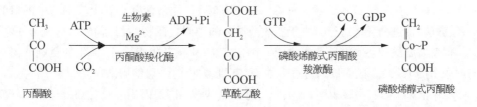

2. **1,6-二磷酸果糖转变为 6-磷酸果糖**　此反应由 1,6-二磷酸果糖酶-1 催化进行。这个反应是糖酵解过程中 6-磷酸果糖酶-1 催化 6-磷酸果糖生成 1,6-二磷酸果糖的逆过程。

3. **6-磷酸葡萄糖转变为葡萄糖**　此反应由 6-磷酸葡萄糖酶催化进行。这个反应是糖酵解过程中己糖激酶催化葡萄糖生成 6-磷酸葡萄糖的逆过程。

以上 4 个关键酶催化的反应是糖异生的主要调节点。糖异生与糖酵解是两条过程相似但方向相反的代谢途径,体内通过改变酶的合成速度、共价修饰调节和别构调节来调控这两条途径中关键酶的活性,以达到最佳生理效应。

(二) 糖异生的生理意义

1. **维持血糖浓度相对恒定**　糖异生最重要的生理意义是在空腹或饥饿情况下维持血糖浓度的相对恒定。糖异生是在机体不能从食物中摄取足够的碳水化合物时,为满足机体的需求而进行的代谢过程。由于糖异生过程的存在,即使禁食数周,血糖浓度仍可维持在正常的最低限,这对于保证某些主要依赖葡萄糖供能的组织,如脑和红细胞等的功能具有重大意义。若没有外来葡萄糖补充,单纯依靠体内储备的肝糖原来维持血糖浓度,则数小时后糖原就会耗尽。但通过糖异生可将非糖物质,如组织蛋白质分解后产生的氨基酸及脂肪分解后产生的甘油等转变为糖,使血糖水平能在较长时间内维持相对恒定。

2. **乳酸再利用**　乳酸大部分是由肌肉和红细胞中的糖酵解生成的,经血液运输到肝脏或肾脏,经糖异生再形成葡萄糖,后者可经血液运输回到各组织中继续氧化提供能量。这个过程称为乳酸循环或 Cori 循环(图 13-37)。在安静状态下产生乳酸的量甚少,此途径意义不大。但在某些生理或病理情况下,如剧烈运动时,肌糖原酵解产生大量乳酸,大部分可经血液运到肝脏,通过糖异生作用合成肝糖原或葡萄糖以补充血糖,而血糖又可供肌肉利用。乳酸循环可避免损失乳酸以

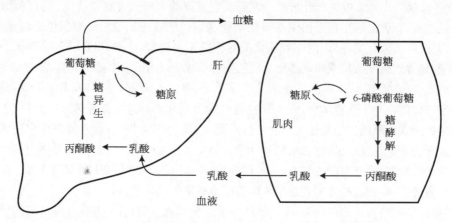

图 13-37 乳酸循环

及防止因乳酸堆积引起的酸中毒。

3. **糖异生促进肾脏排 H⁺、缓解酸中毒** 酸中毒时 H^+ 能激活肾小管上皮细胞中的磷酸烯醇式丙酮酸羧激酶,促进糖异生进行。由于三羧酸循环的中间代谢物参与糖异生,造成 α-酮戊二酸含量降低,促使谷氨酸和谷氨酰胺脱氨生成 α-酮戊二酸补充三羧酸循环,产生的氨则分泌进入肾小管,与原尿中的 H^+ 结合成 NH_4^+,对过多的 H^+ 起到缓冲作用,可缓解酸中毒。

4. **补充肝糖原** 已有实验表明,肝细胞可将谷氨基酸、乳酸、丙酮酸及甘油等迅速地转变为肝糖原来补充或恢复肝糖原储备。葡萄糖经 UDPG 合成糖原的过程称为直接途径,通过糖异生补充肝糖原途径称为间接途径。

第三节 脂 类 代 谢

脂类是脂肪及类脂的总称,是一类不溶于水而易溶于有机溶剂,并能为机体利用的有机化合物。脂肪是三脂酸甘油酯或称三酰甘油(甘油三酯,triglyceride),脂肪的生理功能是储存能量及氧化供能。类脂包括胆固醇及其酯、磷脂和糖脂等,是细胞的膜结构的重要组分。

体内脂酸的来源有两个:一是机体自身合成,以脂肪的形式储存在脂肪组织中。饱和脂酸及单不饱和脂酸主要靠机体自身合成。另一来源系食物脂肪供给,特别是某些多不饱和脂酸,动物机体自身不能合成,如亚油酸及 α-亚麻酸,需从植物油摄取。它们是动物不可缺少的营养素,故称必需脂酸。

脂酸在体内主要与醇结合成酯。与脂酸结合的醇有甘油(丙三醇)、鞘氨醇及胆固醇等。1 分子甘油与 3 分子脂酸通过酯键结合生成三酰甘油。甘油还可与 2 分子脂酸、1 分子磷酸及含氮化合物结合成甘油磷脂(phosphoglycerides)。甘油磷脂包括磷脂酰胆碱(卵磷脂)、磷脂酰乙醇胺(脑磷脂)、磷脂酰肌醇等,是构成生物膜脂双层的基本骨架,含量恒定。脂酸与鞘氨醇通过酰胺键结合的脂称为鞘脂,含磷酸者为鞘磷脂,含糖者称为鞘糖脂,是生物膜的重要组分,参与细胞识别及信息传递。

膳食中的脂类主要为脂肪,此外还含少量磷脂、胆固醇等。脂类不溶于水,必须在小肠经胆汁中胆汁酸盐的作用,乳化并分散成细小的微团后,才能被消化酶消化。小肠上段是脂类消化的主要场所。胰腺分泌入十二指肠中消化脂类的酶有胰脂酶、磷脂酶 A_2(phospholipase A_2)、胆固醇酯酶(cholesteryl esterase)。胰脂酶必须吸附在乳化脂肪微团的水油界面上,才能作用于微团内的三酰甘油。辅脂酶是胰脂酶对脂肪消化不可缺少的蛋白质辅因子。辅脂酶的存在可解除胆汁酸盐对胰脂酶的抑制,它能与胰脂酶结合并同时与脂肪结合,可防止胰脂酶在水油界面的变性,因而能增加胰脂酶活性,促进脂肪的水解。此外,胰磷脂酶 A_2 催化磷脂 $2'$ 位酯键水解,生成脂酸及溶血磷脂;胆固醇酯酶促进胆固醇酯水解生成游离胆固醇及脂酸。脂肪及类脂的消化产物包括一酰甘油、脂酸、胆固醇及溶血磷脂等,可与胆汁酸盐乳化成更小的混合微团,易于穿过小肠黏膜细胞表面的水屏障,为肠黏膜细胞吸收。

脂类消化产物主要在十二指肠下段及空肠上段被吸收。中链脂酸(6～10C)及短链脂酸(2～4C)构成的三酰甘油,经胆汁酸盐乳化后即可被吸收。在肠黏膜细胞内脂肪酶的作用下,水解为脂酸及甘油,通过门静脉进入血循环。长链脂酸(12～26C)及 2 -一酰甘油吸收入肠黏膜细胞后,在光面内质网中,在脂酰辅酶 A 转移酶(acyl CoA transferase)的催化下,由 ATP 供给能量,2 -一酰甘油加上 2 分子脂酰辅酶 A,再合成三酰甘油。后者再与粗面内质网合成的载脂蛋白(apolipoprotein, apo)B48、apoC、apoAⅠ、apoAⅣ等以及磷脂、胆固醇结合成乳糜微粒(CM),经淋巴进入血循环。在肠黏膜细胞中由一酰甘油合成脂肪的途径称为一酰甘油合成途径。

一、血浆脂蛋白代谢

(一) 血脂

血浆所含脂类统称为血脂。它的组成复杂,包括三酰甘油、磷脂、胆固醇及其酯和游离脂酸等(表13-9)。血脂的来源有两个:一为外源性,从食物摄取的脂类消化吸收后进入血液;二是内源性,即肝、脂肪细胞以及其他组织合成后释放入血。血脂含量不如血糖恒定,受膳食、年龄、性别、职业以及代谢等影响,波动范围较大。

表13-9 正常成人空腹血脂的组成及含量

组成	血浆含量		空腹时主要来源
	mg/dl	mmol/L	
总脂	400～700(500)		
三酰甘油	10～150(100)	0.11～1.69(1.13)	肝
总胆固醇	100～250(200)	2.59～6.47(5.17)	肝
胆固醇酯	70～200(145)	1.81～5.17(3.75)	
游离胆固醇	40～70(55)	1.03～1.81(1.42)	
总磷脂	150～250(200)	48.44～80.73(64.58)	肝
卵磷脂	50～200(100)	16.1～64.6(32.3)	肝
神经磷脂	50～130(70)	16.1～42.0(22.6)	肝
脑磷脂	15～35(20)	4.8～13.0(6.4)	肝
游离脂酸	5～20(15)		脂肪组织

注:括号内为均值。

(二) 血浆脂蛋白的分类、组成及功能

脂类不溶于水,在水中呈乳油液。正常人血浆含脂类虽多,却仍清澈透明,说明脂类在血浆中不以自由状态存在,而与血浆中的蛋白质结合,以脂蛋白(lipoprotein)的形式运输。

各种脂蛋白在 26 ℃、密度 1.063 的氯化钠溶液中超离心,按其密度的不同,可分为以下 4 类:

乳糜颗粒(CM)、极低密度脂蛋白(VLDL)、低密度脂蛋白(LDL)和高密度脂蛋白(HDL)。除上述 4 类脂蛋白外,还有中密度脂蛋白(IDL),它是 VLDL 在血浆中的代谢物,其组成及密度介于 VLDL 及 LDL 之间。若根据不同脂蛋白表面电荷的不同,在电场中具有不同的迁移率,按其在电场中移动的快慢,可将脂蛋白分为乳糜微粒、β 脂蛋白、前 β 脂蛋白及 α 脂蛋白 4 类。以上脂蛋白两种分类方法中的 4 类脂蛋白,又恰好是一一对应的,如图 13-40 所示。血浆脂蛋白的两种命名,习惯上都在应用。从脂肪组织动员释放入血的游离脂酸,亦不溶于水,常与血浆中的白蛋白结合而运输,不列入血浆脂蛋白内(表 13-10)。

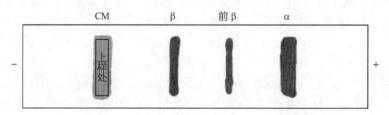

图 13-38　血浆脂蛋白琼脂糖凝胶电泳谱

表 13-10　血浆脂蛋白的分类、性质、组成及功能

分类	密度法电泳法	乳糜微粒	极低密度脂蛋白 前 β 脂蛋白	低密度脂蛋白 β 脂蛋白	高密度脂蛋白 α 脂蛋白
性质	密度	<0.95	0.95~1.006	1.006~1.063	1.063~1.210
	S_f 值	>400	20~400	0~20	沉降
	电泳位置	原点	α_2 球蛋白	β 球蛋白	α_1 球蛋白
	颗粒直径(nm)	80~500	25~80	20~25	5~17
	蛋白质	0.5~2	5~10	20~25	50
	脂类	98~99	90~95	75~80	50
组成(%)	三酰甘油	80~95	50~70	10	5
	磷脂	5~7	15	20	25
	胆固醇	1~4	15	45~50	20
	游离	1~2	5~7	8	5
	酯化	3	10~12	40~42	15~17
合成部位		小肠黏膜细胞	肝细胞	血浆	肝、肠、血浆
功能		转运外源性三酰甘油及胆固醇	转运内源性三酰甘油及胆固醇	转运内源性胆固醇	逆向转运胆固醇

　　血浆各种脂蛋白具有大致相似的基本结构。疏水性较强的三酰甘油及胆固醇酯均位于脂蛋白的内核,而具极性及非极性基团的载脂蛋白、磷脂及游离胆固醇则以单分子层借其非极性的疏水基团与内部的疏水链相联系,覆盖于脂蛋白表面,其极性基团朝外,呈球状。CM 及 VLDL 主要以三酰甘油为内核,LDL 及 HDL 则主要以胆固醇酯为内核。HDL 的蛋白质/脂类比值最高,故大部分表面被蛋白质分子所覆盖,并与磷脂交错穿插。

　　(三) 载脂蛋白

　　血浆脂蛋白中的蛋白质部分称为载脂蛋白,目前已知的载脂蛋白主要有 apoA、apoB、apoC、apoD 及 apoE 等 5 类共 20 种,由于氨基酸组成和功能上的差异,五类载脂蛋白又分为若干亚类,如

apoA 又分为 apoA Ⅰ、apoA Ⅱ、apoA Ⅳ 及 apoA Ⅴ；apoB 又分为 apoB100 及 apoB48；apoC 又分为 apoC Ⅰ、apoC Ⅱ、apoC Ⅲ 及 apoC Ⅳ。

载脂蛋白的功能不仅在结合和转运脂质及稳定脂蛋白的结构上发挥重要作用，而且还调节参与脂蛋白代谢的关键酶的活性，参与脂蛋白受体的识别，在脂蛋白代谢中发挥极为重要的作用（表 13-11）。

表 13-11　人血浆载脂蛋白的结构、功能及含量

载脂蛋白	分子量	氨基酸数	分布	功能	血浆含量* (mg/dl)
apoA Ⅰ	28 300	243	HDL	激活 LCAT，识别 HDL 受体	123.8±4.7
apoA Ⅱ	17 500	77×2	HDL	稳定 HDL 结构，激活 HL	33±5
apoA Ⅳ	46 000	371	HDL, CM	辅助激活 LPL	17±2△
apoB100	512 723	4 536	VLDL, LDL	识别 LDL 受体	87.3±14.3
apoB48	264 000	2 152	CM	促进 CM 合成	?
apoC Ⅰ	6 500	57	CM, VLDL, HDL	激活 LCAT?	7.8±2.4
apoC Ⅱ	8 800	79	CM, VLDL, HDL	激活 LPL	5.0±1.8
apoC Ⅲ	8 900	79	CM, VLDL, HDL	抑制 LPL，抑制肝 apoE 受体	11.8±3.6
apoD	22 000	169	HDL	转运胆固醇酯	10±4△
apoE	34 000	299	CM, VLDL, HDL	识别 LDL 受体	3.5±1.2
apoJ	70 000	427	HDL	结合转运脂质，补体激活	10△
apo(a)	500 000	4 529	LP(a)	抑制纤溶酶活性	0~120△
CETP	64 000	493	HDL, d>1.21	转运胆固醇酯	0.19±0.05△
PTP	69 000	?	HDL, d>1.21	转运磷脂	?

注：＊四川大学华西医学中心生物化学教研室、载脂蛋白研究室对 625 例成都地区正常成人测定的结果。
　　△国外报道参考值。
　　CETP，胆固醇酯转运蛋白；LPL，脂蛋白脂肪酶；PTP，磷脂转运蛋白；HL，肝脂肪酶。

（四）血浆脂蛋白代谢

1. 乳糜微粒　CM 是运输外源性三酰甘油及胆固醇的主要形式。脂肪消化吸收时，小肠黏膜细胞再合成的三酰甘油，连同合成及吸收的磷脂及胆固醇，加上 apoB48、apoA Ⅰ、apoA Ⅳ、apoA Ⅱ 等形成新生的 CM。新生 CM 经淋巴管进入血液，从 HDL 获得 apoC 及 apoE，并将部分 apoA Ⅰ、apoA Ⅳ、apoA Ⅱ 转移给 HDL，形成成熟的 CM。新生 CM 获得 apoC 后，其中 apoC Ⅱ 激活肌肉、心及脂肪等组织毛细血管内皮细胞表面的脂蛋白脂肪酶（LPL），LPL 使 CM 中的三酰甘油及磷脂逐步水解，产生甘油、脂酸及溶血磷脂等。ApoC Ⅱ 是 LPL 不可缺少的激活剂。在 LPL 的反复作用下，CM 内核的三酰甘油 90% 以上被水解，释出的脂酸为心、肌、脂肪组织及肝组织所摄取利用。CM 颗粒逐步变小，最后转变成富含胆固醇酯、apoB48 及 apoE 的 CM 残粒，后者为肝细胞膜 LDL 受体相关蛋白结合，并被肝细胞摄取代谢。正常人 CM 在血浆中代谢迅速，半寿期为 5~15 min，因此空腹 12~14 h 后血浆中不含 CM。

2. 极低密度脂蛋白　VLDL 是运输内源性三酰甘油的主要形式。肝细胞可以葡萄糖为原料合成三酰甘油，也可利用食物及脂肪组织动员的脂酸合成脂肪，然后加上 apoB100、apoE 以及磷脂、胆固醇等，即形成 VLDL。此外，小肠黏膜细胞亦可合成少量 VLDL。VLDL 分泌入血后，从 HDL 获得 apoC，其中的 apoC Ⅱ 激活肝外组织毛细血管内皮细胞表面的 LPL。VLDL 的三酰甘油在 LPL 作用下,逐步水解,VLDL 颗粒逐渐变小,其密度逐渐增加,apoB100 及 apoE 的含量相对增加,转变为中间密度脂蛋白(IDL)。肝细胞膜 LDL 受体相关蛋白(LRP)可与 IDL 结合,因此部分 IDL 被肝细胞摄取代谢。未被肝细胞摄取的 IDL 三酰甘油被 LPL 及肝脂肪酶进一步水解,最后只剩下胆固醇酯,同时其表面的 apoE 转移至 HDL,仅剩下 apoB100,IDL 即转变为 LDL。VLDL 在血中的半寿期为 6～12 h。

3. 低密度脂蛋白 人血浆中的 LDL 是由 VLDL 转变而来的。它是转运肝合成的内源性胆固醇的主要形式。LDL 受体广泛分布于肝、动脉壁细胞等全身各组织的细胞膜表面,能特异识别与结合含 apoE 或 apoB100 的脂蛋白。当血浆中的 LDL 与 LDL 受体结合后,则受体聚集成簇,内吞入细胞与溶酶体融合。在溶酶体中蛋白水解酶的作用下,LDL 中的 apoB100 水解为氨基酸,其中的胆固醇酯被胆固醇酯酶水解为游离胆固醇及脂酸。游离胆固醇被细胞膜摄取,可用以构成细胞膜的重要成分;在肾上腺、卵巢及睾丸等细胞中则用以合成类固醇激素。上述血浆中 LDL 与细胞 LDL 受体结合后的一系列过程称为 LDL 受体代谢途径。LDL 被细胞摄取量的多少,取决于细胞膜上受体的多少。肝、肾上腺皮质、性腺等组织 LDL 受体数目较多,故摄取 LDL 亦较多(图 13-39)。

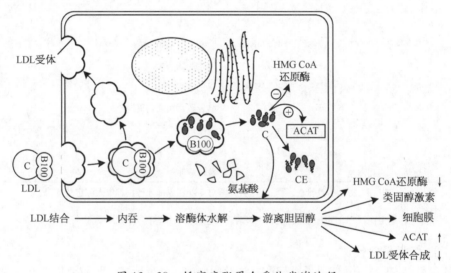

图 13-39 低密度脂蛋白受体代谢途径

除 LDL 受体代谢途径外,血浆中的 LDL 还可被修饰,修饰的 LDL 如氧化修饰 LDL(Ox-LDL)可被清除细胞即单核吞噬细胞系统中的巨噬细胞及血管内皮细胞清除。这两类细胞细胞膜的表面具有清道夫受体,可与修饰 LDL 结合,而摄取、清除血浆中的修饰 LDL。正常人血浆 LDL 每天的降解量占总量的 45%,其中 2/3 由 LDL 受体途径降解,1/3 由清除细胞清除。LDL 在血浆中的半寿期为 2～4 天。

4. 高密度脂蛋白 HDL 主要由肝合成,小肠亦可合成部分。此外,当 CM 及 VLDL 中的三酰甘油被水解时,其表面的 apoAⅠ、apoAⅣ、apoAⅡ、apoC 以及磷脂、胆固醇等脱离 CM 及 VLDL 亦可形成新生 HDL。HDL 的主要功能是参与胆固醇的逆向转运(reverse cholesterol transport,RCT),即将肝外组织细胞内的胆固醇,通过血循环转运到肝,在肝转化为胆汁酸后排出体外。新生 HDL 均呈盘状,进入血液后,在血浆卵磷脂胆固醇脂酰转移酶(LCAT)的催化下,HDL 表面卵磷脂的 2' 位脂酰基转移至胆固醇 3' 位羟基,生成溶血卵磷脂及胆固醇酯。HDL 表面的 apoAⅠ是 LCAT 的激活剂。在 LCAT 的作用下生成的胆固醇酯转入 HDL 的核心,使双脂层的盘状 HDL

被逐步膨胀为单脂层的球状 HDL,同时其表面的 apoC 及 apoE 又转移到 CM 及 VLDL 上,最后新生 HDL 转变为成熟 HDL。

胆固醇逆向转运的最终步骤在肝进行。肝是机体清除胆固醇的主要器官。肝细胞膜存在 HDL 受体、LDL 受体及特异的 apoE 受体。最近的研究表明,血浆中的胆固醇酯 90% 以上来自 HDL,被肝脏摄取的胆固醇可用以合成胆汁酸或直接通过胆汁排出体外。HDL 在血浆中的半寿期为 3~5 天。

由此可见,HDL 可将胆固醇从肝外组织转运到肝进行代谢。这种将胆固醇从肝外组织向肝转运的过程,称为胆固醇的逆向转运。机体可通过这种机制,将外周组织中衰老细胞膜中的胆固醇转运至肝代谢,并排出体外。

二、三酰甘油代谢

(一) 三酰甘油的分解代谢

1. 脂肪的动员   储存在脂肪细胞中的脂肪,被脂肪酶逐步水解为游离脂酸(free fatty acid, FFA)及甘油,并释放入血以供其他组织氧化利用,该过程称为脂肪的动员。在脂肪动员中,脂肪细胞内激素敏感性三酰甘油脂肪酶(hormone-sensitive triglyceride lipase, HSL)是脂肪分解的限速酶。当禁食、饥饿或交感神经兴奋时,肾上腺素、去甲肾上腺素、胰高血糖素等分泌增加,作用于脂肪细胞膜表面受体,激活腺苷酸环化酶,促进 cAMP 合成,激活依赖 cAMP 的蛋白激酶,使细胞质内 HSL 磷酸化而活化。后者使三酰甘油水解成二酰甘油及脂酸。这步反应是脂肪分解的限速步骤,HSL 是限速酶,它受多种激素的调控,故称为激素敏感性脂肪酶。能促进脂肪动员的激素称为脂解激素,如肾上腺素、胰高血糖素等。胰岛素等抑制脂肪的动员,称抗脂解激素。

脂解作用使储存在脂肪细胞中的脂肪分解成游离脂肪酸及甘油,然后释放入血。游离脂肪酸与血浆白蛋白结合后由血液运送至全身各组织,主要由心、肝、骨骼肌等摄取利用。甘油溶于水,直接由血液运送至肝、肾、肠等组织。主要是在肝甘油激酶的作用下,转变为 3-磷酸甘油;然后脱氢生成磷酸二羟丙酮,经糖代谢途径进行分解或转变为糖。脂肪细胞及骨骼肌等组织因甘油激酶活性很低,故不能很好地利用甘油。

2. 饱和脂肪酸的 β-氧化   脂肪酸是人及哺乳动物的主要能源物质。在 O_2 供给充足的条件下,脂肪酸可在体内分解成 CO_2 及 H_2O,并释出大量能量,以 ATP 形式供机体利用。除脑组织外,大多数组织均能氧化利用脂肪酸,但以肝及肌肉最活跃。饱和脂肪酸氧化分 4 个阶段:脂肪酸活化生成脂酰 CoA、脂酰 CoA 进入线粒体、脂肪酸 β-氧化生成乙酰 CoA 和乙酰 CoA 进入三羧酸循环彻底氧化。

(1) 脂肪酸的活化——脂酰 CoA 的生成：脂肪酸进行氧化前必须活化,活化在线粒体外进行。内质网及线粒体外膜上的脂酰 CoA 合成酶(acyl-CoA synthetase)在 ATP、CoASH、Mg^{2+} 存在的条件下,催化脂肪酸活化,生成脂酰 CoA。

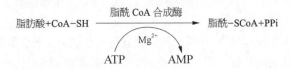

脂肪酸活化后不仅含有高能硫酯键,而且增加了水溶性,从而提高了脂肪酸的代谢活性。反应过程中生成的焦磷酸(PPi)立即被细胞内的焦磷酸酶水解,阻止了逆向反应的进行。故 1 分子脂酸活化,实际上消耗了 2 个高能磷酸键。

(2) 脂酰 CoA 进入线粒体：脂肪酸的活化在细胞质中进行,而催化脂肪酸氧化的酶系存在于线粒体的基质内,因此活化的脂酰 CoA 必须进入线粒体内才能代谢。它进入线粒体需肉碱(carnitine)的转运。线粒体外膜存在肉碱脂酰转移酶Ⅰ(carnitine acyl transferase Ⅰ),能催化长链脂酰 CoA 与肉碱合成脂酰肉碱,肉碱脂酰转移酶Ⅰ是脂肪酸 β-氧化的限速酶。脂酰肉碱在线粒体内膜转位酶的作用下,通过线粒体内膜进入线粒体基质内。进入线粒体内的脂酰肉碱,则在位于线粒体内膜内侧面的肉碱脂酰转移酶Ⅱ的作用下,转变为脂酰 CoA 并释出肉碱。脂酰 CoA 即可在线粒体基质中酶体系的作用下,进行 β-氧化(图 13-40)。

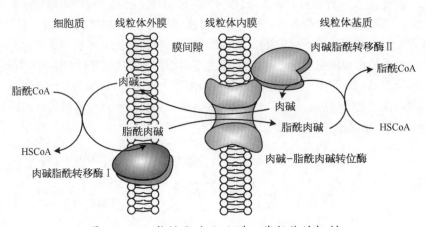

图 13-40　长链脂酰 CoA 进入线粒体的机制

(3) 脂肪酸的 β-氧化：脂酰 CoA 进入线粒体基质后,在线粒体基质中疏松结合的脂肪酸 β-氧化多酶复合体的催化下,从脂酰基的 β-碳原子开始,进行脱氢、加水、再脱氢及硫解等 4 步连续反应,脂酰基断裂生成 1 分子比原来少 2 个碳原子的脂酰 CoA 及 1 分子乙酰 CoA(图 13-41)。

脂肪酸 β-氧化的过程如下：

1) 脱氢：脂酰 CoA 在脂酰 CoA 脱氢酶的催化下,α、β-碳原子各脱下 $1H^+$,生成反 Δ^2-烯酰 CoA。脱下的 $2H^+$ 由 FAD 接受,生成 $FADH_2$。

2) 加水：反 Δ^2-烯酰 CoA 在 Δ^2-烯酰水化酶的催化下,加水生成 L(+)-β-羟脂酰 CoA。

3) 再脱氢：L(+)-β-羟脂酰 CoA 在 β-羟脂酰 CoA 脱氢酶的催化下,脱下 $2H^+$ 生成 β-酮脂酰 CoA,脱下的 $2H^+$ 由 NAD^+ 接受,生成 NADH 及 H^+。

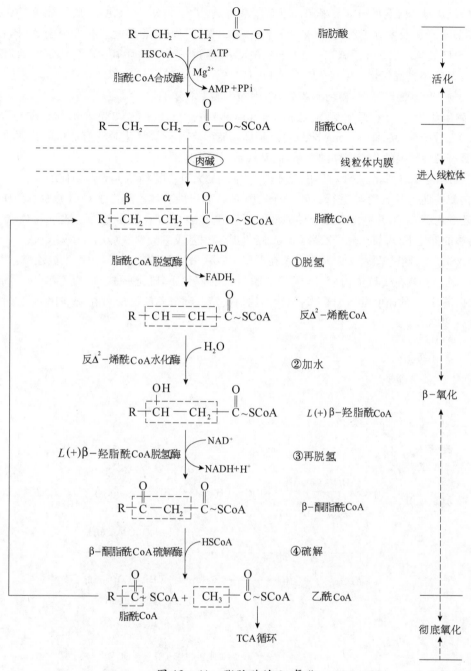

图 13-41　脂肪酸的 β-氧化

4）硫解：β-酮脂酰 CoA 在 β-酮脂酰 CoA 硫解酶催化下，加 CoASH 使碳链断裂，生成 1 分子乙酰 CoA 和少 2 个碳原子的脂酰 CoA。

以上生成的比原来少 2 个碳原子的脂酰 CoA，可再进行脱氢、加水、再脱氢及硫解反应。如此反复进行，直至最后生成丁酰 CoA，后者再进行一次 β-氧化，即完成脂酸的 β-氧化。

（4）乙酰 CoA 的彻底氧化：脂酸的 β-氧化生成的大量的乙酰 CoA 大部分在线粒体内通过三羧酸循环彻底氧化，少部分在线粒体中缩合生成酮体，通过血液运送至肝外组织氧化利用。

387

脂酸氧化是体内能量的重要来源。以软脂酸为例,进行 7 次 β-氧化,生成 7 分子 $FADH_2$、7 分子 $NADH+H^+$ 及 8 分子乙酰 CoA。每分子 $FADH_2$ 通过呼吸链氧化产生 2 分子 ATP,每分子 $NADH+H^+$ 氧化产生 3 分子 ATP,每分子乙酰 CoA 通过三羧酸循环氧化产生 12 分子 ATP。因此,1 分子软脂酸彻底氧化共生成 131 个 ATP[$(7×2)+(7×3)+(8×12)=131$ 个]。减去脂酸活化时耗去的 2 个高能磷酸键,相当于 2 个 ATP,净生成 129 分子。

3. 酮体的生成及利用   乙酰乙酸(acetoacetate)、β-羟丁酸(β-hydroxybutyrate)及丙酮(acetone)三者统称为酮体(ketone bodies)。酮体是脂酸在肝分解氧化时特有的中间代谢物,这是因为肝具有活性较强的合成酮体的酶系,而又缺乏利用酮体的酶系。

(1) 酮体的生成:脂酸在线粒体中经 β-氧化生成的大量乙酰 CoA 是合成酮体的原料。合成在线粒体内酶的催化下,分三步进行:①2 分子乙酰 CoA 在肝线粒体乙酰乙酰 CoA 硫解酶的作用下,缩合成乙酰乙酰 CoA,并释出 1 分子 CoASH。②乙酰乙酰 CoA 在羟甲基戊二酸单酰 CoA(HMG CoA)合酶的催化下,再与 1 分子乙酰 CoA 缩合生成羟甲基戊二酸单酰 CoA(HMG CoA),并释出 1 分子 CoASH。③羟甲基戊二酸单酰 CoA 在 HMG CoA 裂解酶的作用下,裂解生成乙酰乙酸和乙酰 CoA。乙酰乙酸在线粒体内膜 β-羟丁酸脱氢酶的催化下,被还原成 β-羟丁酸,所需的氢由 NADH 提供,还原的速度由 $NADH/NAD^+$ 的比值决定。部分乙酰乙酸可在酶催化下脱羧而成丙酮(图 13-42)。

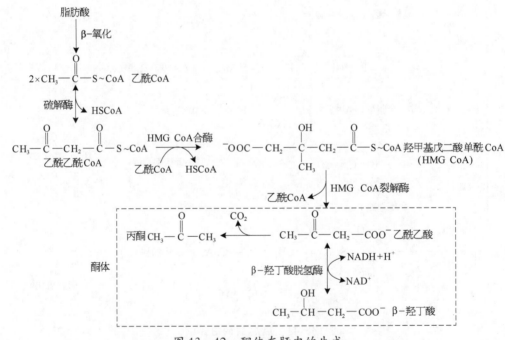

图 13-42　酮体在肝内的生成

(2) 酮体的利用:肝外许多组织具有活性很强的利用酮体的酶。肝产生的酮体,透过细胞膜进入血液,被运输到肝外组织进一步分解氧化。心、肾、脑及骨骼肌线粒体中具有较高的琥珀酰 CoA 转硫酶活性。在有琥珀酰 CoA 存在时,此酶能使乙酰乙酸活化,生成乙酰乙酰 CoA。在心、肾、脑及骨骼肌线粒体中还有乙酰乙酰 CoA 硫解酶,使乙酰乙酰 CoA 硫解,生成 2 分子乙酰 CoA,后者可进入三羧酸循环彻底氧化。

$$\underset{\text{乙酰乙酸}}{\underset{|}{\overset{|}{\underset{\text{COOH}}{\underset{|}{\underset{\text{CH}_2}{\underset{|}{\underset{\text{CO}}{\overset{\text{CH}_3}{|}}}}}}}}} + \underset{\text{琥珀酰CoA}}{\underset{|}{\underset{\text{CO}\sim\text{SCoA}}{\underset{|}{\underset{\text{CH}_2}{\underset{|}{\underset{\text{CH}_2}{\overset{\text{COOH}}{|}}}}}}}} \xrightarrow{\text{琥珀酰 CoA 转硫酶}} \underset{\text{乙酰乙酰CoA}}{\underset{|}{\underset{\text{CO}\sim\text{SCoA}}{\underset{|}{\underset{\text{CH}_2}{\underset{|}{\underset{\text{CO}}{\overset{\text{CH}_3}{|}}}}}}}} + \underset{\text{琥珀酸}}{\underset{|}{\underset{\text{COOH}}{\underset{|}{\underset{\text{CH}_2}{\underset{|}{\underset{\text{CH}_2}{\overset{\text{COOH}}{|}}}}}}}}$$

$$\text{CH}_3\text{COCH}_2\text{CO}\sim\text{SCoA} \xrightarrow[\text{CoASH}]{\text{乙酰乙酰 CoA 硫解酶}} 2\text{CH}_3\text{CO}\sim\text{SCoA}$$

在肾、心和脑的线粒体中尚有乙酰乙酸硫激酶,可直接活化乙酰乙酸生成乙酰乙酰 CoA,后者在硫解酶的作用下硫解为 2 分子乙酰 CoA。

β-羟丁酸脱氢酶能催化 β-羟基丁酸脱氢生成乙酰乙酸;然后再转变成乙酰 CoA 而被氧化。部分丙酮可在一系列酶的作用下转变为丙酮酸或乳酸,进而异生成糖。

(3) 酮体生成的生理意义:酮体是脂酸在肝内正常的中间代谢产物,是肝输出能源的一种形式,因为肝具有高活性的合成酮体的酶,但又缺乏利用酮体的酶。酮体溶于水,分子小,能通过血脑屏障及肌肉毛细血管壁,是肌肉尤其是脑组织的重要能源。脑组织不能氧化脂酸,却能利用酮体。长期饥饿、糖供应不足时酮体可以代替葡萄糖成为脑组织及肌肉的主要能源。正常情况下,血中仅含有少量酮体,为 $0.03\sim0.5\ \text{mmol/L}(0.3\sim5\ \text{mg/dl})$。在饥饿及糖尿病时,脂酸动员加强,酮体生成增加。尤其是未控制的糖尿病患者,血液酮体的含量可高出正常情况的数十倍。一旦酮体生成超过肝外组织利用的能力,可引起血中酮体升高,最终导致酮症酸中毒。大量的酮体随尿排出,引起酮尿症。

(二) 三酰甘油的合成代谢

三酰甘油是机体储存能量的形式。机体摄入糖、脂肪等食物均可合成脂肪,在脂肪组织储存,以供禁食、饥饿时的能量需要。合成三酰甘油需要的甘油及脂酸,主要来自葡萄糖。

1. 脂酸的合成代谢　机体合成的脂酸都是饱和及单不饱和的营养非必需脂肪酸,而多不饱和的营养必需脂肪酸,必须靠食物提供,机体不能自己合成。

(1) 脂酸合成部位:脂酸合成酶系存在于肝、肾、脑、肺、乳腺及脂肪等组织,位于细胞质中。肝是人体合成脂酸的主要场所,其合成能力较脂肪组织大 $8\sim9$ 倍。

(2) 脂酸合成原料:乙酰 CoA 是合成脂酸的主要原料,主要来自葡萄糖。细胞内的乙酰 CoA 全部在线粒体内产生,而合成脂酸的酶系存在于细胞质。线粒体内的乙酰 CoA 必须进入细胞质才能成为合成脂酸的原料。实验证明,乙酰 CoA 不能自由透过线粒体内膜,主要通过柠檬酸-丙酮酸循环完成(图 4-43)。脂酸的合成除需乙酰 CoA 外,还需 ATP、NADPH、HCO_3^-(CO_2)及 Mn^{2+} 等。脂酸的合成系还原性合成,所需之氢全部由 NADPH 提供。NADPH 主要来自磷酸戊糖通路。

(3) 脂酸合成酶系及反应过程:脂酸合成酶系存在于细胞质中,不同于线粒体中的脂酸 β-氧化分解酶系。脂酸合成的代谢途径不是脂酸 β-氧化分解代谢途径的逆向反应。

1) 丙二酰 CoA 的合成:尽管合成脂酸的原料是乙酰 CoA,但是在合成时绝大部分原料是以丙二酰 CoA 形式出现的,故乙酰 CoA 羧化成丙二酰 CoA 是脂酸合成的第一步反应。此反应由乙酰 CoA 羧化酶(acetyl CoA carboxylase)所催化,该酶存在于细胞质中,辅基为生物素,Mn^{2+} 为激活剂。乙酰 CoA 羧化酶是一种别构酶,是脂酸合成的限速酶。在细胞内以两种形式存在:一种是无活性的单体,另一种是有活性的多聚体。柠檬酸、异柠檬酸可使此酶发生别构,使无活性的单体聚合成有活性的多聚体,而软脂酰 CoA 及其他长链脂酰 CoA 则能使多聚体解聚成单体,抑制乙酰 CoA 羧化酶的催化活性。

389

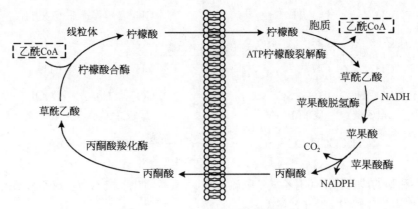

图 13-43 柠檬酸-丙酮酸循环

$$CH_3-CO{\sim}SCoA + HCO_3^- + H^+ + ATP \xrightarrow[\text{生物素，Mg}^{2+}]{\text{乙酰 CoA 羧化酶}}$$

乙酰CoA

$$HOOC-CH_2-CO{\sim}SCoA + ADP + Pi$$

丙二酸单酰CoA

2）脂酸合成：以 16 碳软脂酸的生成为例，由 1 分子乙酰 CoA 与 7 分子丙二酰 CoA 缩合，在脂酸合成酶系的催化下进行。整个反应实际上是一个重复加成反应的过程，每次延长 2 个碳原子。16 碳软脂酸的生成，需经过连续 7 次重复加成反应。各种生物合成脂酸的过程基本相似，大肠埃希菌中，此种加成过程是由 7 种酶蛋白聚合在一起构成的多酶体系所催化的；大肠埃希菌的脂酸合成酶系中，有酰基载体蛋白（acyl carrier protein，ACP），是脂酸合成过程中脂酰基的载体，脂酸合成的各步反应均在 ACP 的辅基上进行。脂酸生物合成是一个复杂多步的酶促反应。软脂酸合成总的反应式为：

$$CH_3COSCoA + 7HOOCCH_2COSCoA + 14NADPH + 14H^+ \longrightarrow$$

$$CH_3(CH_2)_{14}COOH + 7CO_2 + 6H_2O + 8HSCoA + 14NADP^+$$

2. 三酰甘油的合成　不同细胞合成三酰甘油的途径不完全相同。

（1）一酰甘油途径：小肠黏膜细胞主要利用消化吸收的一酰甘油及脂酸再合成三酰甘油。

$$RCOOH + CoA + ATP \longrightarrow RCOCoA + AMP + PPi$$

$$R_1COO-\overset{1}{\underset{3}{\overset{2}{\text{CH}_2\text{OH}}}}\text{CH} \xrightarrow[\text{R}_2\text{COCoA}\ \ \text{CoA}]{\text{脂酰 CoA 转移酶}} R_1COO-\text{CH} \quad \begin{array}{l} CH_2OOCR_2 \\ \\ CH_2OH \end{array}$$

2-甘油一酯　　　　　　　　　　　　　　　　　　1,2-二酰甘油

$$\xrightarrow[\text{R}_3\text{COCoA}\ \ \text{CoA}]{\text{脂酰 CoA 转移酶}} R_1COO-\text{CH} \quad \begin{array}{l} CH_2OOCR_2 \\ \\ CH_2OOCR_3 \end{array}$$

三酰甘油

（2）二酰甘油途径：肝细胞及脂肪细胞主要按此途径合成三酰甘油。葡萄糖经糖酵解途径生成 3-磷酸甘油，在脂酰 CoA 转移酶的作用下，依次加上 2 分子脂酰 CoA 生成磷脂酸（phosphatidic acid）。后者在磷脂酸磷酸酶的作用下，水解脱去磷酸生成 1,2-二酰甘油，然后在脂酰 CoA 转移酶

的催化下,再加上 1 分子脂酰基即生成三酰甘油。

合成脂肪的 3 分子脂酸可为同一种脂酸,亦可以是 3 种不同的脂酸。合成所需的 3-磷酸甘油主要由糖代谢提供。肝、肾等组织含有甘油激酶,能利用游离甘油,使之磷酸化生成 3-磷酸甘油。脂肪细胞缺乏甘油激酶因而不能利用甘油合成脂肪。

三、磷脂代谢

含磷酸的脂类称为磷脂。由甘油构成的磷脂统称为甘油磷脂,由鞘氨醇构成的磷脂称为鞘磷脂。体内含量最多的磷脂是甘油磷脂。依据磷酸相连的取代基团的不同,甘油磷脂分为磷脂酰胆碱(卵磷脂)、磷脂酰乙醇胺(脑磷脂)、磷脂酰丝氨酸及磷脂酰肌醇等,每一类磷脂可因组成的脂酸不同而有若干种。

(一)甘油磷脂的代谢

1. 甘油磷脂的组成、分类及结构 甘油磷脂由甘油、脂酸、磷酸及含氮化合物等组成,其基本结构为:

391

在甘油的 1′位和 2′位羟基上各结合 1 分子脂酸,通常 2′位脂酸为花生四烯酸,在 3′位羟基再结合 1 分子磷酸,即为最简单的甘油磷脂——磷脂酸。与磷酸羟基相连的取代基团不同,即 X 的不同,而形成不同的甘油磷脂。重要的甘油磷脂有以下几类(表 13-12)。

表 13 - 12　机体重要的甘油磷脂

X—OH	X 取代基	甘油磷脂的名称
胆碱	—$CH_2CH_2N^+(CH_3)_3$	磷脂酰胆碱（卵磷脂）
乙醇胺	—$CH_2CH_2NH_3^+$	磷脂酰乙醇胺（脑磷脂）
丝氨酸	—CH_2CHNH_2COOH	磷脂酰丝氨酸
肌醇	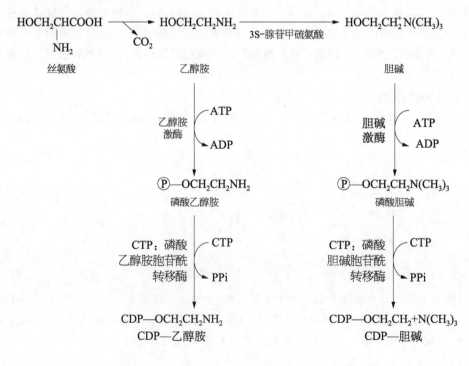	磷脂酰肌醇

磷脂含有 2 条疏水的脂酰基长链（疏水尾），又含有极性强的磷酸及取代基团（极性头），因此它是双性化合物。当它分散在水溶液中，其亲水的极性头趋向于水相，而疏水尾则互相聚集，避免与水接触，形成稳定的微团或自动排列成双分子层。磷脂双分子层是生物膜的最基本结构。

2. 甘油磷脂的合成　全身各组织细胞内质网均有合成磷脂的酶系，因此均能合成甘油磷脂，但以肝、肾及肠等组织最活跃。

(1) 甘油磷脂合成的原料：除脂酸、甘油主要由葡萄糖代谢转化而来以外，其 $2'$ 位的多不饱和脂酸必须从植物油摄取。另外还需磷酸盐、乙醇胺、胆碱、丝氨酸、肌醇等。胆碱可由食物供给，亦可由丝氨酸及甲硫氨酸在体内合成。丝氨酸本身是合成磷脂酰丝氨酸的原料，脱羧后生成的乙醇胺又是合成磷脂酰乙醇胺的前体。乙醇胺由 3 分子 S-腺苷甲硫氨酸提供 3 个甲基即可合成胆碱。合成过程除需 ATP 外，还需 CTP 参加。CTP 在磷脂合成中特别重要，它为合成 CDP-乙醇胺、CDP-胆碱等活化中间物所必需。

（2）磷脂酰胆碱及磷脂酰乙醇胺合成途径：这两类磷脂在体内含量最多，占组织及血液中磷脂的75％以上。二酰甘油是合成的重要中间物。胆碱及乙醇胺由活化的 CDP-胆碱及 CDP-乙醇胺提供。

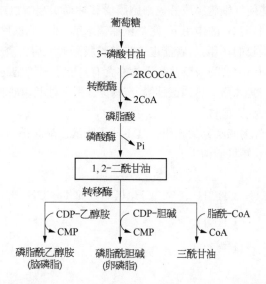

3. **甘油磷脂的降解** 生物体内存在能使甘油磷脂水解的多种磷脂酶类，分别作用于甘油磷脂分子中不同的酯键。作用于 $1'$、$2'$ 位酯键的酶分别被称为磷脂酶 A_1 及磷脂酶 A_2，作用于溶血磷脂 $1'$ 位酯键的酶被称为磷脂酶 B_1，作用于 $3'$ 位磷酸酯键的酶被称为磷脂酶 C，作用磷酸取代基间酯键的酶被称为磷脂酶 D（图 13-44）。

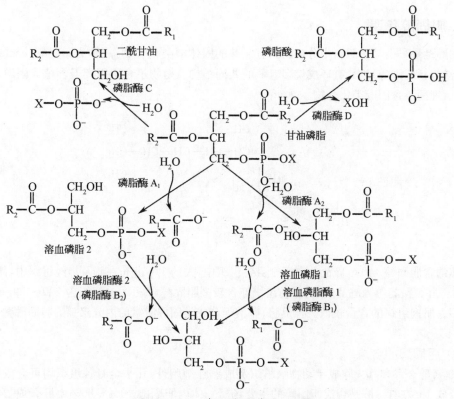

图 13-44 磷脂酶对磷脂的水解

393

磷脂酶 A_2 存在于动物各组织的细胞膜及线粒体膜上,使甘油磷脂分子中 $2'$ 位酯键水解,产物为溶血磷脂及多不饱和脂酸(大多为花生四烯酸)。溶血磷脂 1 为 $2'$ 位脱去脂酰基的磷脂,是一类具较强表面活性的物质,能使红细胞膜或其他细胞膜受破坏而引起溶血或细胞坏死。溶血磷脂在细胞内溶血磷脂酶 1 即磷脂酶 B_1 的作用下,使 $1'$ 位酯键水解,另一脂酸脱下,生成不含脂酸的甘油磷酸胆碱,即失去溶解细胞膜的作用,后者能进一步被磷脂酶 D 水解为磷酸甘油及含氮碱。磷脂酶 A_1 存在于动物组织的溶酶体中(蛇毒及某些微生物亦含有),能水解磷脂的 $1'$ 位酯键,产生脂酸及溶血磷脂 2。磷脂酶 C 能特异地水解 $3'$ 位磷酸酯键,产物为二酰甘油及磷酸胆碱或磷酸乙醇胺等。

（二）鞘脂的化学组成及结构

含鞘氨醇或二氢鞘氨醇的脂类称为鞘脂。其 1 分子脂酸以酰胺键与鞘氨醇的氨基相连。按其含磷酸或糖基分为鞘磷脂及鞘糖脂两类。

鞘氨醇

$$CH_3(CH_2)_{12}-CH{=}CH-CHOH$$
$$|$$
$$CHNH_2$$
$$|$$
$$CH_2OH$$

鞘氨醇

脂酸

$$CH_3(CH_2)mCH{=}CH-CHOH$$
$$|$$
$$CHNHCO(CH_2)nCH_3$$
$$|$$
$$CH_2-O-X$$

取代基

鞘脂的化学结构通式

m 多为 12;n 多为 12~22

按取代基 X 的不同,鞘脂分为鞘磷脂及鞘糖脂两类。鞘磷脂含磷酸,其末端羟基取代基团 X 为磷酸胆碱或磷酸乙醇胺。鞘糖脂含糖,其 X 基团为单糖基或寡糖链所取代,通过 β-糖苷键与其末端羟基相连。

四、胆固醇代谢

胆固醇是最早由动物胆石中分离出具有羟基的固体醇类化合物,故称为胆固醇(cholesterol)。所有固醇(包括胆固醇)均具有环戊烷多氢菲的共同结构。植物不含胆固醇但含植物固醇,酵母含麦角固醇,细菌不含固醇类化合物。

胆固醇

人体约含胆固醇 140 g,广泛分布于全身各组织中,大约 1/4 分布在脑及神经组织中,约占脑组织的 2%。肝、肾、肠等内脏及皮肤、脂肪组织亦含较多胆固醇,每 100 g 组织含 200~500 mg,其中以肝最多。肌肉组织的含量较低。肾上腺、卵巢等合成类固醇激素的内分泌腺的胆固醇含量较高,达 1%~5%。

（一）胆固醇的合成

1. 胆固醇合成部位　除成年动物脑组织及成熟红细胞外,几乎全身各组织均可合成胆固醇,每天可合成 1 g 左右。肝是合成胆固醇的主要场所。体内胆固醇 70%~80% 由肝合成,10% 由小肠合成。胆固醇合成酶系存在于细胞质及光面内质网膜上,因此胆固醇的合成主要在细胞质及内质网中进行。

2. 胆固醇合成原料 乙酰CoA是合成胆固醇的原料。乙酰CoA是葡萄糖、氨基酸及脂酸在线粒体内的分解代谢产物。它不能通过线粒体内膜,需在线粒体内先与草酰乙酸缩合成柠檬酸,后者再通过线粒体内膜的载体进入细胞质,然后柠檬酸在裂解酶的催化下,裂解生成乙酰CoA,作为合成胆固醇之需。此外,还需要大量的$NADPH+H^+$及ATP供给合成反应所需之氢及能量。每合成1分子胆固醇需18分子乙酰CoA、36分子ATP及16分子$NADPH+H^+$。乙酰CoA及ATP大多来自线粒体中糖的有氧氧化,而NADPH则主要来自细胞质中的磷酸戊糖途径。

3. 胆固醇合成基本过程 胆固醇合成过程复杂,有近30步酶促反应,大致可划分为3个阶段。

(1) 甲羟戊酸的合成:在细胞质中,2分子乙酰CoA在乙酰乙酰硫解酶的催化下,缩合成乙酰乙酰CoA;然后在细胞质中羟甲基戊二酸单酰CoA合酶的催化下再与1分子乙酰CoA缩合生成羟甲基戊二酸单酰CoA(HMG CoA)。HMG CoA是合成胆固醇及酮体的重要中间产物。在线粒体中,3分子乙酰CoA缩合成的HMG CoA裂解后生成酮体;而在细胞质中生成的HMG CoA,则在内质网HMG CoA还原酶(HMG CoA reductase)的催化下,由$NADPH+H^+$供氢,还原生成甲羟戊酸(mevalonic acid, MVA)。HMG CoA还原酶是合成胆固醇的限速酶,这步反应是合成胆固醇的限速反应。

羟甲基戊二酸单酰CoA 甲羟戊酸(MVA, C_6)

(2) 鲨烯(squalene)的合成:MVA(C_6)由ATP提供能量,在细胞质内一系列酶的催化下,脱羧、磷酸化生成活泼的异戊烯焦磷酸和二甲基丙烯焦磷酸。然后3分子活泼的5碳的焦磷酸化合物(IPP及DPP)缩合成15碳的焦磷酸法尼酯。2分子15碳的焦磷酸法尼酯在内质网鲨烯合酶的作用下,再缩合、还原,即生成30碳的多烯烃—鲨烯。

(3) 胆固醇的合成:鲨烯为含30个碳原子的多烯烃,具有与固醇母核相近似的结构。鲨烯结合在细胞质中固醇载体蛋白上,经内质网单加氧酶、环化酶等的作用,环化生成羊毛固醇,后者再经氧化、脱羧、还原等反应,脱去3个甲基(以CO_2形式)生成27碳的胆固醇(图13-45)。

(二) 胆固醇的转化

1. 胆固醇在肝中转化成胆汁酸 胆汁酸(bile acid)的生成是胆固醇在体内代谢的主要去路。正常人每天合成1~1.5 g胆固醇,其中2/5(0.4~0.6 g)在肝转变成为胆汁酸,随胆汁排入肠道。

2. 胆固醇转变为类固醇激素 胆固醇是肾上腺皮质、睾丸、卵巢等内分泌腺合成及分泌类固醇激素的原料。肾上腺皮质细胞中储存大量胆固醇酯。肾上腺皮质球状带、束状带及网状带细胞均可以胆固醇为原料分别合成醛固酮、皮质醇及雄激素。睾丸间质细胞合成睾丸酮,卵巢的卵泡内膜细胞及黄体可合成及分泌雌二醇及孕酮,三者均是以胆固醇为原料合成的。

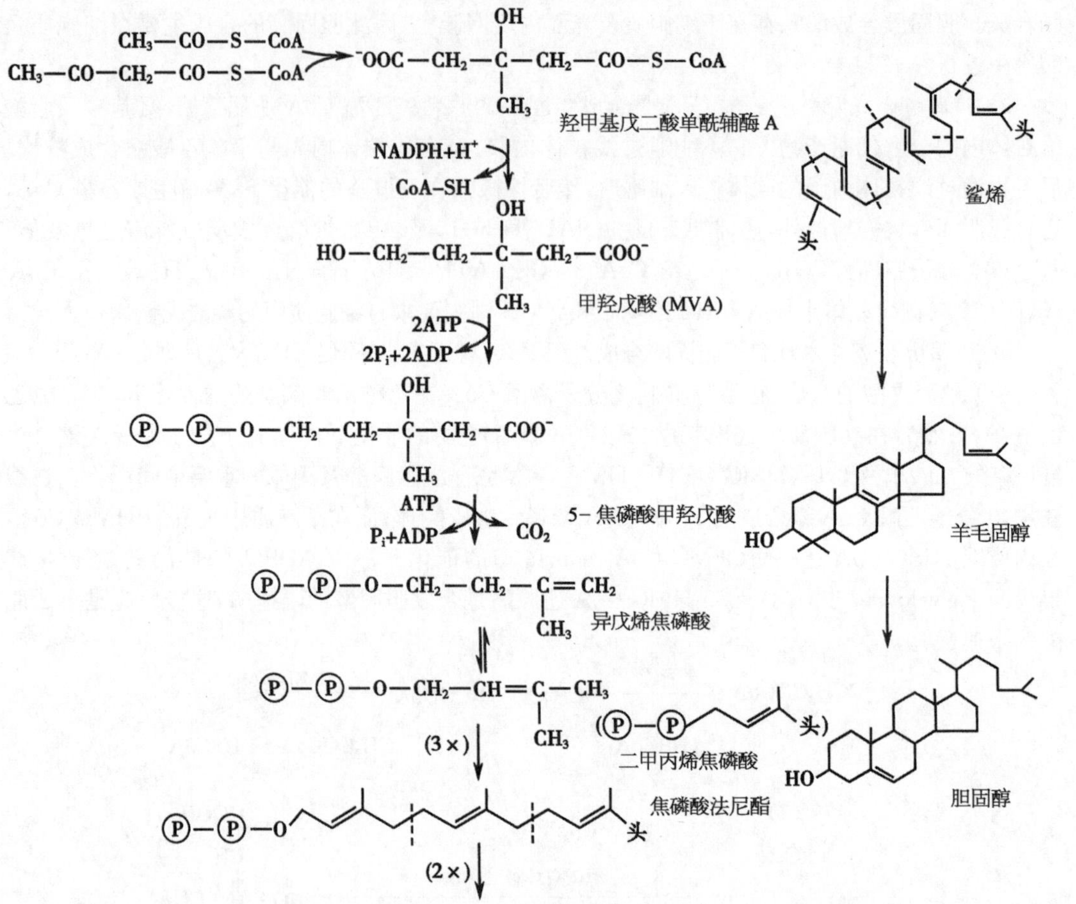

$$CH_3-CO-S-CoA$$
$$CH_3-CO-CH_2-CO-S-CoA \longrightarrow {}^-OOC-CH_2-\overset{OH}{\underset{CH_3}{C}}-CH_2-CO-S-CoA$$

羟甲基戊二酸单酰辅酶 A

$$\searrow NADPH+H^+$$
$$\swarrow CoA-SH$$

$$HO-CH_2-CH_2-\overset{OH}{\underset{CH_3}{C}}-CH_2-COO^-$$

甲羟戊酸 (MVA)

$$\searrow 2ATP$$
$$\swarrow 2P_i+2ADP$$

$$(P)-(P)-O-CH_2-CH_2-\overset{OH}{\underset{CH_3}{C}}-CH_2-COO^-$$

5-焦磷酸甲羟戊酸

$$\searrow ATP$$
$$\swarrow P_i+ADP \quad CO_2$$

$$(P)-(P)-O-CH_2-CH_2-C=CH_2$$
$$\underset{CH_3}{}$$

异戊烯焦磷酸

$$(P)-(P)-O-CH_2-CH=C-CH_3$$
$$\underset{CH_3}{}$$

二甲丙烯焦磷酸

$((P)-(P)\cdots$头$)$

$(3\times)$

$$(P)-(P)-O-CH_2\cdots\cdots$$头

焦磷酸法尼酯

$(2\times)$

鲨烯

羊毛固醇 HO-

胆固醇 HO-

图 13-45　胆固醇的合成

3. 胆固醇转变为维生素 D_3　　在皮肤中,胆固醇可被氧化为 7-脱氢胆固醇,后者经紫外光照射转变为维生素 D_3。

第四节　氨 基 酸 代 谢

生物体内的各种蛋白质处于动态更新之中,蛋白质的更新包括蛋白质的分解代谢和蛋白质的合成代谢。前者是指蛋白质分解为氨基酸及氨基酸继续分解为含氮的代谢产物、二氧化碳和水并释放出能量的过程。构成蛋白质的氨基酸共有 20 种,其共同点是均含氨基和羧基,不同点是它们的碳骨架各不相同,因此,脱去氨基后各个氨基酸的碳骨架的分解途径有所不同,这就是个别氨基酸的代谢,也可称之为氨基酸的特殊代谢。以上这些内容均属蛋白质分解代谢的范畴,并且由于这一过程以氨基酸代谢为中心,故被称为氨基酸代谢。这是本节的中心内容。此外,蛋白质的营养问题与临床实践关系密切,亦在本章中讨论。

一、蛋白质和氨基酸的主要生理功能

维持组织的生长、更新和修补,此功能为蛋白质所特有,不能由糖或脂类代替,同时一些生理活性物质包括胺类、神经递质、激素、嘌呤、嘧啶等的生成也与蛋白质和氨基酸密切相关。某些蛋白质具有特殊的生理功能,如血红蛋白运输氧,血浆中多种凝血因子参加血液凝固,肌肉中的肌动球蛋白与肌肉收缩有关。此外,酶、抗体、受体都是蛋白质。蛋白质也参与能量供给,每克蛋白质在体内氧化分解产生 17.19 kJ(4.1 千卡)能量,蛋白质的这种生理功能可由糖及脂类代替。一般情况下,蛋白质供给的能量占食物总供热量的10%~15%。

二、氮平衡和蛋白质的需要量

氮平衡是一种人体实验。体内蛋白质的代谢情况可以根据该实验来评价。蛋白质中氮的平均含量为 16%,食物中的含氮物质主要是蛋白质。故通过测定食物中氮的含量即可推算其中的蛋白质含量。蛋白质在体内代谢后产生的含氮物质主要经尿、粪、汗排出。因此,测定人体每天从食物摄入的氮含量和每天排泄物(包括尿、粪、汗等)中的氮含量,可评价蛋白质在体内的代谢情况。

氮的总平衡:摄入氮=排出氮,见于正常成人。

氮的正平衡:摄入氮>排出氮,表示体内蛋白质的合成大于蛋白质的分解,见于儿童、孕妇及病后恢复期。

氮的负平衡:摄入氮<排出氮,常见于蛋白质摄入量不能满足需要时,如长期饥饿、消耗性疾病等。

实验表明,成年人在不进食蛋白质的情况下,其尿中仍排出一定量的含氮代谢终产物,经测定每千克体重为 53 mg 氮,按 60 千克体重的成年人计算,约相当于 20 g 蛋白质,这就是体内蛋白质的最低分解量。把食物氨基酸和人体氨基酸的质的差别以及消化吸收时的损耗等考虑在内,成年人每天补充 30~45 g 食物蛋白质可以保持氮的总平衡,但从更好地维持代谢活跃状态和长期保持机体健康的观点来考虑,显然这个最低量是不够的。我国营养学会推荐的蛋白质营养摄入标准成年人为 70 g/d,相当于每天 1~1.2 g/千克体重。婴幼儿与儿童因生长发育需要,应增至每天 2~4 g/千克体重。

三、必需氨基酸与蛋白质的生理价值

必需氨基酸是指体内需要,但人体本身不能合成或合成速度不足以满足需要,必须由食物蛋白质提供的氨基酸,共有 8 种:赖氨酸、色氨酸、苯丙氨酸、甲硫(蛋)氨酸、苏氨酸、亮氨酸、异亮氨酸、缬氨酸。此外,组氨酸和精氨酸在婴幼儿和儿童时期因其体内合成量常不能满足生长发育的需要,也必须由食物提供,可称为半必需氨基酸。

非必需氨基酸(non-essential amino acids)是指体内需要,而人体本身可以合成,不必由食物供给的氨基酸。除上述 8 种必需氨基酸以外的其他组成蛋白质的氨基酸均为非必需氨基酸。

摄入细胞内的氨基酸不可能全部用于合成蛋白质,这是因为食物蛋白质中所含的各种氨基酸在其含量的比例方面与机体本身的蛋白质所含存在着差异。因此,总有一部分氨基酸不被用来合成机体蛋白质,最后在体内分解。这样,不同的食物蛋白质的利用率就存在差别。利用率愈高的蛋白质对人体的营养价值愈高。从食物蛋白质的氨基酸组成来讲,若所含必需氨基酸的种类和数量与人体蛋白质愈接近,则愈易被机体利用,也就是说氮的保留量高,因此其生理价值亦高。一般讲,动物蛋白质的生理价值较植物蛋白质高。

若将几种生理价值较低的蛋白质混合食用,可使其所含的必需氨基酸成分相互补充,以提高生理价值。这对增进膳食中蛋白质的营养效果是一个很好的措施。

397

四、氨基酸的一般代谢

食物蛋白质经消化吸收,以氨基酸形式进入血液循环及全身各组织,组织蛋白质又经常降解为氨基酸,这两种来源的氨基酸(外源性和内源性)混合在一起,存在于细胞内液、血液和其他体液中,总称为氨基酸代谢库(图 13－46)。

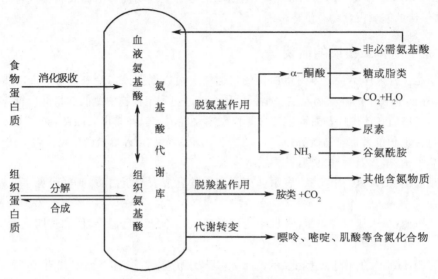

图 13－46　体内氨基酸的代谢概况

　　血浆中氨基酸的浓度取决于内源性蛋白质的分解释放与各种组织利用之间的稳态平衡。人体每天更新机体总蛋白质的 1‰～2‰,其中主要是肌肉蛋白质,其释放的游离氨基酸占体内氨基酸库中氨基酸总量的一半以上。氨基酸的分解代谢过程主要在肝脏进行,肝脏对处理氨基酸代谢过程中生成的氨起着至关重要的作用,这是由于肝脏中存在合成尿素的酶(见本节氨的代谢),因此肌肉和肝脏对维持血液循环中的氨基酸水平起重要的作用。

　　体内的蛋白质都处于恒定的代谢更新中。细胞内的每一种蛋白质都以不同的速率降解为它的构件分子氨基酸。各种蛋白质的降解速率差别很大,降解速率改变也和生理需要有关。若蛋白质的降解速率加快,表明该组织的主要结构正在进行生理性改变,例如,严重饥饿导致的骨骼肌蛋白质降解、妊娠中的子宫组织等。蛋白质的降解用半衰期 $t_{1/2}$ 表示。肝脏蛋白质的半衰期范围从低于 30 min 到 150 h。一些半衰期较短的蛋白质均有富含脯氨酸-谷氨酸-丝氨酸-苏氨酸序列的区域,该序列能使蛋白质快速降解。许多关键性调节酶的半衰期均较短,如 HMG－CoA 还原酶、色氨酸加氧酶,它们的半衰期为 30 min 至 2 h。这些值与某些半衰期超过 100 h 的蛋白质,如细胞色素、乳酸脱氢酶,形成明显的对比。在哺乳动物中,半衰期最短的蛋白质是鸟氨酸脱羧酶,约为11 min,该酶参与多胺合成,多胺属细胞内阳离子,为细胞生长、分化所必需。如上所述,尽管某些蛋白质很稳定,但许多蛋白质寿命很短,尤其是一些具有重要代谢调节作用的蛋白质,因这些蛋白质含量的改变能快速地影响细胞的代谢与功能。

　　细胞是如何知道哪些蛋白质需要被降解呢? 细胞具有监测和清除受损蛋白质的机制,如泛素常常作为即将被降解的蛋白质分子上的标志物,其作用涉及许多细胞内蛋白质的降解。泛素是一种分子质量较小(8.5 kDa)的蛋白质,存在于所有真核细胞内,其一级结构高度保守。酵母和人的泛素同为 76 个氨基酸,仅有 3 个残基差别。泛素能引发依赖泛素的蛋白质的降解。

　　一些血液中蛋白质,如肽类激素,其寡糖链的非还原末端唾液酸部分的丢失常常使该蛋白质成为被降解的对象。脱去唾液酸的糖蛋白可被肝细胞上的相应受体识别和内吞,然后被溶酶体中的蛋白酶降解。

氨基酸的主要功能是构成体内各种蛋白质和其他某些生物分子,与糖或脂肪不同,氨基酸的供给量若超过所需时,过多部分并不能储存或排出体外,而是作为燃料或转变为糖或脂肪。此时它的 α-氨基必须先脱去(脱氨基作用),剩下的碳骨架则转变为代谢中间产物如乙酰辅酶 A、乙酰乙酰辅酶 A、丙酮酸或三羧酸循环中的某个中间产物。人体每天更新机体总蛋白质的 1%～2%,一般来讲,组织蛋白质分解生成的内源性氨基酸中约 85% 可被再利用以合成组织蛋白质。

(一)氨基酸的脱氨基作用

1. L-谷氨酸氧化脱氨基作用 线粒体基质中存在 L-谷氨酸脱氢酶,该酶催化 L-谷氨酸氧化脱氨生成 α-酮戊二酸,反应可逆。L-谷氨酸脱氢酶属不需氧脱氢酶,辅酶是 NAD^+ 或 $NADP^+$,特异性强,分布广泛,肝脏中含量最丰富,其次是肾、脑、心、肺等,骨骼肌中最少。L-谷氨酸脱氢酶是别构酶,由 6 个相同的亚基组成,分子质量为 330 000。ATP、GTP 是其别构抑制剂,而 ADP、GDP 是其别构激活剂。一般情况下,反应偏向于谷氨酸的合成,但当谷氨酸浓度高、氨浓度低时,则有利于 α-酮戊二酸的生成,即催化 L-谷氨酸氧化脱氨。

2. 转氨基作用 转氨基作用是在转氨酶的催化下,α-氨基酸的氨基转移到 α-酮酸的酮基上,生成相应的氨基酸,原来的氨基酸则转变为 α-酮酸。

转氨酶分布广泛,除赖氨酸、苏氨酸、脯氨酸、羟脯氨酸外(例如,由于相应于赖氨酸的 α-酮酸不稳定,所以赖氨酸不能通过转氨作用生成),体内大多数氨基酸都可以经转氨基作用生成。转氨基作用的平衡常数接近 1.0,为可逆反应,因此也是体内合成非必需氨基酸的重要途径。

体内重要的转氨酶有天冬氨酸氨基转移酶(aspartateaminotransferase, AST)和丙氨酸氨基转移酶(alanine aminotransferase, ALT)。AST 和 ALT 在体内各组织中广泛存在,AST 以心脏中的活性最高,ALT 以肝脏中的最高,见表 13-13。

表 13-13 正常成人各组织中 AST 及 ALT 活性

组织	每克湿组织的含量 AST(单位)	每克湿组织的含量 ALT(单位)	组织	每克湿组织的含量 AST(单位)	每克湿组织的含量 ALT(单位)
心脏	156 000	7 100	胰脏	28 000	2 000
肝脏	142 000	44 000	脾脏	14 000	1 200
肌肉	99 000	4 800	肺	10 000	700
肾脏	91 000	19 000	血清	20	16

AST 和 ALT 都是细胞内酶,正常人血清中含量甚微,若因疾病造成组织细胞破损或细胞膜通透性增加,则它们在血清中的浓度大大增高,例如,心肌梗死患者血清 AST 常升高,传染性肝炎患者可表现为血清 ALT 升高,所以,临床上两者可分别作为判断这两个器官功能正常与否的辅助指标。但如表 13-13 中所示,因其他组织中也含有一定量的此酶活性,故在分析这两个指标时仍需结合临床的具体情况,注意其非特异性问题。转氨酶的辅酶是磷酸吡哆醛(含维生素 B_6),起着传递氨基的作用。

3. 联合脱氨基作用 上述转氨基作用虽然是体内普遍存在的一种脱氨基方式,但它仅仅是将氨基转移到 α-酮酸分子上,生成另一分子氨基酸,从整体上看,氨基并未脱去。而氧化脱氨基作用仅限于 L-谷氨酸,其他氨基酸并不能直接经这一途径脱去氨基。事实上,体内绝大多数氨基酸的脱氨基作用,是上述两种方式联合的结果,即氨基酸的脱氨基过程既经转氨基作用,又通过 L-谷氨酸氧化脱氨基作用,是转氨基作用和谷氨酸氧化脱氨基作用偶联的过程,这种方式称为联合脱氨基作用。这是体内主要的脱氨基方式,反应可逆,也是体内合成非必需氨基酸的重要途径(图 13 - 47)。

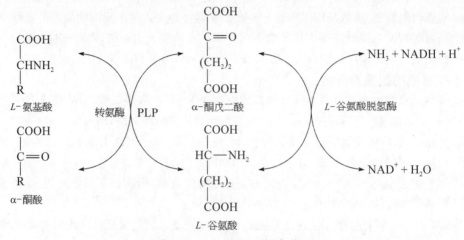

图 13 - 47　联合脱氨基作用

4. 嘌呤核苷酸循环　骨骼肌中谷氨酸脱氢酶活性很低,氨基酸可通过嘌呤核苷酸循环脱去氨基,这是骨骼肌中氨基酸主要的脱氨基方式。氨基酸通过转氨基作用生成天冬氨酸,后者再和次黄嘌呤核苷酸(IMP)反应生成腺苷酸代琥珀酸,然后裂解出延胡索酸,同时生成腺嘌呤核苷酸(AMP),AMP 又在腺苷酸脱氨酶催化下脱去氨基,最终完成了氨基酸的脱氨基作用。IMP 可以再参加循环。由此可见,嘌呤核苷酸循环实际上也可以被看成是另一种形式的联合脱氨基作用(图13 - 48)。

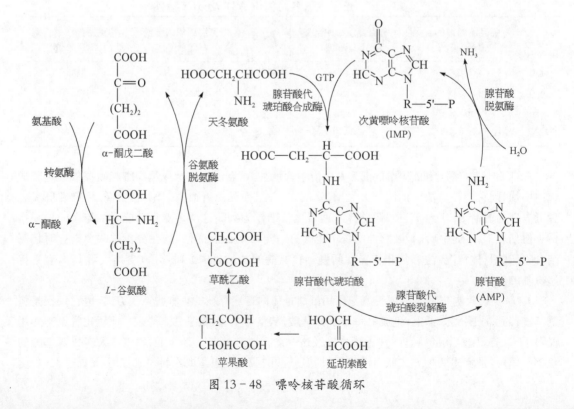

图 13 - 48　嘌呤核苷酸循环

（二）氨的代谢

氨有毒且能渗透进细胞膜与血脑屏障，对细胞尤其是中枢神经系统来说是有害物质，故氨在体内不能积聚，必须加以处理。通常情况下，细胞内氨浓度很低。正常人血氨浓度<0.1 mg/100 ml。严重肝病时，血氨浓度升高，是导致肝昏迷的主要原因。氨既是有毒的废物，又是生物合成某些含氮物质所需的氮源，在体内氨可经历不同的途径代谢，其来源与去路可归纳为图 13－49。

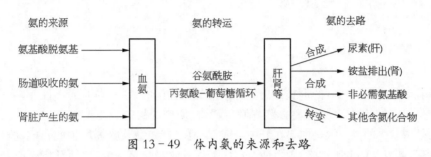

图 13－49　体内氨的来源和去路

1. **体内氨的来源**　体内氨主要来源于各组织中氨基酸脱下的氨。氨基酸经脱氨基后产生氨和α-酮酸。此外，氨基酸脱羧基后所产生的胺，经胺氧化酶作用，也可分解产生氨。同时，肾小管上皮细胞中的谷氨酰胺在谷氨酰胺酶的作用下水解成谷氨酸和氨，这些氨不释放入血液，而是分泌到肾小管管腔中与尿液中 H^+ 结合后再以铵盐形式随尿排出。代谢性酸中毒时，肾脏增加了其对谷氨酰胺的分解，加速了氨的排出，以缓解酸中毒。再次，肠道吸收的氨主要由肠道的腐败作用产生，以及血液中尿素扩散渗透进入肠道，在大肠埃希菌的脲酶（尿素酶）的作用下生成。

2. **氨在体内的运输**　氨是有毒物质，机体最主要的处理氨的措施是在肝中将其转变成无毒的尿素，再经肾脏排出体外。但各组织产生的氨是不能以游离氨的形式经血液运输至肝脏的，而是以谷氨酰胺和丙氨酸两种形式运输的。

在脑、肌肉等组织中，谷氨酰胺合成酶的活性较高，它催化氨与谷氨酸反应生成谷氨酰胺，反应需要消耗 ATP，谷氨酰胺由血液运送至肝或肾，再经谷氨酰胺酶催化，水解释放出氨。谷氨酰胺的合成和分解是由不同的酶催化的不可逆反应。由谷氨酰胺分解生成的氨可在肝中合成尿素，或在肾中生成铵盐后随尿排出，少量的谷氨酰胺在各组织中也可被直接利用，例如，参与嘌呤核苷酸的合成。由此可见，谷氨酰胺既是氨的解毒产物，又是氨暂时的储存及运输形式，故在正常情况下，谷氨酰胺在血液中的浓度远远高于其他氨基酸。在脑组织中，谷氨酰胺在固定氨和转运氨方面均起着重要作用。因此，临床上对氨中毒患者也可通过补充谷氨酸盐来降低氨浓度。

在骨骼肌中，氨和丙酮酸作用（经转氨基或联合脱氨基方式）生成丙氨酸，后者被释放入血，经血液运至肝后再经联合脱氨基作用释放出氨，用于合成尿素。丙酮酸则在肝中经糖异生作用转变成葡萄糖，后者再运至肌肉中，在肌肉收缩时又转变成丙酮酸，加氨再转变为丙氨酸，此即葡萄糖-丙氨酸循环（图 13－50）。通过这一循环，可使肌肉中的氨以无毒的丙氨酸形式运输到肝，与此同时，肝又为肌肉组织提供了能生成丙酮酸的葡萄糖。所以丙氨酸亦是氨的一种暂时的储存和运输形式。

丙氨酸是糖异生中的关键性氨基酸。在肝脏，丙氨酸合成葡萄糖的速率远远超过其他氨基酸，直到丙氨酸浓度达到生理水平的 20～30 倍时，肝脏将丙氨酸异生成葡萄糖的能力才达到饱和。

3. **尿素的合成**　氨用于合成谷氨酰胺或其他氨基酸，是氨的储存或再利用。若氨作为废物排出体外，不同动物则以不同的形式排出。有些可以直接排氨；有些则把氨转变成尿酸排出体外；人

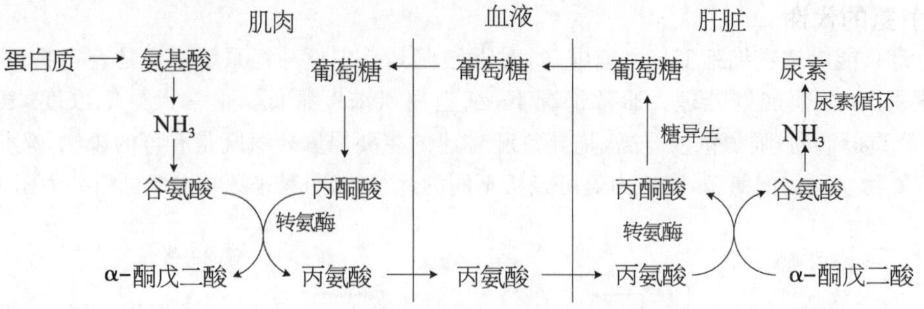

肌肉　　　　　　　　血液　　　　　　　　肝脏

蛋白质 → 氨基酸　　　葡萄糖 ← 葡萄糖 ← 葡萄糖　　　尿素
　　　　　↓　　　　　　　　　　　　　　　　　↑尿素循环
　　　　 NH₃　　　　　　　　　　　　　糖异生　 NH₃
　　　　　↓　　　　　　　　　　　　　　　↑
　　　　谷氨酸　　丙酮酸　　　　　　丙酮酸 →　谷氨酸
　　　　　　　转氨酶　　　　　　　 转氨酶
　α-酮戊二酸 ← 丙氨酸 → 丙氨酸 → 丙氨酸　 α-酮戊二酸

图 13-50　葡萄糖—丙氨酸循环

类及其他哺乳动物主要以尿素的形式排出氨。尿素是氨代谢的最终产物,无毒性,水溶性强,可由肾脏经尿排出,从量上讲是氨的主要去路,是氨或蛋白质中的氮的最主要终产物。成人排出的氮80%～90%是尿素中的氮。尿素主要在肝中合成,其他器官如肾及脑等虽也能合成,但其量甚微。动物实验发现,若将犬的肝脏切除,则血液及尿中的尿素含量显著降低;急性肝坏死患者的血液及尿中的尿素亦极低。

尿素在体内的合成全过程称鸟氨酸循环(ornithine cycle),1932 年由 Krebs 等提出,他们认为尿素是由 1 分子 CO_2 和 2 分子 NH_3 经过此循环而生成的。用核素标记的 $^{15}NH_4Cl$ 饲犬,则随尿排出的尿素分子中含有 ^{15}N,若用核素标记的 $NaH^{14}CO_3$ 饲犬,则随尿排出的尿素分子中含有 ^{14}C。这些实验确证尿素可由 NH_3 及 CO_2 合成。此外,还证实了鸟氨酸、瓜氨酸和精氨酸都参与了尿素的合成,并可循环使用,故称鸟氨酸循环(图 13-51)。

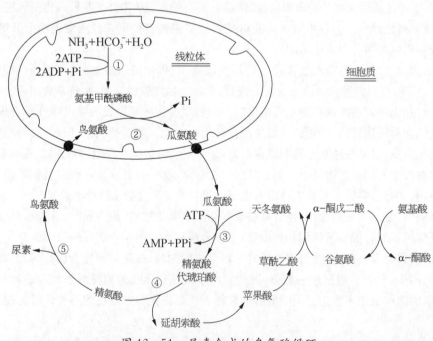

图 13-51　尿素合成的鸟氨酸循环

尿素的生物合成是一个循环的过程。在反应开始时消耗的鸟氨酸在反应末又重新生成,整个循环中没有鸟氨酸、瓜氨酸、精氨酸代琥珀酸或精氨酸的净丢失或净增加,只消耗了氨、CO_2、ATP

和天冬氨酸。尿素分子中有两个氨基,一个来自氨,另一个来自天冬氨酸,而天冬氨酸又可由其他氨基酸通过转氨基作用生成。由此可见,尿素分子中的两个氨基虽然来源不同但均直接或间接来自各种氨基酸的氨基。从以上的鸟氨酸循环中可以看出,形成 1 分子尿素可清除 2 分子氨和 1 分子 CO_2。尿素属中性无毒物质,所以尿素的合成不仅可消除氨的毒性,还可减少 CO_2 溶于血液所产生的酸性。

机体将有毒的氨转换成尿素的过程是消耗能量的,合成氨甲酰磷酸时消耗了 2 分子 ATP,而在合成精氨琥珀酸时表面上虽然消耗了 1 分子 ATP,但由于生成了 AMP 和焦磷酸,这一过程实际上是水解了两个高能磷酸键。所以相当于消耗了 2 分子 ATP,因此生成 1 分子尿素实际上共消耗 4 分子 ATP。

(三)α-酮酸的代谢

氨基酸脱氨基后所生成的 α-酮酸具有以下生理意义。

1. 合成非必需氨基酸　经还原加氨或转氨作用,α-酮酸可以合成非必需氨基酸。某一种 α-酮酸也可在代谢中转变成其他 α-酮酸后再经氨基化生成另一种非必需氨基酸。

2. 转变成糖或脂肪　早期(1920～1940 年)营养学的研究已证明氨基酸在体内可以转变成糖类或脂肪(或酮体)。分别用各种氨基酸饲养人工糖尿病犬,某些氨基酸有的可以增加尿中葡萄糖的排泄量(生糖氨基酸),有的增加尿中酮体的排泄量(生糖氨基酸),也有的既增加葡萄糖又增加酮体的排泄量(生糖兼生酮氨基酸)。20 世纪 40 年代进行的核素氨基酸实验,更证实了这些转变的存在。各种氨基酸的碳骨架差异很大,所生成的 α-酮酸各不相同,其分解代谢途径当然各异,但是最后都可与糖、脂肪的中间代谢产物尤其是三羧酸循环的中间产物相联系,于是转变成糖、脂肪或酮体。

3. 氧化供能　氨基酸可通过转变成三羧酸循环的中间产物氧化供能。

五、氨基酸的脱羧基作用

氨基酸除脱去氨基的分解代谢途径外,也可以脱去羧基产生相应的胺类,催化此反应的酶是氨基酸脱羧酶类,其辅酶为磷酸吡哆醛。氨基酸的脱羧基作用从量上讲并不占主要地位,但其产物胺类一般都具有重要的生理作用。

(一)γ-氨基丁酸

脑组织中的谷氨酸脱羧酶活性很高,因而该组织中 γ-氨基丁酸浓度较高,其作用是抑制突触传导,可能是一种抑制性神经递质。

(二)5-羟色胺

5-羟色胺也是一种神经递质,在大脑皮质及神经突触内含量很高。在外周组织,5-羟色胺是一种强血管收缩剂和平滑肌收缩刺激剂。

(三)牛磺酸

牛磺酸(taurine)是结合胆汁酸的组成成分,由半胱氨酸经氧化、脱羧后生成。

(四)组胺

组胺(histamine)为组氨酸脱去羧基后的产物,在体内分布广泛,主要存在于胃黏膜、肝脏和肌肉等组织中。组胺具有很强的扩血管作用,并能使毛细血管通透性增加。在机体的炎症及创伤部位常有组胺释放。组胺还具有促进平滑肌收缩及分泌胃酸的作用。

(五)多胺

多胺(polyamines)是指一类具有 3 个或 3 个以上氨基的化合物,主要有精脒(spermidine)和精胺(spermine)，均为鸟氨酸的代谢产物。精脒和精胺能促进核酸和蛋白质的生物合成，故其最重要的生理功能与细胞增殖及生长相关，这是因为多胺带有多个正电荷，能吸引 DNA 和 RNA 之类的多聚阴离子，从而刺激 DNA 和 RNA 合成。已有的研究表明，在一些生长旺盛的组织和肿瘤组织中，和多胺合成有关的鸟氨酸脱羧酶活性很高，多胺含量也很高。

六、个别氨基酸的代谢

由于每一个氨基酸碳链部分的结构不同，因此除上述一般代谢途径外，尚有其特殊的代谢途径，一般来讲，非必需氨基酸较简单，而必需氨基酸较复杂。现分以下四类加以讨论：一碳单位、含硫氨基酸、支链氨基酸、芳香族氨基酸。

（一）一碳单位的代谢

机体在合成嘌呤、嘧啶、肌酸、胆碱等化合物时，需要某些氨基酸的参与，这些氨基酸可提供含一个碳原子的有机基团，称为一碳单位（one carbon group）或一碳基团。体内的一碳单位有 5 种：甲基（—CH_3，methyl）、甲烯基（—CH_2—，methylene）、甲炔基（—C ≡，methenyl）、甲酰基（—CHO，formyl）和亚氨甲基（—CH ＝ NH，forminino）。

凡是这种涉及一个碳原子有机基团的转移和代谢反应，统称为一碳单位代谢。一碳单位不能以游离形式存在，常与四氢叶酸（tetrahydrofolic acid，FH_4）结合在一起转运，参与代谢。因此，FH_4 是一碳单位的载体，也可以看作是一碳单位代谢的辅酶。一碳单位与 FH_4 结合后成为活性一碳单位，参与代谢，尤其在核酸的生物合成中占重要地位。一碳单位与 FH_4 结合的位点在 FH_4 的 N^5 和 N^{10} 上。

一碳单位来自丝氨酸、甘氨酸、甲硫氨酸、色氨酸和组氨酸的分解代谢。丝氨酸在羟甲基转移酶的作用下，与 FH_4 反应生成 N^5，N^{10}-甲烯四氢叶酸和甘氨酸。甘氨酸在甘氨酸裂解酶系催化下裂解生成 N^5，N^{10}-甲烯四氢叶酸、NH_3 和 CO_2 等。甲硫氨酸的甲基可以转移到 FH_4 上生成 N^5—CH_3FH_4，不过 FH_4 并非活性甲基的唯一载体，体内更重要的活性甲基载体是 S-腺苷甲硫氨酸（S-adenosyl-methionine，SAM）。一碳单位的来源、互变和利用见图 13-52。一碳单位不仅是甲硫氨酸合成时甲基的供给者，更重要的是合成嘌呤的原料之一。故一碳单位在核酸生物合成中占有重要地位。正如乙酰辅酶 A 在联系糖、脂和蛋白质代谢中所起的枢纽作用一样，一碳单位在氨基酸和核酸代谢方面起重要的联接作用。

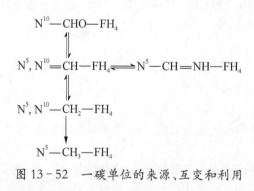

图 13-52 一碳单位的来源、互变和利用

（二）含硫氨基酸的代谢

1. 甲硫氨酸和转甲基作用　甲硫氨酸是体内重要的甲基供体，但必须先转变成它的活性形式 SAM 才能供给甲基。已知体内约有 50 多种物质需要 SAM 提供甲基，生成甲基化合物，如 SAM

在体内参与合成许多重要的甲基化合物,包括肌酸、肾上腺素、胆碱等。核酸或蛋白质通过甲基化进行修饰,可以影响它们的功能。此外,一些活性物质经甲基化后,又可消除其活性或毒性,是生物转化的一种重要反应。因此,甲基化作用不仅是重要的代谢反应,更具有广泛的生理意义,而 SAM 则是体内最重要的甲基直接供体。

甲硫氨酸是必需氨基酸,必须由食物供给,如图 13-53 所示,虽然在体内同型半胱氨酸得到从 N^5-甲基 FH_4 所携带的甲基后可以生成甲硫氨酸,但体内并不能合成同型半胱氨酸,它只能由甲硫氨酸转变而来,故甲硫氨酸必须由食物供给。不过通过甲硫氨酸循环可以使甲硫氨酸在供给甲基时得以重复利用,起了节约一部分甲硫氨酸的作用。从甲硫氨酸循环可见,N^5-甲基 FH_4 可看成是体内甲基的间接供体。

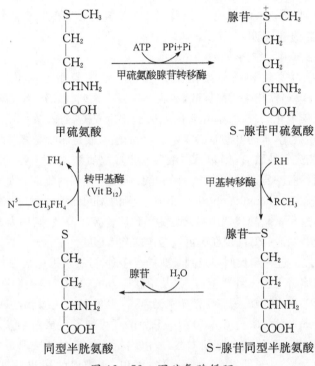

图 13-53 甲硫氨酸循环

甲硫氨酸循环的生理意义是甲硫氨酸的再利用。在此反应中,因 N^5-甲基 FH_4 同型半胱氨酸转甲基酶的辅酶是甲基维生素 B_{12},故维生素 B_{12} 缺乏时,N^5-甲基 FH_4 的甲基不能转移。不仅影响了甲硫氨酸的合成,同时由于已结合了甲基的 FH_4 不能游离出来,无法重新利用以转运一碳单位,如此,可导致 DNA 合成障碍,影响细胞分裂,最终可能引起巨幼红细胞贫血。

2. 半胱氨酸及胱氨酸的代谢　半胱氨酸含巯基(—SH),胱氨酸含二硫键(—S—S—)。两分子半胱氨酸可氧化生成胱氨酸,胱氨酸亦可还原成半胱氨酸。两个半胱氨酸分子间所形成的二硫键在维持蛋白质构象中起着很重要的作用。体内许多重要的酶,如乳酸脱氢酶、琥珀酸脱氢酶等,都有赖于分子中半胱氨酸残基上的巯基,以表现其活性,故有巯基酶之称。某些毒物,如重金属离子 Pb^{2+}、Hg^{2+} 等均能和酶分子上的巯基结合而抑制酶活性,从而发挥其毒性作用。二硫基丙醇可使已被毒物结合的巯基恢复原状,具有解毒功能。半胱氨酸可经氧化、脱羧生成牛磺酸,是结合胆汁酸的组成成分。

谷胱甘肽(glutathione，GSH)是由谷氨酸分子中的 γ-羧基与半胱氨酸及甘氨酸在体内合成的三肽，它的活性基团是半胱氨酸残基上的巯基。GSH 有还原型和氧化型两种形式可以互变。GSH 可维持细胞内巯基酶的活性和使某些物质处于还原状态(如使高铁血红蛋白还原成血红蛋白)时本身被氧化成 GS—SG，后者可由细胞内存在的谷胱甘肽还原酶作用下再还原成 GSH，NADPH 为其辅酶。此外，红细胞中的 GSH 还和维持红细胞膜结构的完整性有关，若 GSH 显著降低则红细胞易被破裂。

半胱氨酸在体内进行分解代谢可以直接脱去巯基和氨基，产生丙酮酸、氨和硫化氢，硫化氢被迅速氧化成硫酸根。在体内生成的硫酸根，一部分可以无机硫酸盐形式随尿排出，一小部分则可经活化转变成"活性硫酸根"，即 $3'$-磷酸腺苷 $5'$-磷($3'$-phosphoadenosine-$5'$ phosphosulfate，PAPS)，这一转变过程需要 ATP 的参与。PAPS 性质活泼，可以提供硫酸根与某些物质合成硫酸酯，例如，类固醇激素可形成硫酸酯形式而被灭活。PAPS 还可参与硫酸软骨素的合成。

(三) 芳香族氨基酸的代谢

芳香族氨基酸包括苯丙氨酸、酪氨酸和色氨酸。

1. **苯丙氨酸**　苯丙氨酸和酪氨酸的结构相似。苯丙氨酸在体内经苯丙氨酸羟化酶(phenylalanine hydroxylase)催化生成酪氨酸，然后再生成一系列代谢产物。苯丙氨酸羟化酶存在于肝脏，是一种混合功能氧化酶，该酶催化苯丙氨酸氧化生成酪氨酸，反应不可逆，亦即酪氨酸不能还原生成苯丙氨酸。因此，苯丙氨酸是必需氨基酸，而酪氨酸是非必需氨基酸。

若苯丙氨酸羟化酶先天性缺失，则苯丙氨酸羟化生成酪氨酸这一主要代谢途径受阻，于是大量的苯丙氨酸走次要代谢途径，即转氨生成苯丙酮酸，导致血中苯丙酮酸含量增高，并从尿中大量排出，这即是苯丙酮酸尿症(phenylketonuria，PKU)。苯丙酮酸的堆积对中枢神经系统有毒性，使患儿智力发育受障碍，这是氨基酸代谢中最常见的一种遗传疾病，其发病率为 8～10/10 万，患儿应及早用低苯丙氨酸膳食治疗。PKU 现在已可进行产前基因诊断。

2. **酪氨酸**　酪氨酸的进一步代谢涉及到某些神经递质、激素及黑色素的合成。如酪氨酸是合成儿茶酚胺类激素(去甲肾上腺素和肾上腺素)及甲状腺素的原料。酪氨酸在体内可以合成黑色素，若合成过程中的酶系先天性缺失则不能合成黑色素，黑色素合成障碍，患者皮肤、毛发等呈白色，称为白化病(albinism)，发病率约为 3/10 万。酪氨酸还可转氨生成对羟苯丙酮酸，再转变成尿黑酸，最后氧化分解生成乙酰乙酸和延胡索酸，所以酪氨酸和苯丙氨酸都是生糖兼生酮氨基酸。若有关尿黑酸氧化的酶系先天性缺失，则尿黑酸堆积，使排出的尿迅速变黑，出现尿黑酸症(alkaptonuria)，此遗传疾病较罕见，发病率仅约为 0.4/10 万。

3. **色氨酸**　色氨酸的降解途径是所有氨基酸中最复杂的。此外，它的某些降解中间产物又是合成一些重要生理物质的前身，如尼克酸(这是合成维生素的特例)、5-羟色胺等。

上述芳香族氨基酸降解的两种主要酶：苯丙氨酸羟化酶和色氨酸吡咯酶，都主要存在于肝脏，所以当患有肝脏严重疾病时，芳香族氨基酸的分解代谢受阻，使之在血液中的含量升高，此时应严格限制食物或补液中的芳香族氨基酸含量，且多补充支链氨基酸。血液中支链氨基酸与芳香族氨基酸的浓度之比(BCAA/ACAA)正常值应为 3.0～3.5，肝脏严重疾病如肝昏迷时常可降至 1.5～2.0。临床上此比值可作为衡量肝功能是否衰竭的一个指标。

小结

核酸是由核苷酸聚合而成的生物信息分子，包括 DNA 和 RNA 两大类。组成 DNA 的基本单位为 dAMP、dGMP、dCMP、dTMP；组成 RNA 的基本单位为 AMP、GMP、CMP、UMP。

体内存在着多种具有重要功能的核苷酸：多磷酸核苷酸、环化核苷酸和辅酶类核苷酸，是参与细胞物质代谢的重要组成部分。

蛋白质的元素组成特点是含有氮，且每克氮相当于 6.25 g 蛋白质。可通过测定样品中的氮含量，粗略地计算出蛋白质的含量。蛋白质的基本单位是氨基酸，除甘氨酸外，其余 19 种均为 L-α-氨基酸，其中脯氨酸为亚氨基酸。

蛋白质的分子结构包括基础结构和空间结构。一级结构是蛋白质的基础结构，空间结构在一级结构的基础上盘曲、折叠而成，包括二级、三级、四级结构。蛋白质的一级结构影响生物学功能，空间结构决定了蛋白质的生物学功能。

蛋白质具有多种理化性质，包括两性解离、胶体性质、变性、沉淀、紫外吸收、呈色反应等。

维生素分为水溶性和脂溶性两大类，其中水溶性维生素主要包括 B 族维生素和维生素 C，是构成机体多种酶的重要辅酶或辅基。脂溶性维生素具有蓄积毒性，长期大量服用会产生毒副作用，而水溶性维生素在体内没有储量，随尿液排出体外。

酶是一类具有催化功能的蛋白质分子。酶促反应具有高效、专一、不稳定及可调节性的特点。酶分子的活性由活性中心及活性中心之外的必需基团决定。酶的活性中心由催化基团和结合基团构成。结合酶由蛋白酶部分和辅助因子部分构成，后者主要是小分子有机化合物，如 B 族维生素构成的辅基或辅酶。酶原激活的本质是酶活性中心的形成或暴露。

酶之所以能够极大地加快反应速度是由于酶能够大幅度地降低反应的活化能。影响酶促反应速度的因素有酶浓度、底物浓度、温度、pH、激活剂和抑制剂。其中，酶浓度在一定范围内对反应速度的影响呈线性关系；底物浓度在一定条件下，对反应速度的影响呈矩形双曲线关系。抑制剂根据其与酶的结合部位、结合方式的不同，分为不可逆性抑制和可逆性抑制，其中可逆性抑制又分为竞争性抑制、非竞争性抑制和反竞争性抑制。

葡萄糖的分解代谢途径包括无氧氧化、有氧氧化和磷酸戊糖途径。糖的无氧氧化是指在缺氧或供氧不足的情况下，组织细胞内的葡萄糖或糖原，能经过一定的化学变化，产生乳酸和水，并释放出一部分能量的过程，也称糖酵解。糖有氧氧化是指糖在氧的参与下分解为二氧化碳和水，同时释放大量能量，供二磷酸腺苷再合成三磷酸腺苷。磷酸戊糖途径产生磷酸核糖和 NADPH。关键酶是 6-磷酸葡萄糖脱氢酶。

肝糖原和肌糖原是体内糖的主要储存形式。肝糖原用于维持血糖的稳定，肌糖原用于提供肌肉代谢所需的能量。

糖异生是指生物体将多种非糖物质转变成糖的过程。在哺乳动物中，肝是糖异生的主要器官，正常情况下，肾的糖异生能力只有肝的 1/10，长期饥饿时肾糖异生能力可大为增强。糖异生不是糖酵解的简单逆过程。虽然由丙酮酸开始的糖异生利用了糖酵解中的七步近似平衡反应的逆反应，但还必须利用另外四步酵解中不曾出现的酶促反应，绕过酵解过程中不可逆的三个反应。糖异生保证了机体的血糖水平处于正常水平。

血浆脂蛋白中的乳糜微粒转运外源性三酰甘油，极低密度脂蛋白在肝中生成，将内源性脂类运输到组织中，当极低密度脂蛋白被运输到全身组织时，被分解为三酰甘油、脱辅基蛋白和磷脂，最后转变为低密度脂蛋白。低密度脂蛋白负责把内源性胆固醇从肝运输到组织;高密度脂蛋白在血浆及外周组织中生成,负责逆向转运胆固醇回到肝并转化为胆汁酸。

三酰甘油的分解系指储存在脂肪细胞中的脂肪被组织细胞内的脂肪酶逐步水解为自由脂肪酸和甘油以供其他组织利用的过程,即脂肪的动员。脂肪酸进入线粒体基质进行脂肪酸的β-氧化,脂肪酸先活化成脂酰辅酶A,1分子的脂酰辅酶A通过脱氢、水合、脱氢和硫解4步反应后生成1分子乙酰辅酶A和减少两个碳原子的脂酰辅酶A。新生成的脂酰辅酶A重复上述反应直至脂肪酸完全分解为乙酰辅酶A,经三羧酸循环彻底氧化,可为各组织器官提供大量能量。

甘油磷脂合成以磷脂酸为重要中间产物,需要CTP参与;胆固醇合成以乙酰辅酶A为原料,先合成HMG-CoA,再逐步合成胆固醇。

蛋白质水解生成的氨基酸在体内的代谢包括两个方面:一方面主要用以合成机体自身所特有的蛋白质、多肽及其他含氮物质;另一方面可通过脱氨作用、转氨作用、联合脱氨或脱羧作用,分解成α-酮酸、胺类及二氧化碳。氨基酸分解生成的α-酮酸可以转变成糖、脂类或再合成某些非必需氨基酸,也可以经过三羧酸循环氧化成二氧化碳和水,并放出能量。

(托 娅)